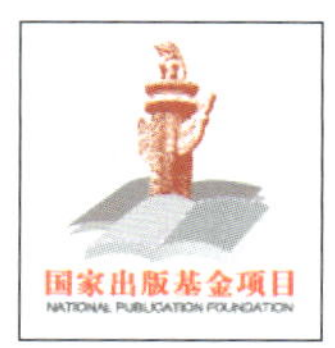

新闻出版改革发展项目
国家出版基金项目
中医古籍抢救工程示范项目

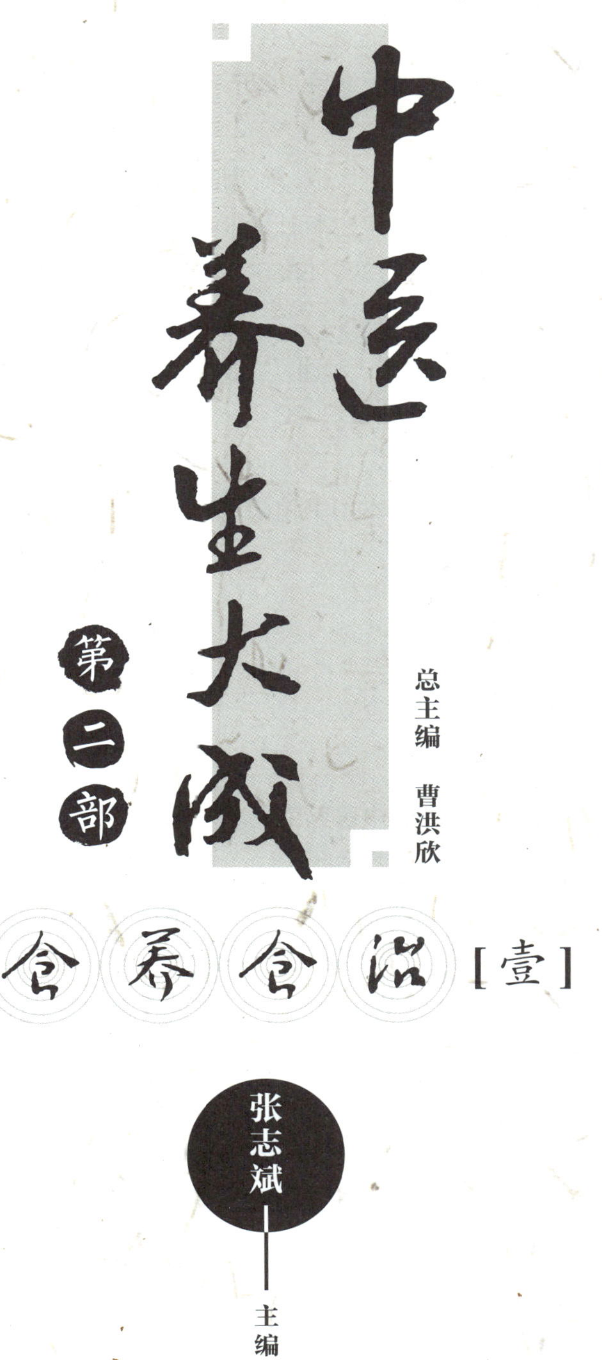

中医养生大成

第二部

总主编　曹洪欣

食养食治［壹］

张志斌　主编

海峡出版发行集团 | 福建科学技术出版社
THE STRAITS PUBLISHING & DISTRIBUTING GROUP | FUJIAN SCIENCE & TECHNOLOGY PUBLISHING HOUSE

图书在版编目（CIP）数据

中医养生大成. 第二部 / 张志斌主编. —福州：福建科学技术出版社，2017. 10

ISBN 978-7-5335-5463-7

Ⅰ. ①中… Ⅱ. ①张… Ⅲ. ①养生(中医) - 基本知识 Ⅳ. ①R212

中国版本图书馆CIP数据核字（2017）第275458号

书　　名　中医养生大成 · 第二部
总 主 编　曹洪欣
主　　编　张志斌
出版发行　福建科学技术出版社
社　　址　福州市东水路76号（邮编350001）
网　　址　www.fjstp.com
经　　销　福建新华发行（集团）有限责任公司
印　　刷　福州德安彩色印刷有限公司
开　　本　787毫米×1092毫米　1/16
印　　张　199
字　　数　3980千字
版　　次　2017年10月第1版
印　　次　2017年10月第1次印刷
书　　号　ISBN 978-7-5335-5463-7
定　　价　1480.00元

中医养生大成

编委会

中医养生大成·第二部

编委会

主　　编：张志斌

副 主 编：郑金生

编　　委：张志斌　郑金生　杨金生　张爱军　郭　蕾
赵　琼　纪征瀚　裘　俭　樊凯芳　叶　子
张心悦

学术秘书：李媛媛　刘　悦

审　　阅：王永炎　李经纬

校 点 者：张志斌　郑金生　杨金生　张爱军　郭　蕾
赵　琼　纪征瀚　樊凯芳　李媛媛　张　颖
叶　子　张心悦　周　敏　杨　莉　于晓强
焦玉梅　闫川慧　苏　李　王莹莹

序

1996年，世界卫生组织在《迎接21世纪的挑战》报告中指出："21世纪的医学，不应继续以疾病为主要研究对象，而应以人类健康作为医学研究的主要方向。"人类进入21世纪已经十几年了，随着回归自然和崇尚天然潮流的兴起，医学朝向健康的观念越来越深入人心，全球性卫生工作的战略重心也由治疗疾病向提高人体健康素质从而减少疾病转移。而来自于《黄帝内经》的中医"治未病"这一原创观点，以及由此发展而来的中医养生学说和独特而又多样的保健技术与方法，体现了东方文明动静结合的哲学思维、人与自然相和谐的系统理念，越来越受世界瞩目，不仅为中华民族的繁衍昌盛做出了重要贡献，并将继续发挥重要作用，也为实现卫生战略的"重点前移"提供思维创新源泉。

正是在这样的大背景下，我们怀着"摸清家底"的愿望，对中医养生类古籍进行调研。据《中国中医古籍总目》（薛清录主编，上海辞书出版社2007年版，后简称《总目》）记载，现存的历代养生相关著作约有485种，《总目》将之分为三类，其中养生通论类著作300种，导引气功类著作148种，炼丹类著作37种。另有食养食治类著作89种，加上散见于各综合性中医书籍中的内容，涉及中医养生的古籍总计约有600种，数量真可谓不少。但是，对于此类古籍的整理、使用却做得很不够。近几十年来，虽然也有一些养生学著作陆续出版，但总的来说，研究者的注意力大多集中在"气功"方面，而真正能够体现中医养生理论的多数著作，还是深藏在图书馆中，能得到广泛传播与应用的不多。大型中医养生学古籍丛书点校出版，更是至今尚未见到。由此，我们萌发了点校出版大型中医养生古籍丛书的创作冲动。经过反复思考与探讨，我们决定以《中医养生大成》命名。我们这么做，并非拘泥于形式与措辞，而是希望进行一次严肃的中医养生文献整理；不是不加甄别地统括中国古代曾经出现的各种养生法，更不去迎合某些市场需要而故弄玄虚，而是给读者一部能够较为准确地体现中医养生理论的著作。

生命如此美好，却又如此短暂。因此，如何能够延长生命，并不仅仅是医学的研究命题。历史上，除医家之外，道家、佛家、儒家、方士，以及其他不同阶层的人群，都会在“养生”一名之下，实施各自的方法，以达到不同的目的，既有强身健体、减少疾病、延年益寿，也有长生不老、羽化登仙，甚至还有不良之徒借养生为名，纵欲宣淫，聚徒敛财，施行邪术。然而，真正形成理论，有着大量专门著作的，主要还是中医养生与道家养生。这两种养生理论的根本区别在于，中医养生追求的是健康长寿，而道家养生追求的是不死登仙。这两种不同的目标，成就了两种不同的养生理念与方法。

近几十年来，我国的养生活动比较活跃，各种房中、气功、食疗、药膳等方面的书籍大量涌现，良莠毕集。其中虽然不乏非常优秀的著作，但也较为普遍地存在中医养生与道家养生相混淆的现象，甚至有些原本不属于中医的文献，也打着中医的旗号出现。因此当某些养生方法出现偏差或问题的时候，有人就直接归罪于中医，严重损害了中医的声誉。我们之所以将本丛书命名为《中医养生大成》，就是希望能够还中医养生一个纯粹、真实的面貌。

我们希望能将纯粹、真实的中医养生理论分离出来。但不可否认，这种分离有时候是极为困难的。中医学是植根于中华文化土壤中的本土医学，是中华文化的重要载体之一，它既有自然科学的内涵，也有人文科学的底蕴。在其发展过程中，与中国古代儒、道、佛等其他各家文化相互影响、相互渗透。而且，这种影响与渗透，是以一种水乳交融的方式进行的，一旦融入，则难分彼此。在医学史上，有许多著名的跨文化学者对中医学的发展产生过巨大的影响，亦道亦医者如葛洪，亦佛亦医者如鉴真，亦儒亦医者如苏轼。更何况源自华夏传统哲学的一些经典概念，在各学派之间，可能只是用词不同而已。例如中医学的经典古籍《黄帝内经·素问》提出的“恬惔虚无，真气从之”这样一种有利于健康的精神状态，道家称之为“存想”，佛家称之为“禅定”，儒家称之为“静坐”。历史上的中医，是一门包容性极强的学科，它不断从儒、道、佛学中汲取精华而充实自身。在中医养生学著作中确实存在着许多来自于儒、道、佛的内容，并且已经成为中医养生学理论的重要组成部分。

但是，既然中医养生与道家养生之间存在着根本的区别，进行分离还是有章可循的。首先，我们要明确什么是中医养生。《中医药学名词（2004）》给“中医养生学”所下的定义是“研究中国传统保健理论与方法和应用的中医学科”；给“养生”所下的定义是“根据中医理论，运用调神、导引、四时调摄、食养、药养等方法的中国传统保健方法”。

作为中医理论指导下的中医学科，中医养生学有着一个根本而明确的指导思想，那就是来自于《黄帝内经》的“治未病”思想。一般认为，中医“治未病”

包括三种境界：其一为治理健康，保全长生；其二为慎微杜渐，先病而治；其三为既病防变，先变而治。前者属于养生内容，后二者则属于治疗内容。元代名医朱丹溪对此有一个很好的评价，他说："未病而先治，所以明摄生之理。夫如是则思患而预防之者，何患之有哉？此圣人不治已病治未病之意也。……或曰：见肝之病，先实其脾脏之虚，则木邪不能传；见右颊之赤，先泻其肺金之热，则金邪不能盛，此乃治未病之法。今以顺四时调养神志而为治未病者，是何意耶？盖保身长全者，所以为圣人之道；治病十全者，所以为上工术。不治已病治未病之说，著于《四气调神大论》，厥有旨哉！"

朱丹溪明确指出"治未病"虽有三义，但从根本来说，当以《素问·四气调神大论》的观点为宗旨。

"四气调神大论"的观点是什么呢？《素问·四气调神大论》云："阴阳四时者，万物之终始也，死生之本也。逆之则灾害生，从之则苛疾不起，是谓得道。道者，圣人行之，愚者佩之。从阴阳则生，逆之则死；从之则治，逆之则乱。反顺为逆，是谓内格。是故圣人不治已病治未病，不治已乱治未乱，此之谓也。夫病已成而后药之，乱已成而后治之，譬犹渴而穿井，斗而铸锥，不亦晚乎！"

这就清楚地提出了"治未病"的根本涵义，即顺从自然之道，使"苛疾不起"。它要求医生指导人们保持健康的生活方式，以提高身体素质，从而达到不得病的目的，使人们能在健康自然的状态下，"尽终其天年"，也就是使不同个体都能达到其最长的自然寿命。中医的养生防病，实际上与将卫生工作的战略重心前移是一致的，都是主张调动人体自身的力量，对内杜绝内伤疾病的形成，对外防范抗击外邪的入侵。

根据以上原则，我们就可以清晰地掌握一个标准：凡是以不死成仙，以及享乐宣淫为目的的内容，均不属于中医养生。例如，《总目》中提到的炼丹类著作，大多属于道家养生的内容。因为无论是外丹还是内丹，均以长生不死为目的。所谓外丹，是指将药物（主要是矿物类）放在鼎中，以火炼制成丹药，以图服了这种丹药后人体可以获取矿物类坚固耐久的特性而长生不死。所谓内丹，是指利用各种修炼功法，以人体作为"炉"和"鼎"，以体内的精气作为"药物"，运用"神"作为"火"去烧炼，使精、气、神相交，聚结成"物"，就是"内丹"，亦是所谓的"不死之道"。关于炼丹，明代著名医药出版家胡文焕明确表示："内丹成就能有几？外丹我心亦不喜。惟晓人生天地间，顺受其正而已矣。"著名医药学家李时珍也提出过激烈的反对，他说："方士固不足道，本草其可妄言哉？"

因此，为了能从理论上对中医养生的概念、方法、科学内容做出较为系统的阐述，剔除不属于中医养生的荒诞内容，澄清人们对于中医养生的误解，为建立中医养生学提供可靠的底本资料与坚实理论基础，我们确立了本丛书的几项取舍原则。本丛书为古籍整理项目，因此，收录著作的成书或刊刻时间为清末之前，亦即1911年之前。从内容上来说，不收录：

①以长生不老为目的的道教炼丹（含内丹、外丹）书；

②以渲染房中技巧、追求淫乐、采阴补阳为目的的房中书；

③以不死成仙为目的或否定医药作用等涉及邪术的书籍；

④ 1911 年之后，受日本以及西洋医学影响的卫生类书籍。

同时，为了保证丛书质量，也不收录：

①没有原创意义，属于全盘抄袭的养生书；

②以救荒、长生辟谷为目的的相关本草书；

③以技击为主的武术书。

经过这样的取舍，中医养生有了一个相对清晰的范畴，大致可以分为三大类，也就是本丛书的三个分部。

第一，养生通论。概括起来说，有以下七类内容：趋安避险、顺应四时、饮食有节、起居有常、精神恬惔、小劳无极、养老哺幼等。这些都是大家非常熟悉的内容。也许，在此前中医养生讨论中，对“趋安避险”谈得相对较少。其实这是中医养生理论中十分重要的内容。所谓养生，是相对于外部环境而言的，趋安避险包括居处的选择、水源与环境的卫生，以及有效地防范一切可能的危害。北齐颜之推说：“虑祸求福，全身保性，有此生然后养之。”他认为养生必须先留心防备祸患，求得平安，保全生命，这才有生可养，才谈得上延长寿命。同理，保持健康的生活方式，改掉过嗜厚味及过分安逸的生活习惯，以及在传染性疾病流行之际做好各种隔离防范工作，预防各种急慢性疾病的发生，也属于趋安避险的范畴。

第二，食养食治。饮食对于人类生存的重要性是不言而喻的，古人尤其看重饮食不当的危害与饮食调养的作用，认为饮食不当是百病产生的根源。唐代名医孙思邈说：“凡欲治疗，先以食疗。既食疗不愈，后乃用药尔。”很明显，他认为食疗是胜于药疗的。因此，饮食调养与饮食文化在我国古代得到良好的发展，有着悠久的传承历史，几乎成为古代社会生活不可或缺的一个部分。在古代中医本草著作中，很多食物就是药物，还有一些界于食物与药物之间，适当使用可以强身健体、减少疾病、延年益寿。这是自古至今养生的依据。沿用不衰的药茶、药膳都是由此而产生的。但必须注意的是，药物总是有寒热温凉偏性的，绝对不能以药代食。因为即便是药茶、药膳，也都含有具不同滋补作用的药物。因此，真正意义上的药茶、药膳与饮食养生不同，并不是老少皆宜、人人可用的，一般只适宜用于身体在寒热虚实某方面有所偏向的人。而对于疾病，采用以食物为主的方法进行调理治疗，则属于食治范畴。食治性质平和，副作用小，既能起到治疗作用，又可调养补益，使用适当有很好的效果。至于希望通过服用某些药物（药饵）以求长生不老的，是古代方士的养生方法，称为“服饵”“服食”。在早期的药饵中，盛行服用石药，即矿物类药物，故又称为“服石”。在历史的长河中，曾经出现五花八门的延年不老之品，它们充斥于道家的养生书，有时也会出现在医方本草书中。但是，无论是单味药，还是复方制品，没有一种可以使人长生不老。需要指出的是，由于古人的思维与认识不同于今人，有些饮食禁忌的提法及饮食调养的方法可能不被现代人所理解。同时，受道家养生观念的影响，所收录的食养食治著作中，可能有涉及服食辟谷的内容，需要读者注意甄别。

第三，导引吐纳。包括各种导引按摩、吐纳行气的内容。吐纳就是吐故纳新，指呼吸运动；行气就是运用意念调整呼吸。此前，这一类内容常被称为“气功”。虽然现在“气功”这一名词相当普及，但本丛书仍然不予使用。原因有两方面。其一，在古代文献中，通过调整呼吸达到静心宁神的这一类养生方法，并没有用过“气功”这样的词来概括，而多使用的是“吐纳行气”。作为一部古籍整理著作，恢复使用古人的提法完全合乎学术要求。其二，“气功”本来就是一个现代名词。而这些年来，有人借用“气功”之名，鼓吹其静能移神动物，动能穿垣断壁，甚至能远距离发功夺人神思、替人疗病，并以此类荒诞的神话沽名钓誉。我们这部纯学术性古籍整理著作应与之泾渭分明。

还需说明的是，这次收录的个别著作中，可能仍然含有某些本属于淘汰范畴的内容，但是因其大部分内容是健康有益的，我们还是予以选录。同时，遵循古籍整理的原则，为了保持古籍的完整性，避免文献的支离破碎，对那些不尽合适的内容未予删除。我们会在“内容提要”或者“校后记”中提出研究者的看法，在此提醒读者加以甄别。

最后，我们希望与读者共享研究成果。文献研究是一个十分艰辛的过程，我们将把这个过程以及成果用最简洁的语言进行记录。在每一种著作的校后记中，会记载该书的现存版本考查与选择版本的依据、内容提要、作者生平，以及相关学术源流的考证等，还会将研究工作尚存未解决的问题如实地告诉读者，相信会有助于读者加深对相关著作及其学术背景的理解，同时，也便于读者对我们的研究工作进行监督审核。

曹洪欣

前言

《中医养生大成·第二部》收录食养食治方面的专门著作44种，内容涉及食养食治理论、食药、食养方与食治方等4个方面。

本书的"食养食治理论"大致包括食宜、食禁与解毒等内容。"食药"收录的是食药两用之物。古代食物本草一般将食药两用之物分为八大类，即水类、谷类、菜类、果类、禽类、兽类、鱼类、味类。"食养"体现于日常饮食之中，因此，食养方类著作又经常与饮食烹调类著作互有交叉，其内容包括茶汤类、粥饭类、点心类、菜肴类、酒类。"食治方"按使用对象可分老人方、妇人方、小儿方等，按功效又可用与功效相对应的病证分类。

鉴于以上情况，本书在遴选相关著作时遵循以下原则：

第一，食养食治理论及食治方内容相对独立，凡内容以此二者为主的中医古籍均予收录。

第二，中国古代素有将食物用作药物的传统，因此绝大多数本草古籍，均会收录食药两用之物。如最为重要的两部本草著作，《证类本草》分13部，包括兽、禽、虫鱼、果、米谷、菜等部；《本草纲目》分16部，包括水、米谷、菜、果、禽、兽、鳞、介、造酿等部。为了做出明确的区别，本书只选择以"食药"为主体的著作。

第三，食养既体现于日常饮食之中，那么如何区分食养方类著作与烹调类著作，是我们选书过程中必须要考虑的重要问题。经过反复的研究讨论，最后决定，凡属专门研究食物色香味的著作，应当属于烹调类，不予收录，如《随园食单》等。本书收录食养方类著作的具体原则有两条：①"养生"相关书名的古籍。此类著作既以"养生"命名，便会注意到食物的养生作用。②虽不以"养生"命名，但内容以食物种类及其调养作用为主的古籍。

第四，本书一般只收录单独印行的食养食治著作，不摘取某书中的篇章。但《备急千金要方》第二十六卷《食治》篇是现存最早的食养食治专篇，其分类方式及内容等对于后世食物本草类著作的影响极大。鉴于该篇已经由后世医家予以单独印行，故仍予收录。

第五，古人有录用他人著作，略做改动，甚至不做改动，署以己名，出版行世的做法。现在可称之为“盗版”，古代多视为伪书。中医食养食治类著作中，不乏此类伪书。有时伪书的流传与影响反倒超过原著，甚至掩盖了原著。如清初沈李龙的《食物本草会纂》，是一部洋洋二十多万言的著作，流传很广，现存有11种版本，全国各大图书馆及中医相关图书馆中均有藏。然而此书却基本照抄明末清初沈氏同乡施永图的《山公医旨·食物类》，只在某些药物的来源方面引用《本草纲目》略作补充。然而，《山公医旨·食物类》却反而流传不广。据《中国中医古籍总目》记载，全国只有一个足本。清代此类著作不一而足，如署为“费伯雄校正”的《本草饮食谱》，原封不动地来自于文晟的《药性摘录·食物》，署名为“洪梗编”的《食治养老方》则原封不动地来自于陈直的《养老奉亲书》等。类似这样的著作，我们一般选录最早的原著。

另外，《医心方》虽为日本人所辑，然其内容则捃摭自中国早期中医著作，其中关于食药与食治方面的内容很丰富，而且由于不像《千金要方》那样经过宋臣校改，因此更为真实地反映了古代中医食养食治的朴素原貌。本书最后将之作为附录收录，以供参考。《十六汤品》《煎茶水记》《膳夫经》《食时五观》四篇涉及饮食及其文化的短论，其篇幅均不过一两千字而已，也难以归入中医养生范畴。但是，因其成书时间较早，对后世的影响很大，很多食养食治著作中经常会提到它们，所以，本书也作为附录收录，提供给有兴趣的读者参考之用。

以上原则出于本书收录食养食治方面著作尽量少遗漏且技术上处理较为方便考虑，这样的处理可能并非尽善，希望能够得到广大读者的理解与批评指正。

张志斌

凡例

一、选书及其归类原则

《中医养生大成》为中医养生学专题丛书（包括少量的古籍节选），是一部系统的、经过校点并带有简要注释的中医养生学古籍文献整理性著作。丛书共三部：

第一部“养生通论”，主要收集趋安避险、顺应四时、饮食有节、起居有常、精神恬惔、小劳无极、养老哺幼等七类内容。

第二部“食养食治”，主要收集食养食治理论、食药、食养方、食治方等四类内容。

第三部“导引吐纳”，主要包括导引按摩与吐纳行气两大类，并附有历代吐纳导引图。

《中医养生大成》所收录的著作，成书或刊刻时间为清末之前，亦即1911年之前；内容为中医养生。除综合性中医著作节选其与中医养生相关的内容外，大部分著作为全书收录。

二、各部组成安排

每部均有“校点说明”，对本部所收录著作的校点方法做出明确的说明。所收录的著作均予以校勘和标点，除原书序言、目录、正文之外，另设“内容提要”与“校后记”两项内容。

“内容提要”简要介绍所收录著作的内容特色。“校后记”介绍所收录著作的朝代、作者、书名、成书年代、版本传承情况，扼要点明该书的性质和主要特点，并说明本次校点选取底本与参校本的相关情况。各节选著作，以及收录于附录中的著作，一般保留“内容提要”，省略“校后记”。

三、内文排版原则

中医学素有“注而不述”“以注代述”的传统，历代医家往往采用通过注解前人著作的方式来阐述自己的观点。为便于读者阅读，本次校点整理予以区分不同来源的文字，排版时将引述经文或作者原文排为大字，作者注文排为小字；重订者或注解者的按语、注文另设字体予以区分；底本中的双行小字改为单行小字；眉批或旁注据文义插入相应正文之后，排为小字，用鱼尾括号（【】）括注以为标记。

本丛书插图均采用原图进行修复。

校点说明

一、本丛书尽可能选用最佳底本与校本（包括主校本与他校本），并在所收录著作的校后记中介绍所选底本、校本及遴选理由。

二、本次校勘采用“以本（底本）为主”与“以善为主”相结合的“本善兼顾”法，并择要写入校后记。

三、本丛书所收录著作的底本为繁体字直排，此次整理改简化字横排，排式变更造成的文字含义变化予径改，如“右件药”中径改“右”为“上”，不出注。

四、凡底本无误而校本有误者，不出注。底本引文虽有化裁，但不失原意者不改，不出注。唯底本有误或引文改变原意时，方据情酌改，或仍存其旧，并出注说明。

五、底本中药名与今通行之名不同者，属用字规范范畴的予径改，如“黄檗”改作“黄柏”，“莪茂”改作“莪术”，不出注；若为药物异名，或能体现时代用药特征的药名，则不改，如“栝楼”不需改作“瓜蒌”；若原系药物正名，后被俗名所取代并广为运用者，则二者均可使用，但在所收录的同一本著作中需予以统一，如“黄耆”与“黄芪”。

六、底本中医名词术语用字与今不同者，一般径改为通行或规范之名，如“藏府”改作“脏腑”，尤其是同一著作用字（词）不统一或不规范时，均加以统一或规范，不另出注。但若系引用《黄帝内经》原文，则不予改动，如“藏象”不改作“脏象”。另外，古人常将“症”“证”二字混用，为保持古书原貌，今均未改动。

七、通假字是古籍中常见的用字现象。底本中的通假字，为保持古籍原貌、原意，除容易产生歧义者外，一般不予改动。

八、底本中的避讳字，有碍于文义文理者，改回原字，并于首见处出注说明；若习用已久，于文义文理无碍者，则不改。

九、底本中的异体字、俗写字或笔画差错残缺者，均径改为规范汉字，不出注。

十、底本中明显的错字、别字，或日、曰，己、已等混淆之类，予径改，不出注。

十一、底本有脱文，或模糊不清难以辨认者，以虚阙号“□”按所脱字数一一补入。

十二、底本目录与正文不符时，若正文正确而目录有误，则依据正文订正目录，若目录正确而正文有误，则依据目录订正正文。原书目录分卷排列者，全部移聚到书前。上述改动，均出注说明。

十三、原书有脱文，在证据确凿的情况下予以补入，用方括号（[ ]）括注以为标记。

十四、底本中疑难冷僻字及重要的特殊术语，酌情予以简要注释。

十五、为了保持古籍原貌，原著作中的观点及理论不作任何删改，药物剂量采用旧制，个别当今法规已禁用或改用替代品的药物不作改动，也不出注，请读者注意甄别。

目录

附录

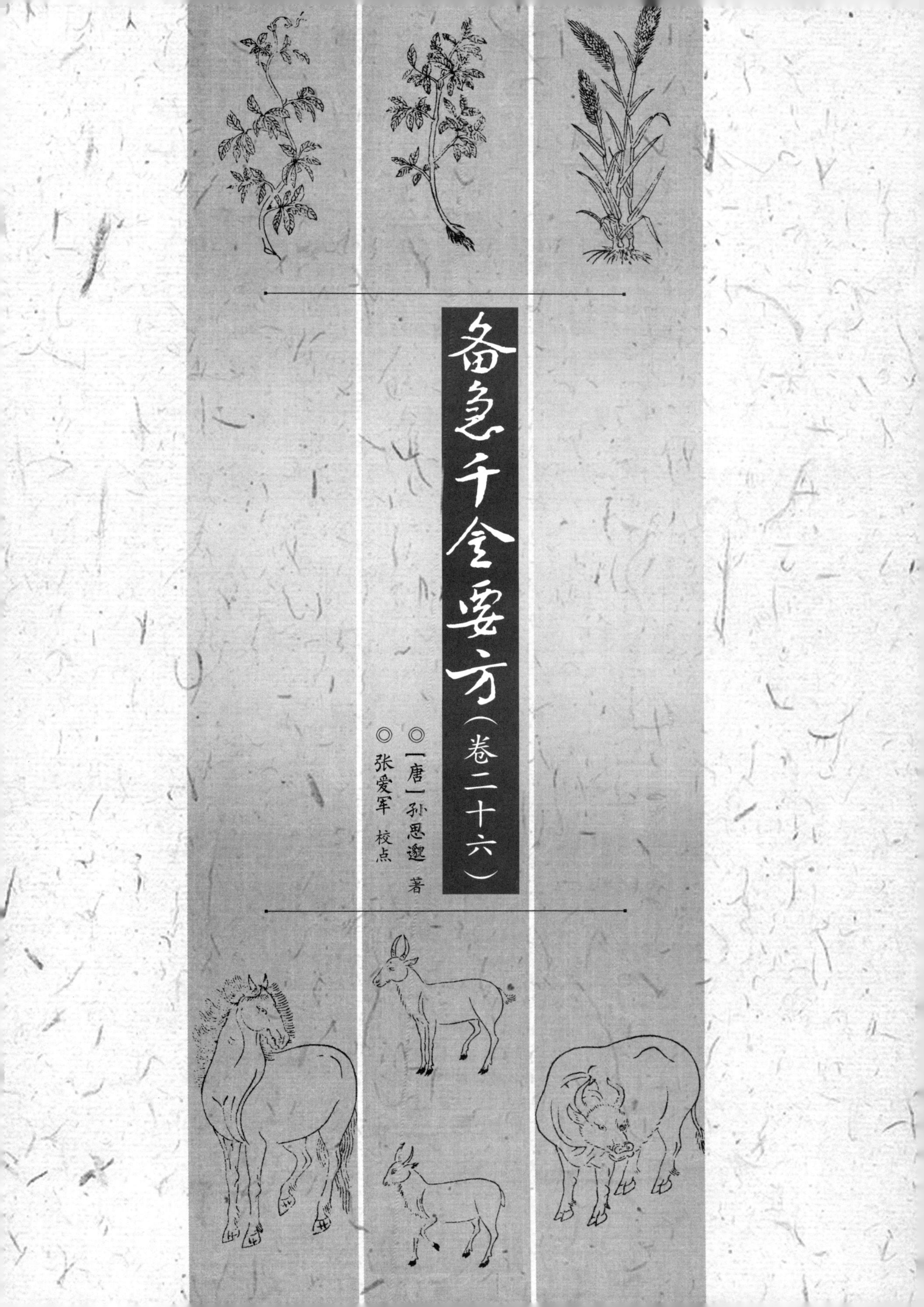

备急千金要方（卷二十六）

◎［唐］孙思邈 著
◎张爱军 校点

内容提要

《备急千金要方》为唐代著名医家孙思邈所著，约成书于651年。本次整理节选此书第二十六卷“食治”的内容。

孙思邈非常重视食治。他指出：“人体平和，惟须好将养，勿妄服药。药势偏有所助，令人脏气不平，易受外患。”因此，药是不能轻易使用的。人即使得了病，“为医者，当须先洞晓病源，知其所犯，以食治之。食疗不愈，然后命药”。因此，他在《备急千金要方》一书中，在“序例”讨论一般的食治理论之后，特地设置《食治》一卷，分果实、菜蔬、谷米、鸟兽四类，介绍各种食物的药用功能与食用禁忌。从现存文献来看，《备急千金要方》的《食治》一卷，是目前所知最早的食治专篇，很值得重视。

本次整理，以《备急千金要方》明嘉靖二十三年甲辰（1544年）小丘山房乔世定刻本为底本。

目　录

食　治

食　治

朝奉郎守太常少卿充秘阁校理判登闻检院护军赐绯鱼袋臣林亿等　校正

序例第一

仲景曰：人体平和，惟须好将养，勿妄服药。药势偏有所助，令人脏气不平，易受外患。夫含气之类，未有不资食以存生，而不知食之有成败。百姓日用而不知，水火至近而难识。余慨其如此，聊因笔墨之暇，撰五味损益食治篇，以启童稚，庶勤而行之，有如影响耳。

河东卫汎记曰：扁鹊云，人之所依者，形也；乱于和气者，病也；理于烦毒者，药也；济命扶危者，医也。安身之本，必资于食；救疾之速，必凭于药。不知食宜者，不足以存生也；不明药忌者，不能以除病也。斯之二事，有灵之所要也。若忽而不学，诚可悲夫！是故食能排邪而安脏腑，悦神爽志，以资血气。若能用食平疴，释情遣疾者，可谓良工。长年饵老之奇法，极养生之术也。

夫为医者，当须先洞晓病源，知其所犯，以食治之；食疗不愈，然后命药。药性刚烈，犹若御兵。兵之猛暴，岂容妄发？发用乖宜，损伤处众。药之投疾，殃滥亦然。高平王熙称：食不欲杂，杂则或有所犯。有所犯者，或有所伤，或当时虽无灾苦，积久为人作患。又食啖鲑肴，务令简少，鱼肉果实，取益人者而食之。凡常饮食，每令节俭。若贪味多餐，临盘大饱，食讫觉腹中彭亨短气，或致暴疾，仍为霍乱。又夏至以后，迄至秋分，必须慎肥腻、饼臛、酥油之属，此物与酒浆、瓜果，理极相仿。夫在身所以多疾者，皆由春夏取冷太过，饮食不节故也。又鱼鲙诸腥冷之物，多损于人，断之益善。乳、酪、酥等常食之，令人有筋力、胆干，肌体润泽。卒多食之，亦令胪胀、泄利，渐渐自已。

黄帝曰：五味入于口也，各有所走，各有所病。酸走筋，多食酸，令人癃，不知何以然？少俞曰：酸入胃也，其气涩以收也。上走两焦，两焦之气涩，不能出入，不出即流于胃中。胃中和温，即下注膀胱。膀胱走胞，胞薄以软，得酸则缩卷，约而不通，水道不利，故癃也。阴者，积筋之所终聚也，故酸入胃，走于筋也。

咸走血，多食咸，令人渴，何也？答曰：咸入胃也，其气走中焦，注于诸脉。脉者，血之所走也，与咸相得即血凝，凝则胃中汁泣，汁泣则胃中干渴，渴则咽路焦，焦故舌干喜渴。血脉者，中焦之道也，故咸入胃，走于血。

辛走气，多食辛，令人愠心，何也？答曰：辛入胃也，其气走于上焦。上焦者，受使诸气而营诸阳者也。姜韭之气，熏至荣卫，荣卫不时受之，却溜于心下，故愠愠痛也。辛者与气俱行，故辛入胃而走气；与气俱出，故气盛也。

苦走骨，多食苦，令人变呕，何也？答曰：苦入胃也，其气燥而涌泄，五谷之气皆不胜苦。苦入下管，下管者三焦之道，皆闭则不通，不通故气变呕也。齿者，骨之所终也，故苦入胃而走骨，入而复出，齿必黧疏。

甘走肉，多食甘，令人恶心，何也？答曰：甘入胃也，其气弱劣，不能上进于上焦，而与谷俱留于胃中。甘入则柔缓，柔缓则蛔动，蛔动则令人恶心。其气外通于肉，故甘走肉，则肉多粟起而胝。

黄帝问曰：谷之五味所主，可得闻乎？伯高对曰：夫食风者，则有灵而轻举；食气者，则和静而延寿；食谷者，则有智而劳神；食草者，则愚痴而多力；食肉者，则勇猛而多嗔。是以肝木青色，宜酸；心火赤色，宜苦；脾土黄色，宜甘；肺金白色，宜辛；肾水黑色，宜咸。内为五脏，外主五行，色配五方。

五脏所合法：肝合筋，其荣爪；心合脉，其荣色；脾合肉，其荣唇；肺合皮，其荣毛；肾合骨，其荣发。

五脏不可食忌法：多食酸则皮槁而毛夭；多食苦则筋急而爪枯；多食甘则骨痛而发落；多食辛则肉胝而唇褰；多食咸则脉凝泣而色变。

五脏所宜食法：肝病宜食麻、犬肉、李、韭；心病宜食麦、羊肉、杏、薤；脾病宜食稗米、牛肉、枣、葵；肺病宜食黄黍、鸡肉、桃、葱；肾病宜食大豆黄卷、豕肉、栗、藿。

五味动病法：酸走筋，筋病勿食酸；苦走骨，骨病勿食苦；甘走肉，肉病勿食甘；辛走气，气病勿食辛；咸走血，血病勿食咸。

五味所配法：米饭甘，麻酸，大豆咸，麦苦，黄黍辛；枣甘，李酸，栗咸，杏苦，桃辛；牛甘，犬酸，豕咸，羊苦、鸡辛；葵甘，韭酸，藿咸，薤苦，葱辛。

五脏病五味对治法：肝苦急，急食甘以缓之；肝欲散，急食辛以散之；用酸泻之，禁当风。心苦缓，急食酸以收之；心欲软，急食咸以软之；用甘泻之，禁温食厚衣。脾苦湿，急食苦以燥之；脾欲缓，急食甘以缓之；用苦泻之，禁温食饱食、湿地濡衣。肺苦气上逆息者，急食苦以泄之；肺欲收，急食酸以收之；用辛泻之，禁无寒饮食、寒衣。肾苦燥，急食辛以润之，开腠理，润致津液通气也；肾欲坚，急食苦以结之；用咸泻之，无犯淬埃，无热衣温食。

是以毒药攻邪，五谷为养，五肉为益，五果为助，五菜为充。精以食气，气养精以荣色；形以食味，味养形以生力。此之谓也。神脏有五，五五二十五种；形脏有四方、四时、四季、四肢。共为五九四十五，以此辅神，可长生久视也。精顺五气以为灵也，若食气相恶，则伤精也；形受味以成也，若食味不调，则损形也。是以圣人先用食禁以存性，后制药以防命也。故形不足者，温之以气；精不足者，补之以味。气味温补，以存形精。

岐伯云：阳为气，阴为味。味归形，形归气，气归精，精归化。精食气，形食味。化生精，气生形。味伤形，气伤精。精化为气，气伤于味。阴味出下窍，阳气出上窍。味厚者为阴，味薄者为阴之阳；气厚者为阳，气薄者为阳之阴。味厚则泄，薄则通流；气薄则发泄，厚则秘塞。壮火之气衰，少火之气壮。壮火食气，气食少火。壮火散气，少火生气。味辛甘发散为阳，酸苦涌泄为阴。阴胜则阳病，阳胜则阴病。阴阳调和，人则平安。

春七十二日，省酸增甘，以养脾气；夏七十二日，省苦增辛，以养肺气；秋七十二日，省辛增酸，以养肝气；冬七十二日，省咸增苦，以养心气。季月各十八日，省甘增咸，以养肾气。

果实第二三十[1]条

槟榔

味辛，温，涩，无毒。消谷逐水，除痰澼，杀三虫，去伏尸，治寸白。

豆蔻

味辛，温，涩，无毒。温中，主心腹痛，止吐呕，去口气臭。

蒲桃

味甘、辛，平，无毒。主筋骨湿痹、益气、倍力、强志，令人肥健、耐饥、忍风寒。久食轻身不老，延年。治肠间水，调中。可作酒，常饮益人。逐水，利小便。

覆盆子

味甘、辛，平，无毒。益气，轻身，令发不白。

大枣

味甘、辛，热，滑，无毒。主心腹邪气，安中养脾气，助十二经，平胃气，通九窍。补少气、少津液、身中不足、大惊、四肢重。可和百药，补中益气，强志，除烦闷、心下悬，治肠澼。久服轻身，长年不饥，神仙。

生枣

味甘、辛。多食令人热渴、气胀。若寒热羸瘦者，弥不可食，伤人。

藕实

味苦、甘，寒，无毒。食之令人心欢，止渴去热，补中养神，益气力，除百病。久服轻身耐老，不饥延年。一名水芝。

生根：寒，止热渴，破留血。

鸡头实

味甘，平，无毒。主湿痹、腰脊膝痛，补中，除暴疾，益精气，强志意，耳目聪明。久服轻身不饥，耐老神仙。

---

〔1〕三十：原作“二十九”，乃误将“马芋”并入“芋”条，今分出而成三十条。

芰实

味甘、辛，平，无毒。安中，补五脏，不饥轻身。一名菱。黄帝云：七月勿食生菱芰，作蛲虫。

栗子

味咸，温，无毒。益气，厚肠胃，补肾气，令人耐饥。生食之，甚治腰脚不遂。

樱桃

味甘，平，涩。调中益气。可多食，令人好颜色，美志性。

橘柚

味辛，温，无毒。主胸中瘕满逆气，利水谷，下气，止呕咳，除膀胱留热停水，破五淋，利小便。治脾不能消谷，却胸中吐逆霍乱，止泻利，去寸白。久服去口臭，下气，通神，轻身长年。一名橘皮，陈久者良。

津符子

味苦，平，滑。多食令人口爽，不知五味。

梅实

味酸，平，涩，无毒。下气，除热烦满，安心。止肢体痛、偏枯不仁、死肌，去青黑志、恶疾，止下利、好唾口干，利筋脉。多食坏人齿。

柿

味甘，寒，涩，无毒。通鼻耳气，主肠澼不足，及火疮、金疮，止痛。

木瓜实

味酸、咸，温，涩，无毒。主湿痹气，霍乱大吐下后脚转筋不止。其生树皮，无毒，亦可煮用。

榧实

味甘，平，涩，无毒。主五痔，去三虫，杀蛊毒、鬼疰、恶毒。

甘蔗

味甘，平，涩，无毒。下气和中，补脾气，利大肠，止渴去烦，解酒毒。

软枣

味苦，冷，涩，无毒。多食动宿病，益冷气，发咳嗽。

芋

味辛，平，滑，有毒。宽肠胃，充肌肤，滑中。一名土芝。不可多食，动宿冷。

乌芋〔1〕

味苦、甘，微寒，滑，无毒。主消渴、瘅热，益气。一名藉姑，一名水萍。三月采。

杏核仁〔2〕

味甘、苦，温，冷而利，有毒。主咳逆上气、肠中雷鸣、喉痹下气、产乳金疮、

〔1〕乌芋：原跟在“芋”之后，未另段，篇首亦未作独立药物计。实际上乌芋是另一种药，今修正分出。
〔2〕仁：原作“人”。人，古通“仁”。下同。

寒心奔豚、惊痫、心下烦热、风气去来、时行头痛，解肌，消心下急，杀狗毒。五月采之。其一核两仁者害人，宜去之。

杏实：尚生，味极酸，其中核犹未硬者，采之曝干食之，甚止渴，去冷热毒。

扁鹊云：杏仁不可久服，令人目盲、眉发落，动一切宿病。

桃核仁

味苦、甘、辛，平，无毒。破瘀血、血闭瘕、邪气，杀小虫，治咳逆上气，消心下硬，除卒暴击[1]血，破癥瘕，通月水，止心痛。七月采，凡一切果核中有两仁者并害人，不在用。

其实味酸，无毒，多食令人有热。黄帝云：饱食桃入水浴，成淋病。

李核仁

味苦，平，无毒。主僵仆跻、瘀血骨痛。

实：味苦、酸，微温，涩，无毒。除固热，调中，宜心。不可多食，令人虚。黄帝云：李子不可和白蜜食，蚀人五内。

梨

味甘、微酸，寒，涩，有毒。除客热气，止心烦。不可多食，令人寒中。金疮、产妇勿食，令人萎困、寒中。

林檎

味酸、苦，平，涩，无毒。止渴、好唾。不可多食，令人百脉弱。

柰子

味酸、苦，寒，涩，无毒。耐饥，益心气。不可多食，令人胪胀。久病人食之，病尤甚。

安石榴

味甘、酸，涩，无毒。止咽燥渴。不可多食，损人肺。

枇杷叶

味苦，平，无毒。主哕不止，下气。王尔削取生树皮嚼之，少少咽汁，亦可煮汁冷服之，大佳。

胡桃

味甘，冷，滑，无毒。不可多食，动痰饮，令人恶心，吐水吐食。

菜蔬第三五十九[2]条

枸杞叶

味苦，平，涩，无毒。补虚羸，益精髓。谚云：去家千里，勿食萝摩、枸杞。此

〔1〕击：原作“声”，据《证类本草》改。

〔2〕五十九：原作“五十八”。今据正文实际条数改。

则言强阳道，资阴气，速疾也。

萝摩

味甘，平。一名苦丸。无毒。

其叶，厚大，作藤，生摘之，有白汁出。人家多种，亦可生啖，亦可蒸煮食之。补益与枸杞叶同。

瓜子

味甘，平，寒，无毒。令人光泽，好颜色，益气不饥，久服轻身耐老。又除胸满、心不乐。久食寒中。可作面脂。一名水芝，一名白瓜子，即冬瓜仁也。八月采。

白冬瓜：味甘，微寒，无毒。除少腹水胀，利小便，止消渴。凡瓜，味甘，寒，滑，无毒。去渴。多食令阴下痒湿生疮，发黄疸。黄帝云：九月勿食被霜瓜，向冬发寒热及温病。初食时即令人欲吐也，食竟，心内作停水，不能自消，或为反胃。凡瓜入水沉者，食之得冷病，终身不瘥。

越瓜

味甘，平，无毒。不可多食。益肠胃。

胡瓜

味甘，寒，有毒。不可多食，动寒热，多疟病，积瘀血热。

早青瓜

味甘，寒，无毒。食之去热烦。不可久食，令人多忘。

冬葵子

味甘，寒，无毒。主五脏六腑寒热、羸瘦，破五淋，利小便，妇人乳难血闭。久服坚骨，长肌肉，轻身延年。十二月采。

叶：甘，寒，滑，无毒。宜脾，久食利胃气。其心伤人，百药忌食心，心有毒。

黄帝云：霜葵陈者生食之，动五种流饮，饮盛则吐水。凡葵菜和鲤鱼鲊，食之害人。四季之月土王时，勿食生葵菜，令人饮食不化，发宿病。

苋菜实

味甘，寒，涩，无毒。主青盲白翳，明目，除邪气，利大小便，去寒热，杀蛔虫。久服益气力，不饥轻身。一名马苋，一名莫实，即马齿苋菜也。治反花疮。

小苋菜

味甘，大寒，滑，无毒。可久食，益气力，除热。不可共鳖肉食，成鳖瘕。蕨菜亦成鳖瘕。

邪蒿

味辛，温，涩，无毒。主胸膈中臭恶气，利肠胃。

苦菜

味苦，大寒，滑，无毒。主五脏邪气、厌谷、胃痹、肠澼、大渴热中、暴疾恶疮。久食安心，益气，聪察，少卧，轻身，耐老，耐饥寒。一名荼草，一名选，一名游冬。冬不死。四月上旬采。

荠菜

味甘，温，涩，无毒。利肝气，和中，杀诸毒。

其子，主明目，目痛泪出。

其根，主目涩痛。

芜菁及芦菔菜

味苦，冷，涩，无毒。利五脏，轻身益气，宜久食。

芜菁子：明目。九蒸曝，疗黄疸，利小便，久服神仙。

根：主消风热毒肿。不可多食，令人气胀。

菘菜

味甘，温，涩，无毒。久食通利肠胃，除胸中烦，解消渴。本是蔓菁也，种之江南即化为菘。亦如枳橘，所生土地随变。

芥菜

味辛，温，无毒。归鼻。除肾邪，大破咳逆，下气，利九窍，明耳目，安中。久食温中。又云：寒中。

其子，味辛，辛亦归鼻，有毒。主喉痹，去一切风毒肿。

黄帝云：芥菜不可共兔肉食，成恶邪病。

苜蓿

味苦，平，涩，无毒。安中，利人四体，可久食。

荏子

味辛，温，无毒。主咳逆，下气，温中，补髓。

其叶，主调中，去臭气。九月采，阴干用之。油亦可作油衣。

蓼实

味辛，温，无毒。明目，温中，解肌，耐风寒，下水气面目浮肿，却痈疽。

其叶，辛，归舌。治大小肠邪气，利中，益志。

黄帝云：蓼，食过多有毒，发心痛。和生鱼食之，令人脱气，阴核疼痛求死。妇人月事来，不用食蓼及蒜，喜为血淋、带下。二月勿食蓼，伤人肾。扁鹊云：蓼，久食令人寒热，损骨髓，杀丈夫阴气，少精。

葱实

味辛，温，无毒。宜肺，辛归头。明目，补中不足。

其茎白，平，滑。可作汤。主伤寒寒热，骨肉碎痛，能出汗，治中风、面目浮肿、喉痹不通，安胎，杀桂。

其青叶，温。辛归目。除肝中邪气，安中，利五脏，益目精，发黄疸，杀百药毒。

其根须，平。主伤寒头痛。

葱中涕及生葱汁：平，滑。止尿血、解藜芦及桂毒。

黄帝云：食生葱即啖蜜，变作下利。食烧葱并啖蜜，拥气而死。正月不得食生葱，令人面上起游风。

格葱

味辛，微温，无毒。除瘴气恶毒。久食益胆气，强志。

其子，主泄精。

薤

味苦，辛，温，滑，无毒。宜心，辛归骨。主金疮疮败，能生肌肉，轻身不饥，耐老，菜芝也。除寒热，去水气，温中，散结气，利产妇病人。诸疮中风寒水肿，生捣敷之。鲠骨在咽不下者，食之则去。黄帝云：薤不可共牛肉作羹食之，成瘕疾。韭亦然。十月、十一月、十二月，勿食生薤，令人多涕唾。

韭

味辛、酸，温，涩，无毒。辛归心，宜肝，可久食。安五脏，除胃中热。不利病人，其心腹有固冷者，食之必加剧。

其子，主梦泄精、尿色白。

根：煮汁以养发。

黄帝云：霜韭冻不可生食，动宿饮，饮盛必吐水。五月勿食韭，损人滋味，令人乏气力。二月、三月宜食韭，大益人心。

白蘘荷

味辛，微温，涩，无毒。主中蛊及疟病。捣汁服二合，日二。

生根：主诸疮。

恭菜

味甘、苦，大寒，无毒。主时行壮热，解风热恶毒。

紫苏

味辛，微温，无毒。下气，除寒中。其子尤善。

鸡苏

味辛，微温，涩，无毒。主吐血，下气。一名水苏。

罗勒

味苦、辛，温，平，涩，无毒。消停水，散毒气。不可久食，涩荣卫诸气。

芜荑

味辛，平，热，滑，无毒。主五内邪气，散皮肤、骨节中淫淫温行毒，去三虫，能化宿食不消，逐寸白，散腹中温温喘息。一名无姑，一名蕨蓎。盛器物中甚辟水蛭，其气甚臭，此即山榆子作之。

凡榆叶，味甘，平，滑，无毒。主小儿痫、小便不利、伤暑热困闷，煮汁冷服。

生榆白皮：味甘，冷，无毒。利小便，破五淋。

花：主小儿头疮。

胡荽子

味酸，平，无毒。消谷，能复食味。

叶：不可久食，令人多忘。

华佗云：胡荽菜，患胡臭人、患口气臭䘼齿人食之加剧。腹内患邪气者，弥不得食，食之发宿病。金疮尤忌。

海藻

咸，寒，滑，无毒。主瘿瘤结气，散颈下硬核痛者，肠内上下雷鸣，下十二水肿，利小便，起男子阴气。

昆布

味咸，寒，滑，无毒。下十二水肿、瘿瘤结气、瘘疮，破积聚。

茼蒿

味辛，平，无毒。安心气，养脾胃，消痰饮。

白蒿

味苦、辛，平，无毒。养五脏，补中益气，长毛发。久食不死，白兔食之仙。

吴葵

一名蜀葵。味甘，微寒，滑，无毒。

花：定心气。

叶：除客热，利肠胃。不可久食，钝人志性。若食之，被狗啮者，疮永不瘥。

藿

味咸，寒，涩，无毒。宜肾，主大小便数，去烦热。

香薷

味辛，微温。主霍乱腹痛吐下，散水肿、烦心，去热。

甜瓠

味甘，平，滑，无毒。主消渴、恶疮、鼻口中肉烂痛。

其叶，味甘，平，主耐饥。

扁鹊云：患脚气虚胀者，不得食之，其患永不除。

莼

味甘，寒，滑，无毒。主消渴、热痹。多食动痔病。

落葵

味酸，寒，无毒。滑中，散热实，悦泽人面。一名天葵，一名蘩露。

蘩蒌

味酸，平，无毒。主积年恶疮、痔不愈者。五月五日日中采之，即名滋草，一名鸡肠草，干之烧作焦灰用。扁鹊云：丈夫患恶疮，阴头及茎作疮脓烂，疼痛不可堪忍，久不瘥者，以灰一分，蚯蚓新出屎泥二分，以少水和研，缓如煎饼面，以泥疮上，干则易之。禁酒、面、五辛并热食等。黄帝云：蘩蒌合䱊鲊，食之发消渴病，令人多忘。别有一种，近水渠中温湿处，冬生，其状类胡荽，亦名鸡肠菜，可以疗痔病，一名天胡荽。

蕺

味辛，微温，有小毒。主蠼螋尿疮。多食令人气喘。不利人脚，多食脚痛。

葫

味辛，温，有毒，辛归五脏。散痈疽，治䘌疮，除风邪，杀蛊毒气。独子者最良。黄帝云：生葫合青鱼鲊，食之令人腹内生疮，肠中肿，又成疝瘕。多食生葫，行房伤肝气，令人面无色。四月、八月勿食葫，伤人神，损胆气，令人喘悸，胁肋气急，口味多爽。

小蒜

味辛，温，无毒。辛归脾、肾。主霍乱、腹中不安，消谷，理胃气，温中，除邪痹毒气。五月五日采，曝干。

叶：主心烦痛，解诸毒、小儿丹疹。不可久食，损人心力。

黄帝云：食小蒜啖生鱼，令人夺气，阴核疼求死。三月勿食小蒜，伤人志性。

茗叶

味苦、咸，酸，冷，无毒。可久食，令人有力，悦志。微动气。黄帝云：不可共韭食，令人身重。

蕃荷叶

味苦、辛，温，无毒。可久食，却肾气，令人口气香洁。主辟邪毒，除劳弊。形瘦疲倦者不可久食，动消渴病。

苍耳子

味苦、甘，温。

叶：味苦、辛，微寒，涩，有小毒。主风寒头痛、风湿痹、四肢拘急挛痛，去恶肉死肌、膝痛、溪毒。久服益气，耳目聪明，强志轻身。一名胡葈，一名地葵，一名葹，一名常思。蜀人名羊负来，秦名苍耳，魏人名只刺。

黄帝云：戴甲苍耳不可共猪肉食，害人。食甜粥，复以苍耳甲下之，成走注，又患两胁。立秋后忌食之。

食茱萸

味辛、苦，大温，无毒。九月采，停陈久者良。其子闭口者有毒，不任用。止痛下气，除咳逆，去五脏中寒冷，温中，诸冷实不消。

其生白皮，主中恶腹痛，止齿疼。

其根细者，去三虫、寸白。

黄帝云：六月、七月勿食茱萸，伤神气，令人起伏气。咽喉不通彻，贼风中人，口僻不能语者，取茱萸一升，去黑子及合口者，好豉三升，二物以清酒和煮四五沸，取汁，冷服半升，日三，得小汗瘥。蚃螫人，嚼茱萸封上止。

蜀椒

味辛，大热，有毒。主邪气，温中下气，留饮宿食。能使痛者痒，痒者痛。久食令人乏气，失明。主咳逆，逐皮肤中寒冷，去死肌、湿痹痛、心下冷气，除五脏六腑寒、百骨节中积冷，温疟大风汗自出者，止下利，散风邪。合口者害人。

其中黑子　有小毒。下水。仲景云：熬用之。

黄帝云：十月勿食椒，损人心，伤血脉。

干姜

味辛，热，无毒。主胸中满、咳逆上气，温中，止漏血、出汗，逐风湿痹、肠澼下利、寒冷腹痛、中恶霍乱、胀满、风邪诸毒、皮肤间结气，止唾血。生者尤良。

生姜

味辛，微温，无毒。辛归五脏。主伤寒头痛，去痰下气，通汗，除鼻中塞、咳逆上气，止呕吐，去胸膈上臭气，通神明。黄帝云：八月、九月勿食姜，伤人神，损寿。胡居士云：姜杀腹内长虫，久服令人少志少智，伤心性。

堇葵

味苦，平，无毒。久服除人心烦急，动痰冷，身重多懈惰。

芸薹

味辛，寒，无毒。主腰脚痹。若旧患腰脚痛者，不可食，必加剧。又治油肿丹毒。益胡臭，解禁咒之辈，出《五明经》。

其子，主梦中泄精与鬼交者。胡居士云：世人呼为寒菜，甚辣。胡臭人食之，病加剧。陇西氐羌中多种食之。

竹笋

味甘，微寒，无毒。主消渴，利水道，益气力。可久食，患冷人食之心痛。

野苣

味苦，平，无毒。久服轻身少睡。黄帝云：不可共蜜食之，作痔。

白苣：味苦，平，无毒。益筋力。黄帝云：不可共酪食，必作虫。

茴香菜

味苦、辛，微寒，涩，无毒。主霍乱，辟热，除口气。臭肉和水煮，下少许即无臭气，故曰“茴香”。酱臭，末中亦香。

其子，主蛇咬疮久不瘥，捣傅之。又治九种瘘。

蕈菜

味苦，寒，无毒。主小儿火丹诸毒肿，去暴热。

蓝菜

味甘，平，无毒。久食大益肾，填髓脑，利五脏，调六腑。胡居士云：河东陇西羌胡多种食之，汉地鲜有。其叶长、大、厚，煮食甘美，经冬不死，春亦有英。其花黄，生角结子。子，甚治人多睡。

萹竹叶

味苦，平，涩，无毒。主浸淫、疥瘙、疽痔，杀三虫，女人阴蚀。扁鹊云：煮汁与小儿冷服，治蛔虫。

芹菜

味苦、酸，冷，涩，无毒。益筋力，去伏热，治五种黄病。生捣绞汁，冷服一升，日二。

黄帝云：五月五日勿食一切菜，发百病。凡一切菜，熟煮热食。时病瘥后食一切肉并蒜，食竟行房，病发必死。时病瘥后未健，食生青菜者，手足必青肿。时病瘥未健，食青菜竟行房，病更发必死。十月勿食被霜菜，令人面上无光泽，目涩痛，又疟发，心痛腰疼。或致心疟，发时手足十指爪皆青，困痿。

谷米第四二十七条

薏苡仁

味甘，温，无毒。主筋拘挛不可屈伸、久风湿痹，下气。久服轻身益力。其生根下三虫。《名医》云：薏苡仁除筋骨中邪气不仁，利肠胃，消水肿，令人能食。一名䓣，一名感米，蜀人多种食之。

胡麻

味甘，平，无毒。主伤中虚羸，补五内，益气力，长肌肉，填髓脑，坚筋骨，疗金疮，止痛，及伤寒温疟、大吐下后虚热困乏。久服轻身不老，明耳目，耐寒暑，延年。

作油，微寒，主利大肠、产妇胞衣不落生者，摩疮肿，生秃发，去头面游风。一名巨胜，一名狗虱，一名方茎，一名鸿芷。

叶：名青蘘，主伤暑热。

花：主生秃发。七日采最上摽头者，阴干用之。

白麻子

味甘，平，无毒。宜肝。解中益气，肥健不老。治中风汗出，逐水，利小便，破积血风毒肿，复血脉，产后乳余疾。能长发，可为沐药。久服神仙。

粭

味甘，微温，无毒。补虚冷，益气力，止肠鸣、咽痛，除唾血，却卒嗽。

大豆黄卷

味甘，平，无毒。主久风湿痹、筋挛膝痛，除五脏胃气结积，益气，止毒，去黑志面䵟，润泽皮毛，宜肾。

生大豆：味甘，平，冷，无毒。生捣，淳酢和涂之，治一切毒肿，并止痛。煮汁冷服之，杀鬼毒，逐水胀，除胃中热，却风痹、伤中、淋露，下瘀血，散五脏结积内寒，杀乌头、三建，解百药毒。不可久服，令人身重。

其熬屑，味甘，温，平，无毒。主胃中热，去身肿，除痹，消谷，止腹胀。九月采。黄帝云：服大豆屑忌食猪肉，炒豆不得与一岁已上、十岁已下小儿食。食竟啖猪肉，必拥气死。

赤小豆

味甘、咸，平，冷，无毒。下水肿，排脓血。一名赤豆。不可久服，令人枯燥。

青小豆

味甘、咸，温，平，涩，无毒。主寒热、热中、消渴，止泄利，利小便，除吐逆卒澼、下腹胀满。一名麻累，一名胡豆。黄帝云：青小豆合鲤鱼鲊，食之令人肝至五年成干痟病。

大豆豉

味苦、甘，寒，涩，无毒。主伤寒头痛寒热，辟瘴气恶毒，烦躁满闷，虚劳喘吸，两脚疼冷。杀六畜胎子诸毒。

大麦

味咸，微寒，滑，无毒。宜心。主消渴，除热。久食令人多力，健行。作糵，温，消食和中。熬末，令赤黑，捣作麨，止泄利。和清酢浆服之，日三，夜一服。

小麦

味甘，微寒，无毒。养肝气，去客热，止烦渴咽燥，利小便，止漏血唾血，令女人孕必得易。作曲，六月作者，温，无毒。主小儿痫、食不消，下五痔虫，平胃气，消谷，止利。作面，温，无毒。不能消热止烦。不可多食，长宿澼，加客气，难治。

青粱米

味甘，微寒，无毒。主胃痹、热中，除消渴，止泄利，利小便，益气力，补中，轻身长年。

黄粱米

味甘，平，无毒。益气，和中，止泄利。人呼为竹根米。又却当风卧湿寒中者。

白粱米

味甘，微寒，无毒。除热，益气。

粟米

味咸，微寒，无毒。养肾气，去骨痹、热中，益气。

陈粟米

味苦，寒，无毒。主胃中热，消渴，利小便。

丹黍米

味苦，微温，无毒。主咳逆上气、霍乱，止泄利，除热，去烦渴。

白黍米：味甘、辛，温，无毒。宜肺。补中益气。不可久食，多热，令人烦。

黄帝云：五种黍米合葵食之，令人成痼疾。又以脯腊着五种黍米中藏储，食之，云令人闭气。

陈廪米

味咸、酸，微寒，无毒。除烦热，下气，调胃，止泄利。黄帝云：久藏脯腊安米中，满三月，人不知，食之害人。

蘖米

味苦，微温，无毒。主寒中，下气，除热。

秫米

味甘，微寒，无毒。主寒热，利大肠，治漆疮。

酒

味苦、甘、辛，大热，有毒。行药势，杀百邪、恶气。黄帝云：暴下后饮酒者，膈上变为伏热。食生菜饮酒，莫灸腹，令人肠结。扁鹊云：久饮酒者腐肠烂胃，溃髓蒸筋，伤神损寿。醉当风卧，以扇自扇，成恶风。醉以冷水洗浴，成疼痹。大醉汗出，当以粉粉身，令其自干，发成风痹。常日未没食讫，即莫饮酒，终身不干呕。饱食讫，多饮水及酒，成痞僻。

扁豆

味甘，微温，无毒。和中下气。

其叶，平，主霍乱吐下不止。

稷米

味甘，平，无毒。益气安中，补虚，和胃宜脾。

粳米

味辛、苦，平，无毒。主心烦，断下利，平胃气，长肌肉。温，又云：生者冷，燔者热。

糯米

味苦，温，无毒。温中，令人能食。多热，大便硬。

酢

味酸，温，涩，无毒。消痈肿，散水气，杀邪毒血运。扁鹊云：多食酢，损人骨。能理诸药，消毒。

荞麦

味酸，微寒，无毒。食之难消，动大热风。

其叶，生食动刺风，令人身痒。

黄帝云：作面，和猪羊肉热食之，不过八九顿，作热风，令人眉须落，又还生，仍希少。泾邠已北，多患此疾。

盐

味咸，温，无毒。杀鬼蛊、邪注、毒气、下部䘌疮、伤寒寒热，能吐胸中痰澼，止心腹卒痛，坚肌骨。不可多食，伤肺喜咳，令人色肤黑，损筋力。扁鹊云：盐能除一切大风疾痛者，炒熨之。黄帝云：食甜粥竟，食盐即吐，或成霍乱。

鸟兽第五 四十二条[1]

乳酪[2]

人乳汁：味甘，平，无毒。补五脏，令人肥白悦泽。

马乳汁：味辛，温，无毒。止渴。

牛乳汁：味甘，微寒，无毒。补虚羸，止渴。入生姜、葱白，止小儿吐乳，补劳。

羊乳汁：味甘，微温，无毒。补寒冷、虚乏、少血色。令人热中。

驴乳：味酸，寒，一云大寒，无毒。主大热、黄疸，止渴。

母猪乳：平，无毒。主小儿惊痫，以饮之神妙。

马、牛、羊酪：味甘、酸，微寒，无毒。补肺脏，利大肠。黄帝云：食甜酪竟，即食大酢者，变作血瘕及尿血。华佗云：马、牛、羊酪，蚰蜒入耳者，灌之即出。

沙牛及白羊酥

味甘，微寒，无毒。除胸中客气，利大小肠，治口疮。

牦牛酥：味甘，平，无毒。去诸风湿痹，除热，利大便，去宿食。

醍醐

味甘，平，无毒。补虚，去诸风痹。百练乃佳，甚去月蚀疮。添髓，补中，填骨，久服增年。

熊

肉：味甘，微寒，微温，无毒。主风痹不仁、筋急五缓。若腹中有积聚、寒热羸瘦者，食熊肉病永不除。

其脂，味甘，微寒。治法与肉同。又去头疡白秃、面皯䵳、食饮呕吐。久服强志不饥，轻身长年。

黄帝云：一切诸肉煮不熟，生不敛者，食之成瘕。熊及猪二种脂，不可作灯，其烟气入人目失明，不能远视。

羖羊

角：味酸、苦，温，微寒，无毒。主青盲，明目，杀疥虫，止寒泄、心畏惊悸，除百节中结气及风伤蛊毒、吐血、妇人产后余痛。烧之，杀鬼魅，辟虎狼。久服安心，益气，轻身。勿令中湿，有毒。

髓：味甘，温。无毒。主男子女人伤中、阴阳气不足，却风热，止毒，利血脉，

---

〔1〕四十二条：原书分条混乱，以“人乳汁”为正名，将马乳汁、牛乳汁、羊乳汁、驴乳并为一条，将母猪乳另列一条；而狗阴茎、狗脑又分为两条。现按本书体例加以整理，仍为四十二条。

〔2〕乳酪：原无，因考虑到用“人乳汁”为正名，放在“鸟兽”中不合适，且马乳汁、牛乳汁、羊乳汁、驴乳与人乳汁基原不同，但均属乳酪，今据加，并入母猪乳及马、牛、羊酪。

益经气。以酒和服之亦可，久服不损人。

青羊

胆汁：冷，无毒。主诸疮，能生人身脉，治青盲，明目。

肺：平。补肺治嗽，止渴、多小便，伤中止虚，补不足，去风邪。

肝：补肝明目。

心：主忧恚、膈中逆气。

肾：补肾气虚弱，益精髓。

头骨：主小儿惊痫，煮以浴之。

蹄肉：平。主丈夫五劳七伤。

肉：味苦，甘，大热，无毒。主暖中止痛，字乳余疾，及头脑中大风汗自出、虚劳寒冷。能补中益气力，安心止惊。利产妇，不利时患人。

头肉：平。主风眩瘦疾、小儿惊痫、丈夫五劳七伤。

其骨，热。主虚劳、寒中、羸瘦。其宿有热者，不可食。

生脂：止下痢脱肛，去风毒，妇人产后腹中绞痛。

肚：主胃反，治虚羸、小便数，止虚汗。

黄帝云：羊肉共酢，食之伤人心，亦不可共生鱼、酪和食之，害人。凡一切羊蹄甲中有珠子白者名“羊悬筋”，食之令人癫。白羊黑头，食其脑，作肠痈。羊肚共饭饮常食，久久成反胃，作噎病。甜粥共肚食之，令人多唾，喜吐清水。羊脑、猪脑，男子食之，损精气少子。若欲食者，研之如粉，和醋食之，初不如不食佳。青羊肝和小豆食之，令人目少明。一切羊肝生共椒食之，破人五脏，伤心，最损小儿。弥忌水中柳木及白杨木，不得铜器中煮羖羊肉，食之，丈夫损阳，女子绝阴。暴下后不可食羊肉、髓及骨汁，成烦热难解，还动利。凡六畜五脏，着草自动摇，及得咸酢不变色，又堕地不汙，又与犬犬不食者，皆有毒，杀人。六月勿食羊肉，伤人神气。

沙牛

髓：味甘，温，无毒。安五脏，平胃气，通十二经脉，理三焦约，温骨髓，补中，续绝伤，益气力，止泄利，去消渴，皆以清酒和暖服之。

肝：明目。

胆：可丸百药。味苦，大寒，无毒。除心腹热渴，止下利，去口焦燥，益目精。

心：主虚忘。

肾：去湿痹，补肾气，益精。

齿：主小儿牛痫。

肉：味甘，平，无毒。主消渴，止唾涎出，安中益气力，养脾胃气。不可常食，发宿病。自死者不任食。

喉咙：主小儿啤。

黄犍、沙牛、黑牯牛尿

味苦、辛，微温，平，无毒。主水肿腹脚俱满者，利小便。

黄帝云：乌牛自死北首者，食其肉害人。一切牛盛热时卒死者，总不堪食，食之作肠痈。患甲蹄牛，食其蹄中拒筋，令人作肉刺。独肝牛肉，食之杀人。牛食蛇者，独肝。患疥牛马肉食，令人身体痒。牛肉共猪肉食之，必作寸白虫。直尔黍米、白酒、生牛肉共食，亦作寸白，大忌。人下利者，食自死牛肉必剧。一切牛、马乳汁及酪，共生鱼食之，成鱼瘕。六畜脾，人一生莫食。十二月勿食牛肉，伤人神气。

马

心：主喜忘。

肺：主寒热、茎痿。

肉：味辛、苦，平，冷，无毒。主伤中，除热，下气，长筋，强腰脊，壮健，强志利意，轻身不饥。

黄帝云：白马自死，食其肉害人。白马玄头，食其脑令人癫。白马鞍下乌色彻肉里者，食之伤人五脏。下利者，食马肉必加剧。白马青蹄，肉不可食。一切马汗气及毛，不可入食中，害人。诸食马肉心烦闷者，饮以美酒则解，白酒则剧。五月勿食马肉，伤人神气。

野马

阴茎：味酸、咸，温，无毒。主男子阴痿缩，少精。

肉：辛，平，无毒。主人马痫，筋脉不能自收，周痹，肌不仁。病死者不任用。

驴

肉：味酸，平，无毒。主风狂，愁忧不乐，能安心气。病死者不任用。其头烧却毛，煮取汁，以浸曲酿酒，甚治大风动摇不休者。皮胶亦治大风。

狗

阴茎：味酸，平，无毒。主伤中，丈夫阴痿不起。

狗脑：主头风痹，下部䘌疮，鼻中瘜肉。

肉：味酸、咸，温，无毒。宜肾。安五脏，补绝伤劳损。久病大虚者，服之轻身，益气力。

黄帝云：白犬合海鲉食之，必得恶病。白犬自死不出舌者，食之害人。犬，春月多狂，若鼻赤起而燥者，此欲狂，其肉不任食。九月勿食犬肉，伤人神气。

豚

卵：味甘，温，无毒。除阴茎中痛、惊痫、鬼气蛊毒，除寒热、奔豚、五癃、邪气挛缩。一名豚颠。阴干，勿令败。

豚肉：味辛，平，有小毒。不可久食，令人遍体筋肉碎痛，乏气。

大猪后脚悬蹄甲：无毒。主五痔，伏热在腹中，肠痈内蚀。取酒浸半日，炙焦用之。

大猪四蹄：小寒，无毒。主伤挞诸败疮。

母猪蹄：寒，无毒。煮汁服之，下乳汁，甚解石药毒。

大猪头肉：平，无毒。补虚乏气力，去惊痫、鬼毒、寒热、五癃。

脑：主风眩。

心：平，无毒。主惊邪、忧恚、虚悸、气逆、妇人产后中风、聚血气、惊恐。

肾：平，无毒。除冷利，理肾气，通膀胱。

肝：味苦，平，无毒。主明目。

猪喙：微寒，无毒。主冻疮痛痒。

肚：微寒，无毒。补中益气，止渴，断暴利虚弱。

肠：微寒，无毒。主消渴、小便数，补下焦虚竭。

其肉间脂肪，平，无毒。主煎诸膏药，破冷结，散宿血，解斑蝥、元青毒。

猪洞肠：平，无毒。主洞肠挺出血多者。

猳猪肉：味苦、酸，冷，无毒。主狂病多日不愈。

凡猪肉：味苦，微寒。宜肾，有小毒。补肾气虚竭。不可久食，令人少子精，发宿病，弱筋骨，闭血脉，虚人。肌有金疮者，食之，疮尤甚。

猪血：平，涩。无毒。主卒下血不止，美清酒和炒服之。又主中风绝伤，头中风眩及诸淋露，奔豚暴气。

黄帝云：凡猪肝、肺共鱼鲙食之，作痈疽。猪肝共鲤鱼肠、鱼子食之，伤人神。

豚脑：损男子阳道，临房不能行事。八月勿食猪肺及粭，和食之，至冬发疽。十月勿食猪肉，损人神气。

鹿

头肉：平。主消渴、多梦妄见者。

生血：治痈肿。

茎筋：主劳损。

蹄肉：平。主脚膝骨中疼痛，不能践地。

骨：主内虚，续绝伤，补骨。可作酒。

髓：味甘，温。主丈夫、妇人伤中脉绝，筋急痛，咳逆。以酒和服。

肾：平。主补肾气。

肉：味苦，温，无毒。补中，强五脏，益气力。

肉生者，主中风口僻不正，细细锉之，以薄僻上。华佗云：和生椒捣薄之，使人专看之，正则急去之，不尔复牵向不僻处。

角：锉取屑一升，白蜜五升，溲之，微火熬，令小变色，曝干，更捣筛，服方寸匕，日三，令人轻身，益气力，强骨髓，补绝伤。

黄帝云：鹿胆白者，食其肉害人。白鹿肉不可和蒲白作羹食，发恶疮。五月勿食鹿肉，伤人神气。胡居士云：鹿性惊烈，多别良草，恒[1]食九物，余者不尝。群处必依山岗，产归下泽。飨神用其肉者，以其性烈清净故也。凡饵药之人，不可食鹿肉，服药必不得力。所以然者，以鹿常食解毒之草，是故能制毒，散诸药故也。九草者，葛叶花、鹿葱、鹿药、白蒿、水芹、甘草、齐头蒿、山苍耳、荠苨。

〔1〕恒：原作“[illegible]”。字书未见，据文义当为“恒”字异写，今改。

獐

骨：微温，无毒。主虚损、泄精。

肉：味甘，温，无毒。补益五脏。

髓：益气力，悦泽人面。

獐无胆，所以怯弱多惊恐。

黄帝云：五月勿食獐肉，伤人神气。

麋

脂：味辛，温，无毒。主痈肿恶疮、死肌寒热、风寒湿痹、四肢拘缓不收、风头肿气，通腠理，柔皮肤。不可近男子阴，令痿。一名宫脂。十月取。

黄帝云：生麋肉共虾汁合食之，令人心痛。生麋肉共雉肉食之，作固疾。

虎

肉：味酸，无毒。主恶心欲呕，益气力，止多唾。不可热食，坏人齿。

虎头骨：治风邪。

虎眼睛：主惊痫。

豹

肉：味酸，温，无毒。宜肾，安五脏，补绝伤，轻身益气，久食利人。

狸

肉：温，无毒。补中，轻身益气，亦治诸注。黄帝云：正月勿食虎、豹、狸肉，伤人神，损寿。

兔

肝：主目暗。

肉：味辛，平，涩，无毒。补中益气，止渴。

兔无脾，所以能走，盖以属二月建卯木位也，木克土，故无脾焉。马无脾，亦能走也。

黄帝云：兔肉和獭肝食之，三日必成遁尸；共白鸡肝、心食之，令人面失色，一年成瘅黄；共姜食，变成霍乱；共白鸡肉食之，令人血气不行。二月勿食兔肉，伤人神气。

生鼠

微温，无毒。主踒折，续筋补骨。捣薄之，三日一易。

獭

肝：味甘，有小毒。主鬼疰、蛊毒，却鱼鲠，止久嗽。皆烧作灰，酒和服之。

獭肉：味甘，温，无毒。主时病疫气、牛马时行病。皆煮取汁，停冷服之，六畜灌之。

狐

阴茎：味甘，平，有小毒。主女子绝产、阴中痒，小儿阴㿗卵肿。

肉并五脏及肠肚：味苦，微寒，有毒。主蛊毒寒热、五脏固冷、小儿惊痫、大人狂病见鬼。

黄帝云：麝肉共鹄肉食之，作癥瘕。野猪青蹄不可食，及兽赤足者不可食，野兽自死北首伏地不可食，兽有歧尾不可食。家兽自死，共鲙汁食之，作疽疮。十一月勿食经夏臭脯，成水病，作头眩，丈夫阴痿。甲子日勿食一切兽肉，大吉。鸟飞投人不肯去者，口中必有物，开看无者，拔一毛放之，大吉。一切禽兽，自死无伤处，不可食。三月三日勿食鸟兽五脏及一切果菜、五辛等物，大吉。

鸡〔1〕

丹雄鸡肉：味甘，微温，无毒。主女人崩中漏下、赤白沃，补虚温中，能愈久伤乏疮不肯瘥者，通神，杀恶毒。

黄雌鸡肉：味酸、咸，平，无毒。主伤中、消渴、小便数而不禁、肠澼泄利，补益五脏、绝伤、五劳，益气力。

鸡子黄：微寒。主除热、火灼、烂疮、痓。可作虎魄神物。

卵白汁：微寒。主目热赤痛，除心下伏热，止烦满、咳逆、小儿泄利。妇人产难，胞衣不出，生吞之。

白雄鸡肉：味酸，微温，无毒。下气，去狂邪，安五脏，伤中，消渴。

乌雄鸡肉：味甘，温，无毒。补中，止心痛。

黑雌鸡肉：味甘，平，无毒。除风寒湿痹、五缓六急，安胎。

黄帝云：一切鸡肉和鱼肉汁食之，成心瘕。鸡具五色者，食其肉必狂。若有六指四距、玄鸡白头，家鸡及野鸡、鸟生子有文八字，鸡及野鸟死不伸足爪，此种食之害人。鸡子白共蒜食之，令人短气。鸡子共鳖肉蒸，食之害人。鸡肉、獭肉共食作遁尸，注药所不能治。食鸡子啖生葱，变成短气。鸡肉、犬肝肾共食害人。生葱共鸡、犬肉食，令人谷道终身流血。乌鸡肉合鲤鱼肉食，生痈疽。鸡、兔、犬肉和食，必泄利。野鸡肉共家鸡子食之，成遁尸，尸鬼缠身，四肢百节疼痛。小儿五岁已下饮乳未断者，勿食鸡肉。二月勿食鸡子，令人常恶心。丙午日食鸡、雉肉，丈夫烧死目盲，女人血死妄见。四月勿食暴鸡肉，作内疽，在胸腋下出漏孔，丈夫少阳，女人绝孕，虚劳乏气。八月勿食鸡肉，伤人神气。

雉

肉：酸，微寒，无毒。补中益气，止泄利。久食之，令人瘦。

嘴：主蚁瘘。

黄帝云：八月建酉日食雉肉，令人短气。八月勿食雉肉，损人神气。

白鹅

脂：主耳卒聋，消以灌耳。

毛：主射工水毒。

肉：味辛，平。利五脏。

〔1〕鸡：原无，据本书体例补。

鹜

肪：味甘，平，无毒。主风虚寒热。

肉：补虚乏，除客热，利脏腑，利水道。

黄帝云：六月勿食鹜肉，伤人神气。

鸳鸯

肉：味苦，微温，无毒。主瘘疮。清酒浸之，炙令热，以薄之，亦炙服之。又治梦思慕者。

雁

肪：味甘，平，无毒。主风挛拘急、偏枯、血气不通利。

肉：味甘，平，无毒。久服长发鬓须眉，益气不饥，轻身耐暑。

黄帝云：六月勿食雁肉，伤人神气。

越燕

屎：味辛，平，有毒。主杀蛊毒鬼注，逐不祥邪气，破五癃，利小便。熬香用之，治口疮。

肉：不可食之，入水为蛟龙所杀。

黄帝云：十一月勿食鼠肉、燕肉，损人神气。

石蜜

味甘，平，微寒。无毒。主心腹邪气、惊痫、痉，安五脏，治诸不足，益气补中，止腹痛，解诸药毒，除众病，和百药，养脾气，消心烦、食饮不下，止肠澼，去肌中疼痛，治口疮，明耳目。久服强志轻身，不饥耐老，延年神仙。一名石饴。白如膏者良，是今诸山崖处蜜也。

青赤蜜：味酸喻。食之令人心烦。其蜂黑色，似虻。黄帝云：七月勿食生蜜，令人暴下，发霍乱。

蜜蜡：味甘，微温，无毒。主下利脓血，补中，续绝伤，除金疮，益气力，不饥耐老。

白蜡：主久泄澼瘥后重见血者，补绝伤，利小儿，久服轻身不饥。生于蜜房或木石上。恶芫花、百合。此即今所用蜡也。

蝮蛇

肉：平，有毒。酿酒去癞疾、诸九瘘、心腹痛，下结气，除蛊毒。

其腹中吞鼠，平，有小毒。主鼠瘘。

原蚕雄蛾

味咸，温，有小毒。主益精气，强男子阳道，交接不倦，甚治泄精。不用相连者。

鲮鱼

味甘，无毒。主百病。

鳗鲡鱼

味甘，大温，有毒。主五痔瘘，杀诸虫。

鲳鱼

肉：味甘，大温，黑者无毒。主补中养血，治渖唇。五月五日取。

头骨：平，无毒。烧服，止久利。

鳝鱼

平，无毒。主少气吸吸，足不能立地。

黄帝云：四月勿食蛇肉、鳝肉，损神害气。

乌贼鱼

骨：味咸，微温，无毒。主女子漏下赤白经汁、血闭、阴蚀肿痛、寒热癥瘕、无子、惊气入腹、腹痛环脐，丈夫阴中痛而肿，令人有子。

肉：味酸，平，无毒。益气强志。

鲤鱼

肉：味甘，平，无毒。主咳逆上气、瘅黄，止渴。

黄帝云：食桂竟，食鲤鱼肉害人。腹中宿癥病者，食鲤鱼肉害人。

鲫鱼

味甘，平，无毒。主一切疮。烧作灰，和酱汁傅之，日二。又去肠痈。

黄帝云：鱼白目不可食之。鱼有角，食之发心惊，害人。鱼无肠、胆，食之三年，丈夫阴痿不起，妇人绝孕。鱼身有黑点，不可食。鱼目赤，作鲙食，成瘕病；作鲊，食之害人。一切鱼共菜食之，作蛔虫、蛲虫。一切鱼尾，食之不益人，多有勾骨，着人咽，害人。鱼有角，白背，不可食。凡鱼赤鳞，不可食。鱼无鳃，不可食。鱼无全鳃，食之发痈疽。鯆魮鱼不益人，其尾有毒，治齿痛。鯸鱼有毒，不可食之。二月庚寅日勿食鱼，大恶。五月五日勿以鲤鱼子共猪肝食，必不消化，成恶病。下利者食一切鱼，必加剧致困，难治。秽饭、餧肉、臭鱼不可合食之，害人。三月勿食鲛龙肉及一切鱼肉，令人饮食不化，发宿病，伤人神气，失气恍惚。

鳖肉

味甘，平，无毒。主伤中益气，补不足，疗脚气。黄帝云：五月五日以鳖子共鲍鱼子食之，作瘅黄。鳖腹下成“五”字，不可食。鳖肉、兔肉和芥子酱，食之损人。鳖三足，食之害人。鳖肉共苋、蕨菜食之，作鳖瘕，害人。

蟹壳

味酸，寒，有毒。主胸中邪热，宿结痛，㖞僻，面肿，散漆，烧之致鼠。

其黄解结散血，愈漆疮，养筋益气。

黄帝云：蟹目相向、足斑者，食之害人。十二月勿食蟹、鳖，损人神气。又云：龟、鳖肉共猪肉食之，害人。秋果菜共龟肉食之，令人短气。饮酒食龟肉，并菰白菜，令人生寒热。六甲日勿食龟、鳖之肉，害人心神。螺、蚌共菜食之，令人心痛，三日一发。虾鲙共猪肉食之，令人常恶心多唾，损精色。虾无须，腹下通乌色者，食之害人，大忌！勿轻！十一月、十二月，勿食虾、蚌着甲之物。

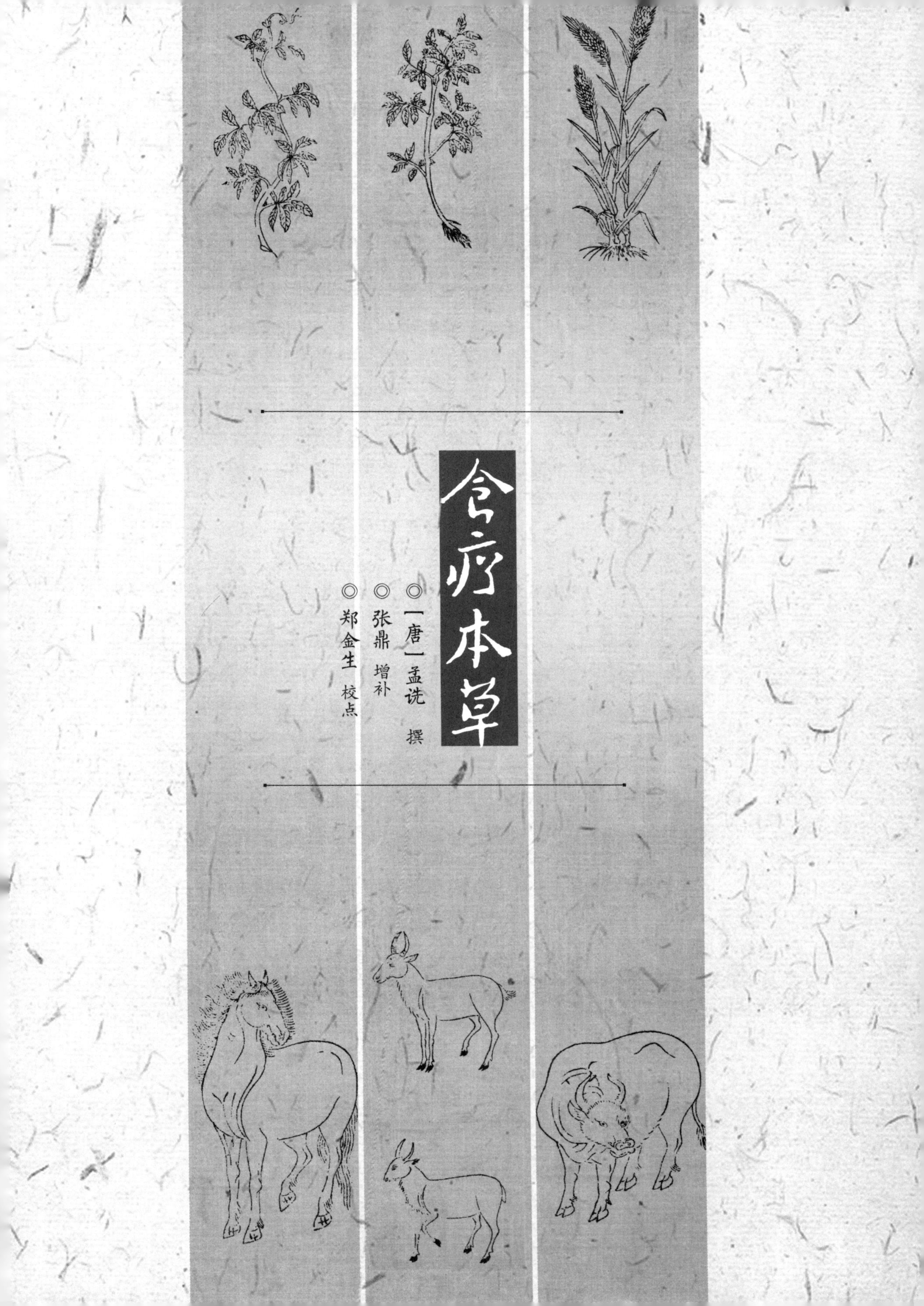

食疗本草

◎［唐］孟诜　撰

◎张鼎　增补

◎郑金生　校点

内容提要

《食疗本草》由唐代孟诜撰，张鼎增补，约成书于8世纪初，是我国第一部以“食疗”为名的专书。《食疗本草》合食忌、食宜与食方于一书，为此后的食疗著作开创了许多先例，被多种医书、本草摘引。原书共3卷，载药物条目227条，北宋时尚有原书留存，但宋以后此书散失殆尽，目前只有敦煌残卷，仅记载药物26味。其他散佚的内容，则分别见于《本草拾遗》《医心方》《嘉祐本草》《证类本草》等书。本书即以敦煌残卷及诸书所存佚文为基础，经合并整理而成。该辑校本虽然不可能完全恢复《食疗本草》的原貌，但基本上辑录了原书的主体内容。

据现存的《食疗本草》佚文，原书收集了常见的食物260余种，包括瓜果、菜蔬、米谷、鸟兽、虫鱼以及某些加工食品，内容十分丰富。其中许多食疗品，如鱼类的鳜鱼（今俗称“桂鱼”）、鲈鱼、石首鱼（黄花鱼）等，菜类的菠薐（菠菜）、莙荙、白苣（莴苣）、胡荽等，米谷类的绿豆、白豆、荞麦等，均为首次记载于本草专著。原书的另一个特色，是记录了唐代盛行的多种食疗法。例如唐代盛行的动物脏器疗法，在书中得到了总结，其中包括用羊肝、兔肝明目，用猪肾治疗人体肾虚等。原书对藻菌类食品（如昆布、海藻、紫草、茭首、菌子、木耳等）的治疗作用也非常重视。书中指出“但是海族之流，皆下丹石”，介绍了海洋生物对某些矿物药副作用的治疗作用。此外，原书也记载了许多食物的禁忌，比较了不同地域的饮食习惯，提示食疗必须注意地区性。原书采纳的唐代及其以前的丰富食疗经验，是我国食疗宝库的瑰宝之一。

《食疗本草》作为食疗专著，在历史上影响很大。其原书虽已亡佚，但其佚文一直辗转流传，深受后人重视。近代以来，有多种辑佚本。本丛书收载的辑佚本是以人民卫生出版社1984年出版的《食疗本草》（辑本）为依据，原辑者为谢海洲、马继兴、翁维健、郑金生。今取用其辑佚的正文，重加校勘编排而成，内容更为全面。

目　录

食疗本草卷上

食疗本草卷中

食疗本草卷下

食疗本草卷上

盐

蠼螋尿疮，盐三升，水一斗，煮取六升，以绵浸汤，淹疮上。

又，治一切气及脚气，取盐三升，蒸，候热分裹，近壁，脚踏之，令脚心热。

又，和槐白皮蒸用，亦治脚气，夜夜与之良。

又，以皂荚两梃，盐半两，同烧令通赤，细研，夜夜用揩齿，一月后，有动者齿及血䘌齿并瘥，其齿牢固。

石燕

在乳穴石洞中者，冬月采之，堪食。余月采者只堪治病，不堪食也。食如常法。

又，治法，取石燕二十〔1〕枚，和五味炒令熟，以酒一斗〔2〕，浸三日，即每夜卧时饮一两盏，随性多少也，甚能补益，能吃食，令人健力也。

黄精

饵黄精，能老不饥。其法可取瓮子去底、釜上安置令得，所盛黄精令满。密盖，蒸之。令气溜，即曝之。第二遍蒸之亦如此。九蒸九曝。凡生时有一硕，熟有三四斗。蒸之若生，则刺人咽喉。曝使干，不尔朽坏。其生者，若初服，只可一寸半，渐渐增之。十日不食，能长服之，止三尺五寸。服三百日后，尽见鬼神。饵必升天。根、叶、花、实，皆可食之。但相对者是，不对者名偏精。

甘菊平

其叶，正月采，可作羹。茎，五月五日采。花，九月九日采。并主头风目眩、泪出，去烦热，利五脏。野生苦菊不堪用。

天门冬

补虚劳，治肺劳，止渴，去热风。可去皮心，入蜜煮之，食后服之。若曝干，入蜜丸尤佳。亦用洗面，甚佳。

地黄微寒

以少蜜煎，或浸食之，或煎汤，或入酒饮，并妙。生则寒，主齿痛、唾血、折伤。叶可以羹。

薯蓣

治头疼，利丈夫，助阴力。和面作馎饦，则微动气，为不能制面毒也。熟煮和蜜，或为汤煎，或为粉，并佳。干之入药更妙也。

---

〔1〕二十：《政和本草》作“二七”。

〔2〕一斗：《大观本草》作“二升”。

白蒿寒

春初此蒿前诸草生。捣汁，去热黄及心痛。其叶生挼，醋淹之为菹，甚益人。

又，叶干为末，夏日暴水痢，以米饮和一匙，空腹服之。

子，主鬼气，末，和酒服之良。

又，烧淋灰煎，治淋沥疾。

决明子平

叶，主明目，利五脏，食之甚良。

子，主肝家〔1〕热毒气，风眼赤泪。每日取一匙，挼去尘埃，空腹水吞之。百日后，夜见物光也。

生姜温

去痰下气。多食少心智。八九月食，伤神。

除壮热，治转筋、心满。食之除鼻塞，去胸中臭气，通神明。

又，冷痢，取椒烙之为末，共干姜末等分，以醋和面，作小馄饨子，服二七枚。先以水煮，更之〔2〕饮中重煮。出，停冷吞之。以粥饮下，空腹，日一度作之良。

谨按：止逆，散烦闷，开胃气。

又，姜屑末和酒服之，除偏风。汁作煎，下一切结实冲胸膈恶气，神验。

又，胃气虚，风热，不能食：姜汁半鸡子壳，生地黄汁少许，蜜一匙头，和水三合，顿服，立瘥。

又，皮寒，姜性温。

又，姜汁和杏仁汁煎成煎〔3〕，酒调服，或水调下，善下一切结实冲胸膈。

苍耳温

主中风、伤寒头痛。

又，丁肿困重，生捣苍耳根、叶，和小儿尿绞取汁，冷服一升，日三度，甚验。

拔丁肿根脚。

又，治一切风，取嫩叶一石，切，捣和五升麦蘖，团作块。于蒿、艾中盛二十日，状成曲。取米一斗，炊作饭。看冷暖，入苍耳麦蘖曲，作三大升酿之。封一十四日成熟。取此酒，空心暖服之，神验。封此酒可两重布，不得全密，密则溢出。

又，不可和马肉食。

葛根

蒸食之，消酒毒。其粉亦甚妙。

栝蒌

子，下乳汁。

又，治痈肿，栝蒌根苦酒中熬燥，捣筛之。苦酒和，涂纸上，摊贴。服金石人宜用。

---

〔1〕肝家：《大观本草》作“人患”。

〔2〕之：《政和本草》作“稀”。

〔3〕煎：《大观本草》作“膏”。

燕蕧子平

上主利[1]肠胃，令人能食。下三焦，除恶气。和子食更良。江北人多不识此物，即南方人食之[2]。

又，主续五脏音声及气，使人足气力[3]。

又，取枝叶煮饮服之，治卒气奔绝。亦通十二经脉。其茎为通草，利关节拥塞不通之气[4]。今北人只识通草，而不委子功。其皮不堪食。

煮饮之，通妇人血气。浓煎三五盏，即便通。

又，除寒热不通之气，消鼠瘘、金疮、踒折。煮汁酿酒妙。

百合平

主心急黄，蒸过，蜜和食之。作粉尤佳。红花者名山丹，不堪食。

艾叶

干者并煎者，金疮，崩中，霍乱，止胎漏。春初采，为干饼子，入生姜煎服，止泻痢。三月三日，可采作煎，甚治冷。若患冷气，取熟艾面裹作馄饨，可大如弹子许。

艾实，又治百恶气，取其子，和干姜捣作末，蜜丸如梧子大，空心三十丸服，以饭三五匙压之，日再服。其鬼神速走出，颇消一切冷气[5]。田野之人与此方相宜也。

又，产后泻血不止，取干艾叶半两炙熟，老生姜半两，浓煎汤，一服便止，妙。

小蓟

根，主养气。取生根叶，捣取自然汁，服一盏，立佳。

又，取菜煮食之，除风热。

根，主崩中。

又，女子月候伤过，捣汁半升，服之。

叶，只堪煮羹食，甚除热风气。

又，金创血不止，叶封之即止。

夏月热，烦闷不止，捣叶取汁半升，服之立瘥。

恶实

根，作脯食之良。

热毒肿，捣根及叶封之。

杖疮、金疮，取叶贴之，永不畏风。

又，瘫缓及丹石风毒，石热发毒。

明耳目，利腰膝，则取其子末之，投酒中浸经三日，每日饮三两盏，随性多少。

---

〔1〕利：《嘉祐本草》作“厚”。

〔2〕即南方人食之：《嘉祐本草》作“江南人多食”。

〔3〕又，主续……气力：《嘉祐本草》作“又续五脏断绝气，使语声气足”。

〔4〕利关节……之气：《嘉祐本草》作“食之通利诸经脉拥不通之气”。

〔5〕冷气：据《嘉祐本草》所引，《证类本草》作“冷血”。考《药性论》有一相似单方云：“又捣末，和干姜末为丸，一服三十丸，饭压。日再服。治一切冷气……”故取“冷气”为正。

欲散支节筋骨烦热毒，则食前取子三七粒，熟挼吞之，十服后甚良。细切根如小豆大，拌面作饭煮食，尤良。

又，皮毛间习习如虫行，煮根汁浴之。夏浴慎风。却入其子炒过，末之如茶，煎三匕，通利小便。

海藻

主起男子阴气，常食之，消男子㿗疾〔1〕。南方人多食之，传于北人〔2〕。北人食之，倍生诸病，更不宜矣。

瘦人，不可食之。

昆布

下气，久服瘦人。无此疾者，不可食。海岛之人爱食，为无好菜，只食此物。服久，病亦不生。遂传说其功于北人。北人食之，病皆生，是水土不宜尔。

紫菜

下热气，多食胀人。若热气塞咽喉，煎汁饮之。此是海中之物，味犹有毒性。凡是海中菜，所以有损人矣。

船底苔〔3〕

冷，无毒。治鼻洪、吐血、淋疾，以炙甘草并豉汁浓煎汤〔4〕，旋呷。

又，主五淋，取一团鸭子大，煮服之。

又，水中细苔，主天行病，心闷，捣绞汁服。

干苔〔5〕

味咸，寒一云温。主痔，杀虫，及霍乱呕吐不止，煮汁服之。

又，心腹烦闷者，冷水研如泥，饮之即止。

又，发诸疮疥，下一切丹石，杀诸药毒。不可多食，令人痿黄，少血色。

杀木蠹虫，内木孔中。但是海族之流，皆下丹石。

蘹香

[恶心]〔6〕：取蘹香华、叶煮服之。

国人重之，云有助阳道，用之未得其方法也。生捣茎、叶汁一合，投热酒一合，服之。治卒肾气冲胁，如刀刺痛，喘息不得。亦甚理小肠气。

荠

丹石发动，取根食之尤良。

---

〔1〕主起……㿗疾：此据《嘉祐本草》。《医心方》作："食之，起男子阴，恒食，消男子癞。"

〔2〕北人：《大观本草》作"北方"。

〔3〕船底苔：《嘉祐本草》新补药，云："见孟诜、陈藏器、日华子"。

〔4〕汤：《大观本草》作"温"。

〔5〕干苔：《嘉祐本草》新补药，云："见孟诜、陈藏器、日华子"。

〔6〕恶心：此条乃《医心方》引"孟诜食经恶心方"，据补其主治。

蒟酱温

散结气，治心腹中冷气。亦名土荜茇。岭南荜茇尤治胃气疾，巴蜀有之。

青蒿寒

益气长发，能轻身补中，不老明目，煞风毒。捣敷疮上，止血生肉。最早，春前生，色白者是。自然香醋淹为菹，益人。治骨蒸，以小便渍一两宿，干，末为丸，甚去热劳。

又，鬼气，取子为末，酒服之方寸匕，瘥。

烧灰淋汁，和石灰煎，治恶疮瘢靥。

菌子寒

发五脏风壅经脉[1]，动痔病，令人昏昏多睡，背膊、四肢无力。

又，菌子有数般，槐树上生者良。野田中者，恐有毒，杀人。

又，多发冷气，令腹中微微痛。

牵牛子

多食稍冷，和山茱萸服之，去水病。

羊蹄

主痒，不宜多食。

菰菜

利五脏邪气、酒皶面赤、白癞疬疡、目赤等，效。然滑中，不可多食。热毒风气，卒心痛，可盐、醋煮食之。

若丹石热发，和鲫鱼煮作羹，食之三两顿，即便瘥耳。

茭首寒

主心胸中浮热风，食之发冷气，滋人齿，伤阳道，令下焦冷滑，不食甚好。

萹竹

蛔虫心痛，面青，口中沫出，临死[2]，取叶十斤，细切，以水三石三斗，煮如饧，去滓。通寒温，空心服一升，虫即下。至重者再服，仍通宿勿食，来日平明服之。

患痔[3]，常取萹竹叶煮汁澄清，常用以作饭。

又，患热黄、五痔，捣汁顿服一升，重者再服。

丹石发，冲眼目肿痛：取根一握，洗，捣以少水，绞取汁服之。若热肿处，捣根茎敷之。

〔1〕经脉：《证类本草》作“经络”。

〔2〕临死：《证类本草》原作“临水”。今据《药性论》方云：“煮（萹竹）汁与小儿服，主蛔虫等咬心，心痛，面青，口中沫出，临死者，……”可知“临水”乃“临死”之误，正之。

〔3〕痔：《证类本草》原作“治”，于义不通，且本方无主治。考《药性论》方云：“主患痔疾者，常取（萹竹）叶捣汁服，效。”是知“治”乃“痔”同音致误，正之。

甘蔗

主黄疸。子，生食大寒，主渴，润肺，发冷病。蒸熟曝之令口开，春[1]取仁食之，性寒，通血脉，填骨髓。

蛇莓

主胸、胃热气，有蛇残不得食。

主孩子口噤，以汁灌口中，死亦再活。

苦芙微寒

生食，治漆疮。五月五日采，曝干作灰，敷面目、通身漆疮。不堪多食尔。

槐实

主邪气、产难、绝伤。

春初嫩叶亦可食，主瘾疹、牙齿诸风疼。

枸杞寒

无毒。叶及子，并坚筋能老，除风，补益筋骨，能益人，去虚劳。

根，主去骨热，消渴。

叶，和羊肉作羹，尤善益人。代茶法煮汁饮之，益阳事。

能去眼中风痒赤膜，捣叶汁点之良。

又，取洗去泥，和面拌作饮，煮熟吞之，去肾气尤良。又益精气。

榆荚平

上疗小儿痫疾，小便不利。

又方，患石淋，茎又暴赤肿者，榆皮三两，熟捣，和三年米醋滓封茎上，日六七遍易[2]。

又方，治女人石痈、妒乳肿。

案经：宜服丹石人。取叶煮食，时服一顿亦好。高昌人多捣白皮为末，和菹菜食之甚美。消食，利关节[3]。

又，其子可作酱，食之甚香。然稍辛辣，能助肺气，杀诸虫，下气，令人能食。

又，心腹间恶气，内消之。陈滓者久服尤良[4]。

又，涂诸疮癣，妙。

又，卒冷气心痛，食之瘥。

---

〔1〕春：原“春”，据文义改。

〔2〕又方……六七遍易：《证类本草》作“生榆皮，利小便，主石淋”。《嘉祐本草》作“生皮主暴患赤肿，以皮三两，捣和三年醋滓封之，日六七易”。

〔3〕案经……利关节：此据卷子本。《嘉祐本草》引作“服丹石人采叶生服一两顿佳”。《证类本草》补引：“又取叶煮之，时复食一顿，尤良。高昌人多捣白皮为末，和菜菹食之甚美，令人能食。仙家长服，服丹石人亦食之，取利关节故也。”

〔4〕又，其子……尤良：此据卷子本，原脱“气，令人能食。又”六字。《嘉祐本草》引作：“子作酱食，能助肺，杀诸虫，下气，令人能食。消心腹间恶气。”《证类本草》作：“又，榆仁可作酱食之，亦甚香美。有少辛味，能助肺气，杀诸虫，下气，令人能食。又，心腹间恶气，内消之，陈者尤良。”据补。

酸枣平

主寒热结气，安五脏，疗不能眠。

木耳寒

无毒。利五脏，宣肠胃气拥、毒气，不可多食。惟益服丹石人。热发，和葱、豉作羹。

桑

桑椹，性微寒。食之补五脏，耳目聪明，利关节，和经脉，通血气，益精神。

桑根白皮，煮汁饮，利五脏。又入散用，下一切风气、水气。

桑叶，炙，煎饮之止渴，一如茶法。

桑皮，煮汁可染褐色，久不落。

柴，烧灰淋汁，入炼五金家用。

竹

淡竹上，甘竹次。主咳逆，消渴，痰饮，喉痹，鬼疰恶气。杀小虫，除烦热。

竹叶，主口疮、目热、喑哑。

苦竹茹，主下热壅。

苦竹根，细锉一斤，水五升，煮取汁一升，分三服。大下心肺五脏热毒气。

笋，寒。主逆气，除烦热。又动气，能发冷癥，不可多食。越有芦及箭笋，新者稍可食，陈者不可食。其淡竹及中母笋虽美，然发背闷脚气。

苦笋不发痰。

竹笋不可共鲫鱼食之，使笋不消成癥病，不能行步。

慈竹，夏月逢雨，滴汁着地，生蓐似鹿角，色白〔1〕。取洗之，和姜酱食之，主一切赤白痢，极验。

慈竹沥，疗热风，和食饮服之良。

淡竹沥，大寒。主中风大热，烦闷劳复。

淡竹茹，主噎膈、鼻衄。

竹实，通神明，轻身益气。

篁，淡、苦、甘外，余皆不堪，不宜人。

吴茱萸〔2〕温

上主治心痛，下气，除咳〔3〕逆，去脏中冷。能温脾气，消食。

---

〔1〕生蓐……色白：《大观本草》引作“生物似鹿角，名竹蓐”。

〔2〕吴茱萸：此据卷子本，与《嘉祐本草》引文多合。另《证类本草》“食茱萸”条引“食疗云”，内容与此相近，但方序、药味、剂量等有所差异，姑附于此：“食茱萸，温。主心腹冷气痛，中恶，除咳逆，去脏腑冷，能温中，甚良。又，齿痛，酒煎含之。又，杀鬼毒。中贼风，口偏不语者，取子一升，美豉三升，以好酒五升，和煮四五沸，冷服半升，日三四服，得汗便瘥。又，皮肉痒痛，酒二升，水五升，茱萸子半升，煎取三升，去滓微暖洗之立止。又，鱼骨在腹中刺痛，煎汁一盏服之，其骨软出。又，脚气冲心，和生姜煎汁饮之。又，鱼骨刺入肉不出者，捣封之。其骨自烂而出。又，闭目者名椴子，不堪食。”

〔3〕咳：《嘉祐本草》作“呕”。

又方，生树皮，上牙疼痛痒等，立止。

又，[患风瘙痒痛者]，取茱萸一升，清酒五升，二味和煮，取半升，去滓，以汁微暖洗[1]。

如中风[2]贼风，口偏不能语者，取茱萸一升，美清酒四[3]升，和煮四五沸，冷服之半升。日三[4]服，得小汗为瘥。

案经：杀鬼毒尤良[5]。

又方，夫人冲冷风欲行房，阴缩不怒者，可取二七粒，[嚼][6]之良久，咽下津液。并用唾涂玉茎头，即怒。

又，闭目[7]者名榄子，不宜食。

又方，食鱼骨在腹中，痛，煮汁一盏，服之即止。

又，鱼骨刺在肉中不出，及蛇骨者，[捣吴茱萸][8]以封其上，骨即烂出。

又，奔豚气冲心，兼脚气上者[9]，可和生姜汁饮之，甚良。

微温。主痢，止泻，厚肠胃。肥健人不宜多食。

槟榔

多食发热，南人生食。闽中名橄榄子。所来北者，煮熟，熏干将来。

栀子

主喑哑，紫癜风，黄疸，积热心躁。

又方，治下鲜血，栀子仁烧成灰，水和一钱匕服之。量其大小多少服之。

芜荑平

上主治五内邪气，散皮肤、肢节间风气[10]。能化食，去三虫，逐寸白，散腹中冷气[11]。

又，患热疮，为末，和猪脂涂，瘥。

又方，和白沙蜜，治湿癣。

又方，和马酪，治干癣；和沙牛酪，疗一切疮[12]。

〔1〕又，患风……微暖洗：本条据卷子本，原缺主治。《嘉祐本草》作“又患风瘙痒痛者，取茱萸一升，清酒五升，和煮，取一升半，去滓，以汁暖洗。”据此，补入“患风瘙痒痛者”六字。

〔2〕风：《嘉祐本草》无。《证类本草》引“食茱萸”亦无。

〔3〕四：《嘉祐本草》作“一”。

〔4〕三：卷子本作“二”。参《备急千金要方·食治》，当作“三”。

〔5〕案经……尤良：《嘉祐本草》作“谨按：杀鬼疰气”。

〔6〕嚼：卷子本原脱，据文义补。

〔7〕闭目：《嘉祐本草》引作“开目”。卷子本、《证类本草》“食茱萸”引文及《备急千金要方·食治》均作“闭目”。

〔8〕捣吴茱萸：卷子本脱。《医心方》作“捣吴茱萸”封上。《嘉祐本草》引作“嚼封之”。

〔9〕奔豚……上者：《嘉祐本草》作“脚气冲心”。

〔10〕主治……风气：《嘉祐本草》作“主五脏皮肤、肢节邪气”。

〔11〕冷气：《证类本草》作“气痛”。

〔12〕疮：卷子本原作“瘫”。

案经：作酱食之，甚香美。其功尤胜于榆仁，惟陈久者更良。可少吃，多食发热[1]、心痛，为其味辛之故。秋天食之[尤][2]宜人。长吃治五种痔病，[诸病不生][3]。

又，杀肠恶虫[4]。

茗

茗叶，利大肠，去热解痰。煮取汁，用煮粥良。

又，茶主下气，除好睡，消宿食，当日成者良。蒸、捣经宿。用陈故者，即动风发气。市人有用槐、柳初生嫩芽叶杂之。

蜀椒、秦椒[5] 温

粒大者，主上气咳嗽，久风湿痹。

又，患[6]齿痛，醋煎含之。

又，伤损成疮中风，以面裹作馄饨，灰中炮之，使熟断开口，封其疮上，冷，易热者，三五度易之[7]。亦治伤损成弓风。

又，去久患口疮，去闭口者，以水洗之，以面拌煮作粥，空心吞之三五匙，以饭压之。重者可再服，以瘥为度。

又，秦椒[8]：温，辛，有毒。主风邪腹痛，寒痹[9]。温中，去齿痛，坚齿发，明目，止呕逆，灭瘢，生毛发，出汗，下气，通神，去老血[10]，利五脏。治生产后诸疾，下乳汁。久服令人气喘促。十月勿食，及闭口者大忌，子细黑者是。秦椒白色也。

除客热，不可久食，钝人性灵。

蔓椒

主贼风挛急。

椿[11] 温

动风，熏十二经脉、五脏六腑。多食令人神不清[12]，血气微。

---

〔1〕多食发热：《嘉祐本草》作“伤多发热”。

〔2〕尤：卷子本原脱，据《嘉祐本草》补。

〔3〕诸病不生：卷子本原脱，据《嘉祐本草》补。

〔4〕杀肠恶虫：《证类本草》作“杀中恶虫毒”。

〔5〕蜀椒、秦椒：此二名《本经》分别立条。《嘉祐本草》在“秦椒”下，《证类本草》在“蜀椒”下，引文多同。《嘉祐本草》语多简略，今正文以《证类本草》为主校合。

〔6〕患：《嘉祐本草》作“若”。

〔7〕又，伤损……易之：本条《嘉祐本草》作：“又，损疮中风者，以面作馄饨，灰中烧之，使热断，使口开，封其疮上，冷即易之。”

〔8〕秦椒：《证类本草》无“秦”字。考此下功效，皆属秦椒，当以《嘉祐本草》所引为是。

〔9〕寒痹：《证类本草》作“痹寒”。《本经》作“寒痹”，今乙转。

〔10〕去老血：《证类本草》作“去老，益血”。考《嘉祐本草》作“去血”，《别录》作“去老血”，故“益”字当衍。

〔11〕椿：古本草椿、樗常同条。此据《嘉祐本草》所引。文中“猪椿”，乃“樗”的别称，故恐夹有下条“樗”内容。

〔12〕不清：《政和本草》作“昏”。

又，女子血崩及产后血不止，月信来多，可取东引细根一大握洗之，以水一大升煮，分再服，便断。亦止赤带下。

又，椿俗名猪椿。疗小儿疳痢，可多煮汁后灌之。

又，取白皮一握，仓粳米五十粒，葱白一握，甘草三寸（炙），豉两合。以水一升，煮取半升，顿服之。小儿以意服之。枝叶与皮功用皆同。

樗[1]

主疳痢，杀蛔虫。又名臭椿[2]。若和猪肉、热面频食，则中满，盖壅经脉也。

郁李仁

气结者，酒服仁四十九粒，更泻，尤良。

又，破癖气，能下四肢水。

胡椒

治五脏风冷，冷气心腹痛，吐清水，酒服之佳。亦宜汤服。若冷气，吞三七枚。

橡实

主止痢，不宜多食。

枳椇

多食发蛔虫。昔有南人修舍用此，误有一片落在酒瓮中，其酒化为水味。

榧子平

上主治五种痔，去三虫，杀鬼毒、恶疰。

又，患寸白虫人，日食七颗，经七日满，其虫尽消作水即差[3]。

案经：多食三升二升[4]佳，不发病。令人消食[5]，助筋骨，安荣卫，补中益气，明目轻身。

藕寒

上主补中焦，养神，益气力，除百病。久服轻身耐寒，不饥延年。

生食则主治霍乱后虚渴、烦闷、不能食。长服生肌肉，令人心喜悦。

案经：神仙家重之，功不可说。其子能益气，即神仙之食，不可具说。

凡产后诸忌，生冷物不食。惟藕不同生类也。为能散血之故[6]。但美即而已，可以代粮。又，蒸食甚补益[五脏，实][7]下焦，令肠胃肥厚，益气力。与蜜食相宜，令

---

〔1〕樗：《证类本草》未引此名。考宋代《本草图经》：“樗根煮汁，主下血及小儿疳痢。”又臭椿即樗的别名，故以此名立条。

〔2〕椿：《政和本草》作“楮”。

〔3〕上主治……即差：本条据卷子本。《证类本草》引作“治寸白虫，日食七颗，七日满，其虫皆化为水”。

〔4〕三升二升：《嘉祐本草》作“一二升”。

〔5〕消食：《嘉祐本草》作“能食消谷”。

〔6〕凡产后……之故：本条据卷子本。《嘉祐本草》作：“其产后忌生冷物，惟藕不同生冷，为能破血故也”。

〔7〕五脏，实：卷子本脱，据《嘉祐本草》补。

腹中[1]不生诸虫。

[亦可休粮][2]。仙家有贮石莲子及干藕经千年者，食之不饥，轻身能飞，至妙。世人何可得之。凡男子食，须蒸熟服之，生吃损血。

莲子寒

上主治五脏不足，伤中气绝，利益十二经脉、廿五络血气。生吃[微][3]动气，蒸熟为上。

又方，[熟]去心，曝干为末，着蜡及蜜，等分为丸服。[日服三十丸]，令[人]不饥，学仙人最为胜[4]。

若雁腹中者，空腹服之七枚，身轻，能登高涉远。采其雁[食]之，或粪于野田中，经年犹生[5]。

又，或于山岩石下息[6]、粪中者。不逢阴雨，数年不坏。

又，诸飞鸟及猿猴，藏之于石室之内，其猿、鸟死后，经数百年者，取得之服，永世不老也[7]。

其子房及叶[8]皆破血。

又，根停久者，即有紫色。叶亦有褐色，多采食之，令人能变黑如瑿。

橘温

[瓤][9]，止泄痢。食之，下食，开胸膈痰实结气。下气不如皮也。瓤不可多食，止气。性虽温，甚能止渴。

皮，主胸中瘕热逆气。

又，干皮一斤，捣为末，蜜为丸。每食前酒下三十丸，治下焦冷气。

又，取陈皮一斤，和杏仁五两，去皮尖熬，加少蜜为丸。每日食前饮下三十丸，下腹脏间虚冷气。脚气冲心，心下结硬，悉主之。

柚

味酸，不能食。可以起盘。

橙温

去恶心、胃风。取其皮和盐贮之。

---

〔1〕令腹中：《嘉祐本草》作“令人腹脏肥”。

〔2〕亦可休粮：卷子本脱，据《嘉祐本草》补。

〔3〕微：卷子本脱，据《嘉祐本草》补。

〔4〕又方……最为胜：“熟”“日服三十丸”“人”等字卷子本原脱，且误“饥”为“肥”。《嘉祐本草》作“又，熟去心，为末，蜡蜜和丸，日服三十丸，令人不饥，此方仙家用尔”。据此补、改。

〔5〕若雁腹……犹生：本条据卷子本。《嘉祐本草》作“又雁腹中者，空腹食十枚，身轻，能登高涉远。雁食粪于田野中，经年尚生”。据此补卷子本所脱“食”字。

〔6〕山岩石下息：《嘉祐本草》作“山岩之中止息”。

〔7〕又，诸飞鸟……不老也：本条据卷子本。《嘉祐本草》作“诸鸟、猿猴不食，藏之石室内，有得三百余年者。逢此食，永不老矣”。

〔8〕其子房及叶：《嘉祐本草》作“其房、荷叶”。

〔9〕瓤：原未示药用部位，今据下文推定当用瓤。

又，瓤，去恶气。和盐、蜜细细食之。

干枣温

主补津液，养脾气，强志。三年陈者核中仁，主恶气、卒疰忤。

又，疗耳聋、鼻塞，不闻音声、香臭者，取大枣十五枚，去皮核；蓖麻子三百颗，去皮。二味和捣，绵裹塞耳鼻。日一度易，三十余日闻声及香臭。先治耳，后治鼻，不可并塞之。

又方，巴豆十粒，去壳生用，松脂同捣，绵裹塞耳。

又云，洗心腹邪气，和百药毒，通九窍，补不足气。

生者[1]食之过多，令人腹胀。蒸煮食之，补肠胃，肥中益气。第一青州，次蒲州者好。诸处不堪入药。

小儿患秋痢，与虫枣食，良。

枣和桂心、白瓜仁、松树皮为丸，久服香身，并衣亦香。

软枣[2]平

多食动风，令人病冷气，发咳嗽。

蒲桃平

上益脏气，强志，疗肠间宿水[3]，调中。

案经：不问土地，但取藤，收之酿酒，皆得美好。

其子不宜多食，令人心卒烦闷，犹如火燎。亦发黄病。凡热疾后不可食之。眼暗、骨热，久成麻疖病。

又方，其根可煮取浓汁饮之，[止]呕哕及霍乱后恶心[4]。

又方，女人有娠，往往子上冲心，细细饮之即止，其子便下，胎安好[5]。

栗子

生食治腰脚。蒸炒食之，令气拥，患风水气不宜食。

又，树皮，主瘴疮毒。

谨按：宜日中曝干，食即下气、补益。不尔犹有木气，不补益。就中吴栗大，无味，不如北栗也。其上薄皮，研，和蜜涂面，展皱。

又，壳，煮汁饮之，止反胃、消渴。

今有所食生栗，可于热灰中煨之，令才汗出[6]即啖之，甚破气。不得使通熟，熟[7]

〔1〕生者：《医心方》作“生枣”。

〔2〕软枣：卷子本单独立条，《证类本草》在“枣”条下引作“软枣，温。多食动风，发冷风并咳嗽”。

〔3〕疗肠间宿水：《医心方》作“食之治肠间水”。

〔4〕又方……恶心：本条据卷子本。《嘉祐本草》作“根，浓煮汁，细细饮之，止呕哕及霍乱后恶心”。据补卷子本所脱“止”字。

〔5〕又方……胎安好：本条《嘉祐本草》作“妊孕人，子上冲心，饮之即下，其胎安”。

〔6〕汗出：《嘉祐本草》此后引作“食之良”。

〔7〕熟：《嘉祐本草》作“热”。

即拥气，生即发气，故火煨杀其木气耳。

覆盆子[1]平

上主益气轻身，令人发不白。其味甜、酸。五月麦田中得者良。采其子于烈日中晒之，若天雨即烂，不堪收也。江东十月有悬钩子，稍小，异形，气味一同。然北地无悬钩子，南方无覆盆子，盖土地殊也。虽两种则不是两种之物，其功用亦相似。

芰实平

上主安中焦，补脏腑气，令人不饥。仙家[2]亦蒸熟曝干作末，和蜜[3]食之，休粮。

凡水中之果[4]，此物最发冷气，不能治众疾[5]。[令人脏冷][6]，损阴，令玉茎消衰。

[可少食。多食][7]令人或腹胀者，以姜酒一盏，饮即消。含吴茱萸子咽其液亦消[8]。

鸡头子寒

主温，治风痹、腰脊强直、膝痛。补中焦，益精，强志意，耳目聪明。作粉食之，甚好。此是长生之药。与莲实同食，令小儿不[能]长大，故知长服当亦驻年[9]。

生食动少气[10]。可取蒸，于烈日中曝之，其皮壳自开。挼却皮，取仁食，甚美。可候皮开，于臼中舂取末[11]。

梅实

食之除闷，安神。乌梅多食损齿。

又，刺在肉中，嚼白梅封之，刺即出。

又，大便不通，气奔欲死，以乌梅十颗置汤中，须臾挼去核，杵为丸，如枣大，内下部，少时即通。

---

〔1〕覆盆子：此据卷子本。《嘉祐本草》略引作："覆盆子，味酸。五月于麦田中得之良。采得及烈日晒干，免烂，不堪。江东亦有，名悬钩子，大小异形，气味功力同。北土无悬钩，南地无覆盆。是土地有前后生，非两种物耳。"

〔2〕仙家：卷子本原作"仙方"，今参《证类本草》《医心方》《嘉祐本草》所引，从《嘉祐本草》作"仙家"。

〔3〕蜜：卷子本作"米"。考《嘉祐本草》引作"蒸作粉，蜜和食之可休粮"；又陶弘景云："今多蒸曝，蜜和饵之，断谷长生"。故从《嘉祐本草》。

〔4〕水中之果：《嘉祐本草》作"水族之中"。

〔5〕此物……众疾：《医心方》作"食之神仙。此物尤发冷，不能治众病"；《嘉祐本草》作"此物最不能治病"；《证类本草》作"神仙家用，发冷气"。互有省易。

〔6〕令人脏冷：卷本子原脱，据《嘉祐本草》所引"令人脏冷，损阳气，痿茎"补。

〔7〕可少食。多食：卷子本原脱，据《嘉祐本草》所引"可少食。多食令人腹胀满者，可暖酒和姜饮一两盏，即消矣"补。

〔8〕含……亦消：《证类本草》作"人含吴茱萸，咽其津液，消其腹胀矣"。

〔9〕与莲实……驻年：《医心方》作"与莲实合饵，令小儿不能长大，故知长服当驻其年耳"；《嘉祐本草》简作"与小儿食，不能长大，故驻年耳"。参二家所引，补卷子本所脱"能"字。

〔10〕动少气：《嘉祐本草》作"动风冷气"，《医心方》作"动小冷气"。

〔11〕可取蒸……舂取末：本条《嘉祐本草》简作"蒸之，于烈日晒之，其皮即开，亦可舂粉"。

谨按：擘破水渍，以少蜜相和，止渴、霍乱心腹不安及痢赤。治疟方多用之。

木瓜温

上主治霍乱[呕啘][1]，涩痹风气。

又，顽痹人若吐逆下[利][2]，病转筋不止者，取枝叶煮汤饮之愈[3]。

[脚膝筋急痛，煮木瓜令烂，研作浆粥样，用裹痛处。冷即易，一宿三五度，热裹便差。煮木瓜时，入一半酒同煮之。

谨按：枝叶煮之饮，亦治霍乱][4]，去风气，消痰。每欲霍乱时，但呼其名字。亦不可多食，损齿[及骨][5]。

又，脐下绞痛，可以木瓜一片，桑叶七枚（炙），大枣三个（中破），以水二大升，煮取半大升，顿服之即[差][6]。

楂子[7]平

上多食损齿及损筋。惟治霍乱转筋，煮汁饮之，与木瓜功相似，而小者不如也。昔孔安国不识，而谓之不藏。今验其形小，况相似。江南将为果子，顿食之。其酸涩也，亦无所益。俗呼为樗梨也。

柿寒

主通鼻耳气，补虚劳不足。

谨按：干柿，厚肠胃，温中[8]，健脾胃气，消宿血。

又，红柿，补气，续经脉气。

又，醂柿，涩下焦，健脾胃气，消宿血。作饼及糕，与小儿食，治秋痢。

又，研柿，先煮粥欲熟，即下柿，更三两沸，与小儿饱食，并奶母吃亦良。

又，干柿二斤，酥一斤，蜜半升。先和酥、蜜，铛中消之，下柿，煎十数沸，不津器贮之。每日空腹服三五枚。疗男子、女人脾虚，腹肚薄，食不消化。面上黑点，久服甚良。

芋平

上主宽缓肠胃，去死肌[9]，令脂肉悦泽。

白净[10]者无味，紫色者良，破气。煮汁饮之止渴。十月已后收之，曝干。冬蒸

---

〔1〕呕啘：卷子本原脱，据《证类本草》所引“主呕啘风气”补。

〔2〕利：卷子本无，据文义补。

〔3〕取枝叶煮汤饮之愈：《证类本草》作“煮汁饮之甚良”。

〔4〕脚膝筋……亦治霍乱：凡五十三字，卷子本原脱，今参《证类本草》《嘉祐本草》所引补入。

〔5〕及骨：卷子本原脱，据《嘉祐本草》补。

〔6〕差：卷子本原脱。本条《嘉祐本草》作“又脐下绞痛，木瓜一两片，桑叶七片，大枣三枚（碎之）。以水二升，煮取半升，顿服之，差”。据补。

〔7〕楂子：此条据卷子本，《嘉祐本草》引附于“木瓜”条下，作“楂子，平。损齿及筋，不可食。亦主霍乱转筋，煮汁食之，与木瓜功稍等。余无有益人处。江外常为果食”。

〔8〕温中：《嘉祐本草》作“涩中”。

〔9〕肌：卷子本误作“肥”，据《医心方》改。

〔10〕净：《嘉祐本草》作“色”。

服则不发病，余外不可服[1]。

又，和[鲫鱼、鳢][2]鱼煮为羹，甚下气，补中焦。[久食][3]，令人虚，无气力。此物但先肥而已。

又，煮生芋汁，可洗垢腻衣，能洁白[如玉][4]。

又，煮汁浴之，去身上浮气。浴了，慎风半日许[5]。

莞茨冷

下丹石，消风毒，除胸中实热气。可作粉食。明耳目，止渴，消疸黄。若先有冷气，不可食，令人腹胀气满。小儿秋食，脐下当痛。

茨菰[6]

主消渴，下石淋。不可多食。吴人好啖[7]之，令人患脚。

又，发脚气、瘫缓风。损齿，紫黑色。令人失颜色，皮肉干燥。卒食之，令人呕水。

枇杷温

利五脏，久食亦发热黄。

子，食之润肺，热上焦。若和热炙肉及热面食之，令人患热毒黄病[8]。

卒呕啘不止、不欲食。

又，煮汁饮之，止渴。偏理肺及肺风疮、胸面上疮。

荔枝微温

食之通神益智，健气及颜色，多食则发热。

柑子寒

堪食之，其皮不任药用。初未霜时，亦酸。及得霜后，方即甜美。故名之曰甘[9]。

利[10]肠胃热毒，下丹石，渴。食多令人肺燥，冷中，发流癖[11]病也。

---

〔1〕十月……不可服：《嘉祐本草》作“十月后晒干，收之。冬月食，不发病，佗月不可食”。

〔2〕鲫鱼、鳢：卷子本原脱鱼名，据《嘉祐本草》补。

〔3〕久食：卷子本原脱，据《嘉祐本草》引作“久食，令人虚劳无力”补入。

〔4〕如玉：卷子本原脱，据《嘉祐本草》补。

〔5〕又，煮汁……半日许：本条卷子本原缺，今据《证类本草》补。《嘉祐本草》作“亦可浴去身上浮风，慎风半日”。

〔6〕茨菰：《嘉祐本草》引此于“乌芋”条下。按“唐本注”云“叶似钾箭镞，泽泻之类也”，当另分条。《医心方》“乌芋”条下云“主消渴，下石淋，吴人好啖之。发脚气、瘫痪风。损齿，紫黑色，令人失颜色”。以此与《嘉祐本草》比勘，可知乃“茨菰”之文，今并。

〔7〕好啖：《嘉祐本草》作“常食”。

〔8〕若和热炙肉……黄病：此句《医心方》作“枇杷子不可合食炙肉、热面，令人发黄”。

〔9〕甘：《开宝本草》作“柑”。

〔10〕利：《医心方》原作“和”，其原校注云“和肠，仁和寺本作‘利’，此本亦原作‘利’，后涂作‘和’。案：文义作利似是”。《开宝本草》作“主利肠胃中热毒”，亦作“利”，从仁和寺本。

〔11〕流癖：《证类本草》作“痃癖”。

甘蔗

主补气，兼下气。不可共酒食，发痰。

石蜜[1]寒

上心腹胀热，口干渴。波斯者良。注少许于目中，除去热膜，明目。蜀川者为次。今东吴亦有，并不如波斯。此皆是煎甘蔗汁及牛乳[2]汁，煎则细白耳。

又，和枣肉及巨胜仁作末为丸，每食后含一丸如李核大，咽之津，润肺气，助五脏津。

沙糖寒

上功体与石蜜同也。多食令人心痛。养三虫，消肌肉，损牙齿，发疳䘌。不可多服之[3]。

又，不可与鲫鱼同食，成疳虫。

[又，不与葵同食，生流澼][4]。

又，不可共笋食之，[使][5]笋不消，成癥病，心腹痛，[身][6]重不能行[履][7]。

桃仁温

杀三虫，止心痛。

又，女人阴中生疮，如虫咬疼痛者，可生捣叶，绵裹内阴中，日三四易，差[8]。亦煮汁洗之。今案：煮皮洗之良。

又，三月三日收花晒干，杵末，以水服二钱匕。小儿半钱，治心腹痛。

又，秃疮，收未开花阴干，与桑椹赤者，等分作末，以猪脂和。先用灰汁洗去疮痂，即涂药。

又云，桃能发诸丹石，不可食之。生者尤损人。

又，白毛，主恶鬼邪气。胶亦然。

又，桃符及奴，主精魅邪气。符，煮汁饮之。奴者，丸、散服之。

---

〔1〕石蜜：本条据卷子本。《嘉祐本草》引作"石蜜，治目中热膜，明目。蜀中、波斯者良，东吴亦有，并不如两处者。此皆煎甘蔗汁及牛乳汁，则易细白耳。和枣肉及巨胜末丸，每食后含一两丸，润肺气，助五藏津。"

〔2〕牛乳：卷子本原误作"牛膝"。今据《嘉祐本草》，并参"唐本注"改。

〔3〕养三虫……服之：《证类本草》作"主心热口渴。多食生长虫，消肌肉，损齿，发疳䘌。不可长食之"。《延寿类要》在此段后多"小儿多食则损齿及生蛲虫"一句。

〔4〕又，不与葵同食，生流澼：卷子本原脱此条，据《嘉祐本草》补。

〔5〕使：卷子遥本脱。《嘉祐本草》此句作"又不与笋同食，使笋不消"，据补"使"字。

〔6〕身：卷子原本脱。据《嘉祐本草》补。

〔7〕履：卷子本误作"李"，据《嘉祐本草》改。

〔8〕又，女人……差：本条据《嘉祐本草》。《医心方》作"孟诜食经：治妇人阴痒方，捣生桃叶，绵裹内阴中，日三四易"。

桃仁：每夜嚼一颗，和蜜涂手、面良。

樱桃热

益气，多食无损。

又云，此名“樱”，非桃也。不可多食，令人发暗风。温。多食有所损。令人好颜色，美志。此名“樱桃”，俗名“李桃”，亦名“奈桃”者是也。甚补中益气，主水谷痢，止泄精。东行根，疗寸白、蛔虫〔1〕。

杏热

主咳逆上气，金创，惊痫，心下烦热，风[气]头痛〔2〕。

面皯者，取人去皮，捣和鸡子白。夜卧涂面，明早以暖清酒洗之。

人患卒症，取杏人三分，去皮尖熬，捣作脂。别杵桂心一分，和如泥。取李核大，绵裹含，细细咽之，日五夜三〔3〕。

谨按：心腹中结伏气，杏仁、橘皮、桂心、诃梨勒皮为丸，空心服三十丸，无忌。

又，烧令烟尽，去皮，以乱发裹之，咬于所患齿下，其痛便止。熏诸虫出，并去风便瘥。重者不过再服。

又，烧令烟尽，研如泥，绵裹内〔4〕女人阴中，治虫疽。

石榴温

实，主谷利、泄精。

蛔虫白虫〔5〕。

案经：久食损齿令黑。其皮炙令黄，捣为末，和枣肉为丸，[空腹]日服卅丸，后以饭押，[日二服]，断赤白痢〔6〕。

又，久患赤白痢，肠肚绞痛，以醋石榴一个，捣令碎，布绞取汁，空腹顿服之立止〔7〕。

又，其花、叶阴干，捣为末，和铁丹服之。一年白发尽黑，益面红色。仙家重此，不尽书其方。

梨〔8〕寒

除客热，止心烦。不可多食。

又，卒咳嗽，以冻梨一颗刺作五十孔，每孔中内以椒一粒。以面裹于热灰中煨，

〔1〕东行根……蛔虫：本条据《嘉祐本草》。《证类本草》作“东引根，治蛔虫”。

〔2〕风气头痛：“气”字《医心方》无。《证类本草》作“热风头痛”。考本品功效，几全由《本经》《别录》节取。《别录》云“心下烦热，风气去来，时行头痛”，是知“风气头痛”乃据此缩合，故补“气”字。

〔3〕人患卒症……日五夜三：本条据《嘉祐本草》。《医心方》作“孟诜食经治的音方：杏人三分，去皮熬，捣作脂：桂心末一分，和如泥。取李核许，绵裹少咽之，日五夜一”。

〔4〕内：此下《大观本草》窜入“陈藏器”之文。

〔5〕蛔虫白虫：考《别录》安石榴条云“东行根：疗蛔虫白虫”。此则当为根的主治。

〔6〕其皮……白痢：本条方括号中文字卷子本脱，据《嘉祐本草》作“皮炙令黄，杵末，以枣肉为丸，空腹三十。日二服，治赤白痢”，补入阙文。

〔7〕又，久患……立止：本条《嘉祐本草》作“腹痛者，取醋者一枚，并子捣汁顿服”。

〔8〕梨：《嘉祐本草》所引校详，取为正文。另，《医心方》卷九、卷三十均有引文，多重复。

令极熟，出停冷，去椒食之[1]。

方，梨去核，内酥蜜，面裹烧令熟。食之大良。

又方，去皮，割梨肉，内于酥中煎之。停冷食之。

又，捣汁一升，酥一两，蜜一两，地黄汁一升，缓火煎，细细含咽。凡治嗽，皆须待冷，喘息定后方食。热食之，反伤矣，令嗽更极不可救。如此者，可作羊肉汤饼，饱食之，便卧少时。

又，胸中痞塞、热结者，可多食好生梨即通[2]。

又云，卒暗风，失音不语者，生捣梨汁一合，顿服之。日再服，止。

金疮及产妇不可食，大忌。

林檎温

主谷痢、泄精。东行根，治白虫蛔虫。

主止消渴。好睡，不可多食。

又，林檎，味苦涩、平，无毒。食之闭百脉。

李平

主女人卒赤白下。取李树东面皮，去外[3]皮，炙令黄香。以水三升，煮汁去滓服之，日再。验。

谨按：生李[4]亦去骨[5]节间劳热，不可多食之。临水食之，令人发痰疟。

鼠李[6]微寒

主腹胀满。其根有毒，煮浓汁含之治䘌齿。并疳虫蚀人脊骨者，可煮浓汁灌之食。

其肉，主胀满谷胀。和面作饼子，空心食之，少时当泻。

其煮根汁，亦空心服一盏，治脊骨疳。

羊梅温

上主[和][7]脏腑，调腹胃[8]，除烦愦[9]，消恶气，去痰实。

[亦]不可多食，损人[齿及]筋[也]，然[甚能]断下痢[10]。

〔1〕去椒食之：《医心方》作“割食之”。

〔2〕又，胸中……即通：本条《医心方》作“胸中否塞，热结者，可多食生梨便通”。

〔3〕外：《证类本草》作“皴”。

〔4〕李：《嘉祐本草》作“子”。

〔5〕骨：《医心方》作“关”。

〔6〕鼠李：此据《证类本草》所引。另《嘉祐本草》在“李”条下引有“牛李”，亦即鼠李，其文多同：“又，牛李：有毒。煮汁使浓，含之治䘌齿。脊骨有疳虫，可后灌此汁，更空腹服一盏。其子中人：主鼓胀。研和面作饼子，空腹食之，少顷当泻矣。”

〔7〕和：卷子本脱，据《嘉祐本草》《证类本草》补。

〔8〕调腹胃：《嘉祐本草》作“能涤肠胃”；《证类本草》作“和五脏腹胃”。

〔9〕愦：卷子本作“溃”，据《证类本草》改。另，《嘉祐本草》误作“燥”。

〔10〕亦不可……断下痢：本条方括号中文卷子本脱，《证类本草》作“亦不可久食，损齿及筋也，甚能断下痢”，据补阙文。

又，烧为灰，[亦]断下痢。其味酸美，小有胜白梅〔1〕。

又，取干者〔2〕，常含一枚，咽其液，亦通利五脏，下少气。

若多食，损人筋骨。甚酸之物，是土地使然。若南人北，杏亦不食；北人南，梅亦不啖。皆是地气郁蒸，令烦愦，好食斯物也〔3〕。

胡桃平

上[卒]〔4〕不可多食，动痰[饮]〔5〕。

案经：除去风，润脂肉，令人能食。不得多食之，计日月，渐渐服食〔6〕。通经络气，[润]〔7〕血脉，黑人鬓发〔8〕，毛落再生也。

又，烧至烟尽，研为泥，和胡粉为膏。拔去白发，敷之即黑毛发生〔9〕。

又，仙家压油，和詹香涂黄发，便黑如漆，光润。

初服日一颗，后随日加一颗。至二十颗，定得骨细肉润〔10〕。

又方，[能差]〔11〕一切痔病。

案经：动风，益气，发痼疾。多吃不宜。

藤梨〔12〕寒

上主下丹石，利五脏。其熟时，收取瓤和蜜煎作煎〔13〕。服之去烦热，止消渴。久食发冷气，损脾胃。

柰

益心气，主补中焦诸不足气，和脾。卒患食后气不通，生捣汁服之。

橄榄

主鯸鱼毒，煮汁服之。中此鱼肝、子毒，人立死，惟此木能解。出岭南山谷。大树阔数围，实长寸许。其子先生者向下，后生者渐高。至八月熟，蜜藏极甜。

---

〔1〕又，烧为灰……胜白梅：此条《嘉祐本草》作“亦能治痢，烧灰服之”。“亦”字卷子本脱。

〔2〕取干者：《证类本草》作“白梅未干者”。按“杨梅”条下，似不应出“白梅”方。

〔3〕甚酸之物……斯物也：此《证类本草》作“其酸醋之物，自是土地使然。若南人人北居，杏亦不食；北地人南住，梅乃啖多。岂不是地气郁蒸，令人烦愦，好食斯物也”。

〔4〕卒：卷子本脱，据《医心方》补。

〔5〕饮：卷子本脱，据《嘉祐本草》《医心方》补。

〔6〕不得……服食：此句《医心方》作“计日月，渐服食”；《嘉祐本草》作“不得并，渐渐食之”。

〔7〕润：卷子本脱，据《嘉祐本草》补。

〔8〕鬓发：此据卷子本。《嘉祐本草》《医心方》作“鬓发”。

〔9〕又，烧之烟尽……黑毛发生：本条《医心方》作“孟诜食经治白发方：胡桃烧令烟尽，研为泥，拔白毛，付之即生毛”。

〔10〕初服……骨细肉润：此方《嘉祐本草》作“又，服法：初日一颗，五日加一颗。至二十颗止之。常服骨肉细腻光润”。

〔11〕能差：卷子本脱。《医心方》此方作“能差一切痔病”，《嘉祐本草》作“能养一切老痔疾”。当从《医心方》补。

〔12〕藤梨：《证类本草》引于“猕猴桃”条下，云：“候熟收之，取瓤和蜜煎作煎，去人烦热。久食亦得。令人冷，能止消渴”。

〔13〕煎：《大观本草》作“膏”。

食疗本草卷中

麝香

作末服之，辟诸毒热，煞蛇毒，除惊怪[1]恍惚。蛮人常食，似獐肉而腥气。蛮人云：食之不畏蛇毒故也。

脐中有香，除百病，治一切恶气疰病。研了，以水服之。

熊

脂，微寒，甘滑。冬中凝白时取之，作生无以偕也。脂入拔白发膏中用，极良。脂与猪脂相和燃灯，烟入人目中，令失光明。缘熊脂烟损人眼光。

肉，平，味甘，无毒。主风痹筋骨不仁。若腹中有积聚寒热者，食熊肉永不除差。

其骨，煮汤浴之，主历节风，亦主小儿客忤。

胆，寒。主时气盛热，疳䘌，小儿惊痫。十月勿食，伤神。

小儿惊痫瘈疭，熊胆两大豆许，和乳汁及竹沥服并得，去心中涎。良。

牛

牛者，稼穑之资，不多屠杀。自死者，血脉已绝，骨髓已竭，不堪食。黄牛发药动病，黑牛尤不可食。黑牛尿及屎，只入药。

又，头、蹄，下热风，患冷人不可食。

肝，治痢。又，肝醋煮食之，治瘦。

肚，主消渴，风眩，补五脏，以醋煮食之。

肾，主补肾。

髓，安五脏，平三焦，温中。久服增年。以酒送之。黑牛髓，和地黄[2]汁、白蜜等分。作煎服之，治瘦病。恐是牛脂也。

粪，主霍乱，煮饮之。乌牛粪为上。又小儿夜啼，取干牛粪如手大，安卧席下，勿令母知，子母俱吉。

又，妇人无乳汁，取牛鼻作羹，空心食之。不过三两日，有汁下无限。若[3]中年壮盛者，食之良。

又，宰之尚不堪食，非论自死者。其牛肉取三斤，烂切。将啖解槽咬人恶马，只两啖后，颇甚驯良。若三五顿后，其马狞[illegible]不堪骑。十二月勿食，伤神。

[1] 怪：《政和本草》作“怖”。

[2] 地黄：《大观本草》误作“鹿黄”。

[3] 若：《政和本草》作“苦”。

牛乳寒

患热风人宜服之；患冷气人不宜服之。

乌牛乳酪，寒。主热毒，止渴，除胸中热。

羊

角，主惊邪，明目，辟鬼，安心益气。烧角作灰，治鬼气并漏下恶血。

羊肉，温。主风眩瘦病，小儿惊痫，丈夫五劳七伤，脏气虚寒。河西羊最佳，河东羊亦好。纵驱至南方，筋力自劳损，安能补益人？

羊肉，妊娠人勿多食。患天行及疟人食，令发热困重致死。

头肉，平。主缓中，汗出虚劳，安心止惊。宿有冷病患勿多食。主热风眩，疫疾，小儿痫，兼补胃虚损及丈夫五劳骨热。热病后宜食羊头肉。

肚，主补胃病虚损，小便数，止虚汗。以肥肚作羹食，三五度瘥。

肝，性冷。治肝风虚热，目赤暗痛，热病后失明者，以青羊肝或子肝薄切，水浸敷之，极效。生子肝吞之尤妙。主目失明，取羊肝一斤，去脂膜薄切，以未着水新瓦盆一口，揩令净，铺肝于盆中，置于炭火上，令脂汁尽。候极干，取决明子半升，蓼子一合，炒令香为末，和肝杵之为末。以白蜜浆下方寸匕。食后服之，日三，加至三匕止，不过二剂，目极明。一年服之妙，夜见文本并诸物。

其羖[1]羊，即骨历羊是也。常患眼痛涩，不能视物，及看日光并灯火光不得者，取熟羊头眼睛中白珠子二枚，于细石上和枣汁研之，取如小麻子大，安眼睛上，仰卧。日二夜二，不过三四度差。

羊心，补心肺，从三月至五月，其中有虫如马尾毛，长二三寸已来。须割去之，不去令人痢。

羊毛，醋煮裹脚，治转筋。

又，取皮去毛煮羹，补虚劳。煮作臛食之，去一切风，治脚中虚风。

羊骨，热。主治虚劳，患宿热人勿食。

髓，酒服之，补血。主女人风血虚闷。

头中髓，发风。若和酒服，则迷人心，便成中风也。

羊屎，黑人毛发。主箭镞不出。粪和雁膏敷毛发落，三宿生。

白羊黑头者，勿食之。令人患肠痈。一角羊不可食。六月勿食羊，伤神。

谨按：南方羊都不与盐食之，多在山中吃野草，或食毒草。若北羊，一二年间亦不可食，食必病生尔。为其来南地食毒草故也。若南地人食之，即不忧也。今将北羊于南地养三年之后，犹亦不中食，何况于南羊能堪食乎？盖土地各然也。

羊乳

补肝[2]肾气，和小肠。亦主消渴，治虚劳，益精气。合脂作羹食，补肾虚。

羊乳治卒心痛，可温服之。

〔1〕羖：《大观本草》作“牯”。羖，通“羖”。

〔2〕肝：《政和本草》作“肺”。

亦主女子与男子中风。蚰蜒入耳，以羊乳灌耳中即成水。

又，主小儿口中烂疮，取羖羊生乳，含五六日差。

酥寒

除[1]胸中热，补五脏，利肠胃。

水牛酥功同，寒，与羊酪同功。羊酥真者胜牛酥。

酪寒

主热毒，止渴，除胃中热。患冷人勿食羊乳酪。

醍醐平

主风邪，通润骨髓。性冷利，乃酥之本精液也。

乳腐[2]微寒

润五脏，利大小便，益十二经脉。微动气。细切如豆，面拌，醋浆水煮二十余沸，治赤白痢。小儿患，服之弥佳。

马

白马黑头，食令人癫。白马自死，食之害人。

肉，冷，有小毒。主肠中热，除下气，长筋骨。

不与仓米同食，必卒得恶，十有九死。不与姜同食，生气嗽。其肉多着浸洗，方煮得烂熟，兼去血尽，始可煮食[3]。肥者亦然，不尔毒不出。

又，食诸马肉心闷，饮清酒即解，浊酒即加。

赤马蹄，主辟温疟。

悬蹄，主惊痫。

又，恶刺疮，取黑驳马尿热渍，当虫出愈。数数洗之。

白秃疮，以驳马不乏者尿，数数暖洗之十遍，瘥。

患丁肿中风疼痛者，爆驴马粪，熨疮满五十遍，极效。

患杖疮并打损疮中风疼痛者，炒马驴湿粪，分取半，替换热熨之。冷则易之，日五十遍[4]，极效。

男子患，未可及，新差后，合阴阳，垂至死。取白马粪五升，绞取汁，好器中盛停一宿，一服三合，日夜二服。

又，小儿患头疮，烧马骨作灰，和醋敷。亦治身上疮。

又，白马脂五两，封疮上。稍稍封之，白秃者发即生。

又，马汗入人疮，毒气攻作脓，心懑欲绝者，烧粟杆草作灰，浓淋作浓灰汁，热煮，蘸疮于灰汁中，须臾白沫出尽即瘥。白沫者，是毒气也。此方岭南新有人曾得力。

---

〔1〕除：《嘉祐本草》作“主”。

〔2〕乳腐：为《嘉祐本草》新补药，云“见孟诜及萧炳”。

〔3〕食：《政和本草》作“炙”。

〔4〕日五十遍：《政和本草》作“满五十过”。

凡生马血入人肉中，多只三两日便肿，连心则死。有人剥马，被骨伤手指，血入肉中，一夜致死。

又，臆膍，次胪[1]膍也。蹄无夜眼者勿食。

又黑脊而斑不可食。患疮疥人切不得食，加增难差。

赤马皮临产铺之，令产母坐上催生。

白马茎，益丈夫阴气，阴干者末，和苁蓉蜜丸，空腹酒下四十丸，日再，百日见效。

[马心][2]，患痢人不得食。

鹿

鹿茸，主益气。不可以鼻嗅其茸，中有小白虫，视之不见，入人鼻必为虫颡，药不及也。

鹿头肉，主消渴，多梦[3]梦见物。

又，蹄肉，主脚膝骨髓中疼痛。

肉，主补中益气力。

又，生肉，主中风口偏不正。以生椒同捣敷之。专看正，即速除之。

谨按：肉九月后、正月前食之[4]，则补虚羸瘦弱，利五脏，调血脉。自外皆不食，发冷病[5]。

角，主痈疽疮肿，除恶血。若腰脊痛、折伤，多取鹿角并截取尖，错为屑，以白蜜五升淹浸之，微火熬令小变色，曝干，更捣筛令细，以酒服之。令人轻身益力，强骨髓，补阳道绝伤。

角，烧飞为丹，服之至妙。但于瓷器中或瓦器中，寸截，用泥裹，大火烧之一日，如玉粉。亦可炙令黄，末，细罗。酒服之，益人。若欲作胶者，细破寸截，以馈水浸七日，令软方煮也。

又，妇人梦与鬼交者，鹿角末三指一撮，和清酒服，即出鬼精[6]。

又，女子胞中余血不尽，欲死者，以清酒和鹿角灰服方寸匕，日三夜一，甚效。

又，小儿以煮小豆汁和鹿角灰，安重舌下，日三度。

骨，温。主安胎，下气，杀鬼精，可用浸酒。凡是鹿白臆者，不可食。

黄明胶

敷肿四边，中心留一孔子，其肿即头自开也。

〔1〕胪：《政和本草》作“驴”。

〔2〕马心：此条原引录于“马心”之下，据补。

〔3〕多梦：《嘉祐本草》作“夜”。

〔4〕九月后、正月前食之：本句据《证类本草》。《嘉祐本草》引作“九月以后、正月以前堪食之也”。

〔5〕病：《政和本草》作“痛”。

〔6〕又，妇人……出鬼精：此方与《证类本草》引《百一方》同出一源。原引作：“若男女喜梦与鬼交通，致恍惚者方，截鹿角屑三指撮，日二服，酒下。《食疗》同。”

治咳嗽不差者，黄明胶炙令半焦，为末，每服一钱匕，人参末二钱匕，用薄豉汤一钱[1]八分，葱少许，入铫子煎一两沸后，倾入盏，遇咳嗽时呷三五口后，依前温暖，却准前咳嗽时吃之也。

又，止吐血、咯血，黄明胶一两，切作小片子，炙令黄，新绵一两，烧作灰，细研，每服一钱匕，新米饮调下，不计年岁深远并宜。食后卧时服。

犀角

此只是山犀牛，未曾见人得水犀取其角。此两种者，功亦同也。

其生角，寒。可烧成灰，治赤痢，研为末，和水服之。

又，主卒中恶心痛，诸饮食中毒及药毒、热毒，筋骨中风，心风烦闷，皆差。

又，以水磨取汁，与小儿服，治惊热。鼻上角尤佳。

肉，微温，味甘，无毒。主瘴气、百毒、蛊疰邪鬼。食之入山林，不迷失其路。

除客热头痛及五痔、诸血痢。若食过多，令人烦，即取麝香少许，和水服之，即散也。

犬

牡狗阴茎，补髓。

犬肉，益阳事，补血脉，厚肠胃，实下焦，填精髓。不可炙食，恐成消渴。但和五味煮，空腹食之。不与蒜同食，必顿损人。若去血则力少，不益人。瘦者多是病，不堪食。

比来去血食之，却不益人也。肥者血亦香美，即何要去血？去血之后，都无效矣。

肉，温。主五脏，补七伤五劳，填骨髓，大补益气力。空腹食之。黄色牡[2]者上，白、黑色者次。女人妊娠勿食。

胆，去肠中脓水。

又，上伏日采胆，以酒调服之。明目，去眼中脓水。

又，白犬胆和通草、桂为丸服，令人隐形。青犬尤妙。

又，主恶疮痂痒，以胆汁敷之止。胆敷恶疮，能破血。有中伤因损者，热酒调半个服，瘀血尽下。

又，犬伤人，杵生杏仁封之瘥。

犬自死，舌不出者，食之害人。九月勿食犬肉，伤神。

麢羊

北人多食。南人食之，免为蛇虫所伤。和五味[3]炒之，投酒中经宿。饮之，治筋骨急强中风。

又，角，主中风筋挛，附骨疼痛，生摩，和水涂肿上及恶疮，良。

---

〔1〕钱：《政和本草》作“盏”。

〔2〕牡：《大观本草》作“壮”。

〔3〕五味：《政和本草》此后有“子”字。

又，卒热闷，屑作末，研和少蜜服，亦治热毒痢及血痢。

伤寒热毒下血，末，服之即瘥。又疗疝气。

虎

肉，食之入山，虎见有畏，辟三十六种精魅。

又，眼睛，主疟病，辟恶，小儿热、惊悸。

胆，主小儿疳痢，惊神不安，研水服之。

骨，煮汤浴，去骨节风毒。

又，主腰膝急疼，煮作汤浴之。或和醋浸亦良。主筋骨风急痛，胫骨尤妙。

又，小儿初生，取骨煎汤浴，其孩子长大无病。

又，和通草煮汁，空腹服半升。覆盖卧少时，汗即出。治筋骨节急痛。切忌热食，损齿。小儿齿生未足，不可与食，恐齿不生。

又，正月勿食虎肉。

膏，内下部，治五痔下血。

兔

肝，主明目，和决明子作丸服之。

又，主丹石人上冲眼暗不见物，可生食之，一如服羊子肝法。

兔头骨并同肉，味酸。

谨按：八月至十月，其肉酒炙吃，与丹石人甚相宜〔1〕。注：以性冷故也。大都绝人血脉，损房事〔2〕，令人痿黄。

肉，不宜与姜、橘同食之，令人卒患心痛，不可治也。

又，兔死而眼合者，食之杀人。二月食之伤神。

又，兔与生姜同食，成霍乱。

狸〔3〕

骨，主痔病。作羹臛食之，不与酒同食。

其头烧作灰，和酒服二钱匕，主痔。

又，食野鸟肉中毒，狸〔4〕骨灰服之差。

炙骨和麝香、雄黄为丸服，治痔及瘘疮。

粪，烧灰，主鬼疟。

尸疰，腹痛，痔瘘，炙之令香，末，酒服二钱，十服后见验。头骨最妙。

治尸疰邪气，烧为灰，酒服二钱，亦主食野鸟〔5〕肉物中毒肿也。再服之即瘥。

五月收者粪，极神妙。正月勿食，伤神。

---

〔1〕八月……甚相宜：此句《嘉祐本草》引作“八月止十一月可食，服丹石人相宜”。

〔2〕大都……房事：《嘉祐本草》作“大都损阳事，绝血脉”。

〔3〕狸：此药《嘉祐本草》《证类本草》年引有相似处，但出入甚多。今仍从原引，未加校合。

〔4〕狸：《政和本草》作“烧”。

〔5〕鸟：《政和本草》误作“乌”。

獐

肉，亦同麋，酿酒。道家名为“白脯”，惟獐鹿是也。余者不入。

道家用供养星辰者，盖为不管十二属，不是腥腻也。

又，其中往往得香，栗子大，不能全香。亦治恶病。

其肉，八月止十一月食之，胜羊肉。自十二月止七月食，动气也。

又，若瘦恶者食，发痼疾也。

豹

肉[1]，补益人。食之令人强筋骨，志性粗疏，食之即觉也，少时消即定。久食之，终令人意气粗豪。惟令筋健，能耐寒暑。正月食之伤神。

脂，可合生发膏，朝涂暮生。

头骨，烧灰淋汁，去白屑。

猪

肉，味苦，微寒。压丹石，疗热闭血脉。虚人动风，不可久食。令人少子精，发宿疹。主疗人肾虚。肉发痰，若患疟疾人，切忌食，必再发。

肾，主人肾虚，不可久食。

江猪，平，肉酸。多食令人体重。今捕人作脯，多皆不识。但食，少有腥气。

又，舌，和五味煮取汁饮，能健脾，补不足之气，令人能食。

大[2]猪头，主补虚，乏气力，去惊痫、五痔，下丹石。

又，肠，主虚渴，小便数，补下焦虚竭。

东行母猪粪一升，宿浸，去滓顿服，治毒黄热病。

肚，主暴痢虚弱。

麋

肉，益气补中，治腰脚。不与雉肉同食。

谨按：肉多无功用。所食亦微补五脏不足气。多食令人弱房，发脚气。

骨，除虚劳至良。可煮骨作汁，酿酒饮之。令人肥白，美颜色。

其角，补虚劳，填髓。理角法：可五寸截之，中破，炙令黄香后，末，和酒空腹服三钱匕。若卒心痛，一服立差。常服之，令人赤白如花，益阳道。不知何因，与肉功不同尔。亦可煎作胶，与鹿角胶同功。

茸，甚胜鹿茸，仙方甚重。

又，丈夫冷气及风，筋骨疼痛，作粉长服。

又，于浆水中研为泥。涂面，令不皱，光华可爱。

又，常俗人以皮作靴，熏脚气。

驴

肉，主风狂，忧愁不乐，能安心气。

---

〔1〕肉：此下以《证类本草》所引为主。《嘉祐本草》作：“肉食之，令人志性粗，多时消即定。久食令人耐寒暑”。

〔2〕大：《政和本草》作“犬”，恐误，今从《大观本草》。

又，头，㷅去毛，煮汁以渍曲酝酒，去大风。

又，生脂和生椒熟捣，绵裹塞耳中，治积年耳聋。狂癫不能语、不识人者，和酒服三升良。

皮，覆患疟人良。

又，和毛煎，令作胶，治一切风毒骨节痛，呻吟不止者，消和酒服良。

又，骨煮作汤，浴渍身，治历节风。

又，煮头汁，令服三二升，治多年消渴，无不差者。

又，脂和乌梅为丸，治多年疟。未发时服三十丸。

又，头中一切风，以毛一斤炒令黄，投一斗酒中，渍三日。空心细细饮，使醉。衣覆卧取汗。明日更依前服。忌陈仓米、麦面等。

卒心痛，绞结连腰脐者，取驴乳三升，热服之差。

狐

肉，温。有小毒。主疮疥，补虚损，及女子阴痒绝产，小儿㿗卵肿，煮炙任食之，良。又主五脏邪气，服之便差。空心服之佳。

肚，微寒。患疮疥久不差，作羹臛食之。小儿惊痫及大人见鬼，亦作羹臛食之良。

其狐魅状候，或叉手有礼见人，或于静处独语，或裸形见人，或只揖无度，或多语，或紧合口，叉手坐，礼度过，常尿屎乱放，此之谓也。如马疫亦同，灌鼻中便差。

患蛊毒寒热〔1〕，宜多服之。

头，烧，辟邪。

獭

獭肝，主疰病相染，一门悉患者。以肝一具，火炙，末，以水和方寸匕服之，日再服。患咳嗽者，烧为灰，酒服之〔2〕。

肉，性寒，无毒。煮汁，主治时疫及牛马疫，皆煮汁停冷灌之。

又，若患寒热毒，风水虚胀，即取水獭一头，剥去皮，和五脏、骨、头、尾等，炙令干，杵末。水下方寸匕，日二服，十日差。

谨按：服之下水胀，但热毒风虚胀，服之即差。若是冷气虚胀，食益虚肿甚也。只治热，不治冷，不可一概尔。

猯

肉，平，味酸。主服丹石劳热。患赤白痢多时不差者，可煮肉经宿露中，明日空腹和酱食之一顿，即瘥。

又，瘦人可和五味煮食，令人长脂肉肥白。曾服丹石，可时时服之。丹石恶发热，服之妙。

---

〔1〕患蛊毒寒热：此为《别录》“狐”条“五脏及肠”主治，故列于“肠肚”文后。

〔2〕獭肝……酒服之：此条原无用药部位，今据《别录》“（獭肝）止久嗽，烧服之”，列于此处。

骨，主上气咳嗽，炙末。酒和三合服之。日二，其嗽必瘥。

野猪

三岁胆中有黄，研，和水服之，主鬼疰痫病[1]。

又，其肉，主癫痫，补肌肤，令人虚肥。雌者肉美。其冬月在林中食橡子，肉色赤者，补人五脏，不发风虚气也。其肉胜家猪也[2]。

又，胆，治恶热毒邪气，内不发病，减药力，与家猪不同。

其膏，炼令精细，以一[3]匙和一盏酒服，日三服令妇人多乳。服十日，可供三四孩子。

脂[4]，主妇人无乳者，服之即乳下。本来无乳者，服之亦有。齿作灰服，主蛇毒。

青蹄者，不可食。

豺寒

主疳痢，腹中诸疮，煮汁饮之。或烧灰和酒服之，其灰敷䘌齿疮。

肉酸不可食，消人脂肉，损人神情。

头骨烧灰，和酒灌解槽牛马，便驯良，即更附人也。

鸡

丹雄鸡，主患白虎，可铺饭于患处，使鸡食之良。又取热粪封之取热，使伏于患人床下。

其肝入补肾方中，用冠血和天雄四分，桂心二分，太阳粉四分，丸服之，益阳气。

乌雄鸡，主心痛，除心腹恶气。

又，虚弱人取一只，治如食法。五味汁和肉一器中，封口，重汤中煮之，使骨肉相去即食之，甚补益。仍须空腹饱食之。肉须烂，生即反损。亦可五味腌，经宿，炙食之，分为两顿。

又，刺在肉中不出者，取尾二七枚，烧作灰，以男子乳汁和封疮，刺当出。

又，目泪出不止者，以三年冠血敷目睛上，日三度。

乌雌鸡，温，味酸，无毒。主除风寒湿痹，治反胃，安胎及腹痛，踒折骨疼，乳痈。

月蚀疮绕耳根，以乌雌鸡胆汁敷之，日三。

产后血不止，以鸡子三枚，醋半升，好酒二升，煎取一升，分为四服。如人行三二里，微暖进之。

又，新产妇可取一只，理如食法，和五味炒熟香，即投二升酒中，封口经宿，取饮之，令人肥白。

---

〔1〕三岁……痫病：本条据《证类本草》《嘉祐本草》简作“胆中有黄，研如水服之，治疰病”。今合校之。

〔2〕又，其肉……胜家猪也：本条据《证类本草》《嘉祐本草》校合。《嘉祐本草》原引作：“其肉尚胜诸猪，雌者肉美。其冬月在林中食橡子，肉色赤，补五脏风气。”

〔3〕一：《政和本草》作“二”。

〔4〕脂：本条主治与上“膏”多同，然文多出入，今仍分列之。

又，和乌油麻二升，熬令黄香，末之入酒，酒尽极效〔1〕。

黄雌鸡，主腹中水癖水肿，以一只理如食法。和赤小豆一升同煮，候豆烂即出，食之其汁。日二夜一，每服四合。补丈夫阳气，治冷气。瘦著床者，渐渐食之良。

又，先患骨热者，不可食之。鸡子动风气，不可多食。

又，光粉诸石为末，和饭与鸡食之，后取鸡食之，甚补益。

又，子，醋煮熟，空腹食之，治久赤白痢。

又，人热毒发，可取三颗鸡子白，和蜜一合，服之瘥。

治大人及小儿发热，可取卵三颗，白蜜一合，相和服之，立差。卵并不得和蒜食，令人短气。

又，胞衣不出，生吞鸡子清一枚。治目赤痛，除心胸〔2〕伏热，烦满咳逆，动心气，不宜多食。

鸡具五色者，食之致狂。肉和鱼肉汁食之，成心瘕。六指、玄鸡白头家鸡，及鸡死足爪不伸者，食并害人。

鸡子和葱食之，气短。鸡子白共鳖同食，损人。鸡子共獭肉同食，成遁尸注，药不能治。鸡、兔同食，成泄痢。小儿五岁已下，未断乳者，勿与鸡肉食。

鹅

脂，可合面脂。

肉，性冷，不可多食。令人易霍乱。与服丹石人相宜。亦发痼疾。

卵，温。补五脏，亦补中益气。多发痼疾。

野鸭寒

主补中益气，消食。九月以后即中食，全胜家者。虽寒不动气，消十二种虫，平胃气，调中轻身。

又，身上诸小热疮，多年不可者，但多食之即差。

白鸭肉：补虚，消毒热，利水道，及小儿热惊痫，头生疮肿。

又，和葱豉作汁饮之，去卒烦热。

又，粪，主热毒毒痢。

又，取和鸡子白，封热肿毒上，消。

又，黑鸭，滑中，发冷痢，下脚气，不可多食〔3〕。

子，微寒。少食之，亦发气，令背膊闷。

项中热血，解野葛毒，饮之差。

卵，小儿食之，脚软不行，爱倒。盐淹食之，即宜人。

屎，可拓蚯蚓咬疮〔4〕。

---

〔1〕又，和乌油麻……极效：本条据《嘉祐本草》。《证类本草》引作："以乌油麻一升，熬之令香，末，和酒服之，即饱热而能食。"

〔2〕胸：《政和本草》作"下"。

〔3〕多食：《政和本草》作"食之"。

〔4〕咬疮：《大观本草》作"吹疮"。

鹧鸪

能补五脏，益心力，聪明。此鸟出南方，不可与竹笋同食，令人小腹胀。自死者，不可食。一言此鸟天地之神，每月取一只飨至尊。所以自死者不可食也。

雁

雁膏，可合生发膏。仍治耳聋。

骨灰，和泔洗头，长发。

雀

其肉，十月以后、正月以前食之，续五脏不足气，助阴道，益精髓，不可停息。

粪，和天雄、干姜为丸，令阴强。

脑，涂冻疮。

卵白，和天雄末、菟丝子末为丸，空心酒下五丸。主男子阴痿不起，女子带下，便溺不利。除疝瘕，决痈肿，续五脏气。

山鸡

主五脏气喘、不得息者。食之发五痔。和荞麦面食之，生肥虫。

卵，不与葱同食，生寸白虫。

又，野鸡，久食令人瘦。又九月至十二月食之，稍有补。他月即发五痔及诸疮疥。

不与胡桃同食，即令人发头风，如在舡车内，兼发心痛。

亦不与豉同食。自死、足爪不伸，食之杀人。

菌子、木耳同食，发五痔，立下血。

鹑温

补五脏，益中续气，实筋骨，耐寒暑，消结气。

患痢人可和生姜煮食之。

又云，鹑肉不可共猪肉食之，令人多生疮。

四月以后及八月以前，鹑肉不可食之。

鸱

头，烧灰，主头风目眩，以饮服之。

肉，食之，治癫痫疾。

鸲鹆

肉，主五痔，止血。

又，食法，腊日采之，五味炙之，治老嗽。或作羹食之亦得，或捣为散，白蜜和丸并得。治上件病，取腊月腊日得者良，有效。非腊日得者不堪用。

慈鸦

主瘦病，咳嗽，骨蒸者，可和五味淹炙食之良。其大鸦不中食，肉涩，只能治病，不宜常食也。

以目睛汁注眼中，则夜见神鬼。又“神通目法”中亦要用此物。又，《北帝摄鬼录》中，亦用慈鸦卵。

鸳鸯

其肉，主瘘疮，以清酒炙食之。食之则令人美丽。

又，主夫妇不和，作羹臛，私与食之，即立相怜爱也。

蜜微温

主心腹邪气，诸惊痫，补五脏不足气。益中止痛，解毒。能除众病，和百药，养脾气，除心烦闷，不能饮食。

治心肚痛，血刺腹痛及赤白痢，则生捣地黄汁，和蜜一大匙，服即下。

又，长服之，面如花色，仙方中甚贵此物。若觉热，四肢不和，即服蜜浆一碗，甚良。又能止肠澼，除口疮，明耳目，久服不饥。

又，点目中热膜，家养白蜜为上，木蜜次之，崖蜜更次。

又，治癞，可取白蜜一斤，生姜三[1]斤捣取汁。先秤铜铛，令知斤两。即下蜜于铛中消之。又秤，知斤两，下姜汁于蜜中，微火煎，令姜汁尽。秤蜜，斤两在即休，药已成矣。患三十年癞者，平旦服枣许大一丸，一日三服，酒饮任下。忌生冷醋滑臭物。功用甚多，世人众委，不能一一具之。

牡蛎

火上炙，令沸，去壳食之，甚美。令人细润肌肤，美颜色。

又，药家比来取左顾者，若食之，即不拣左右也。可长服之。海族之中，惟此物最贵。北人不识，不能表其味尔。

龟甲温

味酸。主除温瘴气，风痹，身肿，踒折。又，骨带入山林中，令人不迷路。其食之法，一如鳖法也。其中黑色者，常啖蛇，不中食之。其壳亦不堪用。

其甲能主女人漏下赤白、崩中，小儿囟不合，破癥瘕、痞疟，疗五痔，阴蚀，湿痹[2]，女子阴隐疮及骨节中寒热，煮汁浴渍之良。

又，已前都用水中龟，不用啖蛇龟。五月五日取头，干末服之，亦令人长远，入山不迷。又方，卜师处钻了者，涂酥炙，细罗，酒下二钱，疗风疾。

魁蛤[3]寒

润五脏，治消渴，开关节。服丹石人食之，使人免有疮肿及热毒所生也。

鳢鱼

下大小便壅塞气。

〔1〕三：《政和本草》作“二”。

〔2〕湿痹：原引作“湿瘴”。此条功效与《本经》相同，《本经》此二字作“湿痹”，今据改。

〔3〕魁蛤：本条《本草纲目》将“蚶”与“魁蛤”合并。按：魁蛤又为海蛤别名，且“海蛤”条萧炳云“止消渴，润五脏，治服丹石人有疮”，与《证类本草》引《食疗本草》多合，故此处魁蛤仍指海蛤。

又，作鲙，与脚气风气人食之，效。

又，以大者洗去泥，开肚，以胡椒末半两，切大蒜三两颗，内鱼腹中缝合，并和小豆一升煮之。临熟下萝卜三五颗如指大，切葱一握，煮熟。空腹食之，并豆等强饱，尽食之。至夜即泄气无限，三五日更一顿。下一切恶气。

又，十二月作酱，良也。

鲇与[1]鳠

大约相似，主诸补益，无鳞，有毒，勿多食。赤目、赤须者并杀人也。

鲫鱼

食之平胃气，调[2]中，益五脏，和莼菜[3]作羹食良。

作鲙食之，断[4]暴下痢。和蒜食之，有少热；和姜酱食之，有少冷。

又，夏月热痢可食之，多益。冬月则不治也。

骨，烧为灰，敷恶疮上，三五次差。

又，鲫鱼与鲫，其状颇同，味则有殊。鲫是节化，鲫是稷米化之，其鱼肚[5]上尚有米色。宽大者是鲫，背高肚狭小者是鲫，其功不及鲫鱼。

谨按：其子[6]调中，益肝气。凡鱼生子，皆粘在草上及土中。寒冬月水过后，亦不腐坏。每到五月三伏时，雨中便化为鱼。

食鲫鱼不得食沙糖，令人成疳虫。丹石热毒发者，取茭首和鲫鱼作羹，食一两顿即瘥。

鳝鱼

补五脏，逐十二风邪。患恶气人当[7]作臛，空腹饱食，便以衣盖卧。少顷当汗出如白胶，汗从腰脚中出。候汗尽，暖五木汤浴，须慎风一日。更三五日一服，并治湿风。

鲤鱼

胆，主[8]除目中赤及热毒痛，点之良。

肉，白煮食之，疗水肿脚满，下气。腹中有宿瘕不可食，害人。久服天门冬人，亦不可食。

刺在肉中，中风水肿痛者，烧鲤鱼眼睛作灰，内疮中，汁出即可。

谨按：鱼血主小儿丹毒，涂之即差。

鱼鳞，烧烟绝，研。酒下方寸，破产妇滞血。

---

〔1〕与：《政和本草》作“鱼”。

〔2〕调：《大观本草》作“和”。

〔3〕和莼菜：《大观本草》作“以菜”。

〔4〕断：《大观本草》作“止”。

〔5〕肚：《政和本草》作“腹”，下文“背高肚狭”之“肚”同此。

〔6〕其子：《嘉祐本草》作“鲫鱼子”。

〔7〕当：《政和本草》作“常”。

〔8〕主：《政和本草》作“生”。

脂，主诸痫，食之良。

肠，主小儿腹中疮。

鲤鱼鲊，不得和豆藿叶食之，成瘦。

其鱼子，不得合猪肝食之。

又，凡修理，每断去脊上两筋及脊内黑血，此是毒故也。

炙鲤鱼切忌烟，不得令熏着眼，损人眼光。三两日内必见验也。

又，天行病后不可食，再发即死。

又，其在砂石中者，有毒，多在脑髓中，不可食其头。

鲟鱼

有毒。主血淋。可煮汁食[1]之。其味虽美，而发诸药毒。

鲊，世人虽重，尤不益人。服丹石人不可食，令人少气。发一切疮疥，动风气。不与干笋同食，发瘫痪[2]风。小儿不与食，结癥瘕及嗽。大人久食，令人卒心痛，并使人卒患腰痛。

蝟

肉，可食。以五味汁淹，炙食之，良。不得食其骨也。其骨能瘦人，使人缩小也。谨按：主下焦弱[3]，理胃气。令人能食。

其皮可烧灰，和酒服。及炙令黄，煮汁饮之，主胃逆[4]。细锉，炒令黑，入丸中治肠风、鼠奶痔，效。

其脂，主肠风、痔瘘。可煮五金八石。与桔梗、麦门冬反恶。

又有一种，村人谓之“豪猪”，取其肚烧干，和肚屎用之。捣末细罗。每朝空心温酒调二钱匕。有患水病鼓胀者，服此豪猪肚一个便消，差。此猪多食苦参，不理冷胀，只理热风水胀。形状样似蝟鼠。

鳖

主妇人漏下，羸瘦。中春食之美，夏月有少腥气。

其甲，岳州、昌江者为上。赤足不可食，杀人。

蟹

足斑、目赤不可食，杀人。

主散诸热。又，堪治胃气，理经脉，消食。

蟹脚中髓及脑，能续断筋骨。人取蟹脑、髓，微熬之，令内疮中，筋即连续。

又，八月前，每个蟹腹内有稻谷一颗，用输海神。待输芒后，过八月方食即好。未输时为长未成。经霜更美，未经霜时有毒。

〔1〕食：《政和本草》作“饮”。

〔2〕痪：《政和本草》作“缓”。

〔3〕主下焦弱：《嘉祐本草》作“肥下焦”。

〔4〕其皮……主胃逆：此条《嘉祐本草》引作：“皮烧灰酒服，治胃逆。又煮汁服，止反胃。”

又，盐淹之作鳙，有气味。和酢[1]食之，利肢节，去五脏中烦闷气。其物虽恶形容[2]，食之甚益人。

爪，能安胎。

乌贼鱼

食之少有益髓。

骨，主小儿、大人下痢，炙令黄，去皮细研成粉，粥中调服之食。

其骨能销[3]目中一切浮翳。细研，和蜜点之，妙。

又，骨末治眼中热泪。

又，点马眼热泪甚良。

久食之，主绝嗣无子，益精。其鱼腹中有墨一片，堪用书字。

鳗鲡鱼

杀诸虫毒，干烧炙之令香，末，空腹食之，三五度即差。长服尤良。

又，熏下部痔，虫尽死。患诸疮瘘及疬疡风，长食之甚验。

腰肾间湿风痹，常如水洗者，可取五味、米煮，空腹食之，甚补益。湿脚气人服之良。

又，诸草石药毒，食之，诸毒不能为害[4]。

又，五色者，其功最胜也。

又，疗妇人带下百病，一切风瘙如虫行。其江海中难得五色者，出歙州溪泽潭中[5]。头似蝮蛇，背有五色纹者是也。

又，烧之熏毡中，断蛀虫。置其骨于箱衣中，断白鱼、诸虫咬衣服。

又，烧之熏舍屋，免竹木生蛀蚛。

鼍

疗惊恐及小腹气疼。

鼋微温

主五脏邪气，杀百虫蛊毒，消百药毒，续人筋。

膏，摩风及恶疮。

又，膏涂铁，摩之便明。《淮南》方术[6]中有用处。

鲛鱼平

补五脏。作鲙食之，亚于鲫鱼。作鲊鳙食之并同。

---

〔1〕和酢：《嘉祐本草》作“就醋”。

〔2〕恶形容：《嘉祐本草》作“形容恶”。

〔3〕销：《嘉祐本草》作“主”。

〔4〕又，诸草石……不能为害：此条据《嘉祐本草》。另《政类本草》引“又，压诸草石药毒，不能损伤人”，恐与《嘉祐本草》所引同为一条。

〔5〕又，疗妇人……泽潭中：此条《嘉祐本草》简作“兼妇人带下百病，一切风。五色者出歙州”。

〔6〕方术：《政和本草》作“术方”。

又，如有大患喉闭，取胆汁和白矾灰，丸之如豆颗，绵裹内喉中。良久吐恶涎沫，即喉咙开。腊月取之。

白鱼

主肝家不足气，不堪多食，泥人心。虽不发病，终养蜸所食。

和豉作羹，一两顿而已。新鲜者好食。若经宿者不堪食。久食令人腹冷生诸疾[1]。或淹、或糟藏，犹可食。

又可炙了，于葱、醋中重煮一两沸，食之。调五脏，助脾气，能消食。理十二经络，舒展不相及气[2]。

时人好作饼，炙食之。犹少动气，久亦不损人也。

鳜鱼平

补劳，益脾胃。稍有毒。

青鱼

主脚气烦闷。

又，和韭白煮食之，治脚气脚弱，烦闷，益心力也。

又，头中有枕，取之蒸，令气通，曝干，状如琥珀。此物疗卒心痛，平水气。以水研服之良。

又，胆、眼睛，益人眼。取汁注目中，主目暗。亦涂热疮，良。

石首鱼

作干鲞，消宿食，主中恶，不堪鲜食。

嘉鱼微温

常于崖石下孔中吃乳石沫，甚补益。微有毒。其味甚珍美也。

鲈鱼[3]平

主安胎，补中。作鲙尤佳。

补五脏，益筋骨，和肠胃，治水气。多食宜人。作鲙犹良。

又，曝干甚香美。虽有小毒，不至发病。

鲎[4]平

微毒。治痔，杀虫。多食发嗽并疮癣。

壳，入香，发众香气。

尾，烧焦，治肠风泻血，并崩中带下及产后痢。

脂，烧，集鼠。

时鱼平

补虚劳，稍发疳痼。

---

〔1〕新鲜者……生诸疾：此条《嘉祐本草》简作“新者好。久食令人心腹诸病”。

〔2〕又可炙了……不相及气：此条《嘉祐本草》简作“可煮炙，于葱醋中一两沸食。犹少调五脏气，理经脉”。

〔3〕鲈鱼：本品为《嘉祐本草》新补药，云“见孟诜、日华子”。

〔4〕鲎：本品为《嘉祐本草》新补药，云“见孟诜、日华子”。

黄赖鱼

一名䱐䰴。醒酒。亦无鳞，不益人也。

比目鱼平

补虚，益气力。多食稍动气。

鲚鱼

发疥，不可多食。

鯸鮧鱼

有毒，不可食之。其肝毒杀人。缘腹中无胆，头中无鳃，故知害人。若中此毒及鲈鱼毒者，便剉芦根煮汁饮，解之。

又，此鱼行水之次，或自触着物，即自怒气胀，浮于水上，为鸦鹞[1]所食。

鯮鱼平

补五脏，益筋骨，和脾胃。多食宜人。作鲊尤佳。暴干甚香美。不毒，亦不发病。

黄鱼平

有毒。发诸气病，不可多食。亦发疮疥，动风。不宜和荞麦同食，令人失音也。

鲂鱼

调胃气，利五脏。和芥子酱食之，助肺气，去胃家风。

消谷不化者，作脍食，助脾气，令人能食。

患疳痢者，不得食。作羹臛食，宜人。其功与鲫鱼同。

牡鼠

主小儿痫疾、腹大贪食者：可以黄泥裹烧之。细拣去骨，取肉和五味汁作羹与食之。勿令食著骨，甚瘦人。

又，取腊月新死者一枚，油一大升，煎之使烂，绞去滓，重煎成膏。涂冻疮及折破疮。

蚌大寒

主大热，解酒毒，止渴，去眼赤。动冷热气。

车螯

车螯、蝤蝥类，并不可多食之。

蚶[2]温

主心腹冷气，腰脊冷风。利五脏，健胃，令人能食。每食了，以饭压之。不尔令人口干。

又云，温中，消食，起阳。时[3]最重。出海中，壳如瓦屋。

---

〔1〕鹞：《政和本草》作“鸆”。

〔2〕蚶：本品《嘉祐本草》云“新见陈藏器、萧炳、孟诜、日华子”。

〔3〕时：《大观本草》作“味”。

又云，蚶，主心腹腰肾冷风，可火上暖之，令沸，空腹食十数个，以饮压之，大妙。

又云，无毒。益血色。

壳，烧，以米醋三度淬后埋，令坏。醋膏丸，治一切血气、冷气、癥癖。

蛏〔1〕

味甘，温，无毒。补虚，主冷利。煮食之，主妇人产后虚损。生海泥中，长二三寸，大如指，两头开。

胸中邪热、烦闷气。与服丹石人相宜。天行病后不可食，切忌之。

淡菜温

补五脏，理腰脚气，益阳事。能消食，除腹中冷气，消痃癖气。亦可烧，令汁沸出食之。多食令头闷、目暗，可微利即止。北人多不识，虽形状不典，而甚益人。

又云，温，无毒。补虚劳损，产后血结，腹内冷痛。治癥瘕，腰痛，润毛发，崩中带下。烧一顿令饱，大效。又名“壳菜”，常时频烧食即苦，不宜人。与少米先煮熟后，除肉内两边镶及毛了，再入萝卜，或紫苏、或冬瓜皮同煮，即更妙。

虾〔2〕平

无须及煮色白者，不可食。

谨按：小者生水田及沟渠中，有小毒。小儿患赤白游肿，捣碎敷之。

动风发疮疥。[勿作鲊食之]〔3〕，鲊内者甚有毒尔。

蚺蛇

膏，主皮肤〔4〕间毒气。

肉，主温疫气。可作脍食之。如无此疾及四月勿食之。

胆，主䘌疮，目肿痛，疳䘌。

小儿疳痢，以胆灌鼻中及下部。

除疳疮，小儿脑热，水渍注鼻中。齿根宣露，和麝香末敷之。其胆难识，多将诸胆代之。可细切于水中，走者真也。

又，猪及大虫胆亦走，迟于此胆。

蛇蜕皮

主去邪，明目。治小儿一百二十种惊痫，寒热，肠痔，蛊毒，诸䘌恶疮，安胎。熬用之。

蝮蛇

主诸䘌。肉：疗癞，诸瘘。下结气，除蛊毒。如无此疾者，即不假食也。

---

〔1〕蛏：本品《嘉祐本草》云“新见陈藏器、孟诜、日华子”。

〔2〕虾：本品《嘉祐本草》云“新见孟诜”。

〔3〕勿作鲊食之：原无，唯中尾万三注出《延寿类要》，与文义相合，暂补于此。

〔4〕肤：《嘉祐本草》作“肉”。考《别录》有“（膏）主皮肤风毒”一语，故从《证类本草》作“肤”。

田螺大寒

汁饮疗热，醒酒，压丹石。不可常食。

海月平

主消痰，辟邪鬼毒。

以生椒酱调和食之良，能消诸食，使人易饥。

又，其物是水沫化之，煮时犹是水。入腹中之后，便令人不小便，故知益人也。

又，有食之人，亦不见所损。此看之，将是有益耳。亦名“以下鱼”。

食疗本草卷下

胡麻

润五脏，主火灼。山田种，为四棱。土地有异，功力同。休粮人重之。填骨髓，补虚气。

[青蘘]，生杵汁，沐头发良。牛伤热亦灌之，立愈。

[胡麻油]，主喑痖，涂之生毛发。

白油麻〔1〕大寒

无毒。治虚劳，滑肠胃，行风气，通血脉，去头浮风，润肌。食后生啖一合，终身不辍。与乳母食，其孩子永不病生。若客热，可作饮汁服之。停久者，发霍乱。

又，生嚼敷小儿头上诸疮良。久食抽人肌肉。生则寒，炒则热。

又，叶，捣和浆水，绞去滓，沐发，去风润发。

其油，冷。常食所用也。无毒，发冷疾，滑骨髓，发脏腑渴，困脾脏，杀五黄，下三焦热毒气，通大小肠，治蛔心痛，敷一切疮疥癣，杀一切虫。取油一合，鸡子两颗，芒硝一两，搅服之，少时即泻，治热毒甚良。治饮食物，须逐日熬熟用，经宿即动气。

有牙齿并脾胃疾人，切不可吃。陈者煎膏，生肌长肉，止痛，消痈肿，补皮裂。

麻蕡微寒

治大小便不通，发落，破血，不饥，能寒。取汁煮粥，去五脏风，润肺，治关节不通，发落，通血脉，治气。

青叶，甚长发。研麻子汁沐发，即生长。

[消渴]〔2〕，麻子一升捣，水三升，煮三四沸，去滓冷服半升，日三，五日即愈。

麻子一升，白羊脂七两，蜡五两，白蜜一合，和杵，蒸食之，不饥。

《洞神经》又取大麻，日中服子末三升。东行茱萸根剉八升，渍之。平旦服之二升，至夜虫下。

要见鬼者，取生麻子、菖蒲、鬼臼等分杵为丸，弹子大。每朝向日服一丸。服满百日即见鬼也。

饧糖

补虚，止渴，健脾胃气，去留血，补中。白者，以蔓菁汁煮，顿服之。

主吐血，健脾。凝强者为良。主打损瘀血，熬令焦，和酒服之，能下恶血。

又，伤寒大毒嗽，于蔓菁、薤汁中煮一沸，顿服之。

---

〔1〕白油麻：本品为《嘉祐本草》新补药，云“见孟诜及陈藏器、陈士良、日华子”。

〔2〕消渴：此方出《医心方》引“孟诜食经消渴方”，据补主治。

大豆平[1]

主霍乱吐逆。

微寒。主中风脚弱，产后诸疾。若和甘草煮汤饮之，去一切热毒气。

善治风毒脚气，煮食之，主心痛，筋挛，膝痛，胀满。杀乌头、附子毒。

大豆黄屑：忌猪肉。小儿不得与炒豆食之。若食了，忽食猪肉，必壅气致死，十有八九。十岁以上者不畏也。

卷，蘖[2]长五分者，破妇人恶血，良。

大豆，寒。和饭捣涂一切毒肿。疗男女阴肿，以绵裹内之。杀诸药毒。

又，生捣和饮，疗一切毒，服、涂之[3]。

谨按：煮饮服之，去一切毒气，除胃中热痹，伤中[4]，淋露，下淋血，散五脏结积内寒。和桑柴灰汁煮服，下水鼓腹胀。

其豆黄，主湿痹，膝痛，五脏不足气，胃气结积，益气润肌肤。末之，收成炼猪膏为丸，服之能肥健人。

又，卒失音，生大豆一升、青竹筭子四十九枚，长四寸，阔一分，和水煮熟，日夜二服，差。

又，每食后，净磨拭，吞鸡子大，令人长生。初服时似身重，一年以后，便觉身轻。又益阳道[5]。

薏苡仁性[6]平

去干湿脚气，大验。

赤小豆

和鲤鱼烂煮食之，甚治脚气及大腹水肿。别有诸治，具在鱼条中。散气，去关节烦热。令人心孔开，止小便数。菉、赤者并可食。

止痢。暴痢后，气满不能食。煮一顿服之即愈。

[毒肿][7]：末赤小豆和鸡子白，薄之，立瘥。

[风搔隐轸][8]：煮赤小豆，取汁停冷洗之，不过三四。

青小豆寒

疗热中，消渴，止痢，下胀满。

酒

味苦。主百邪毒，行百药。当酒卧，以扇扇，或中恶风。久饮伤神损寿。

---

〔1〕平：此据《医心方》。《嘉祐本草》作“寒”，《证类本草》作“微寒”。

〔2〕蘖：《政和本草》误作“糵”。

〔3〕又，生捣……涂之：本条与前一条类似，然文字有出入，出处亦不同，故未校合。

〔4〕伤中：《嘉祐本草》原作“肠中”。考《别录》当作“伤中”，因据改。

〔5〕阳道：《医心方》作“阳事”，旁注：“交接事也。”

〔6〕性：据卷子本《食疗本草》体例，此字当无。

〔7〕毒肿：据《医心方》“孟诜食经毒肿方”补。

〔8〕风搔隐轸：据《医心方》“孟诜食经风搔隐轸方”补。

谨按：中恶疰忤，热暖姜酒一碗，服即止。

又，通脉，养脾气，扶肝。陶隐居云："大寒凝海，惟酒不冰。"量其热性故也。久服之，厚肠胃，化筋。初服之时，甚动气痢。与百药相宜。只服丹砂人饮之，即头痛吐热。

又，服丹石人，胸背急闷热者，可以大豆一升，熬令汗出，簸去灰尘，投二升酒中。久时顿服之，少顷即汗出，差。朝朝服之，甚去一切风。妇人产后诸风，亦可服之。

又，熬鸡屎如豆淋酒法作，名曰紫酒。卒不语口偏者，服之甚效。

昔有人常服春酒，令人肥白矣。

紫酒，治角弓风。

姜酒，主偏风中恶。

桑椹酒，补五脏，明耳目。

葱豉酒，解烦热，补虚劳。

蜜酒，疗风疹。

地黄、牛膝、虎骨、仙灵脾、通草、大豆、牛蒡、枸杞等，皆可和酿作酒，在别方。

蒲桃子酿酒，益气调中，耐饥强志。取藤汁酿酒亦佳。

狗肉汁酿酒，大补。

粟米

陈者止痢，甚压丹石热。颗粒小者是，今人间多不识耳。其粱米粒粗大，随色别之。南方多畲田种之。极易舂，粒细，香美，少虚怯。只为灰中种之，又不锄治故也。得北田种之，若不锄之，即草翳死；若锄之，即难舂。都由土地使然耳。但取好地，肥瘦得所由，熟犁，又细锄，即得滑实。

秫米

其性平。能杀疮疥毒热。拥五脏气，动风，不可常食。北人往往有种者，代米作酒耳。

又，生捣和鸡子白，敷毒肿良。

根，煮〔1〕作汤，洗风。

又，米一石，曲三升〔2〕，和地黄一斤，茵陈蒿一斤，炙令黄，一依酿酒法。服之治筋骨挛急。

穬麦

主轻身，补中。不动疾。

粳米平

主益气，止烦、泄。其赤则粒大而香，不禁水停。其黄绿即实中。

又，水渍有味，益人。都大新熟者，动气。经再年者，亦发病。江南贮仓人皆多

---

〔1〕煮：《大观本草》作"主"。

〔2〕升：《政和本草》作"斗"。

收火稻。其火稻宜人，温中益气，补下元。烧之去芒。舂舂米食之，即不发病耳。

仓粳米，炊作干饭食之，止痢。

又补中益气，坚筋骨，通血脉，起阳道。

北人炊之于瓮中，水浸令酸，食之暖五脏六腑之气。

久陈者，蒸作饭，和醋封毒肿，立差[1]。

又，研服之，去卒心痛。

白粳米汁：主心痛，止渴，断热毒痢。

若常食干饭，令人热中，唇口干。不可和苍耳食之，令人卒心痛，即急烧仓米灰，和蜜浆服之，不尔即死。不可与马肉同食之，发痼疾。

淮泗之间米多。京都、襄州土粳米亦香、坚实。

又，诸处虽多，但充饥而已。

性寒。拥诸经络气，使人四肢不收，昏昏饶睡。发风动气，不可多食。

青粱米

以纯苦酒一斗渍之，三日出，百蒸百暴，好裹藏之。远行一餐，十日不饥。重餐，四百九十日不饥。

又方，以米一斗，赤石脂三斤，合以水渍之，令足相淹。置于暖处二三日。上青[2]白衣，捣为丸，如李大。日服三丸，不饥。

谨按：《灵宝五符经》中，白鲜米九蒸九暴，作辟谷粮。此文用青粱米，未见有别出处。其米微寒，常作饭食之。涩于黄，如白米，体性相似。

白粱米

患胃虚并呕吐食及水者，用米汁二合，生姜汁一合，和服之。

微寒。除胸膈中客热，移易五脏气，续筋骨。此北人长食者是，亦堪作粉。

黍米寒

患鳖瘕者，以新熟赤黍米，淘取泔汁，生服一升，不过三两度愈。

谨按：性寒，有少毒。不堪久服，昏五脏，令人好睡。仙家重此。作酒最胜余米[3]。

又，烧为灰，和油涂杖疮，不作瘢，止痛。

不得与小儿食之，令儿不能行。若与小猫、犬食之，其脚便曲，行不正。缓人筋骨，绝血脉。

合葵菜食之，成痼疾。于黍米中藏干脯通。《食禁》云：牛肉不得和黍米、白酒食之，必生寸白虫。

黍之茎穗，人家用作提拂，以将扫地。食苦瓠毒，煮汁饮之即止。

又，破提扫煮取汁，浴之去浮肿。

又，和小豆煮汁，服之下小便。

---

〔1〕久陈者……立差：本条据《嘉祐本草》。另《证类本草》引：“又，毒肿恶疮：久陈者，蒸作饭，和酢封肿上，立瘥。”

〔2〕青：《政和本草》作“清”。

〔3〕米：《政和本草》作“粮”。

稷

益气，治诸热，补不足[1]。山东多食。服丹石人发热，食之热消也。发三十六种冷病气。八谷之中，最为下苗。黍乃作酒，此乃作饭，用之殊途。

不与瓠子同食，令冷病发。发即黍酿汁，饮之即差。

小麦平

养肝气，煮饮服之良。服之止渴。

又云：面有热毒者，为多是陈黦之色[2]。

又，为磨中石末在内，所以有毒，但杵食之即良。

又，宜作粉食之，补中益气，和五脏，调经络，续气脉[3]。

又，炒粉一合，和服断下痢。

又，性主伤折，和醋蒸之，裹所伤处便定。重者，再蒸裹之，甚良。

大麦

久食之，头发不白。和针沙、没石子等染发黑色。

暴食之，亦稍似令脚弱，为下气及腰肾间气故也。久服即好，甚宜人。

熟即益人，带生即冷，损人。

曲[4]

味甘，大暖。疗脏腑中风气，调中下气，开胃消宿食。主霍乱，心膈气，痰逆。除烦，破癥结及补虚，去冷气，除肠胃中塞、不下食。令人有颜色。六月作者良。陈久者入药。用之当炒令香。

六畜食米胀欲死者，煮曲汁灌之，立消。落胎，并下鬼胎。

又，神曲，使，无毒。能化水谷、宿食、癥气。健脾暖胃。

荞麦寒

难消，动热风。不宜多食。

虽动诸病，犹压丹石。能练五脏滓秽，续精神。其叶可煮作菜食，甚利耳目，下气。其茎为灰，洗六畜疮疥及马扫蹄[5]，至神。

荞麦[6]味甘平，寒，无毒。实肠胃，益气力，久食动风，令人头眩。和猪肉食之，患热风，脱人眉须。虽动诸病，犹挫丹石。能炼五脏滓秽，续精神。作饭与丹石人食之，良。其饭法，可蒸使气馏，于烈日中暴，令口开。使舂[7]取人作饭。叶作茹

---

〔1〕益气……补不足：本条《嘉祐本草》简作“益诸不足”。

〔2〕又云……之色：本条《嘉祐本草》作：“又作面有热毒，多是陈裛之色”。

〔3〕又，宜作……续气脉：本条《嘉祐本草》作：“作粉，补中益气，和五藏，调脉”。

〔4〕曲：本品为《嘉祐本草》新补药，云“见陈藏器、孟诜、萧炳、陈士良、日华子”。

〔5〕马扫蹄：《医心方》原校注云：“仁和寺本无此三字。《证类》作‘驴马躁蹄’四字。”又“扫”，《医心方》旁注：“一作摇”。

〔6〕荞麦：此下为《嘉祐本草》新补内容，云“见陈藏器、孟诜、萧炳、陈士良、日华子”。与前《医心方》引“孟诜”及“胳玄子张”条文部吻合。因难区别诸家原文，故并列于后。

〔7〕舂：《大观本草》《政和本草》均作“舂”，当误。

食之，下气，利耳目。多食即微泄。烧其穰作灰，淋洗六畜疮，并驴马躁蹄。

稨豆微寒

主呕逆，久食头不白。患冷气人勿食。

疗霍乱吐痢不止，末和醋服之，下气。

其叶治瘕，和醋煮。理转筋，叶汁醋服，效。

又，吐痢后转筋，生捣叶一把，以少酢浸，取汁服之，立差。

其豆如绿豆，饼食亦可。

豉

能治久盗汗患者，以二[1]升微炒令香，清酒三升渍。满三日取汁，冷暖任人服之，不差，更作三两剂，即止。

陕府豉汁甚胜于常豉。以大豆为黄蒸，每一斗加盐四升，椒四两，春三日，夏二日，冬五日即成。半熟，加生姜五两，既洁且精，胜埋于马粪中。黄蒸，以好豉心代之。

菉豆[2]平

诸食法，作饼炙食之佳。

谨按：补益，和五脏，安精神，行十二经脉。此最为良。今人食，皆挞去皮，即有少拥[3]气。若愈病，须和皮，故不可去。

又，研汁煮饮服之，治消渴。

又，去浮风，益气力，润皮肉。可长食之。

白豆[4]平

无毒。补五脏，益中，助十二经脉，调中[5]，暖肠胃。

叶，利五脏，下气。嫩者可作菜食。生食之亦妙，可常食。

醋

多食损人胃。消诸毒气，煞邪[6]毒。能治妇人产后血气运：取美清醋，热煎，稍稍含之即愈。

又，人口有疮，以黄柏皮醋渍，含之即愈。

又，牛[7]马疫病，和灌之。

服诸药，不可多食。不可与蛤肉同食，相反。

又，江外人多为米醋，北人多为糟醋。发诸药，不可同食。

酢研青木香服之，止卒心痛、血气等[8]。

又，大黄涂肿，米醋飞丹用之。

〔1〕二：《政和本草》作“一”。
〔2〕菉豆：《大观本草》作“豆苗”。
〔3〕拥：《大观本草》作“许”。
〔4〕白豆：本品为《嘉祐本草》新补药，云“见孟诜及日华子”。
〔5〕中：《大观本草》作“和”。
〔6〕邪：《医心方》原作“耶”。
〔7〕牛：《大观本草》作“治”。
〔8〕酢研……血气等：本条《医心方》作：“孟诜食经治心痛方：酢研青木香服之”。

治痃癖，醋煎大黄，生者甚效。

用米醋佳，小麦醋不及。糟多妨忌。大麦醋，微寒，余如小麦也。

气滞风壅，手臂脚膝痛：炒醋糟裹之，三两易，当差。人食多，损腰肌脏。

糯米寒

使人多睡。发风，动气，不可多食。

又，霍乱后吐逆不止，清水研一碗，饮之即止。

酱

主火毒，杀百药。发小儿无辜。

小麦酱不如豆。

又，榆仁酱，亦辛美，杀诸虫，利大小便，心腹恶气。不宜多食。

又，芜荑酱，功力强于榆仁酱。多食落发。

獐、雉、兔及鳢鱼酱，皆不可多食。为陈久故也。

葵冷

主疳疮生身面上、汁黄者：可取根作灰，和猪脂涂之。

其性冷，若热食之，亦令人热闷。甚动风气。久服丹石人时吃一顿，佳也。

冬月，葵菹汁，服丹石人发动，舌干咳嗽，每食后饮一盏，便卧少时。

其子，患疮者吞一粒，便作头。

主患肿未得[1]头破者，三日后，取葵子二[2]百粒，吞之，当日疮头开。

女人产时，可煮，顿服之佳。若生时困闷，以子一合，水二升，煮取半升，去滓顿服之，少时便产[3]。

又，凡有难产，若生未得者，取一合捣破，以水二升，煮取一升以下，只[4]可半升，去滓顿服之，则小便与儿便出。切须在意，勿上厕。昔有人如此，立扑儿入厕中。

又，细剉，以水煎服一盏食之，能滑小肠。

女人产时，煮一顿食，令儿易生。

天行病后，食一顿，便失目。

吞钱不出，（根）煮汁，冷饮之，即出。

无蒜勿食。四季月食生葵，令饮食不消化，发宿疾。

又，霜葵生食，动五[5]种留饮。黄葵尤忌。

苋

补气，除热。其子明目。九月霜后采之。

叶，食亦动气，令人烦闷，冷中损腹。不可与鳖肉同食，生鳖癥。

又，取鳖甲如豆片大者，以苋菜封裹之，置于土坑内，上以土盖之，一宿尽变成鳖儿也。

〔1〕得：《大观本草》作“有”。

〔2〕二：《政和本草》作“一”。

〔3〕女人产时……便产：本条与下条《证类本草》所引内容相同，文字有出入，今并列。

〔4〕只：《大观本草》作“日”。

〔5〕五：《大观本草》作“三”。

又，五月五日采苋菜和马齿苋为末，等分。调与妊娠，服之易产。

胡荽平

利五脏，补筋脉。主消谷能食。若食多，则令人多忘。

又，食着诸毒肉，吐、下血不止，顿痝[1]黄者，取净胡荽子一升，煮使腹破，取汁停冷，服半升，一日一夜二服即止。

又，狐臭䘌齿病患不可食，疾更加。久冷人食之，脚弱。患气，弥不得食。

又，不得与斜蒿同食。食之令人汗臰，难差。

不得久食，此是薰菜，损人精神。

秋冬捣子，醋煮熨肠头出，甚效。

可和生菜食，治肠风。热饼裹食甚良。

利五脏不足，不可多食，损神。

胡荽[2]，味辛温一云微寒，微毒。消谷，治五脏，补不足。利大小肠，通小腹气，拔四肢热，止头痛，疗沙疹、豌豆疮不出，作酒喷之立出。通心窍，久食令人多忘。发腋臭、脚气。

根，发痼疾。

子，主小儿秃疮，油煎敷之。亦主蛊、五痔及食肉中毒下血：煮，冷取汁服。并州人呼为“香荽”。入药炒用。

邪蒿[3]

味辛，温、平，无毒。似青蒿细软。主胸膈中臭烂恶邪气，利肠胃，通血脉，续不足气。生食微动风气，作羹食良。不与胡荽同食，令人汗臭气。

同蒿[4]平

主安心气，养脾胃，消水饮。又，动风气，熏人心，令人气满，不可多食。

罗勒[5]

味辛，温，微毒。调中消食，去恶气，消水气，宜生食。又，疗齿根烂疮，为灰用甚良。不可过多食，壅关节，涩荣卫，令血脉不行。

又，动风发脚气。患啘，取汁服半合，定。冬月用干者煮之。

子，主目翳及物入目，三五颗致目中，少顷当湿胀，与物俱出。

又，疗风赤眵泪。

根，主小儿黄烂疮，烧灰敷之佳。北人呼为“兰香”，为石勒讳也。

石胡荽[6]寒

无毒。通鼻气，利九窍，吐风痰，不任食。亦去翳，熟挼内鼻中，翳自落。俗名

〔1〕痝：《政和本草》作“痞”，胡葱条同类方此字作“痿”。

〔2〕胡荽：以下为《嘉祐本草》新补，云“见孟诜、陈藏器、陈士良、日华子”。

〔3〕邪蒿：本品为《嘉祐本草》新补药，云“见孟诜、陈藏器、萧炳、陈士良、日华子”。

〔4〕同蒿：本品为《嘉祐本草》新补药，云“见孟诜、陈藏器、萧炳、陈士良、日华子”。

〔5〕罗勒：本品为《嘉祐本草》新补药，云“见孟诜、陈藏器、萧炳、陈士良、日华子”。

〔6〕石胡荽：本品为《嘉祐本草》新补药，云“见孟诜、陈藏器、萧炳、陈士良、日华子”。

“鹅不食草”。

蔓菁温

消食，下气，治黄胆，利小便。

根：主消渴，治热毒风肿。食，令人气胀满。

其子，九蒸九曝，捣为粉，服之长生。压油，涂头，能变蒜发。

又，研子入面脂，极去皱。

又，捣子，水和服，治热黄、结实不通，少顷当泻一切恶物，沙、石、草、发并出。又利小便。

又，女子妒乳肿，取其根生捣后，和盐、醋、浆水煮，取汁洗之五六度，差。又捣和鸡子白封之，亦妙。

冬瓜寒

上主治小腹水鼓胀。

又，利小便，止消渴。

又，其子，主益气耐老，除心胸气满，消痰止烦。

又，冬瓜子七升，[以]绢袋盛[之]，投三沸汤中，须臾[出]，曝干〔1〕，又内汤中。如此三度乃止，曝干。与清〔2〕苦酒浸之一宿，曝干为末，服之方寸匕，日二服〔3〕，令人肥悦。

又，明目，延年不老。

案经：[食之]〔4〕压丹石，去头面热风。

又，热发者服之食。患冷人勿食之，令人益瘦〔5〕。

取冬瓜一颗，和桐叶与猪食之。一冬更不食诸物，[自然不饥]〔6〕，其猪肥长三四倍矣。

又，煮食之，能炼五脏精细。欲得肥者，勿食之，为下气。欲瘦小轻健者，食之甚健人〔7〕。

又，冬瓜仁三[五]升，退去皮壳，[捣]为丸〔8〕。空腹及食后各服廿丸，令人面滑净如玉〔9〕。可入面脂中用。

---

〔1〕又，冬瓜子……曝干：此条方括号中的文字，卷子本原无，据《嘉祐本草》补。

〔2〕清：卷子本误作“滑”，今改。

〔3〕服之……二服：此句《嘉祐本草》作“日服之方寸匕”。

〔4〕食之：卷子本原无，据《医心方》补。

〔5〕又，热发者……益瘦：本条《嘉祐本草》作“热者食之佳，冷者食之瘦人”。

〔6〕自然不饥：卷子本原无。《证类本草》本条引作：“一冬更不要与诸物食，自然不饥，长三四倍矣”。

〔7〕又，煮食之……甚健人：本条《证类本草》引作：“煮食之，炼五藏，为下气故也。欲得瘦轻健者，则可长食之。欲要肥，则勿食。”

〔8〕又，冬瓜仁……为丸：本条《证类本草》引作：“又取子三五升，退去皮，捣为丸。”据此补入“五”“捣”二字。

〔9〕空腹……滑净如玉：本条《嘉祐本草》作：“空腹服三十丸，令人白净如玉。”

濮瓜

肺热消渴，取濮瓜去皮，每食后嚼吃三二两，五七度良。

甜瓜[1] 寒

上止渴，[益气][2]，除烦热。多食令人阴下痒湿[3]，生疮。

又，发瘅[4]黄，动宿冷病，患癥瘕人不可食瓜。[若食之饱胀，入水自消][5]。

其瓜蒂，主治身面四肢浮肿，杀蛊[6]，去鼻中息肉，阴瘅黄及急黄[7]。

又，生瓜叶，捣取汁，治人头不生毛发者，涂之即生[8]。

案经：多食令人羸惙虚弱，脚手少力[9]。其子热，补中焦，宜人。其肉止渴，利小便，通三焦间拥塞气。

又方，瓜蒂七枚，丁香七枚，[小豆七粒]，捣为末，吹[黑豆许于]鼻中，少时治痈气，黄汁即出，差[10]。

又，补中。打损折，碾末酒服去瘀血。治小儿疳。《龙鱼河图》云：瓜有两鼻者杀人。沉水者杀人。食多饱胀，可食盐，化成水[11]。

胡瓜[12] 寒

不可多食，动风及寒热。又发痁疟[13]，兼积瘀血。

案：多食令人虚热上气，生百病，消人阴，发疮[疥]，及发痃气及脚气，损血

〔1〕甜瓜：《证类本草》引列瓜蒂条下，文序与卷子本大异。《嘉祐本草》“新补”文序与卷子本同，简作：“甜瓜：寒，有毒。止渴，除烦热，多食令人阴下湿痒，生疮。动宿冷病，发虚热，破腹。又，令人惙惙弱，脚手无力。少食即止渴，利小便，通三焦间拥塞气。兼主口鼻疮。叶：治人无发，捣汁涂之即生。”

〔2〕益气：卷子本无，据《证类本草》补。

〔3〕痒湿：《证类本草》《嘉祐本草》“新补”均作“湿痒”。

〔4〕瘅：卷子本误作“痹”，据《医心方》改。

〔5〕若食之饱胀，入水自消：卷子本原无，据《证类本草》补。

〔6〕蛊：卷子本、《大观本草》均作“虫”。参《本经》瓜蒂主治，从《政和本草》作“蛊”。

〔7〕阴瘅黄及急黄：《证类本草》作“癥黄黄疸及暴急黄”。

〔8〕又，生瓜叶……涂之即生：此条证《证类本草》作：“叶生捣汁生发”。

〔9〕羸惙虚弱，脚手少力：《证类本草》《嘉祐本草》“新补”均将“羸惙”作“惙惙”，“少力”作“无力”。

〔10〕又方……差：本方《证类本草》作：“取瓜蒂、丁香各七枚，小豆七粒，为末，吹黑豆许于鼻中，少时黄水即出，差”。据此，补入卷子本所脱方括号中文。

〔11〕又，补中……化为水：本条卷子本无，据《证类本草》补。

〔12〕胡瓜：《医心方》所引“孟诜”及“膳玄子张”条文部吻合。另，本品为《嘉祐本草》新补药，云“见千金方及孟诜、陈藏器、日华子”。本条作：“胡瓜：叶，味苦，平，小毒。主小儿闪癖，一岁服一叶，已上斟酌与之。生挼绞汁服，得吐、下。根，捣敷胡刺毒肿。其实，味甘，寒，有毒。不可多食，动寒热，多疟病，积瘀热，发疰气，令人虚热上逆，少气，发百病及疮疥，损阴血脉气，发脚气。天行后不可食。小儿切忌，滑中，生疳虫。不与醋同食。北人亦呼为黄瓜，为石勒讳，因而不改。”

〔13〕痁疟：《医心方》作“疟病”。

脉。天行后不可食[1]。

小儿食，发痢，滑中，生疳[2]虫。

又，不可和酪[3]食之，必再发。

又，捣根，敷胡刺毒肿，甚良。

越瓜寒

上主治利阴阳，益肠胃，止烦渴，不可久食，发痢。

案：此物动风。虽止渴，能发诸疮。令人虚，脚弱，虚不能行[立][4]。小儿夏月不可与食，成痢、发虫。令人腰脚冷，脐下痛[5]。

患时疾后不可食[6]。

不得和牛乳及酪食之。

又，不可空腹和醋食之，令人心痛。

芥

主咳逆下气，明目，去头面风。大叶者良。煮食之亦动气，犹胜诸菜。生食发丹石，不可多食。

其子，微熬研之，作酱香美，有辛气，能通利五脏。

其叶不可多食。

又，细叶有毛者杀人。

萝卜性冷

利五脏，轻身益气。

根，消食下气。甚利关节，除五脏中风，练五脏中恶气。服之令人白净肌细。

菘菜温

治消渴。又发诸风冷。腹中冷病者不服。有热者服之，亦不发病，即明其菜性冷。《本草》云"温"，未解。

又，消食，亦少下气。

九英菘，出河西，叶极大，根亦粗长。和羊肉甚美。常食之，都不见发病。其冬月作菹，煮作羹食之，能消宿食，下气治嗽。诸家商略，性冷，非温。恐误也。

又，北无菘菜，南无芜菁。其蔓菁子，细；菜子，粗也。

荏子

主咳逆下气。

---

〔1〕案……不可食：本条《医心方》作："膳玄子张云：发痃气，生百病，消人阴，发诸疮疥，发脚气，天行后卒不可食之，必再发。"

〔2〕疳：原作"甘"，据《嘉祐本草》"新补"改。

〔3〕酪：《嘉祐本草》"新补"作"醋"。

〔4〕案……虚不能行立：《医心方》简作："动气，虽止渴，仍发诸疮。令虚，脚不能行立。""立"字卷子本脱，今补。《证类本草》节引本条为："又发诸疮，令人虚弱。"

〔5〕令人腰脚冷，脐下痛：此句《证类本草》作"冷中，常令人脐下为癥痛"。

〔6〕患时疾后不可食：《证类本草》作"又天行病后不可食"。

其叶性温。用时捣之。治男子阴肿，生捣和醋封之。女人绵裹内，三四易。

谨按：子，压作油用，亦少破气，多食发心闷。温。补中益气，通血脉，填精髓。可蒸令熟，烈日干之，当口开。春取米食之，亦可休粮。生食，止渴润肺。

龙葵

主丁肿。患火丹疮，和土杵，敷之尤良。

其子疗甚妙。其赤珠者名龙珠，久服变发长黑，令人不老。

其味苦，皆挼去汁食之。

苜蓿

患疸黄人，取根生捣，绞汁服之良。

又，利五脏，轻身，洗去脾胃间邪气，诸恶热毒。少食好，多食当冷气入筋中，即瘦人。亦能轻身健人，更无诸益。

彼处人采根作土黄耆也。

又，安中，利五脏。煮，和酱食之，作羹亦得。

荠

补五脏不足。

叶，动气。

荠子，入治眼方中用。不与面同食。令人背闷。服丹石人不可食。

蕨寒

补五脏不足。气壅经络筋骨间，毒气。令人脚弱不能行。

消阳事，缩玉茎。多食令人发落，鼻塞，目暗。小儿不可食之，立行不得也〔1〕。

又，冷气人食之，多腹胀。

翘摇

疗五种黄病：生捣汁，服一升，日二，差。

甚益人，和〔2〕五脏，明耳目，去热风，令人轻健。长食不厌，煮熟吃，佳。若生吃，令人吐水。

蓼子

多食令人吐水。亦通五脏拥气，损阳气。

葱温

叶，温；白，平。主伤寒，壮热出汗；中风，面目浮肿，骨节头疼，损发鬓。

葱白及须：平。通气，主伤寒头痛。

又，治疮中有风水，肿疼、秘涩〔3〕。取青叶同干姜、黄柏相和，煮作汤，浸洗之，立愈。冬葱最善，宜冬月食，不宜多。只可和五味用之。虚人患气者，多食发

---

〔1〕消阳事……立行不得也：此条《证类本草》简作：“消阳事，令眼暗，鼻中塞，发落，不可食。”

〔2〕和：《政和本草》作“利”。

〔3〕又，治疮中有风水，肿疼、秘涩：此条《嘉祐本草》作：“根主疮中有水风肿疼者。”

气，上冲人[1]，五脏闭绝，虚人胃。开骨节，出汗，故温尔[2]。

少食则得，可作汤饮。不得多食，恐拔气上冲人，五脏闷绝。切不可与蜜相和，食之促人气，杀人。

又，止血衄，利小便。

韭

冷气人，可煮，长服之。

热病后十日，不可食热韭，食之即发困。

又，胸痹，心中急痛如锥刺，不得俯仰，白汗出。或痛彻背上，不治或至死。可取生韭或根五斤，洗，捣汁灌少许，即吐胸中恶血。

亦可作菹，空心食之，甚验。此物煠熟，以盐、醋空心吃一碟，可十顿以上。甚治胸膈咽气，利胸膈，甚验。

初生孩子，可捣根汁灌之，即吐出胸中恶血，永无诸病。

五月勿食韭。若值时馑之年，可与米同功[3]。种之一亩，可供十口食。

薤

轻身耐老。疗金疮，生肌肉，生捣薤白，以火封之。更以火就炙，令热气彻疮中，干则易之。

诸疮中风水肿，生捣，热涂上，或煮之。

白色者最好。虽有辛气，不荤人五脏。

又，发热病，不宜多食。三月勿食生者。

又，治寒热，去水气，温中，散结气，可作羹。

[心腹胀满][4]：可作宿菹，空腹食之。

又，治女人赤白带下。

学道人长服之，可通神灵，甚安魂魄，益气，续筋力。

骨鲠在咽不去者，食之即下。

荆芥温

辟邪气，除劳，传送五脏不足气，助脾胃。

多食薰人五脏神。通利血脉，发汗，动渴疾。

又，杵为末，醋和封风毒肿上。

患丁肿，荆芥一把，水五升，煮取二升，冷，分二服。

荆芥一名“菥蓂”。

菾菜

又，捣汁与时疾人服，差。

子，煮半生，捣取汁，含，治小儿热。

---

〔1〕冲人：《大观本草》作“冲入”。

〔2〕开骨节……故温尔：《证类本草》作“为通和关节出汗之故也”。

〔3〕功：《证类本草》误作“地”。

〔4〕心腹胀满：此方为《医心方》引“孟诜食经”之“心腹胀满方”，据此补主治。

紫苏

除寒热，治冷气。

鸡苏

一名水苏。熟捣生叶，绵裹塞耳，疗聋。

又，头风目眩者，以清酒煮汁一升服。产后中风，服之弥佳。

烧作灰汁及以煮汁洗头，令发香，白屑不生。

又，收讫酿酒及渍酒，常服之佳。

香薷温

又云香戎。去热风。生菜中食，不可多食。

卒转筋，可煮汁顿服半升，止。

又，干末止鼻衄，以水服之。

薄荷平

解劳。与薤相宜。发汗，通利关节。杵汁服，去心脏风热。

秦荻梨

于生菜中最香美，甚破气。

又，末之，和酒服，疗卒心痛，悒悒，塞满气。

又，子，末以和[1]醋封肿气，日三易。

瓠子[2]冷

上主治消渴。患恶疮，患脚气虚肿者，不得食之，加甚。

案经：治热风，及服丹石人始可食之。除此，一切人不可食也。患冷气人食之，加甚。又发痼疾。

大蒜[3]热

除风，杀虫、毒气。

久服损眼伤肝。治蛇咬疮，取蒜去皮一升，捣，以小便一升，煮三四沸。通人即入渍损处，从夕至暮。初被咬未肿，速嚼蒜封之，六七易。

又，蒜一升去皮，以乳二升，煮使烂。空腹顿服之，随后饭压之。明日依前进服，下一切冷毒风气。

又，独头者一枚，和雄黄、杏人研为丸，空腹饮下三丸，静坐少时，患鬼气者，当汗[4]出即差。

〔1〕以和：《政和本草》作“和大”。

〔2〕瓠子：《嘉祐本草》引列于“苦瓠”下：“瓠，冷。主消渴、恶疮。又患脚气及虚胀，冷气人，不可食之，尤甚。又压热，服丹石人方可食，余人不可辄食。”

〔3〕大蒜：《医心方》引时名“大蒜”；《嘉祐本草》引时名“蒜”，列于“葫”条。葫即大蒜。

〔4〕汗：《政类本草》作“毛”，恐误。

小蒜

主霍乱，消谷，治胃温中，除邪气。五月五日采者上。

又，去诸虫毒、丁肿、毒疮，甚良。不可常食。

胡葱[1] 平

主消谷，能食。久食之，令人多忘。根：发痼疾。

又，食着诸毒肉，吐血不止，痿黄悴者，取子一升，洗，煮使破，取汁停冷。服半升，日一服，夜一服，血定止。

又，患狐臭、䘌齿人不可食，转极甚。

谨按：利五脏不足气，亦伤绝血脉气。多食损神，此是熏物耳。

莼菜

和鲫鱼作羹，下气止呕。多食动[2]痔。虽冷而补。热食之，亦拥气不下。甚损人胃及齿，不可多食，令人颜色恶。

又，不宜和醋食之，令人骨痿。少食，补大小肠虚气。久食损毛发。

水芹 寒

食之养神益力，令人肥健。杀石药毒。

置酒酱中香美。

于醋中食之，损人齿，黑色。

生黑滑地，名曰“水芹”，食之不如高田者宜人。余田中皆诸虫子在其叶下，视之不见，食之与人为患。高田者名“白芹”[3]。

马齿苋

延年益寿，明目。

又，主马毒疮，以水煮，冷服一升，并涂疮上。

患湿癣白秃，取马齿膏涂之。若烧灰敷之，亦良[4]。

作膏，主三十六种风，可取马齿一硕，水可二硕，蜡三两，煎之成膏。

治疳痢及一切风，敷杖疮良。

及煮一碗，和盐、醋等空腹食之，少时当出尽白虫矣。

又可细切煮粥，止痢，治腹痛。

落苏 平

主寒热，五脏劳。不可多食。动气，亦发痼疾。熟者少食之，无畏。患冷人不可食，发痼疾。

又，根，主冻脚疮，煮汤浸之。

又，醋摩之，敷肿毒。

---

〔1〕胡葱：本药条文与“胡荽”条甚相近，中尾万三疑二者为同一条。

〔2〕动：《嘉祐本草》作“发”。

〔3〕生黑滑地……名“白芹”：本条据《嘉祐本草》。《医心方》简作：“若食之时，不如高田者宜人。其水者有虫生子，食之与人患。”

〔4〕患湿癣……亦良：本条据《证类本草》。《嘉祐本草》作：“以马齿膏和灰涂，效。”

蘩蒌

不用令人长食之，恐血尽。或云：蒌即藤也，人恐白软草是。

又方，[治隐轸疮][1]，捣蘩蒌封上。

煮作羹食之，甚益人。

鸡肠草温

作灰和盐，疗一切疮及风丹遍身如枣大、痒痛者，捣，封上，日五六易之。亦可生食，煮作菜食之，益人。去脂膏毒气。

治一切恶疮，捣汁敷之，五月五日者验。

又，烧敷疳䘌。亦疗小儿赤白痢，可取汁一合，和蜜服之甚良。

白苣[2]寒

主补筋力。

利五脏，开胸膈拥塞[3]气，通经脉，养筋骨，令人齿白净，聪明，少睡。可常常食之。有小冷气人食之，虽亦觉腹冷，终不损人。

又，产后不可食之，令人寒中，少腹痛。

落葵

其子，悦泽人面，药中可用之。

其子，令人面鲜华可爱。取蒸，烈日中曝干。挼[4]去皮，取人细研，和白蜜敷之，甚验[5]。食此菜后被狗咬，即疮不差也。

堇菜

味苦。主寒热鼠瘘，瘰疬生疮，结核聚气。下瘀血。

久食，除心烦热，令人身重懈惰。又令人多睡，只可一两顿而已。

又，捣敷热肿良。

又，杀鬼毒，生取汁半升服，即吐出。

叶，主霍乱。与香薷同功。

蛇咬，生研[6]敷之，毒即出矣。

又，干末和油煎成，摩结核上，三五度便瘥。

蕺菜温

小儿食之[7]，便觉脚痛，三岁不行。久食之，发虚弱，损阳气，消精髓，不可食。

---

〔1〕治湿轸疮：《医心方》引此方于“治湿轸疮”下，因据补。

〔2〕白苣：本条据《医心方》。另，本品为《嘉祐本草》新补药，云“见孟诜、陈藏器、萧炳”。文作：“白苣：味苦，寒，一云平。主补筋骨，利五脏，开胸膈拥气，通经脉，止脾气。令人齿白，聪明，少睡。可常食之。患冷气人食，即腹冷，不至苦损人。产后不可食，令人寒中，小腹痛。”

〔3〕塞：原作“寒”，当误，今改。

〔4〕挼：《大观本草》作“按”。

〔5〕取蒸……甚验：本条据《证类本草》。《嘉祐本草》简作：“取蒸，暴干，和白蜜涂面，鲜华立见。”

〔6〕研：《大观本草》作“杵”。

〔7〕之：《医心方》作“蕺菜”。

马芹子

和酱食诸味良。根及叶不堪食。

卒心痛，子作末，醋[1]服。

芸薹

若先患腰膝，不可多食，必加极。

又，极损阳气，发口疮齿痛[2]。

又，能生腹中诸虫。道家特忌。

雍菜[3]

味甘，平，无毒。主解野葛毒，煮食之，亦生捣服之。岭南种之，蔓生，花白，堪为菜。云南人先食雍菜，后食野葛，二物相伏，自然无苦。

又，取汁滴野葛苗，当时烟死，其相杀如此。张司空云：魏武帝啖野葛至一尺，应是先食此菜也。

菠薐[4] 冷

微毒。利五脏，通肠胃热，解酒毒。服丹石人食之佳。北人食肉面即平，南人食鱼鳖水米即冷。不可多食，冷大小肠。久食令人脚弱不能行。发腰痛，不与蛆鱼同食。发霍乱吐泻。

苦荬[5] 冷

无毒。治面目黄，强力，止困，敷蛇虫咬。

又，汁傅丁肿，即根出。蚕蛾出时，切不可取拗，令蛾子青烂。蚕妇亦忌食。野苦荬五六回拗后，味甘滑于家苦荬，甚佳。

鹿角菜[6] 大寒

无毒，微毒。下热风气，疗小儿骨蒸热劳。丈夫不可久食，发痼疾，损经络血气，令人脚冷痹，损腰肾，少颜色。服丹石人食之，下石力也。出海州，登、莱、沂、密州并有，生海中。又能解面热。

莙荙[7] 平

微毒。补中下气，理脾气，去头风，利五脏。冷气不可多食，动气。先患腹冷，食必破腹。茎灰淋汁，洗衣白如玉色。

---

〔1〕醋：《政和本草》作“酣”。

〔2〕发口疮齿痛：《大观本草》作“发疮口齿痛”。

〔3〕雍菜：本品为《嘉祐本草》新补药，云“见孟诜、陈藏器、陈士良、日华子”。

〔4〕菠薐：本品为《嘉祐本草》新补药，云“见孟诜、陈藏器、陈士良、日华子”。

〔5〕苦荬：本品为《嘉祐本草》新补药，云“见孟诜、陈藏器、陈士良、日华子”。

〔6〕鹿角菜：本品为《嘉祐本草》新补药，云“见孟诜、陈藏器、陈士良、日华子”。

〔7〕莙荙：本品为《嘉祐本草》新补药，云“见孟诜、陈藏器、陈士良、日华子”。

附　余

孟诜方[1]：治产后血运心闷气绝方。以冷水噀面即醒。

孟诜《食经》方：鱼骨哽方：取萩[2]去皮，着鼻中，少时差。

孟诜《食经》云[3]：拧茎单，煮洗浴之。

又方，茺蔚可作浴汤。

又方，煮赤小豆取汁停冷洗，不过三四。

又方，捣蘗蒌封上。

〔1〕孟诜方：中尾万三疑此原出孟诜《必效方》。

〔2〕萩：《医心方》原注云："萩，恐荻。"药名有疑，列于"附余"。

〔3〕孟诜《食经》云：《医心方》原注云："宇治本无之，医本有之。"其中赤小豆、蘗蒌二方与《医心方》他处所引此物内容相近，茺蔚则不见他书所引。是否错简，存疑。

校后记

唐代孟诜撰，张鼎增补的《食疗本草》，约成书于公元713（或略早），是我国第一部以“食疗”为名的专书。《食疗本草》将食忌（饮食禁忌）、食宜（食养食治功能）与食方（食药配伍运用）集于一书，对后世食疗类著作的编纂影响很大。书中所收集的唐代及其以前的许多食疗品及食疗经验，成为我国食疗宝库的瑰宝之一。《食疗本草》原书已佚，仅有残卷及众多佚文存世。今将其佚文辑录校点，以便让这一食疗名著能更好地为当代卫生保健服务。

一、作者与成书

最早记载《食疗本草》及其相关著作的是《新唐书·艺文志》，云有“孟诜《食疗本草》三卷，又《补养方》三卷，《必效方》十卷”。在此之前的《唐书·经籍志》仅记载“《补养方》三卷，孟诜”。此外，唐代陈藏器《本草拾遗》中引用了“张鼎《食疗》”佚文数条。对该书记载最详细的是北宋《嘉祐本草》（1060年）“补注所引书传”，其中记载：“《食疗本草》：唐同州刺史孟诜撰，张鼎又补其不足者八十九种，并旧为二百二十七条，凡三卷。”

这一记载，弥补了正史与本草记载内容的不足，让人们知道唐代的《食疗本草》是由孟诜撰、张鼎增补的作品。其中作者之一的孟诜名气更大，《唐书》第196卷有孟诜的传记。

孟诜（621—713），是唐代很有名气的长寿者，汝州梁（今河南临汝）人。他从小喜好医药方术，及长得中进士，后曾出任凤阁舍人、台州司马、春官侍郎、侍读等职，其时约在七世纪末。唐长安年间（701～704年）任同州刺史，所以后人尊称他为“孟同州”。上元元年（674年），孟诜结识了当时著名医药学家孙思邈，并以师礼事之，从而得受孙氏的许多医学思想影响。孙思邈《千金要方》中有“食治”专卷，一般认为该卷对孟诜编撰《食疗本草》有直接的影响。唐神龙元年（705年），孟诜归隐于伊阳之山，专门从事医药养生研究。他到晚年，记忆力和体力仍如壮年。他的养生名言是：“善言莫离口，良药莫离手。”可见他既主张仁善待人，同时又主张经常服用保养药物（包括食药两用的食疗品）。孟氏的《补养方》，应该是他归隐以后所撰的养生书。但该书已佚，内容不明。今存世的孟氏著作唯有《食疗本草》，大约成书于8世纪初。

《食疗本草》的增补者张鼎，名不见经传。据日本丹波康赖《医心方》所引“瞎玄子张《食经》”的内容，与张鼎《食疗》的佚文相同，可见瞎玄子乃是张鼎的道号。

由此可推断张鼎是一位道家人物。《宋史·艺文志》中记载的"悟玄子《安神养性方》一卷，《箧中方》一卷，"有可能就是张鼎的作品。从《食疗本草》补充的内容来看，张鼎的确具有很高的医疗保健素养。

由于最早引用孟、张二氏《食疗本草》的医药著作是唐代陈藏器的《本草拾遗》。所以，张鼎增补《食疗本草》的时间，大约在孟诜逝世前后若干年，即公元713年前后，到《本草拾遗》成书（739年）之间。该书出自孟诜之手的食药居多，张鼎又增补了89种食药，连同孟氏原撰的药物，其书总药数是227种。宋·掌禹锡《嘉祐本草》清楚地记载了《食疗本草》的构成，说明掌氏亲见此书，并了解该书的文字结构。但掌氏对该书行文的记载还不够详细，所幸敦煌石窟发现的《食疗本草》残卷为我们考察该书条文的样式提供了可靠的依据。以下为其中的一药：

石榴温

实，主谷利、泄精。

疣虫白虫。

案经：久食损齿令黑。其皮炙令黄，捣为末，和枣肉为丸，[空腹]日服卅丸，后以饭押，[日二服]，断赤白痢。

又，久患赤白痢，肠肚绞痛，以醋石榴一个，捣令碎，布绞取汁，空腹顿服之立止。

又，其花、叶阴干，捣为末，和铁丹服之。一年白发尽黑，益面红色。仙家重此，不尽书其方。

由此可见，《食疗本草》完整的药条分为两部分，前一部分讲述该食药的功效主治，后一部分冠以"案经"（其他书中或引作"谨按"），列举食方。一般认为，"案经"（或"谨按"）之后的文字出自张鼎之手。

由于《食疗本草》早已亡佚，要考察该书的面貌，有必要知道该书佚文存世的概况。

二、残卷与佚文概况

从《嘉祐本草》的记载以及引用该书条文的情况来看，《食疗本草》原书在北宋尚存。此后《证类本草》还继续引用该书的文字，说明直到北宋末期，此书在民间还有流传。但下此以往，再也没有见到该书被人引用或被书目收录，因此，该书亡佚的时间大约在北宋以后。

今存世最早的《食疗本草》文字当数1907年在敦煌莫高窟发现的该书残卷。此残卷仅载有26味药（首尾二药内容不全），抄写年份为长兴五年（934年）。此残卷的抄写虽然也有讹误或脱漏，但却保留了该书朱墨分书的原貌。其原件今存于英国伦敦博物馆，编号为Stein Rolls No. 76。除此以外，《食疗本草》的佚文散见于多种医药书中。

现知最早引用该书的是唐代陈藏器《本草拾遗》（见于"假苏"等数药条下），

但只有寥寥数条。不过笔者在辑校时发现，《本草拾遗》中还可能有相当一部分原出《食疗》的方剂没有注明出处。

日本丹波康赖《医心方》（984 年）引用了较多的《食疗本草》佚文，并一一注明出处。据统计，该书引用的“孟诜《食经》云”16 条，“孟诜云”62 条，“脂玄子张《食经》云”13 条，共计 91 条。但该书所引多简略，并不能完全反映《食疗本草》条文的原貌。

北宋掌禹锡《嘉祐本草》和苏颂《本草图经》中都分别引用了《食疗本草》的内容。其中掌禹锡引“孟诜云”160 条，“新补见孟诜”22 条。苏颂所引仅为零星条目。北宋唐慎微《证类本草》不仅保留了唐代《本草拾遗》、宋代《嘉祐本草》《本草图经》中所引《食疗本草》佚文，还另外补充引用了“食疗云”176 条，另有“食疗余”8 种，是前人没有记载过的新品种食药。此外，北宋寇宗奭《本草衍义》也引有零星的《食疗本草》佚文。综上所述，目前能为辑佚该书提供大量素材的还是该书的敦煌残卷本、《医心方》、《证类本草》这三个来源。笔者正是根据上述佚文，并参考了日本本草学家中尾万三及其他学者的相关研究，在马继兴、谢海洲、翁维健三位先生的指导下，完成了该书的整理辑佚。

三、内容与价值

在唐代以前，已经出现了众多的本草、食禁（食忌）、食经方面的著作。本草类著作收录医疗所需药物，其中包括了大量的食药两用品。食禁类著作主要记载饮食的禁忌。食经则相当于烹调食谱。但直到唐代，才出现了专门的食疗著作，将食药两用品集中予以介绍。最早的食疗卷篇是唐代孙思邈《备急千金要方》第 26 卷《食治》。该卷在各类食物之下，既谈食性（性味功效），也谈食忌（食物的副作用及配合运用的禁忌），主要摘录前人本草及食忌专书的内容。

孟诜作为孙思邈的弟子，深受其学术思想的影响。孙思邈的书中对食疗特别推崇。《备急千金要方》记载：“夫为医者，当须先洞晓病源，知其所犯，以食治之。食疗不愈，然后命药。”又，“若能用食平疴，释情遣疾者，可谓良工。”孟诜的贡献是将食疗类资料集为专书，不仅记载了食药的功效，也收集了大量的食疗补养方，切合实用。此外，他的书并非单纯摘引前人著作所载，而是收集总结唐代盛行的各类食疗物品和实际经验，其中包括孟诜、张鼎个人的心得与见解。

今存的《食疗本草》佚文中，涉及食物 260 余种，比《备急千金要方·食治》的 155 种要多出百余种，是唐代收集食药最多的食疗专著。其中包括了当时常用的瓜果、菜蔬、米谷、鸟兽、虫鱼，以及某些食物加工品。值得一提的是，该书首次记载了当时本草著作未曾记载过的许多食物，例如鱼类中的鳜鱼、鲈鱼、石首鱼等，菜类的菠薐（菠菜）、莙荙、白苣、胡荽等，米谷类的绿豆、白豆、荞麦等，这些食品至今仍为常食之物。

《食疗本草》还记载了唐代盛行的动物脏器疗法，例如用羊肝、兔肝来明目，用猪肾（猪腰子）治疗人体肾虚，等等。该书对藻菌类食品也非常重视，除了昆布、海藻、紫菜、芰首、菌子、木耳之外，还首次记载了船底苔、干苔等藻类植物的食用与药用价值，并提出“但是海族之流，皆下丹石”的见解。唐代有些人曾热衷服用丹石等矿物药，由此引发了许多疾病。《食疗本草》提出可运用海洋生物来对抗丹石的毒性。现代研究表明，海藻类含有大量的碳水化合物、蛋白质和脂肪，以及多种维生素和微量元素（尤其是含有丰富的碘）。在米谷等淀粉类食物中加入这些藻体，有助于消化和补充人体所缺少的某些营养。所以《食疗本草》注意到海藻类的食疗功能，是很值得称赞的。

受时代的限制，《食疗本草》也记载了神仙家的言论，以及一些不切实际、近乎迷信的食物禁忌。但总的说来，其中所载食物的禁忌大多是经验的总结。例如杨梅“多食损人齿及筋”；安石榴“多食损齿令黑”；沙糖“损牙齿，发疳䘌”；河豚“有毒，不可食之，其肝毒杀人”等。有关妊娠及小儿的饮食禁忌，在该书中也多有记载。饶有趣味的是，该书还在十几味食药之下，比较了南方、北方不同的饮食习惯以及食用同一食物的不同效果，从而提示食物疗法必须充分注意到地区性。此外，该书还注意到一些食品卫生的问题。例如，指出一些非正常死亡的鸟兽可能对人体产生危害，食品加工过程可能混入杂质，不当的贮藏可能影响到食品的质量等。

《食疗本草》记载的众多食品种类，丰富而实用的内容受到后世的推崇。该书记载的许多食疗方，至今仍在民间使用。

四、本次校点的相关说明

本次重新整理的辑佚本《食疗本草》，是以人民卫生出版社1984年出版的《食疗本草》（辑本）为主要依据。该书原辑者有谢海洲、马继兴、翁维健先生，笔者亦为辑者之一。由于《食疗本草》残卷仅存26味药，因此无法推知全书各药的编排方式。因此辑校时无法恢复其原貌，唯有力求资料齐全，文字准确，方便检索。本着这一原则，该书辑佚本分为三卷（上卷：矿物、草木、果实，中卷：鸟兽、虫鱼；下卷：米谷、菜蔬），其顺序大致依准《证类本草》。

鉴于该书佚文虽多，但精粗不一。有时同一药的不同书籍所存佚文，文字可能会有较大出入，强行校合，必然会顾此失彼。为了尽可能多地保存原书的信息，不妄自删改。笔者在辑校时特别注意详注佚文出处，对同药的佚文，则取长补短，甄别是非。对出入较大的同药佚文，则选其良者为正文，另在校注中保留未选入正文的佚文内容。尽管如此，可能还有处理不周之处，欢迎读者批评指正。

郑金生

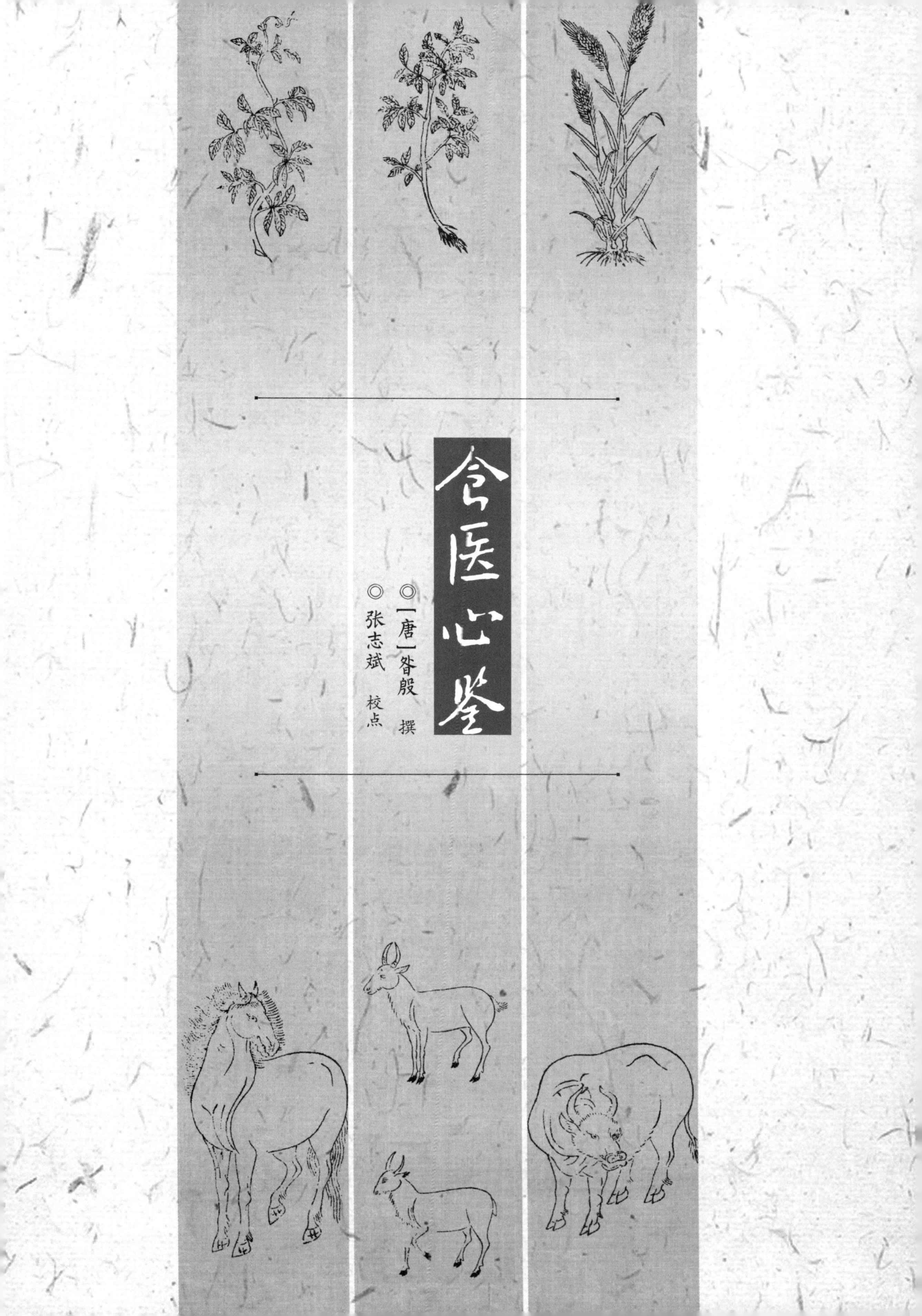

食医心鉴

◎［唐］昝殷　撰

◎张志斌　校点

内容提要

《食医心鉴》为唐代昝殷撰，约成书于859年。据《通志·艺文略》记载，为三卷。原书早佚，今本乃日本汉方医学家丹波元坚（亦称多纪元坚）辑自《医方类聚》。此书不同于一般食物本草的最大特点为所载多为食疗方剂，而非单味食物或药物。辑本不分卷，载食疗方209首，包括105首有名方与94首无名方。分为15大类。以内科用方为主，包括中风、诸风、诸气、心腹冷痛、脚气、脾胃气弱、噎病、消渴、水肿、淋病、小便数、痢疾等。另有3类涉及其他各科用方，为痔病、妇人病及小儿病。其中，除治疗诸风之“浸酒茶药”与“小儿诸病”之外，其他13类方剂之前都载有此病的相关论述，讨论病因病机、病证分类及症状表现。然后，分别列出各食疗方之组成、适用证、加工制作及食用方法。所用剂型，包括酒、茶、粥、汤、羹、脍、腤醔、馄饨、索饼等，其中，尤以粥方为多。

本次校点，以中国中医科学院图书馆藏北京东方学会民国甲子（1924年）东方学会丛书铅印本为底本。

目　录

食医心鉴

食医心鉴

［唐］昝殷　撰

论中风疾状食治诸方

黄帝曰：岁之所以多风疾之病者，何气使然？师旷对曰：此八正之候。常以冬至之日，风从南方来者，名为虚风，贼伤人者也。以夜至，万民皆卧而不犯之也，故其岁万民少病。以其昼至，万民懈堕而皆中于风，故万民多病。虚邪入客于骨而不发于外。至于立春，气大发腠理。立春之日，风从西来者，万民皆中于虚风。邪相搏，经气绝伐，故诸逢其风而民之遇其雨者，名遇风岁露焉。因岁之和，少贼风，无病死者。岁多贼风邪之气，寒温不适，则多病矣。风从南来者，名曰大弱。其伤人也，内舍于心，外舍于脉，其气主为热。风从西南方来者，名曰谋风。其伤也，内舍于脾，外舍于肥肉，其气主为弱。风从西方来者，名曰冈风。其伤也，内舍于肺，外在皮肤，其气为燥。风从西北方来者，名曰折风。其伤人也，内舍于小肠，外在手太阳之脉。脉绝则泄，闭则结不通，则喜暴死。风从北方来者，名曰大冈之风。其伤也，内舍于肾，外在骨肉及膂筋脉，其气主为寒。痹风从东北方来者，名曰胸风。其伤人也，内舍于肠，外在两胁腋骨下及四肢节。风从东方来者，名曰婴儿之风。其伤人也，内舍于脾，外在筋络，其气为湿。痹风从东南方来者，名曰弱风。其伤人也，内舍胸外，在于肉，其气主为体重。主八风者，皆从其虚之乡来，乃能病人。三虚相搏，则为暴病卒死。两实一虚，则为淋露。寒犯其雨湿之地，则为痿。故圣人辟邪风如避矢石。其三虚而偏中于邪风，则为击[1]仆偏枯矣。

治中风，心脾热，言语謇涩，精神昏愦，手足不随，宜吃**葛粉索饼方**：

葛粉四两　荆芥一握

上以水四升，煮荆芥六七沸，去滓澄清。软和葛粉作索饼，于荆芥汁中食之。

治中风，心脾热，言语謇涩，精神昏愦，手足不随，口㖞面戾，宜服**粟米粥方**：

白粱米三合　荆芥　婆诃叶各一握

上以水三升，煎荆芥、婆诃，取汁一升，半澄滤，投米煮粥，空心食之。

治中风，五脏拥热，言语謇涩，手足不随，神情冒昧，大肠涩滞，宜吃**冬麻子粥方**：

〔1〕击：即繁体“擊”，原作“繫”，当为形近之误，今据文义改。

冬麻子半升　白米三合

上以水二升，研滤麻子，取汁煮粥，空心食之。

治中风，言语謇涩，手足不随，大肠拥滞，宜食**薏苡仁粥方**：

薏苡仁三合　冬麻子半升

上以水三升，研滤麻子，取汁，用煮薏苡仁，煮粥，空心食之。

治中风，手足不随，言语謇涩，呕吐，烦躁昏愦，不下方：

白粱米饭半斤，以浆水浸　葛粉四两

上漉出粟饭，以葛粉拌令匀，于豉汁中煮，调和食之。

治中风，头痛心烦，若不下食，手足无力，筋骨疼痛，口面㖞，言语不正，宜吃**薏苡仁粥方**：

葱白　婆诃各一握　牛蒡根切，五合　豉三合　薏苡仁捣，三合

上以水四升，煮葱白、牛蒡根、婆诃等，取汁二升半，去滓，投薏苡仁，煮粥，空心食之。

治风头目眩，心肺浮热，手足无力，筋骨烦疼，言语似涩，宜食**蒸驴头方**：

乌驴头一枚

上焊治如法，蒸令熟[1]，重炰，任性着盐、醋、椒、葱食之。

治中风，手足不随，疼痛，心烦躁，口面㖞斜，宜吃**蒸乌驴皮方**：

乌驴皮一领

上焊洗如法，蒸令熟，切，于豉汁中五味更煮，空心食之。

治风眩羸瘦，小儿惊痫，丈夫五劳，手足无力，宜吃**蒸羊头肉方**：

白羊头

上焊治如法，蒸令极熟，切，以五味汁和调食之。

治中风，心肺热，手足不随，及风痹不仁，筋急五缓，恍惚烦躁，宜吃**熊肉腤䐶**[2]**方**：

上以熊肉一斤，如常法，切，腤䐶调和，空心食之。

治诸风湿痹，筋挛膝痛，积热口疮，烦闷，大肠秘涩，宜服**大豆妙方**：

大豆一两，为末　土苏半斤

上相和令匀，不约时煮烂后食一两匙。

治风寒湿痹，五缓六急，骨中疼痛，宜食**乌雌鸡羹方**：

乌雌鸡一只

上治如法，煮令极熟，细擘，以豉汁、葱、姜、椒、酱作羹食之。

治风寒湿痹，四肢拘挛：

上苍耳子三两，末，水一升半，煎七合，去滓服。

治诸风，脚膝疼痛，不能践地，宜吃**炰鹿蹄方**：

---

〔1〕熟：原作“热”，据上下文义改。

〔2〕腤䐶：腤，音 ān，古代的一种烹调方法，将鱼或肉与葱、姜、椒等一起煮。䐶，音 qián，切成块的肉。

鹿蹄四只

上治如食法，煮令极熟，擘，取肉于五味中重炰，空心服之。

治头风、寒湿痹，四肢拘挛，宜吃**炰苍耳菜方**：

苍耳嫩叶一斤　土苏一两

上煮苍耳叶三五沸，漉出，五味调和食之。

治中风毒，心烦口干，手足不随，及皮肤热疮，宜吃**炰牛蒡叶方**：

牛蒡肥嫩叶一斤　土苏半两

上细切牛蒡叶，煮三五沸，漉出，于五味汁中重炰，点酥食之。

浸酒茶药诸方

治大风，手足摊缓，一身动摇，**驴头酒方**：

乌驴头一枚

上焊洗如法，煮熟，和汁，浸曲如常酝酒法，候熟，任性饮之。

治久风湿痹，筋挛膝痛，胃气结积，益气，止毒热，去黑痣面皯，皮肤光润，**牛膝浸酒方**：

牛膝根二斤，洗，切　豆一升　生地黄切，二升

上以酒一斗五升浸，先炒豆令熟，投诸药酒中，经三两宿，随性饮之。忌牛肉。

治风毒在骨节，疼痛不可忍，**虎胫骨浸酒方**：

虎胫骨二斤，炙令黄，剉　牛膝二两　芍药三两　防风四两　桂一两

上并剉，以生绢袋盛，浸酒二斗，经三两宿，随性饮之。忌牛肉、生葱。

治脚膝顽麻无力，头目眩，五脏虚，**乌粘子浸酒方**：

乌粘子二升　甘菊花四两　天蓼木二斤，剉

治以酒一斗浸，经四五宿，随性饮之。

治手足痹弱，不可持物，行动无力，及耳聋，肾脏虚损，益精保神守中，**石英磁石浸酒方**：

白石英十两，剉　磁石十两，研，以水浮去浊汁

上以生绢袋盛，以酒一斗五升，浸三五宿，任性暖饮之，酒尽旋入。

治风湿痹顽，五缓六急，**野驼脂酒方**：

野驼脂一升

上炼，滤。每日空心暖酒一盏，入野驼脂半两许，和服之。

治风击拘急偏枯，血气不通利，**雁脂酒方**：

上以雁脂四两，炼，滤过。每日暖酒一盏，以雁脂一匙，和饮之。

治头风，口动眼瞤，脚膝顽痹无力，小便数，**薯蓣酒方**：

生薯蓣半斤，去皮　酒三升

上以酒一升，一沸，旋下薯蓣，旋旋添酒。薯蓣熟，入酥、蜜、葱、椒、盐，空心服之。

治风虚湿痹，脚膝筋挛急痛，**巨胜酒方**：

巨胜三升，炒　薏苡仁一升　生干地黄半升，切

上以生绢袋盛，用酒二升浸，经三五宿，任性暖服之。

皮肤风痒，明目，**枳壳方**：

枳壳一两，为末。水一升，入末少许，如茶煎服之。

治野鸡痔，下血，除目暗，**槐叶茶方**：

上以嫩槐叶一斤，一如造茶法，为末，如茶煎啜之。

治诸气食治诸方

治下气消食，**诃黎勒茶方**：

诃黎勒一两，去核

上以水一升，先煎三两沸，然后下诃子，更煎三五沸，作茶色，入少盐，啜之。

治胸中伏热，下气消痰，化食，去醋咽，**橘皮汤方**：

上以橘皮一两，去瓤，微炒，为末。如茶法，薄煎啜之。

论心腹冷痛食治诸方

夫心痛者，为风冷邪气乘于心也。凡心藏神，如伤正经，则旦发夕死，夕发旦死耳。心有包络脉也。心包络脉者，是心主之别脉也。为风冷所乘，则心痛气逆。其五脏气相干，名厥心痛。夫诸脏若虚，受病气乘于心，则心下急痛，是谓脾心痛也。又云九种心痛者，其各不同。一虫心痛，二疰心痛，三风心痛，四悸心痛，五食心痛，六饮心痛，七冷心痛，八热心痛，九久心痛，谓之九种心痛也。此皆诸邪之气，乘于手少阴之络，邪气搏于正气，邪正相干，交结相击，故令心痛也。

治冷气心痛，发动无时，不能下食，**桃仁粥方**：

桃仁一两，去皮尖，研，以水投取汁　红米三合

上以桃仁汁和米煮粥，空心服之。

治心腹冷气，又心刺肋痛方：

吴茱萸末，二分　米二合　葱白一握，切

上先煮粥熟，下葱及茱萸末，和匀，空心食之。

治心腹冷结痛，或遇寒风，及吃生冷即发动，**高良姜粥方**：

高良姜六分，剉　米三合

上以水二升煎高良姜，取一升半，去滓，投米，煮粥食之。

治久患冷气，心腹结痛，呕吐不下食方：

蜀椒半两，口开者　面三两

上先以醋浸椒，经宿漉出，以面拌令匀，以少水煮，和汁吞之。

治冷气，心腹胀满，不能下食，**紫苏子粥方**：

紫苏子半升，水掏，研，以水二升，摅[1]取汁　米三合

上以紫苏汁和米，煮粥，着盐、豉，空心食之。

治心腹冷气，刺痛妨胀，不能下食，**荜茇粥方**：

荜茇　胡椒　桂心各一分，为末　米三合

上煮作粥，下荜茇等末，搅和，空心食之。

论脚气食治诸方

夫脚气者，皆风毒所生。其因多得于病后。初即饮食减少，渐而脚膝无力，或纵缓挛急。或行步艰难，或肿，或冷，状若虫行。久则恶闻饮食，心胸冲悸，壮热头昏，言语忘误。若入于腹内，则令人生上气。邪气胜于正气，则为血涩痹弱。邪在肤腠，则搔之状如隔衣。毒搏于肾脏，则肿满而喘急。今江东岭南之地，其疾甚多，若缓而治之，必伤于人命。盖病之非常，在治疗而宜速耳。

治肿从足始，转入腹方：

猪肝一具洗，细切，布绞，更以醋洗

上以蒜齑食之。一服不尽，分作两顿亦得。

治浮肿胀满，不下食，心闷方：

猪肝一具切作脔

上者，葱白、豉、姜、椒，熟炰食之。

又方：

猪肝一具，以水煮令熟，切食之。

又方：

猪脊骨膂上肉一条

上切作生，蒜齑食之。兼除风毒冲心闷。

又方：

紫苏子半升，捣令碎，以水滤之取汁　粳米二合

上相和煮粥，空心食之。

---

〔1〕摅：疑为“滤”字之误。

治脚气浮肿，心腹胀满，大小便不通方：

郁李仁六分，研，滤取汁　薏苡仁三合，捣如粟米

上以郁李仁汁煮作稀粥，空心食之。

又方：

冬麻子半升，炒，捣研，水滤取汁　米二合

上以麻汁煮作粥，空腹食之。

又方：

水牛头蹄治如食

上蒸熟烂，停冷，食之。

治脚气冲心，烦躁不安，言语错谬方：

鲤鱼一头，治如食　莼菜四两　葱白切，三合

上调和，豉汁中煮作羹食，及腤亦得。

治脚气，头面浮肿，心腹胀满，小便涩少方：

上取马齿菜，和少米，酱汁煮熟，食之。

治脚气，肾虚，风湿脚弱方：

上取生栗子，悬令干，每日平明吃三二十个，以肾粥食之佳。

治脚气，肾虚，腰脚无力方：

猪肾一只，去脂膜　米二合　葱白切，二合

上于豉汁中煮作粥，着椒、姜，任性空心食之。

治脚气，风痹，不仁不缓，筋急方：

熊肉半斤

上切作腤䐑，着椒、姜、葱、盐，任性空心食之。

治风寒湿痹，五缓六急方：

乌鸡一只，治如食

上煮令极熟，调和作羹食之。

治风毒，脚膝挛急，骨节疼方：

豉心五升，九蒸九晒

上以酒一升半浸，经宿，空心暖服之。

治脚气，心烦脚弱，头目眩冒，痹湿筋急方：

黑豆二升，熟炒，投酒一斗中，密覆，经宿，饮之。

治风寒湿痹，四肢挛急，骨节疼方：

鹿蹄一具，治如食　牛膝菜半斤

上煮令极熟，着葱、椒调和，任性食之。

治脚气，调中利筋骨，**木瓜汤方**：

木瓜一个，去皮，切　蜜三合　生姜

上于银器中，以水二升，煎取一升，投蜜，服之。

人参茯苓汤方：

上以人参、茯苓等分，为末，沸汤如茶点之。

论脾胃气弱不多下食食治诸方

脾胃者中宫，中宫土脏也。土生万物，四脏皆含其气。故云：人之虚者补之以味。《左传》曰：味以行气，气以实志，滋行润神，必归于食。《庄子》云：口纳滋味，百节肥焉。脾养肥肉，脾胃气弱，即不能消化五谷。谷气若虚，则肠鸣泄痢。溏痢既多，即诸脏竭，肥肉消瘦，百病辐凑。且宜以饮食和邪，益脾胃气，滋脏腑，养于经脉疾之甚，可谓上医。故《千金方》云：凡欲治病，且以食疗。不愈，然后用药。

治脾胃气弱，不多下食，四肢无力，日渐消瘦方：

面四大两　白羊肉四大两

上搜面作索饼，以羊肉作臛，熟煮，空心食之，以生姜汁搜面更佳。

治脾胃气弱，食饮不下，黄瘦无力方：

莼菜　鲫鱼各四两

上鱼以纸裹，炮令熟，去骨，研。以橘皮、盐、椒、姜，依如蓴菜羹法，临熟下鱼和，空心食之。

治脾胃气冷，不能下食，虚弱无力方：

鲫鱼半大斤，作鲙

上熟煎，豉汁投之，着椒、姜、橘皮末作鹘脍，空心食之。

治脾胃气弱，不多下食，宜**酿猪肚方**：

猪肚一枚，净洗　人参　橘皮各四分　下馈饭半升　猪脾一枚，净洗，细切

上以饭拌人参、橘皮、脾等，酿猪肚中，缝缀讫，蒸令极熟，空腹食之。盐酱多少任意。

治脾胃气弱，见食呕吐，瘦薄无力方：

面四大两　鸡子清四枚

上以鸡子清搜面作索饼，熟煮，于豉汁中调，空心食之。

治脾胃气弱，食不消化，瘦薄羸劣方：

面　曲各二大两　生姜汁三大合

上以姜汁搜面并曲等，作索饼，熟煮，着橘皮、椒、盐，以羊肉臛、豉汁食之。

治脾胃冷，虚劳羸瘦，苦不下食方：

羊脊骨一具，捣碎　白米半升

上先煮骨取汁，下米及葱白、椒、姜、盐，作粥，空心食之。作羹亦得。

治脾胃餐入即吐出方：

羊肉半斤，去脂，切作生，以蒜齑食之。

治呕吐，汤饮不下方：

粟米半升，捣粉，沸汤和丸，如桐子大，煮熟，点少盐食之。

治干呕方：

羊乳一杯，暖，空心饮之。

治呕吐，百治不差方：

生姜一两，切如绿豆大

上以酸浆水七合，于银器中煎，取三合，空心和汁吃。

治脾胃气弱，恶心，溃溃常欲吐方：

虎肉四两

上切作炙，着葱、椒，腤炙令熟，停冷食之。经云：热食虎肉坏人齿。

治脾胃气弱，不能食，黄瘦无力方：

生姜汁四合　生地黄汁一升　蜜二合

上微火煎，令如稀饧，空心服一匙，暖酒下之。

论五种噎病食治诸方

五噎者，一曰气噎，二曰忧噎，三曰食噎，四曰劳噎，五曰思噎。此皆阴阳不和，三焦隔绝，津液不利，故令气隔不调，是以成噎也。

治五噎，胸膈塞，饮食不下，瘦弱无力，宜食**羊肉索饼方**：

羊肉四两，炒作臛　面半斤　橘皮一分，作末

上和面，以生姜汁搜作索饼，空心食之。

治五噎，饮食不下，喉中妨塞，瘦弱无力，宜吃**黄雌鸡索饼方**：

黄雌鸡随多少，炒作臛　面半斤　桂末，一分　茯苓末，一两

上以桂末、茯苓末和面，搜作索饼，熟煮，兼臛食之。

治五噎，饮食不下，胸中结塞，瘦弱无力方：

乌雌鸡肉半只，治如常　面四两　桑白皮　茯苓各八分　桂心四分，并剉

上以水一升煎桑白皮等三味，汁三合，搜面，和肉，煮熟，食之。

治五噎不下食方：

上取崖蜜，含，微微咽之，即差。

治气噎方：

蜜一升　酥三两　姜汁三合

上相和，微火煎如稀饧，入酒中饮之。

治噎病，胸膈积冷，饮食不下，黄瘦无力方：

蜀椒一百粒，开口者

上以醋淹浸令湿，漉出，面拌令匀，熟煮，和汁吞之，差。

治胸膈气拥结，饮食不下，**桂心粥方**：

桂心四分　茯苓六分　桑白皮十二分

上细剉，以水二升，煎取一升半，去滓，量事着米，煮粥食之。

治噎病不下食方：

舂杵头糠半合　面四两

上相和，搜作馎饦，空心食之。

论消渴饮水过多小便无度食治诸方

凡消渴有三：一曰消渴，二曰消中，三曰消肾。渴而饮水，小便多者，名曰消渴。吃食多，不甚渴，小便数，渐消瘦者，名曰消中。渴而饮水不绝，腿膝瘦弱，小便渴[1]有脂液者，名曰消肾。此盖由积久，嗜食咸酸，饮酒过度，无有不成消渴。然《本草》云：大寒凝海，唯酒则不冰。明其酒性酷热，物无以喻。此之二味，酒徒耽嗜，不离其口。酣醉之后，制不由已，饮噉无度。加以鲊酱不择咸酸，积长夜酣饮不懈，遂使三焦猛热，五脏干燥。木石犹且焦枯，在人何能不渴？治之愈不愈，属在病者。若能如方节慎，旬月而瘳。不自爱惜，死不旋踵。方虽有效，其如不慎者何？其所慎者有三：一酒，二房室，三咸酸面食。能慎此者，虽不服，自可无他。不防此者，纵金丹不救，良可悲夫。宜深思之。

治消渴，口苦舌干，骨节烦热方：

枸杞根[2]　桑白皮切，一升　生麦门冬一升，去心　小麦一升

上以水一斗，煮取五升，去滓，渴即饮之。

治消渴伤中，小便无度方：

黄雌鸡一只，治如吃法

上煮令极烂，漉去鸡，停冷，取汁饮之。

治伤中消渴，口干，小便数方：

野鸡一只，治如食

上煮令极熟，漉鸡出，渴即饮其汁。

治消渴，日夜饮数斗水，小便数，瘦弱方：

猪肚一枚，净洗

上以水煮令极熟，着少豉汁和煮，渴即饮汁，饥即食肚。

治消渴，饮水不知足方：

兔骨一具

上以水煮，取汁饮之。

---

〔1〕渴：疑为“浊”字之误。

〔2〕枸杞根：原方未出剂量。

治消渴口干方：

鹿头一枚，治如食

上蒸令极熟，酱、醋食之。

治补虚羸，止渴，**牛乳方**：

取牛乳，不拣冷暖，任性饮之。

治消渴，发动无时，饮水无限方：

萝卜，捣绞取汁一升，顿服之，立定。

治消渴口干方：

菰蒋草根半斤　葱白一握，切　冬瓜一斤，切

上于豉汁中煮作羹，食之。

又单方：

煮豉，停冷，渴即饮之。

又方：

大小麦米煮粥饮，食之。

又方：

青小豆煮，和粥食之。

治大渴秘方：

以青粱米煮取汁饮之，以瘥止。

治虚冷，小便数方：

鸡肠一具，治如食

上切作臛，和酒饮之。

论十水肿诸方

夫十水者，青水、赤水、黄水、白水、黑水、玄水、风水、石水、果水、气水是也。青水者，先从面目，肿遍一身，其根在肝。赤水者，先从心肿，其根在心。黄水者，先从腹肿，其根在脾。白水者，先从脚肿，上气而咳，其根在肺。黑水者，先从足趺肿，其根在肾。玄水者，先从面肿至口，其根在胆。风水者，先从四肢起，腹满大且尽肿，其根在胃。石水者，先从四肢瘦，其腹独大，其根在膀胱。果水者，先从脐肿，其根在小肠。气水者，乍盛乍虚，乍来乍去，其根在大肠。皆由荣卫否涩，三焦不调，腑脏虚弱所生。虽名证不同，并令身体虚肿，喘息上气，小便黄涩也。

治大肠水肿，乍虚乍实方：

白羊肉半斤　白当陆切，五合

上以水五升，煮令熟，着葱白、盐、醋、椒等，作臛食之。

治水气浮肿，肚胀满，小便涩少方：

水牛蹄一只，治如食

上以隔夜煮令熟，取汁作羹，蹄切，空心食之。

治水气，大腹浮肿，小便涩少方：

水牛尾一枚，治如食

上细切，作腤䐶，熟煮，空腹食之。

又方：

牛肉一斤，蒸令熟，姜、醋食之。

又方：

水牛皮治如食，蒸令极烂，切，于豉汁中煖过，食之。

又方：

乌犍牛小便，空腹服半升，亦甚利小便。

治十种水病，不差垂死方。

猯猪[1]肉一斤，切　米半升

上于豉汁中煮作粥，着姜、椒、葱白，空心食之。

又方：

猯猪肉，单煮食及作羹，炰炒任意，食之。

又方：

鳢鱼一头，重一斤，治如食法　冬瓜子一升，水研取汁　赤小豆一升

上以冬瓜子汁煮鳢鱼、豆等，令熟，空心食之。

治脚肿满，转上入腹方：

上以水五升，煮黑豆令极熟，去豆，适寒温以浸脚。

治水气，利小便，浮肿方：

大豆　桑构枝剉，各一升

上以水五升，煮取二升，去滓，渴即饮之。

论七种淋病食治诸方

七淋者，石、气、膏、劳、热、血、冷等，名为七淋也。石淋者，淋而出石。肾主水，水结而成石也。气淋者，肾虚膀胱热，气胀所为也。膏淋者，肥脂状如膏也。劳淋者，伤肾气而生热也。热淋者，二焦有热，气伤于肾，流入于胞而成也。血淋者，其状赤涩，热甚而生也。冷淋者，肾气虚弱，下焦受于寒气，入胞与正气交争，遂颤寒而成也。诸淋者，由肾虚而膀胱热也。膀胱，津液之腑，热则津液内溢而流于胞，水道不通，故水不上不下，停积于胞。肾虚，则小便数；膀胱热，则水下涩数而

〔1〕猯猪：音 tuànzhū，即野猪。

淋沥不宣也。其状小便出少而小腹急痛，谓之淋也。

治七淋，小便涩少，茎中疼痛，宜食**冬麻子粥方**：

冬麻子一升，捣，水研滤，取汁一升　米二合

上以冬麻子汁煮粥，着葱白，熟煮食之。

治七淋，小便涩少，茎中痛，宜吃**葵菜粥方**：

葵菜三斤　葱白一握　米三合

上煮葵，取浓汁，投米及葱，煮熟，点少许浓豉汁调和，空心食之。

治七淋，小便不通闭妨，宜吃**苏浆水粥方**：

土苏一两　米三合　浆水三升

上以浆水煮作粥，下苏，适寒温食之。

治七淋，小腹结痛，小便不畅，宜吃**榆白皮索饼方**：

榆白皮二两，切　面四两

上以水一升，煎榆白皮汁三大合，去滓，搜面作索饼，于豉汁中熟煮，空心食之。更啜二两盏葱茶，妙。

治热淋，小便出血，茎中疼痛，宜吃**车前叶羹方**：

车前叶一斤，切　葱白一握，切　米二合

上和，豉汁中煮作羹，空心食之。

治尿[1]血渗痛方：

车前叶生捣，绞取汁三合　生地黄汁三合　蜜二合

上相和，微暖，空心分为二服。

治热淋，小便涩少，渗痛滴血，宜吃**蒲桃煎方**：

蒲桃绞取汁五合　藕汁五合　生地黄汁五合　蜜五合

上相和，煎如稀饧，食前服三两合，日再服。

治热淋，小便涩痛，壮热，腹肚气方：

冬瓜一斤，治如食　葱白一握，切　冬麻子一升，以水研，滤取汁

上以冬麻子汁煮作羹，空腹食之。

治小便涩少疼痛，**青头鸭羹方**：

青头鸭一只，治如食　萝卜根　冬瓜　葱白各四两

上如常法羹煮，盐、醋调和，空心食。白煮亦佳。

治小便涩少，尿引茎中痛，**青粱子米粥方**：

青粱米　葱白切，各一升

上于豉汁中煮作粥，食之。

治小便涩少，尿闭闷，**水牛肉羹方**：

水牛肉一斤　冬瓜　葱白一握，切

上以豉汁中煮作羹，任性着盐、醋，空心食之。

治小便不通，淋沥闭痛，**青小豆方**：

〔1〕尿：原误作“屎”，据文义改。

青小豆半升　冬麻子一升，微炒　生姜一分，切　白米半升

上以水二升，研滤麻子取汁，并投姜、豆煮粥，空心食之。

治小便涩少，通淋沥痛，又**青小豆粥方**：

青小豆一升　通草四两，剉　小麦一升

上以水四升，煎通草，取汁二升，去滓，煮麦、豆等，作粥食之。

治热淋，利小便，**凫葵粥方**：

凫葵二斤，水中荇菜是也　米半斤

上于豉汁中煮作粥，空心食之。

小便数食治诸方

小便数而多者，由下焦虚冷故也。肾主水，与膀胱为表里，肾气衰弱，不能制于津液，胞中虚，冷水下不禁，故小便数也。

治膀胱虚冷，小便数不禁，**黄雌鸡粥方**：

黄雌鸡一只，治如食　粳米一升

上煮作粥，和盐、酱、醋，空心食之。

治下焦虚，小便数，**炙黄雌鸡方**：

黄雌鸡一只，治如食

上炙令极熟，刷盐、醋、椒末，空心食之。

治下焦虚冷，小便多数无力，**生薯药酒方**：

生薯药半斤，刮去皮，拍令碎用

上于铛中煮酒，酒沸，微微下薯药，不得搅，候熟，着盐、椒、葱白，更入酒少许，空心服之，妙。

治小便多数，瘦损无力，**羊肺羹方**：

上以羊肺一具，细切，葱白一握，于豉汁中煮，食之。

又方：

羊肺一具，细切，和少羊肉，作羹食之。

治止小便数，**小豆叶羹方**：

上以小豆叶一斤，作羹食之。

治止小便数，**鸡肠菜羹方**：

上以鸡肠菜[1]一斤，于豉汁中煮，调和，作羹食之。

---

〔1〕菜：原脱，据方名补。

论五痢赤白肠滑食治诸方

赤白痢者，皆由荣卫不足，肠胃虚弱，冷热之气乘虚入胃，客风于肠间，肠虚则泄。然其赤白者，是热乘于血，血渗肠内，则赤。令气入肠，津液凝滞，则白。冷热交争，故赤白相杂。凡痢，有胃痢、脾痢、大肠痢、小肠痢、大瘕，名曰后重。胃痢者，饮食不化，色黄。脾痢者，腹肚胀满，泄注无度，食既呕吐。大肠痢者，食已窘迫，大便色白，肠鸣切痛。小肠痢者，溲便脓赤血，小肠刺痛。大瘕痢者，里急后[1]重，数至圊而不能便，茎中痛，是肾痢也。按诸方，痢有三十余种，而此唯具五种者，盖是举其宗维者。

治脾气弱，大肠虚，冷痢，白如浓涕，腰脐切痛方：

鲫鱼作鲙

上以橘皮、胡椒、莳萝等末，熟煎，豉汁投鲙于中，空心食之。

治胃肠冷，洞痢不止方：

赤石脂二两，研　云母粉二两　面二两

上相和，搜作馎饦，熟煮，食之。着盐、醋调和亦得。

治脾胃气虚，肠滑下痢方：

黄雌鸡一只，治如食法

上炙，槌，更以盐、醋刷，炙之令通透熟，空心食之。

治脾胃气下，痢瘦方：

猪肝一斤　芜荑末六分

上薄起肝，糁芜荑末，面裹，更以湿纸裹，煨熟，去面，空心食之。

治脾胃气虚，食则呕出，**猪肝丸方**：

猪肝一斤，薄起，于瓦上曝令极干

上捣为末，煮白粥，绞取汁和之，手丸如梧桐子大，空心饭饮下三十丸。

又方：

猪肝半斤，薄起，瓦上曝令极干　野鸡臆臮前肉四两，曝令干

上捣为末，以粥饮和为丸，如梧桐子大，空心以饮下三十丸。

治肠胃冷，下赤白痢，**鲫鱼粥方**：

鲙四两　粳米二合

上淅米和鲙煮粥，椒、盐、葱白，任意食之。

治久痢赤白，**鲫鱼鲙方**：

鲫鱼作鲙，蒜齑食之。

[1] 后：原脱，据前文补。

治脾胃气弱，食不消化，下赤白不止方：

曲三片，为末　红米二合

上煮作粥，空心食之。亦治小儿无辜痢。

治肠滑，赤白下痢，**白树鸡粥方**：

白树鸡二两，洗，择[1]，细切，一名白木耳　米二合　薤白五合，切

上相和，于豉汁中煮作粥，空心食之。

治脾虚冷，下白脓痢及水谷痢，**薤白粥方**：

薤白五合，切　粳米三合

上相和，煮作粥，任性着葱、椒，搅令熟，空心食之。

治血痢，日夜百余行方：

葛粉二两　蜜一两

上以新汲水四合，搅调，空心顿服之。

治诸痢不差，**黍米粥方**：

黍米二大合　蜡　羊脂各一两

上煮黍米，临熟，投蜡、羊脂，搅令消，空心食之。

治赤白痢及血痢，小便不通方：

蜜一合　马齿菜捣取汁三合

上相和，微暖，空心顿服之。

治水痢方：

林檎十颗，切作片

上以水一升半，煮取六合，林檎并汁，并食之。

治赤白痢及热毒痢方：

上好茶浓煎，服三碗。

论五种痔病下血食治诸方

夫痔之所发，皆由伤于风湿，饮食过度，房室劳伤，致使气血流溢，渗入肠间，冲发下部，而成痔疾。其证有五：牡痔，则肛旁生鼠乳在外，时时脓血出也；牝痔，肛旁肿而出血也；脉痔，肛旁痒痛而血出也；肠痔，肛旁肿核痛，发寒热而出血也；血痔，因便圊而血随出也。又有因酒、因气得之，则大便难而久不已，变之作瘘也。

治痔气，下血不止，无力方：

野鸡一只，治如食法

上细切，着少面，并椒、盐、葱白调和，搜作饼，炙熟，和醋食之。

〔1〕择：原作“泽”，据文义改。

治五痔，下血不止，**炙鹳鸽方**：

上以鹳鸽一只，治洗，炙令熟，食之。作粥亦得。

治五痔，下血不止，**炰木槿花方**：

木槿花一斤

上以少豉汁，和椒、盐、葱白，炰令熟，空腹食之。

治痔疾下血，**扁竹叶羹方**：

扁竹叶半斤

上切，于沸汤中煮作羹，着盐、椒、葱白调和，空心食之。

治痔，下血不止方：

桑耳半斤

上以水三升，煎取二升，去滓，着盐、椒、葱白、米糁，煮作粥食之。

治久患痔，下血不止，肛边及腹肚疼痛，**野猪肉炙方**：

上以野猪肉二斤，切作炙，着盐、椒、葱白，腤熟，空心食之。

治痔，下血不止，肛肠疼痛，**鳢鱼鲙方**：

上以鳢鱼，不限多少，切作鲙，以蒜齑食之。腤亦得，鲫鱼鲙及羹亦得。

治五痔下血，**苍耳叶羹方**：

苍耳叶一斤，嫩者　米二合

上细切，于豉汁中和米，煮作羹，着盐、椒、葱白，空心食之。

治五痔，下血不止，**杏仁粥方**：

杏仁一两，汤浸，去皮尖及双仁，捣，以水三升，研取汁

上煎汁沸，投米煮粥，食之。

治五痔下血，**黄耆粥方**：

黄耆六分，剉　米三合

上以水三升煎黄耆，取一升，去滓澄清，着米煮粥，空心食之。

治五痔瘘疮，杀诸虫，**鳗鲡鱼炙方**：

上以鳗鲡鱼，治如食，切作炙，盐、椒、葱白[1]调和，食之。

治五痔兼疮方：

上以鸳鸯一只，治如食，炙令极熟，细切，以五辣、醋食之。

论妇人妊娠诸病及产后食治诸方

凡初有娠，四肢沉重，胸膈痰饮，不多欲食，脉理顺时，则是欲有娠。如此经三两月，便觉不通，则结胎也。其状心愦愦，头重目眩，四肢沉重懈堕，不欲执作，恶

〔1〕盐、椒、葱白：原作“盐葱椒白”，据文义乙转“葱”“椒”二字。

闻食气，啖酸咸果实，多卧少起，是谓恶食。其至三四月已上，皆大剂吐逆，不能自胜举者，便依此饮食将息。既得食力，体强色盛，力足养胎，母便健矣。

夫产生之理，吁可大欤。十月既足，百骨坼，肥肉开解，儿始能生。百日之内，犹尚虚羸。时人将为一月便云平复，岂不谬乎？饮食失节，冷热乖衷，血气虚损，因此成疾，药饵不知，更增诸疾。且以饮食调理，庶为良工耳。

治初妊娠，心中愦闷，呕吐，不下食，恶闻食气，头重目眩，四肢烦疼，多卧少起，憎[1]寒，汗出疲乏，宜食**羊肉索饼方**：

羊肉四两，作臛　面半升

上搜面作索饼，和臛调和，空心食之。

治妊娠胎动，脏腑拥热，呕吐不下食，心烦躁闷，宜服**鲤鱼汤方**：

鲤鱼一头，治如食　葱白一握，切

上以水三升，煮鱼及葱，令熟，空心食之。

治妊身，胎动不安，宜吃**糯米阿胶粥方**：

糯米三合　阿胶四分，炙，捣末

上煮糯米粥，投阿胶末，调和，空心食之。

治安胎及风寒湿痹腰脚痛方：

乌雌鸟一只，治如食　红米三合

上煮鸡熟，切肉，和米煮粥，着盐、椒、姜、葱调和，空心食之。作羹及馄饨、索饼食之。

治养胎脏，及胎漏下血，心烦口干，**丹鸡索饼方**：

丹雄鸡一只，治如食，作臛　面一斤

上搜面作索饼，熟煮，和臛食之。

治妊娠，下血不止，名曰漏胞，胞干胎死，宜食**地黄粥方**：

上取地黄汁三合，先糯米作粥，煮熟，投地黄汁，搅令匀，空腹食之。地黄汁暖酒和服，亦佳。

治妊娠恒烦闷，此名子烦，宜吃**竹沥粥方**：

上以粟米三合煮粥，临熟，下淡竹沥三合，搅令匀，空心食之。

治妊娠腰痛方：

上以黑豆一升，酒三升，煮取七合，去豆，空心服之。

治妊娠咳嗽，**车釭酒方**：

上以车釭一枚，烧令赤，投一升酒中，适寒温服之。

治妊娠伤寒头痛方：

豉三合　葱白一握　生姜一两　石膏半两，煅

上以水一升，煎豉等四味，三两沸，去滓，顿服之，得汗佳。

治妊娠损动下血水，止烦闷方：

〔1〕憎：原作“增”，据文义改。

上以冬麻子一升，炒，以水二升，研，滤取汁，煎两沸，分作三服。

治妊娠胀满方：

以铁秤锤一枚，烧令赤，投一升酒中，适寒温，顿服之。

治初产，腹中瘀血，及瘕血结痛，虚损无力，宜食**地黄粥方**：

生地黄汁三合　生姜一两，取汁　粳米三合

上煮粥，临熟[1]，下地黄、生姜汁，搅令匀，空心服之。

治产后血瘕痛，恶露不多下，宜吃**桃仁粥方**：

上桃仁一两，去尖皮，研，以水滤取汁，煮米作粥，食之。

治产后血气不调，不能下食，虚损无力方：

白羊肉半斤　红米三合

上调和五味、椒、葱，作粥食之。

治产后积血风肿，补中益气，利小便，**冬麻子粥方**：

冬麻子一升，捣，研，以水二升取汁　红米三合

上以麻汁和米，煮粥食之。

治产后中风，血气拥，惊邪忧恚，**猪心羹方**：

上猪心一枚，煮熟，切，以葱、盐调和，作羹食之。入少胡椒末，亦佳。

治产后血瘕，儿枕痛，**秤锤酒方**：

铁秤锤一枚，斧头、铁杵亦得　酒一升

上烧秤锤令赤，投酒中，良久去锤，量力服。

治产后虚羸无力，腹肚冷，血气不调，及伤风头疼，**羊肉脂臛方**：

上羊肉一斤，切如常法，调和，作脂臛食之。煮羹亦行。

治产后风虚，五缓六急，手足顽痹，头旋目眩，及血气不调方：

上黑豆一升，炒，以酒三升，浸之一宿，随性暖服。

治产后风眩瘦病，五劳七伤，心虚惊悸，**羊头肉**方：

上白羊头肉一枚，治如法，煮熟，切，于五味中食之。

治产后虚劳百病，血气不调，腹肚结痛，血晕昏愦，心烦躁，不多下食，**地黄煎方**：

生地黄汁　藕汁各一升　生姜汁二合　蜜四合

上相和，煎如稀饧，空心暖酒入一匙服之。

治产后百病，血晕，心烦悸，昏愦，口干，**生地黄汁方**：

生地黄汁三合　藕汁三合　童子小便二合

上相和，煎一两沸，分为二服。

治产后赤白痢，腰脐肚绞痛，不下食，**炮猪肝方**：

猪肝四两　芜荑一两，末

上薄起猪肝，糁芜荑末于肝叶中，搜面裹，更以湿纸重裹，于煻灰中，炮令熟，去纸及面，空心食之。

治产后赤白痢，脐肚痛不可忍，不可下食，**鲫鱼粥方**：

---

〔1〕熟：原脱，据文义补。

鲫鱼一斤半　红米三合

上以纸各裹鱼，于煻灰中，炮令熟，去骨，研。煮粥熟，下鲫鱼，搅令匀，空心食，盐、葱、酱如常。

治产后伤中，消渴，小便数，肠澼下痢，补五脏，益气，**黄雌鸡粥方**：

黄雌鸡一只，治如常　红米三合

上切取肉，和米煮粥，着盐、姜、葱、酱，食之。

治产后蓐劳，乍寒乍热，**猪肾羹方**：

猪肾一只，去脂膜　红米一合

上着葱白、姜、盐、酱，煮作羹，吃之。

治产后虚损，乳汁不下，**猪蹄粥方**：

猪蹄一只，治如常　白米半升

上煮令烂，取肉，切，投米煮粥，着盐、酱、葱白、椒、姜，和食之。

治产后乳汁不下，闭妨痛，**猪肝羹方**：

猪肝一具，切　红米一合　葱白、盐、豉等

上以肝如常法作羹食。作粥亦得。

治产后血气不调，积聚结痛，兼血晕悸愦，及赤白痢，**马齿粥方**：

马齿菜一斤　红米二合

上相和，煮作粥，食之。盐、酱任性着食。

治产后赤白痢，脐肚痛，不下食，**鲫鱼鲙方**：

鲫鱼一斤，作鲙　莳萝　橘皮　芜荑　干姜　胡椒各一分，作末

上以鲙投热豉汁中，良久下诸末，调和食之。

治产后赤白痢，脐腰痛，**薤白粥方**：

上以薤白切，一升，红米三合，煮粥，空心食之。

治产后痢，腰腹肚痛，**野鸡肉馄饨方**：

上以野鸡一只，治如常，作馅，搜面皮作馄饨，熟煮，空心食之。

小儿诸病食治诸方

治小儿脐汁出不止，兼赤肿，**白石脂散方**：

上以白石脂末，四钱，干傅脐中。

治小儿舌上疮作白方：

上取羊蹄双骨中髓，以胡粉和调，傅之，日可三上。

治小儿发稀，乍寒乍热，黄瘦，宜吃**生地黄粥方**：

生地黄汁一合　红米一合

上煮作粥，临熟，下地黄汁，搅，调和食之。

治小儿喉痹肿痛方：

上取蛇脱皮，烧作灰，乳汁和一匙，服之。

又方：

取露蜂房，烧作灰，乳汁和一匙，服之。

治小儿数岁不能行方：

取葬家未开户盗食来，以哺之，日三，便起行。

治小儿未行，母有孕，饮胶奶羸瘦方：

上取伏翼，熟炙啖之，日三四度。

治小儿呕吐，心烦热，**生芦根粥方**：

上生芦根一两，净洗，以水一升，煎取汁七合，去滓。红米一合，于汁中煮粥，食之。

治小儿肠胃虚冷，呕吐及痢，惊啼，**人参粥方**：

人参　茯苓各三分　麦门冬四分，去心　红米一合

上以水一升半，煎三味，取汁七合，去滓，下米，煮粥食之。

治小儿咳嗽气急，小便涩少，面目浮肿，**冬麻子粥方**：

上冬麻子三合，研，取汁。白米三合，煮粥，空心食之。

又方：

嫩桑枝切，二合　楮皮三合　米三合

上以水二升，煎桑、楮枝，取汁一升，去滓，煮米，作粥食之。

治小儿水气，腹肚妨痛胀满，面目肿，小便不利，**郁李仁粥方**：

上郁李仁四分，以水八合，研，滤取汁。以白米一合，煮粥，空心食之。

治小儿冷气，腹肚胀满，不多下食，**紫苏子粥方**：

上紫苏子三合，以水研，滤取汁。以白米二合投汁中，煮粥食之。

治小儿疳痢垂死方：

上取益母叶煮，与食即差。

治小儿血痢方：

上取马齿菜，生捣，绞取汁一合，和蜜一匙，搅调，空心食之。

治小儿泻痢，腹肚绞痛方：

上取益母草叶，煮食之。

治小儿下痢不止，瘦奶，**鸡子粥方**：

上以鸡子一枚，米一合。煮米作粥，临熟，破鸡子相和熟，食之。

治小儿下痢，日夜数十度，渐困，**黍米粥方**：

黍米一合　鸡子一枚　蜡一分，细切

上煮黍米粥，临熟，下鸡子及蜡，搅匀令熟，食之。

治小儿蛲虫，下部痒方：

上取扁竹叶一握，以水一升，煎取五合，去滓，空心食之。

治小儿心下逆气，惊痫，寒热，喘息，咽痛，**石膏粥方**：

石膏四两　细米一合

上以水三升，煮石膏，取一升汁，去滓，下米，煮粥食之。

治小儿惊痫，发动无时，**母猪乳汁方**：

上母猪乳汁三合，以绵缠浸乳汁，令小儿吮之。

治小儿夜啼法：

上人定后，闭气，书脐下作“田”字。

治小儿夜啼，小便不通，肚痛，**浆水粥方**：

上以浆水，煮白米二合，作稀粥，临熟，下葱白和匀，食之。

治小儿心藏风热，昏愦烦躁，不能下食，**梨粥方**：

消梨三颗，捣，滤取汁　白米三合

上煮粥，临熟，下梨汁搅和，食之。

治小儿心藏风热，昏愦恍惚，**淡竹叶粥方**：

淡竹叶一握　米一合

上以水一升，煮竹叶，滤取汁七合。煮粥熟，下竹叶汁相和，食之。

治小儿心藏风热，烦躁恍惚，皮肤生疮，**牛蒡粥方**：

上牛蒡根研，滤取汁三合。以白米一合，煮粥熟，投汁调和，食之。

治小儿风热，呕吐，壮热头痛，惊悸夜啼，**干葛粥方**：

上干葛一两，以水一升半，煎取汁，去滓。下米一合，煮粥食之。

治小儿壮热，呕吐，不下食，**葛粉汤方**：

上葛粉二两，以水三合相和，调粉于铜纱罗中，令遍沸汤中煮熟，食之。

主漆疮方：

用韭叶研，傅之。

食医心鉴后

天保辛丑[1]六月朔，校读于掖庭医局。是书讹字殊多，不敢臆改，一依其旧云。

元坚识

嘉永甲寅[2]仲秋晦夜，灯下校正一过。

约之

此书唐昝殷撰，《宋史·艺文志》著录作二卷。是此书至宋尚存，今久佚矣。此本乃日本人从高丽《医方类聚》中采辑而成。虽不能复原本之旧，然当已得其太半。晁氏《读书志》谓：殷，蜀人，大中初著《产宝》，以献郡守白敏中。今殷所撰《产宝》，日本尚有影宋刊足本。此书乃不得完帙，可惜也。光绪辛丑，游日本，得之东京，卷耑有青山求精堂藏书画之记及森氏二印，后有丹波元坚及森约之之手识二则。

戊申正月上虞罗振玉记

〔1〕天保辛丑：指日本仁孝天皇时期的“天保辛丑”，即1841年。
〔2〕嘉永甲寅：嘉永，日本孝明天皇时期的年号之一，嘉永甲寅即1854年。

校后记

《食医心鉴》为唐代昝殷撰，约成书于859年。据《通志·艺文略》记载，为三卷。原书早佚，今本乃日本汉方医学家丹波元坚（亦称多纪元坚）辑自《医方类聚》。

一、作者与成书

《食医心鉴》的作者为昝殷。昝殷，唐代人氏，生卒年无考，曾为成都医学博士。一作昝商，据考，系避宋太祖父亲名讳。据《产宝》周颋序称，大中年间（847—859年）相国白敏中询访名医，昝殷得到举荐。相国召见，问其产乳相关问题。昝殷于是撰方书三卷，白相国将之命名为《产宝》，此为我国现存最早的妇产科专著。

《食医心鉴》是昝殷的另一部著作。该书一名《食医心镜》，因避宋太祖祖父名讳（镜），改“镜”为“鉴”。《通志·艺文略》著录该书作三卷，《宋史·艺文志》著录作二卷。当以《通志》为是。《食医心鉴》原书约于宋之后已佚，据《宋以前医籍考》云：《证类本草》所引《食医心镜》有一百条。《医籍考》云：《医方类聚》所援，有论十三首，方二百九首，尚得知其梗概矣。今本《食医心鉴》由丹波元坚于天保辛丑（1841年）辑自《医方类聚》。

光绪辛丑（1901年），上虞罗振玉游历日本，从东京购得《食医心鉴》手抄本。后有丹波元坚及森约之的手识。罗氏认为，丹波元坚的辑本“虽不能复原本之旧，然当已得其太半”。1924年，此书由东方学会铅印出版。

二、主要内容与特点

《食医心鉴》不同于一般食物本草的最大特点为所载多为食疗方剂，而非单味食物或药物。各方或为食物所制，或为药食共制。

辑本不分卷，载食疗方209首，包括115首有名方与94首无名方。分为15大类。以内科用方为主，包括中风（有名方14首，无名方2首）、诸风浸酒茶药（有名方11首）、诸气（有名方2首）、心腹冷痛（有名方4首，无名方2首）、脚气（有名方2首，无名方17首）、脾胃气弱（有名方1首，无名方12首）、噎病（有名方3首，无名方5首）、消渴（有名方1首，无名方13首）、水肿（无名方11首）、淋病（有名方12首，无名方2首）、小便数（有名方6首）、痢疾（有名方6首，无名方10首）等。另有3类涉及其他各科用方，为痔病（有名方9首，无名方3首）、妇人病（有名方26首，无名方6首）及小儿病（有名方18首，无名方11首）。

其中，除治疗诸风之“浸酒茶药”与“小儿诸病”之外，其他13类方剂之前都载有此病的相关论述，讨论病因病机、病证分类及症状表现。然后，分别列出各食疗方之组成、适用证、加工制作及食用方法。所用剂型，包括酒、茶、粥、汤、羹、脍、腤臛、馄饨、索饼等，其中，尤以粥方为多。

需要说明的是，辑本中115首有名食疗方，有许多同名方。如冬麻子粥方有4个，地黄粥有3个，羊肉索饼、桃仁粥、黄雌鸡粥、紫苏子粥、黍米粥、鲫鱼粥、薤白粥各有2个，但其组成并非完全相同。有时是用米的不同，有时是用药剂量的不同。如4个冬麻子粥，虽然均用冬麻子水研滤汁煮粥，但冬麻子与米的比例分别为冬麻子半升、白米三合，冬麻子一升、米二合，冬麻子一升、红米三合，冬麻子三合、白米三合。又如3个地黄粥，虽然均用生地黄汁煮粥，一用糯米，一用粳米，一用红米。所以，仍然应该视为不同的方子。

三、本次校点的相关说明

由于此书是一个辑本，现传的版本较少。据《中国中医古籍总目》记载，只有两种版本，其一为民国东方学会丛书铅印本，其二为藏于中国医学科学院图书馆的日本抄本。本次点校，以中国中医科学院图书馆藏北京东方学会民国甲子（1924年）东方学会丛书铅印本为底本。

底本中存在颇多错讹字。据丹波元坚的校读记中所云，“是书讹字殊多，不敢臆改，一依其旧云”，这些错讹字可能来自于《医方类聚》。本次点校中，对于明显的错字，则予以改正，并出脚注说明。如“妇人病诸方”之“羊肉索饼方”的适应证有云“多卧少起，增寒，汗出疲乏”，其中，“增寒”明显为“憎寒”之误，则予以改正，并出脚注说明。

张志斌

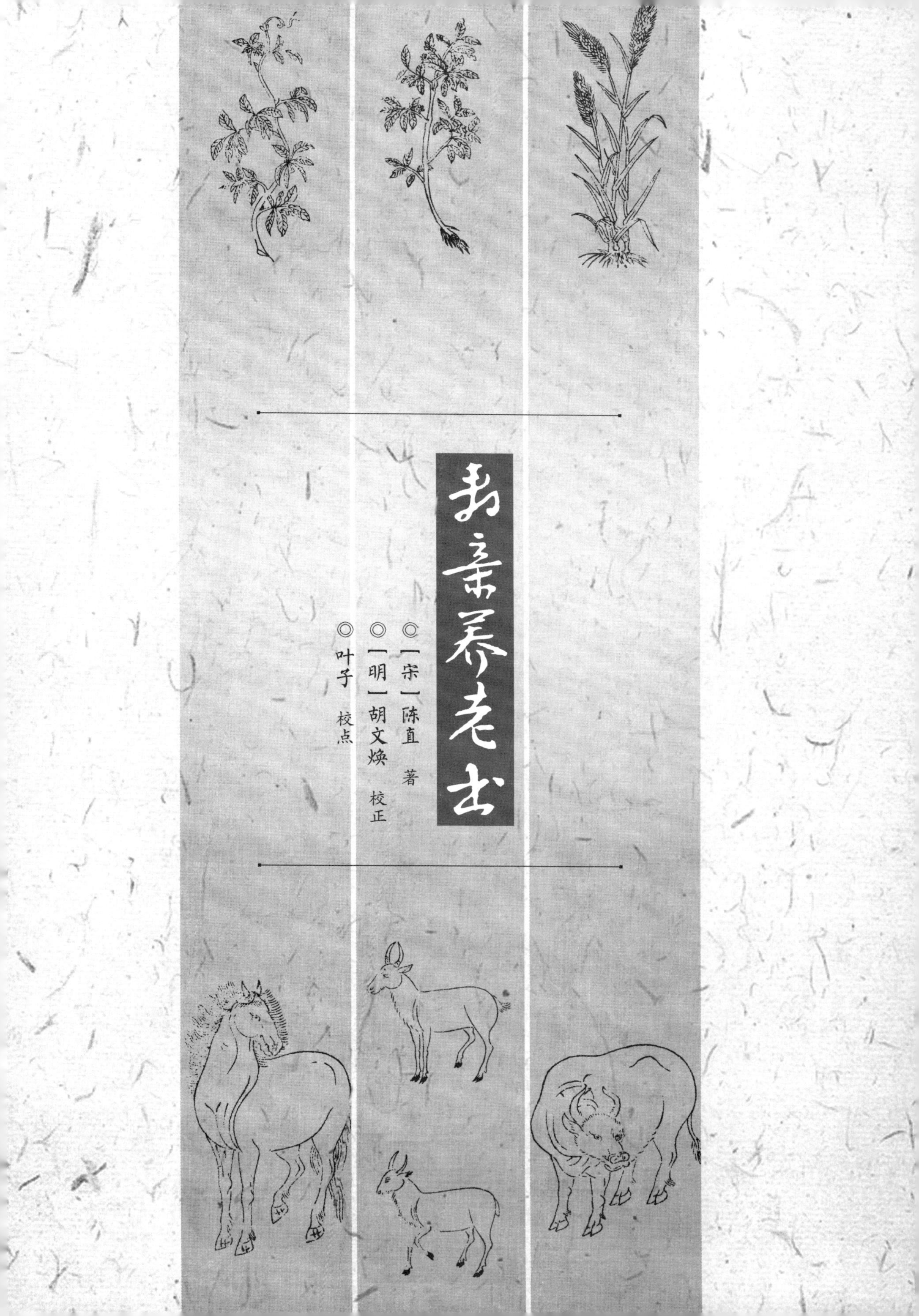

寿亲养老书

◎〔宋〕陈直 著
◎〔明〕胡文焕 校正
◎叶子 校点

内容提要

《寿亲养老书》不分卷，为宋代陈直所著。此书内容比较古朴，专以论述老年食治方，包括养老益气、眼目、耳聋、劳伤、虚损羸瘦、脾胃气弱、泻痢、渴热、水气、喘嗽、脚气、诸淋、噎塞、冷气、诸痔、诸风，以及备急等方。陈直认为，“缘老人之性，皆厌于药而喜于食，以食治疾，胜于用药。况是老人之疾，慎于吐痢，尤宜用食以治之。凡老人，首患宜先以食治，食治未愈，然后命药，此养老人之大法也”。因此，此书中的方子，虽然大多数以治病为目的，但特点鲜明。首先，均以食物为主，只用少量平和的药物，或药食两用之药。其次，各方各药的修制方法相对复杂，强调此乃供为人子者留意，即以儒家孝道观点，强调身为人子，在赡养、关爱老人方面所应尽到的责任。所谓“寿亲养老”之书名，也就是这个意思。

本次点校，以明代映旭斋刻本胡文焕《寿养丛书》本《寿亲养老书》为底本，以从日本回归的元代至正二年壬午（1342 年）刻本《寿亲养老新书》为校本。

寿亲养老书序

［宋］兴化令陈君直　著

昔圣人诠置药石疗诸疾病者，以其五脏本于五行，五行有相生胜之理也。荣卫本于阴阳，阴阳有逆顺之理也，故万物皆禀阴阳五行而生，有五色焉，有五味焉，有寒热焉，有良毒焉。人取其五味、冷热、良毒之性归之五行，处以为药，以治诸疾。顺五行之气者，以相生之物为药以养之；逆五行之气者，以相胜之物为药以攻之。或泻母以利子，或益子以补母，此用药之奇法也。经曰：天地万物之盗人。万物之盗人，所以盗万物为资养之法。其水陆之物为饮食者，不啻十品。其五色五味、冷热补泻之性，亦皆禀于阴阳五行，与药无殊。大体用药之法，以冷治热，以热治冷，实则泻之，虚则补之，此用药之大要也。人若能知其食性，调而用之，则倍胜于药也。缘老人之性，皆厌于药而喜于食，以食治疾，胜于用药。况是老人之疾，慎于吐痢，尤宜用食以治之。凡老人，首患宜先以食治，食治未愈，然后命药，此养老人之大法也。是以善治病者，不如善慎疾；善治药者，不如善治食。今以《食医心镜》《食疗本草》《诠食要法》诸家治馔，洎《太平圣惠方》食治诸法，类成养老食治方，各开门目，用治诸疾，具列于后，为人子者宜留意焉。

目　录

寿亲养老书

〔1〕续添：原无，据正文补。

寿亲养老书

钱塘　胡文焕（德甫）　校正

食治养老益气方

食治老人补虚，**益气牛乳方**：

牛乳五升　荜茇末一两

上件药，入银器内，以水三升和乳合煎。取三升后，入瓷合中，每于食前，暖一小盏服之。

食治老人补虚羸乏气力，**法制猪肚方**：

獖猪肚一枚，洗如食法　人参半两，去芦头　干姜二钱，炮制，剉　椒二钱，去目、不开口者，微炒去汗　葱白七茎，去须切　糯米二合

上件捣为末，入米合和相得，入猪肚内，缝合，勿令泄气。以水五升，于铛内微火煮，令烂熟，空心服，放温服之。次暖酒一中盏，饮之。

食治老人益气，**牛乳方**：

牛乳最宜老人，平补血脉，益心，长肌肉，令人身体康强润泽，面目光悦，志不衰。故为人子者，常须供之以为常食。或为乳饼，或作断乳等，恒使恣意，充足为度。此物胜肉远矣。

食治老人养老，以药水饮牛，**取乳服食方**：

钟乳一斤，上好者，细研　人参三两，去芦头　甘草五两，炙微赤，剉　干地黄三两　黄芪三两，剉　杜仲三两，去皱皮用　肉苁蓉六两　白茯苓五两　麦冬四两，去心　薯蓣六两　石斛二两，去根，剉

上药为末，以水三斗，先煮粟米七升为粥，放盆内，用药一两，搅令匀，少和冷水，与渴牛饮之令足，不足更饮之。一日饮时患渴，不饮清水。平旦取牛乳服之，生熟任意。牛须三岁以上，七岁以下，纯黄色者为上，余色为下。其乳常令犊子饮之。若犊子不饮者，其乳动气，不堪服也。慎蒜、猪、鱼、生冷、陈臭。其乳牛清洁养之，洗刷饮饲须如法，用心看之。

食治老人频遭重病，虚羸不可平复，宜服此，**枸杞煎方**：

生枸杞根细剉，一斗，以水五斗煮，取一斗五升，澄清　白羊脊骨一具，剉碎

上件药以微火煎取五升，去滓收入瓷盒中，每服一合与酒一小盏，合暖。每于食

前温服。

食治老人补五劳七伤虚损法，**煮羊头方**：

白羊头蹄一付，须用草火烧令黄色，刮去灰尘　胡椒半两　荜茇半两　干姜半两　葱白切，半升　豉半斤

上件药，先以水煮头蹄半熟，内药更煮令烂，去骨，空腹适性食之。日食一具，满七具即止。禁生冷、醋滑、五辛、陈臭、猪、鸡等七日。

食治老人大虚羸困极，宜服**煎猪肪方**：

猪肪不中水者，半斤

上入葱白一茎，于铫内煎令葱黄即止，候冷暖如身体，空腹顿服之，令尽。暖盖覆，卧至日晡后，乃白粥调糜。过三日后，宜服羊肝羹。

羊肝羹方：

羊肝一具，去筋膜，细切　羊脊膂肉二条，细切　曲末半两　枸杞根五斤，剉，以水一斗五升煎取四升，去滓

上用枸杞汁煮前羊肝等，令烂，入豉一小盏，葱白七茎切，用五味调和作羹，空腹食之。后三日慎食如上法。

食治老人补虚劳，**油面馎饦方**：

生胡麻油一升　浙粳米泔清一斤

上二味，以微火煎尽泔清乃止，出贮之，取合盐汤二合，将和面作馎饦，煮令熟，入五味食之。

食治老人眼目方

食治老人肝脏虚弱，远视无力，补肝，**猪肝羹方**：

猪肝一具，细切，去筋膜　葱白一握，去须切　鸡子二枚

上以豉汁中煮作羹，临熟打破鸡子投在内，食之。

又方：

青羊肝一具，细切，水煮熟，漉干

上以盐、酱、醋和食之，立效。

又方：

葱子半斤，炒熟

上为末，每服一匙。以水二大盏，煎一大盏，去滓，入米煮粥食之。

食治老人青白翳，明目除邪气，利大肠，去寒热，**马齿实拌葱豉粥方**：

马齿实一升

上为末，每服一匙，煮葱豉粥和搅食之。马齿菜作羹粥吃，并明目，极佳。

食治老人肝脏风虚眼暗，**乌鸡肝粥方**：

乌鸡肝一具，细切

上以豉和米作羹粥食之。

食治老人目暗不明，**苍耳子粥方**：

苍耳子半两　粳米三合

上件捣苍耳子烂，用布绞滤，以水一升，取汁和米煮粥食之。或作散煎服亦佳。

食治老人热发眼赤涩痛，**栀子仁粥方**：

栀子仁一两

上为末，分为四服。每服用米三合煮粥，临熟时，下栀子末一分，搅令匀，食之。

食治老人益精气，强志意，聪利耳目，**鸡头实粥方**：

鸡头实三合

上煮令熟，去壳，研如膏，入粳米一合煮粥。空腹食。

食治老人补中明目，利小便，**蔓菁粥方**：

蔓菁子二合　粳米三合

上捣碎，入水二大盏，绞滤取汁，着米煮粥。空心食之。

食治老人益耳目聪明，补中强志，**莲实粥方**：

莲实半两，去皮，细切　糯米三合

上先以煮莲实令熟，次入糯米作粥，候熟，入莲实搅令匀，热食之。

食治老人膈上风热，头目赤痛，目赤吭吭，**竹叶粥方**：

竹叶五十片，净洗　石膏三两　砂糖一两　浙粳米三合

上以水三大盏，煎石膏等二味，取二盏去滓澄清，用煮粥，入砂糖食之。

食治老人耳聋方

食治老人久患耳聋，养肾脏，强骨气，**磁石猪肾羹方**：

磁石一斤，杵碎，水淘去赤，用绵裹　猪肾一对，去脂膜，细切

上以水五升煮磁石，取二升，去磁石，投肾，调和以葱、豉、姜、椒作羹，空腹食之。作粥及入酒并得。磁石常阙。

食治老人肾气虚损耳聋，**鹿肾粥方**：

鹿肾一对，去脂膜，切　粳米三合

上于豉汁中相和，煮作粥，入五味如法调和。空腹食之。作羹及作酒并得。

食治老人五脏气壅、耳聋，**乌鸡膏粥方**：

乌鸡脂一两　粳米三合

上相和煮粥，入五味调和，空腹食之。乌鸡脂和酒饮亦佳。

食治老人耳聋不差，**鲤鱼脑髓粥方**：

鲤鱼脑髓二两　粳米三合

上煮粥，以五味调和，空腹服之。

食治老人肾脏气惫耳聋，**猪肾粥方**：

猪肾一两，去膜，细切　葱白二茎，去须切　人参一两，去芦头　防风一分，去芦　粳米二合　薤白去茎，去须

上件药末，并米、葱、薤白着水下锅中煮，候粥临熟，拨开中心，下肾，莫搅动，慢火更煮良久，入五味。空腹食之。

食治老人五劳七伤方[1]

食治老人五劳七伤，下焦虚冷，水便遗精宜食，**暖腰壮阳道饼子方**：

附子一两，炮裂，去皮脐　神曲三两　肉苁蓉一两半，酒浸一宿，刮去皱皮，炙干　干姜一两，炮制，剉　桂心一两　五味子一两　大枣二十枚，煮，去皮核　羊髓二两　菟丝子一两，酒浸三日，曝干为末　白面一斤　蜜四两　黄牛乳一斤半　酥二两　汉椒半两，去目及闭口者，微炒去汗

上为末，入面以酥、蜜、髓、乳相和，入枣瓤，熟搜于盆中，盖覆勿令通风。半日久，即将出，更搜令熟，擀作糊饼大，面上以箸挑之，即入炉熬中，上下以火煿令熟。每日空腹服五枚。一方入酵和，更佳。

食治老人五劳七伤，益下元，壮气海。服经月余，肌肉充盛。老成少年宜服[2]食，**雌鸡粥方**：

黄雌鸡一只，去毛、脏腹　阿魏少许，炼过　肉苁蓉酒浸一宿，一两，刮去皱皮，细切　生薯蓣一两，切　粳米二合，淘之

上以先将鸡烂煮擘骨，取汁，下米及鸡肉、苁蓉等，都煮粥，入五味。空心食之。

食治老人五劳七伤，阳气衰弱，腰脚无力宜食，**羊肾苁蓉羹方**：

羊肾一对，去膜脂，细切　肉苁蓉一两，酒浸一宿，刮去皱皮，细切

上件药和作羹，着葱白、盐、五味末等，一如常法。空腹服之。

食治老人五劳七伤，阳气衰弱，强益气力，**鹿肾粥方**：

鹿肾一对，去脂膜，细切　粳米二合　肉苁蓉二两，酒浸一宿，刮去皮，切

上件药，先以水二盏，煮米作粥，欲熟，下鹿肾、苁蓉、葱。

---

〔1〕方：此前原有“诸”字，据目录及本书体例删。

〔2〕服：原作“胀”，据《寿亲养老新书》改。

食治老人虚损羸瘦方〔1〕

食治老人脏腑虚损羸瘦，阳气乏弱，**雀儿粥方**：

雀儿五只，治如食法，细切　粟米一合　葱白三茎，切

上先将雀儿炒肉，次入酒一合，煮少时，入水二大盏半，下米煮作粥。欲熟，下葱白、五味等，候熟。空心服之。

食治老人虚损羸瘦，下焦久冷，眼昏耳聋，**骨汁煮饼方**：

大羊尾骨一条，以水五大盏，煮取汁二大盏五分　葱白五茎，去须，切　陈橘皮一两，汤浸，去白瓤，焙　面三两　羊肉四两，细切　荆芥一握

上件药都用骨汁煮五七沸，去滓，用汁少许，后搜面作索饼，却于汁中与羊肉煮，入五味，空腹服之。

食治老人虚损羸瘦，助阳壮筋骨，**羊肉粥方**：

羊肉二斤　黄芪一两，生剉　人参一两，去芦头　白茯苓一两　枣五枚　粳米三合

上件药，先将肉去脂皮，取精膂肉，留四两细切。余一斤十二两，以水五大盏，并黄芪等，煎取汁三盏，去滓，入米煮粥，临熟下切了生肉，更煮，入五味调和，空心食之。

食治老人虚损羸瘦，令人肥白光泽，**鸡子索饼方**：

白面四两　鸡子四两　白羊肉四两，炒作臛

上件以鸡子清搜面作索饼，于豉汁中煮令熟，五味和臛，空腹食之。

食治老人肾气损，阴萎，固痹风湿，肢节中痛，不可持物，**石英水煮粥方**：

白石英二十两　磁石三十两，槌碎

上件药以水二斗，器中浸，于露地安置，夜即揭盖，令得星月气。每日取水作羹粥及煎茶汤吃，皆用之。用却一升，即添一升。如此经年，诸风并差，气力强盛，颜如童子。

食治老人脾胃气弱方

食治老人脾胃气弱，不多食，四肢困乏无力黄瘦，**羊肉索饼方**：

白羊肉四两　白面六两　生姜汁二合

上以姜汁搜面，肉切作臛头，下五味椒葱煮熟。空心食之。日一服，如常作

〔1〕方：此前原有“诸”字，据目录及本书体例删。

益佳。

食治老人脾胃气弱，食饮不下，虚劣羸瘦，及气力衰微，行履不得，**鲫鱼熟鲙方**：

鲫鱼肉半斤，细作鲙

上投豉汁中煮令熟，下胡椒、莳萝，并姜、橘皮等末及五味，空腹食。常服尤佳。

食治老人脾胃气弱，饮食不多，羸乏，**藿菜羹方**：

藿菜四两，切之　鲫鱼肉五两

上煮作羹，下五味、椒、姜，并调少面，空心食之。常以三五日服，极补益。

食治老人脾胃气弱，不能饮食，多困无力，**酿猪肚方**：

猪肚一个，肥者，净洗之　人参末半两　橘皮末半两　猪脾二枚，细切　饭半碗　葱白半握

上总纳猪肚中相和，入椒酱五味讫，缝口合蒸之，令烂熟。空心渐食之，能作三两剂。兼补劳。

食治老人脾胃气弱，不多进食，行步无力，黄瘦气微，见食即欲吐，**鸡子馎饦方**：

鸡子三枚　白面五两　白羊肉五两，作臛头

上件以鸡子白搜面，如常法作之，以五味煮熟，空心食之，日一服。常作极补虚。

食治老人脾胃气弱，食不消化，羸瘦，举动无力，多卧，**曲末索饼子方**：

曲末二两，捣为面　白面五两　生姜汁三两　白羊肉二两，作臛头

上以姜汁搜曲末，和面作之，加羊肉臛头，及下酱、椒、五味，煮熟。空心食之，日一服。常服尤益。

食治老人脾胃气弱，劳损，不下食，**羊脊粥方**：

大羊脊骨一具，肥者，槌碎　青粱米四合，净淘

上以水五升，煎取二升汁，下米煮作粥，空心食之。可下五味常服。其功难及，甚效。

食治老人脾胃气弱，干呕，不能下食，**羊血方**：

羊血一斤，鲜者，面浆作片　葱白一握　白面四两，捍切

上煮血令熟，渐食之三五服，极有验，能补益脏腑。

食治老人脾胃气弱虚，呕吐不下食，渐加羸瘦，**粟米粥方**：

粟米四合，净淘　白面四两

上以粟米拌面令匀，煮作粥。空心食之，一日一服。极养肾气和胃。

食治老人饮食不下，或呕逆虚弱，**生姜汤方**：

生姜二两，去皮，细切　浆水一升

上和少盐，煎取七合。空心常作，开胃进食。

食治老人脾胃虚弱，恶心，不欲饮食，常呕吐，**虎肉炙方**：

虎肉半斤，切作脔　葱白半握，细切

上件以椒、酱、五味调炙之。空心食，冷为佳，不可热食，损齿。

食治老人脾胃气弱，不多食，痿瘦，**黄雌鸡馄饨方**：

黄雌鸡肉五两　白面七两　葱白二合，切细

上以切肉作馄饨，下椒、酱、五味调和，煮熟。空心食之，日一服。皆益脏腑，悦泽颜色。

食治老人泻痢方〔1〕

食治老人脾胃气冷，痢白脓涕，腰脊疼痛，瘦弱无力，**鲫鱼熟脍**：

鲫鱼肉九两，切作鲙　豉汁七合　干姜半两　橘皮末半两

上以椒、酱、五味调和，豉汁沸即下鲙鱼，煮熟下二味，空心食之，日一服。其效尤益。

食治老人肠胃冷气，痢不下止，**赤石脂馎饦方**：

赤石脂五两，碎筛如面　白面七两

上以赤石脂末和面，搜作之，煮熟，下葱、酱、五味臛头，空心食之。三四服皆愈。

食治老人脾胃气冷，肠数痢，**黄雌鸡炙方**：

黄雌鸡一只，如常法

上以五味、椒、酱刷炙之，令熟。空心渐食之，亦甚补益脏腑。

食治老人脾胃虚气，频频下痢，瘦乏无力，**猪肝煎**：

豮猪肝一具，去膜，切作片，洗去血　好醋一升

上以醋煎肝，微火令泣尽干，即空心常服之，亦明目温中，除冷气。

食治老人脾胃虚弱，冷痛，泄痢无常，不下食，**椒面粥方**：

蜀椒一两，熬捣为末　白面四两

上和椒拌之令匀，即煮，空心食之，日一服尤佳。

食治老人冷热不调，下痢赤白，腹痛不止，**甘草汤方**：

甘草一两，切熬　生姜一两，刮去皮，切　乌豆一合

上以水一升，煎取七合，去滓。空心服之，不过三日服，愈。

食治老人赤白痢，刺痛，不多食，痿瘦，**鲫鱼粥方**：

鲫鱼肉七两　青粱米四两　橘皮末一分

上相和煮作粥，下五味、椒、酱、葱调和。空心食之，二服。亦治劳，和脏腑。

食治老人肠胃虚冷泄痢，水谷不分，**薤白粥方**：

薤白一握，细切　粳米四合　葱白三合，细切

上相和作羹，下五味、椒、酱、姜。空心食，常作取效。

〔1〕方：此前原有“诸”字，据目录及本书体例删。

食治老人脾虚气弱，食不消化，泄痢无定，**曲末粥方**：

神曲二两，炙，捣罗为末　青粱米四合，净淘

上相和煮粥。空心食之，常三五服立愈。

食治老人赤白痢，日夜无度，烦热不止，**车前子饮**：

车前子五合，绵裹，用水二升，煎取一升半汁　青粱米三合

上取煎汁煮作饮。空心食之，日三服，最除热毒。

食治老人痢不止，日渐黄瘦无力，不多食，**黍米粥方**：

黍米四合，净淘　阿胶一两，炙为末

上煮粥，临熟下胶末，调和，空心食之一服，尤效。

食治老人下痢赤白，及水谷不度，腹痛，**马齿菜方**：

马齿菜一斤，净淘洗

上煮令熟，及热，以五味或姜醋渐食之。其功无比。

食治老人渴热方〔1〕

食治老人烦渴口干，骨节烦热，**枸杞饮方**：

枸杞根白皮一升　小麦一升，净淘　粳米三合，研

上以水一斗煮二味，取七升汁，下米作饮，渴即渐服之。

食治老人烦渴不止，饮水不定，转渴，舌卷干焦，**大麦汤方**：

大麦二升　赤饧二合

上以水七升，煎取五升，去滓，下饧调之。渴即服，愈。

食治老人烦渴，小便黄色无度，**黄雌鸡羹方**：

黄雌鸡一只，如常法　粳米二合，淘洗　葱白一握

上切鸡和煮作羹，下五味，少着盐。空心食之，渐进当效。

食治老人消渴热中，饮水不止，小便无度，烦热，**猪肚方**：

猪肚一具，肥者，净洗之　葱白一握　豉五合，绵裹

上煮烂熟，下五味调和，空心，切，渐食之，渴即饮汁。亦治劳热，皆差。

食治老人烦渴，脏腑干枯，渴不止，**野鸡臛方**：

野鸡一只，如常法　葱白一握　粳米二合，细研

上切，作相和羹作臛，下五味、椒、酱。空心食之，常作服佳妙。

食治老人烦渴，饮水不足，日渐羸瘦困弱，**兔头饮方**：

兔头一枚，净洗之　豉心五合，绵裹

〔1〕渴热方：原作“烦渴热诸方”，据目录及本书体例改。

上以水七升，煮取五升汁，渴即渐饮之，最效。

食治老人消渴烦闷，常热，身体枯燥黄瘦，**牛乳方**：

牛乳一升，真者，微熬

上空心分为二服。极补益五脏，令人强健光悦。

食治老人消渴，壮热，躁不安，兼无力，**青粱米饮方**：

青粱米一升，净洗，淘之，研令细

上以水三升和煮之，渴即渐饮服之。极治热躁，并除。

食治老人消渴热中，饮水无度，常若不足，**青豆方**：

青豆二升，净淘

上煮令烂熟。空心饥即食之，渴即饮汁，或作粥食之，任性亦佳。

食治老人消渴烦热，心神狂乱，躁闷不安，**冬瓜羹方**：

冬瓜半斤，去皮　豉心一合，绵裹　葱白半握

上以和煮作羹，下五味调和，空心食之。常作粥佳。

食治老人消渴消中，饮水不足，五脏干枯，**芦根饮子**：

芦根切，一升，水一斗，煎取七升半　青粱米五合

上以煎煮饮，空心食之，渐进为度，益效。忌咸食、炙肉、熟面等。

食治老人消渴，诸药不差，黄瘦力弱，**鹿头方**：

鹿头一枚，炮去毛，净洗之

上煮令烂熟。空心，日以五味食之，并服汁，极效。

食治老人水气方[1]

食治老人水气病，身体肿，闷满气急，不能食，皮肤欲裂，四肢常疼，不可屈伸，**鲤鱼臛方**：

鲤鱼肉十两　葱白一握　麻子一升，熬，细研

上以水滤麻子汁，和煮作臛，下五味、椒、姜调和。空心时渐服之，常服尤佳。

食治老人水气病，四肢肿闷沉重，喘息不安，**水牛肉方**：

水牛肉一斤，鲜

上蒸令烂熟，空心，切，以五味、姜、醋渐食之，任性为佳。

食治老人水气浮肿，身皮肤燥痒，气急不能下食，心腹胀满，气欲绝，**貒肉羹方**：

貒肉一斤，细切　葱白半握，切　粳米三合，洗

上和煮作羹，下五味、椒、姜，空心常食之，最验。

〔1〕方：此前原有“诸”字，据目录及本书体例删。

食治老人水气肿满，身体疼痛，不能食，**麻子粥方**：

鲤鱼肉七两，切　冬麻子一升，研取汁

上取麻子汁，下米四合，和鱼煮作粥，以五味、葱、椒。空心食，日二服，频作皆愈。

食治老人水气胀闷，手足浮肿，气急烦满，**赤豆方**：

赤小豆三升，淘净　樟柳根好者，切，一升

上和豆煮烂熟。空心常食豆，渴即饮汁，勿别杂食。服三二服，立效。

食治老人水气，面肿腹胀，喘乏不安，转动不得，手足不仁，身体重困，或疼痛，**郁李仁粥方**：

郁李仁二两，研，以水滤取汁　薏苡仁五合，淘

上以前汁作粥，空心食之，日二服，常立效。

食治老人水气，面目手足浮肿，腹胀，风急，**桑白皮饮**：

桑白皮四两，切　青粱米四合，研

上以桑汁煮作饮，空心渐食，常服尤佳益。

食治老人水气疾，心腹胀满，四肢烦疼无力，**白煮鲤鱼方**：

鲤鱼一头，重二斤，煮如常法　橘皮二两

上和煮令烂熟。空心，以二味少着盐食之，常服，并饮少许汁，将理，为验。

食治水气胀满，手足俱肿，心烦闷无力，**大豆方**：

大豆二升　白术二两　鲤鱼一斤

上以水和煮，令豆烂熟。空心常食之鱼豆，饮其汁，尤佳。

食治老人水气，身体虚肿，面目虚胀，**水牛皮方**：

水牛皮二斤，刮去毛，净洗　橘皮一两

上相和，煮令烂熟，切，以生姜、醋、五味渐食之。常作尤益。

食治老人喘嗽方〔1〕

食治老人上气急，喘息不得，坐卧不安，**猪胰酒方**：

猪胰三具，细切　青州枣三十枚

上以酒三升浸之，若秋冬三五日，春夏一二日，密封头。以布绞去滓，空心，温，任性渐服之，极验。切忌咸热。

食治老人上气咳嗽，胸中妨满急喘，**桃仁粥方**：

桃仁三两，去皮尖，研　青粱米二合，净淘

上调桃仁和米煮作粥。空心食之，日一服尤益。

食治老人上气咳嗽，烦热干燥，不能食，**饧煎方**：

〔1〕方：此前原有“诸”字，据目录及本书体例删。

寒食饧四两　干地黄生者汁，一升　白蜜三合

上相和，微火煎之令稠。即空心每日含半匙，细咽汁。食后亦服。除热最效。

食治老人上喘咳嗽，身体壮热，口干渴燥，**猪脂方**：

猪肪脂一斤，切作脔

上于沸汤中投煮之，空心以五味渐食之。其效不可比，补劳，治百病。

食治老人上喘咳嗽，气急，面目浮肿，坐卧不得，**酥煎方**：

土酥四两　鹿髓三合　生地黄汁一升

上相和，微火煎之，如饧即止。空心及食后常含半匙，细咽汁，三两日即差。

食治老人气急，胸胁逆满，食饮不下，**枣煎方**：

青州枣三十枚，大者去核　土酥三两　饧二合

上相和，微火温令消，即下枣搅之相和．以微火煎，令酥、饧泣尽即止，每食上即啖一二枚，渐渐咽汁为佳。忌咸热、炙肉。

食治老人咳嗽，胸胁引痛，即多唾涕，**煨藜方**：

黄藜一大颗，刺作五十孔　蜀椒五十粒　面二两

上以蜀椒每孔内一颗，软面裹，放于塘灰中，候温火煨熟，去面，冷。空心切食，用三二服尤佳。不当及热食之。盐甚，须羊肚肝羹治之。

食治老人上气咳嗽喘急，烦热，不下食，食即吐逆，腹胀满，**姜糖煎方**：

生姜汁五合　砂糖四两

上相和，微火温之，一二十沸即止。每度含半匙，渐渐下汁。

食治老人咳嗽虚热，口舌干燥，涕唾浓黏，**甘蔗粥方**：

甘蔗汁一升半　青粱米四合，净淘

上以蔗汁煮粥。空心渐食之，日一二服，极润心肺。

食治老人上气，热，咳嗽，引心腹痛满闷，**桃仁煎方**：

桃仁二两，去皮尖，熬末　赤饧四合

上相和，微煎三五沸即止。空心每度含少许，渐渐咽汁，尤益。

食治老人咳嗽烦热，或吐血，气急，不能食，**地黄饮方**：

生地黄半斤，研如水，取汁

上以地黄汁煎作膏。空心渐食之，日一服极效。

食治老人脚气方〔1〕

食治老人脚气烦热，流肿入膝，满闷，**猪肚生方**：

猪肚一具，肥者，细切作生

〔1〕方：此前原有“诸”字，据目录及本书体例删。

上以水洗，布绞令干，好蒜、醋、椒、酱五味。空心常食之。亦治热劳，补益，效。

食治老人脚气毒闷，身体不任，行履不能，**紫苏粥方**：

紫苏子五合，熬，研细，以水投取汁　粳米四合，净淘

上煮作粥，临熟下苏汁调之。空心而食之，日一服。亦温中。

食治老人脚气逆闷，呕吐冲心，不能下食，**猪肾生方**：

猪肾二只，去膜，细切作生

上以蒜、醋、五味，空心食之，日一服佳极。

食治老人脚气冲逆，身肿脚肿，大小便秘涩不通，气息喘急，饮食不下，**郁李仁饮方**：

郁李仁二两，细研，以水滤取汁　薏苡仁四合，淘，研破

上以相和煮饮，空心食之。一二服极验。

食治老人脚气逆，心闷烦躁，心神狂误，**鲤鱼臛方**：

鲤鱼一斤，取肉　莼菜四两　粳米三合，研

上切以葱白一握，相和煮臛，下五味、椒、姜调和，空心食之。常服亦治水气。

食治老人脚气烦闷，或吐逆不下食，痹弱，**麻子粥方**：

麻子一斤，熬研，水滤取汁　粳米四合，净淘

上以麻子汁作粥，空心食之，日一服尤益。亦中治冷气。

食治老人脚气烦躁，或逆，心间愦，吐逆，**水牛头方**：

水牛头一枚，炮去毛，洗之

上煮令烂熟，切以姜醋五味，空心渐渐食之，皆效。

食治老人脚气毒冲心，身面浮肿，气急，**熊肉腌方**：

熊肉二斤，肥者，切作块

上切，以五味作腌腊，空心，日炙食之。亦可作羹粥，任性食之，极效。

食治老人脚气攻心烦闷，胸腹胀满，**乌鸡羹方**：

乌鸡一只，治如常法　葱白一握，细切　米二合，研

上煮令熟，空心，切，以五味作羹，常食之为佳。

食治老人脚气，肾虚气损，脚膝无力，困乏，**生栗方**：

生栗一斤，以蒸熟，透风处悬令干

上以每日空心常食十颗。极治脚气，不测有功。

食治老人脚气烦痹，缓弱不随，行履不能，**猪肾粥方**：

猪肾二只，去膜，切细　粳米四合，淘　葱白半握

上和煮作粥，下五味、椒、姜。空心食之，日一服，最验。

食治老人脚气痹弱，五缓六急，烦躁不安，**豉心酒方**：

豉心三升，九蒸九曝为佳　酒五升

上以酒浸一二日。空心任意温服三盏，极效。

食治老人诸淋方

食治老人五淋，小便涩痛，常频不利，烦热，**麻子粥方**：

麻子五合，熬研，水滤取汁　青粱米四合，淘之

上以麻子汁煮作粥。空心渐食之，一日二服。常益佳。

食治老人淋病，小便不通利，秘涩少痛，**榆皮索饼方**：

榆皮二两，切，用水三升煮取一升半汁　白面六两

上搜面作之，于榆汁拌煮，下五味、葱、椒。空心食之，常三五服，极利水道。

食治老人五淋病，身体烦热，小便痛不利，**浆水饮**：

浆水三升，酸美者　青粱米三合，研

上煮作饮，空心渐饮之。日二三服，亦宣利，效。

食治老人淋，小便秘涩，烦热燥痛，四肢寒栗，**葵菜羹方**：

葵菜四两，切　青粱米三合，研　葱白一握

上煮作羹，下五味、椒、酱。空心食之，极治小便不通。

食治老人淋，烦热，小便茎中痛，涩少不快利，**青豆方**：

青豆二升　橘皮二两　麻子汁一升

上煮豆，临熟即下麻子汁，空心渐食之，并服其汁，皆验。

食治老人五淋，久不止，身体壮热，小便满闷，**小麦汤方**：

小麦一升　通草二两

上以水煮取三升，去滓，渐渐食之，须臾当差。

食治老人淋病，小便长涩不利，痛闷之极，**苏**〔1〕**蜜煎方**：

藕汁五合　白蜜五合　生地黄汁一升

上相和，微火煎之，令如饧。空心含半匙，渐渐下。饮食了亦服。忌热食、炙肉。

食治老人五淋燥痛，小便不多，秘滞不通，**酥粥方**：

土酥二两　青粱米四合，淘净　浆水二升

上煮作粥，临熟下酥搅之。空心食之，日一服尤佳。

食治老人淋病，小便下血，身体热盛，**车前子饮**：

车前子五合，绵裹，水煮，取汁　青粱米四合，淘研

上煮，煎汁作饮。空心食之。常服亦明目，去热毒。

食治老人五淋秘涩，小便禁痛，膈闷不利，**蒲桃浆方**：

蒲桃汁一升　白蜜三合　藕汁一升

上相和，微火温，三沸即止。空心服五合，食后服五合，常以服之，殊效。

〔1〕苏：据方中药物组成看，疑为“藕”之误。

食治老人噎塞方[1]

食治老人胸膈妨塞，食饮不下，渐黄瘦，行履无气软弱，**羊肉索饼方**：

羊肉白者四两，切作臛头　白面六两　橘皮末一分

上捣姜汁搜面，作之如常肉，下五味、葱、椒、橘皮末等炒，熟煮。空心食之，日一服。极肥健，温脏腑。

食治老人噎病，心痛闷，膈气结，饮食不下，**桂心粥方**：

桂心末一两　粳米四合，淘研

上以煮作粥半熟，次下桂末调和。空心，日一服。亦破冷气，殊效。

食治老人噎病，食不通，胸胁满闷，**黄雌鸡馎饦方**：

黄雌鸡四两，切作臛头　白面六两　茯苓末二两

上和茯苓末搜面作，豉汁中煮。空心食之，常作三五服。极除冷气噎。

食治老人噎病，食饮不下，气塞不通，**蜜浆方**：

白蜜一两　熟汤一升

上汤令熟，即下蜜调之，分二服，皆愈。

食治老人噎病，气塞，食不通，吐逆，**酥蜜煎方**：

土苏二两　白蜜五合　生姜汁五合

上相和，微火煎之令沸。空心服半匙，细细下汁，尤效。

食治老人噎病，胸满塞闷，饮食不下，**姜橘汤方**：

生姜二两，切　陈橘皮一两

上以水二升，煎取一升，去滓，空心渐服之，常益。

食治老人噎，脏腑虚弱，胸胁逆满，饮食不下，**椒面粥方**：

蜀椒一两，杵令碎　白面五两

上以苦酒浸椒一宿，明旦取出，以搅面中令匀，煮熟。空心食之，日二服常验。

食治老人噎，冷气拥塞，虚弱，食不下，**酥煎饼子方**：

土苏二两　白面六两，以生姜汁五合调之

上如常法作之。空心常食，润脏腑和中。

食治老人咽食，入口即塞涩不下，气壅，**白米饮方**：

白米四合，研　舂头糠末一两

上煮饮熟，糠、米调之。空心服食尤益。

食治老人噎塞，水食不通，黄瘦羸弱，**馄饨方**：

雌鸡肉五两，细切　白面六两　葱白半握

〔1〕方：此前原有“诸”字，据目录及本书体例删。

上如常法，下五味、椒、姜向鸡汁中煮熟。空心食之，日一服，极补益。

食治老人冷气方〔1〕

食治老人冷气，心痛无时，往往发动，不能食，**桃仁粥方**：
桃仁二两，去皮尖研，水淘取　青粱米四合，淘研
上以桃仁汁煮作粥，空心食之。常服除冷温中。
食治老人冷气，心痛不止，腹胁胀满，坐卧不得，**茱萸饮方**：
茱萸末二分　青粱米二合，研细
上以水二升煎茱萸末，取一升，便下米煮作饮，空心食之。一二服尤佳。
食治老人冷气，心痛缴结，气闷，**桂心酒方**：
桂心末一两　清酒六合
上温酒令热，即下桂心末调之频服。一二服效。
食治老人冷气，心痛牵引背脊，不能下食，**紫苏粥方**：
紫苏子三合，熬，细研　青粱米四合，淘
上煮作粥，临熟下苏子末调之。空心服为佳。
食治老人冷气，卒心痛闷涩，气不来，手足冷，**盐汤方**：
盐末一合　沸汤一升
上以盐末内汤中调频，令服尽。须臾当吐，吐即差。
食治老人冷气，心痛，呕，不多下食，烦闷，**椒面馎饦方**：
蜀椒一两，去目及闭口者，焙干为末，筛　白面五两　葱白三茎，切
上以椒末和面搜作之，水煮，下五味调和食之。常三五服，极效，尤佳。
食治老人冷气心痛，**姜橘皮汤方**：
生姜一两，切　陈橘皮一两，炙为末
上以水一升煎取七合，去滓。空心食之，日三两服，尤益。
食治老人冷气，心痛郁结，两胁胀满，**高良姜粥方**：
高良姜二两，切，以水二升煎取一升半汁　青粱米四合，研，淘
上以姜汁煮粥。空心食之，日一服，极益效。
食治老人冷气心痛，发动时遇冷风即痛，**荜茇粥方**：
荜茇末二合　胡椒末一分　青粱米四合，淘
上以煮作粥熟，下二味调之，空心食。常服尤效。
食治老人冷气逆心痛结，举动不得，**干姜酒方**：
干姜末半两　清酒六合

〔1〕方：此前原有“诸”字，据目录及本书体例删。

上温酒热即下姜末投酒中，顿服之，立愈。

食治老人诸痔方

食治老人痔病下血不止，肛门肿，**猫狸羹方**：

猫狸一两，法如常治

上细切，以面及葱、椒、五味拌作片，炙熟。空心渐食之。亦可作羹粥，任性尤佳。

食治老人痔，下血久不差，渐加黄瘦无力，**鲤鱼鲙方**：

鲤鱼肉十两，切作鲙，如常法

上以蒜、醋、五味，空心常食之。日一服差。忌鲜甜食。

食治老人痔，常下血，身体壮热，不多食，**苍耳粥方**：

苍耳子五合，熟，作水二升，煎取一升半汁　粳米四合，淘

上以前件煮作粥，空心食之，日常服，亦可煎汤服之，极效，破气明目。

食治老人痔病久不愈，肛门肿痛，**鳗鲡鱼臛方**：

鳗鲡鱼肉一斤，切作臛　葱白半握，细切

上煮作臛，下五味、椒、姜，空心渐食之。杀虫尤佳。

食治老人痔病，下血不止，日加羸瘦无力，**鸲鹆散方**：

鸲鹆五只，治洗令净，曝令干

上捣为散。空心以白粥饮服二方寸匕，日二服最验。亦可炙食，任性。

食治老人五痔，泄血不绝，四肢衰弱，不能下食，**杏仁饮方**：

杏仁二两，去皮尖，研细，以水浸之　粳米四合，淘之

上以杏仁汁相和，煮作饮，空心食之。日一服效。

食治老人五痔久不愈，生疮疼痛，**野猪肉羹方**：

野猪肉一斤，细切　葱白一握　粳米二合，细研

上煮作羹，五味调和椒、姜，空心渐食之。常作极效。

食治老人五痔下血，常烦热，羸瘦，**桑耳粥方**：

桑耳二两，水三升，煎取二升汁　粳米四合，淘之

上以桑耳汁煮作粥，空心食之。日一二服，皆效。

食治老人五痔，泄血不止，积日困劣无气，**鸳鸯法炙方**：

鸳鸯一枚，如常法

上以五味、椒、酱腌，火炙之令熟。空心渐食之。亦疗久瘘疮，绝验。

食治老人五痔，血下不差，肛门肿痛，渐瘦，**鲇鱼方**：

鲇鱼肉一斤　葱白半把

上以白煮令熟，空心以蒜、醋、五味渐食之。常作尤佳。

食治老人诸风方

食治老人中风，言语謇涩，精神昏愦，手足不仁，**缓弱不遂方**：

葛粉五两　荆芥一握　豉五合

上以搜葛粉如常作之，煎二味取汁煮之，下葱、椒、五味臛头，空心食之一二服，将息为效。忌猪肉、荞面。

食治老人中风，口面㖞偏，大小便秘涩，烦热，**荆芥粥方**：

荆芥一把，切　青粱米四合，淘　薄荷叶半握，切　豉五合，绵裹

上以水煮取荆芥汁，下米及诸味，煮作粥，入少盐醋。空心食之。常服佳。

食治老人中风，缓弱不仁，四肢摇动无气力，**炙熊肉方**：

熊肉一斤，切　葱白半握，切　酱椒等

上以五味腌之，炙熟。空心冷食之，恒服为佳。亦可作羹粥，任性食之尤佳。

食治老人中风汗出，四肢顽痹，言语不利，**麻子饮方**：

麻子五合，熬，细研，水淹取汁　粳米四合，净淘，研之

上以麻子煮作饮，空心渐食之。频作极补益。

食治老人中风，口目瞤动，烦闷不安，**牛蒡馎饦方**：

牛蒡根切，一升，去皮，曝干，杵为面　白米四合，净淘，研之

上以牛蒡粉和面作之，向豉汁中煮，加葱、椒、五味臛头。空心食之。恒服极效。

食治老人卒中风，口噤，身体反张，不语，**大豆酒方**：

大豆二升，熬之　清酒[1]二升

上熬豆令声绝，即下酒投之，煮一二沸，去滓。顿服之，覆卧，汗出差。口噤，拗灌之。

食治老人中风，头旋目眩，身体厥强，筋骨疼痛，手足烦热，心神不安，**乌驴头方**：

乌驴头一枚，炮去毛，净治之

上以煮令烂熟，细切。空心以姜、醋、五味食之，渐进为佳。极除风热，其汁如酽酒，亦医前患，尤效。

食治老人中风，四肢不仁，筋骨顽强，**苍耳叶羹方**：

苍耳叶五两，切，好嫩者　豉心二合，别煎

上和煮作羹，下五味、椒、姜调和。空心食之尤佳。

食治老人中风，热毒心闷，气壅昏倒，**甘草豆方**：

甘草一两　乌豆三合　生姜半两，切

上以水二升煎，取一升，去滓，冷渐食服之，极治热毒。

〔1〕酒：原误作“油”字，据《寿亲养老新书》改。

食治老人中风烦热，言语涩闷，手足热，**乌鸡臛方**：

乌鸡半斤，细切　麻子汁五合　葱白一把

上煮作臛，次下麻子汁、五味、姜、椒，令热。空心渐食之，补益。

食治老人中风，心神昏昧，行即欲倒、呕吐，**白羊头方**：

白羊头一具，治如常法

上以空心用姜醋，渐食之为佳。

食治老人中风邪毒，脏腑壅塞，手足缓弱，**蒜煎**：

大蒜一升，去皮，细切　大豆黄〔1〕炒，二升

上以水一升，和二味微火煎之，似稠即止。空心，每服食啖三二匙。亦补肾气。

食治老人久风湿痹，筋挛骨痛。润皮毛，益气力，补虚止毒，除面皯，宜服**补肾地黄酒方**：

生地黄一升，切　大豆二升，熬之　生牛蒡根一升，切

上以绢袋盛之，以酒一斗浸之，五六日。任性空心温服三二盏。恒作之尤佳。

食治老人风热烦毒，顽痹不仁，五缓六急，**驼脂酒方**：

野驼脂五两，炼之为上

上空心温酒五合，下半匙以上脂，调令消，顿服之。日二服，极效。

食治老人风挛拘急，偏枯，不通利，**雁脂酒方**：

雁脂五两，消之令散

上每日空心，温酒一盏，下脂半合许调，顿服之。

食治老人风虚痹弱，四肢无力，腰膝疼痛，**巨胜酒方**：

巨胜酒〔2〕二升，熬　薏苡仁二升　干地黄半斤，切

上以绢袋贮，无灰酒一斗渍之，勿令泄气。满五六日，任性空心温服一二盏，尤益。

食治老人风冷痹，筋脉缓急，**苍耳茶方**：

苍耳子二升，熟杵为末

上每日煎服之代茶，常服极治风热，明目。

食治老人热风下血，明目，益气，除邪，治齿疼，利脏腑，顺气，**槐茶方**：

槐叶嫩者，五斤，蒸令熟，为片，曝干，作茶，捣罗为末

上每日煎如茶法，服之恒益。除风尤佳。

---

〔1〕大豆黄：原作“大黄豆”，据《寿亲养老新书》改。

〔2〕酒：疑衍。

简妙老人备急方

治一切伤损血出，消肿毒，**秦王背指散**：

宣连　槟榔各等分

上为末，伤扑干贴，消肿冷水调鸡翎扫，妙。

治失音，**回声饮子**：

皂角一梃，刮去黑皮并子　萝卜一个，切作片

上以水二碗，同煎至半碗以下，服之不过三服，便语。吃却萝卜更妙。

治鼻衄，**醍醐酒**：

上以萝卜自然汁半盏，热酒半盏，相和令匀，再用汤温过，服之立验。

补下元，乌髭须，壮脚膝，进食，悦颜色，治腰疼，**杜仲丸**：

杜仲一两，炙令黄为度　补骨脂一两，炒令香熟，为末　胡桃仁一两，汤浸去皮，细研

上件三味，研令匀，炼蜜为丸如梧桐子大。空心，温酒下三十丸。

治一切眼疾，**洗眼药**：

胆矾一两，煅令白，去火毒用　滑石一两，研　秦皮半两　腻粉二钱

上每用一字，汤泡候温，闭目洗两眦头，以冷为度。

补益，疗眼有黑花，**明目川椒丸**：

川椒一斤，每用盐一斤拌腌一宿，三度换盐，腌三夜取出，晒干去盐用　黑参半斤，剉

上二味为末，炼蜜为丸如梧桐子大。每日盐汤下三十丸。食后临卧服之。

治肾脏虚冷，肝膈浮热上冲，两目生翳，黑花风毒，久不治者：

青盐一两，生研　苍术一两，先用米泔水浸洗三日，焙干，切　木贼草一两，小便浸三日，焙干

上为末，空心熟水调下一钱。如大段青白不见物者，不过十服。小可只三二服。

治眼有冷泪，**木贼散**：

木贼一两，为末　木耳一两，烧为黑灰

上件二味同研令匀。每用二钱，以清米泔煎熟，放温调下。食后、临卧，各一服。

治肠风泻血当日止方：

附子一两，炮去皮脐，为末　绿矾四两，用瓶子盛之，火煅食，须候冷取，入盐一合，硫黄一两，同矾研，依前入瓶子内烧食，久候冷取出，研细用之

上二味一处研令匀，粟米粥为丸如桐子大。空心用生地黄汁下三十丸，当日止。一月除根。亦可久服，助下元，除风气，补益脏腑。

治泻痢，**乳香散**，和气，止脏毒泻血，腹内疞痛等：

乳香少许　诃子皮一分　当归半两　木香半分

上细剉，与乳香微炒，候当归干为度，杵为末。每服二钱，用陈米第三度泔六分一盏煎至五分。空心午前服。此方最妙，患及百余日者，服之皆愈。

芸香丸 治风血留滞，下成肠风痔疾。

鹿角一两，烧令红，候冷研 芸苔子半两，微炒

上二味为末，醋煮面糊为丸，如桐子大。每服十丸，饭饮下，温酒下亦得，空心食前服。

白香散 治一切恶疮，疼痛不可忍者。

枫香一分，纸衬于地上食顷，令脆，细研 腻粉一分

上二味同细研，令匀。每有患者，先用口内含浆水令暖，吐出洗疮令净后，以药末干傅之，疼痛立止，贴至差为度。

治金疮水毒及木签刺、痈疽热毒等，**刻圣散方**，金疮此药最妙：

糯米三升，拣去粳米，入瓷盆内。于端午日前四十九日，以冷水浸之，以一日两度换水，时轻以手淘转碎去水，勿令搅碎，浸至端午日取出，用干生绢裹，挂于通风处收之

上旋取少许，炒令焦黑，碾为末，冷水调如膏药大小，裹之疮口外，以绢帛包之，更不要动着，候疮愈。若金疮误犯生水，疮口作脓烘，渐甚者，急以药膏裹定，三食久，肿处已消，更不作脓，直至疮合。若痈疽毒疮初发，才觉焮肿赤热，急以膏药贴之，一宿便消。喉闭及咽喉肿痛、吒腮[1]，并用药贴项下及肿处。若竹木签刺入肉者，临卧贴之，明日揭看，其刺出在药内。若贴肿毒，干则换之，常令湿为妙。惟金疮水毒，不可换，恐伤疮口。

治手臂疼痛冷重无力，**虎骨散**：

虎骨为粗末，炒黄，二两 羚羊角屑二两 芍药二两

上一处酒浸一宿，焙，杵为末，每服二钱，食前暖酒调下。

治上焦风热毒疮肿，**黄芪散**，并治发背热毒：

黄芪二两 防风一两半 甘草一两，炙

上为末，如茶点服一钱。

治风气，**神白散**：

白芷二两 甘草一两

上剉成骰子大，慢火一处炒令深紫色，勿令焦黑。放地上出火毒，杵为末。每服一钱半，水八分一盏，姜二片，枣二个，同煎至六分。通口服。如患伤寒时疾，去枣姜，却入葱白三寸，豉五十粒，依前服。如人行五七里已来更服，汗出为妙。

治一切心腹刺痛，**应痛丸**：

乳香一两 五灵脂一两 没药一两 川乌头二两，去皮脐

上为末，面糊为丸如桐子大。每服熟水吞下二十丸。

治赤白痢方：

黄连半两 汉椒一两

---

〔1〕吒腮：痄腮。

上同炒令黄色，去火毒，为末。以多年水梅肉，丸如绿豆大，每服二十丸，盐汤下。小儿加减用之。

续　添

一　年老丰肥之人，承暑冒热，腹内火烧、遍身汗流，心中焦渴，忽遇冰雪冷浆，尽力而饮，承凉而睡，久而停滞。秋来，不疟则痢。

一　年老丰肥之人，不可骑马，恐有坠堕。宜别置乘座器具，稳当无失。

一　老人目暗耳聋，肾水衰而心火盛也。若峻补之，则肾水弥涸，心火弥茂。

一　老人肾虚无力，夜多小溲。肾主足，肾水虚而火不下，故足痿。心火上乘肺而不入脬囊，故夜多小溲。若峻补之，则火益上行，脬囊亦寒矣。

一　老人喘嗽，火乘肺也。若温补之则甚，峻补之则危。

一　老人脏腑结燥，大便秘涩，可频服猪羊血，或葵菜血脏羹，皆能疏利。

一　老人可常服杏汤。杏仁板儿炒熟，麻子芝麻作汤，服之亦能通利。

校后记

《寿亲养老书》，又称《奉亲养老书》《养老奉亲书》，不分卷，为宋代陈直所撰，成书时间不详。

一、作者与成书

《宋史》第207卷子部医书类证载："陈直《奉亲养老书》一卷。"元代邹铉增补的《寿亲养老新书》记载："其书卷一为承奉郎泰州兴化县令陈直撰《养老奉亲书》。"明代胡文焕《寿养丛书》所收之《寿亲养老书》称："宋兴化令陈君直著《寿亲养老书》。"因本次点校以《寿养丛书》本为底本，故以《寿亲养老书》为书名。

陈直生卒年及生平里籍不详。《四库全书总目提要》载："直于元丰时为泰州兴化令。"元丰为宋神宗年号，时为1078～1085年，则陈直之书，也当成于此前后。

陈直认为，"善莫大于孝，孝感于天，故天与之福，所以虽贫贱而即富贵也；罪莫大于不孝，不孝感于天，故天与之祸，所以虽富贵而即贫贱也。"（《寿亲养老新书》）其书也是为人子皆能尽孝奉亲而作，故名曰《奉亲养老书》。据现有材料看，陈直为仕人而非医者，未见其他医学著作存世。

二、主要内容与特点

《寿亲养老书》内容比较古朴，专以论述老年食治方，包括养老益气、眼目、耳聋、劳伤、虚损羸瘦、脾胃气弱、泻痢、渴热、水气、喘嗽、脚气、诸淋、噎塞、冷气、诸痔、诸风，以及备急等方。陈直认为，"缘老人之性，皆厌于药而喜于食，以食治疾，胜于用药。况是老人之疾，慎于吐痢，尤宜用食以治之。凡老人，首患宜先以食治，食治未愈，然后命药，此养老人之大法也"。因此，此书中的方子，虽然大多数以治病为目的，但特点鲜明。首先，均以食物为主，只用少量平和的药物，或药食两用之药。其次，各方各药的修制方法相对复杂，强调此乃供为人子者留意，即以儒家孝道观点，强调身为人子，在赡养、关爱老人方面所应尽到的责任。所谓"寿亲养老"之书名，也就是这个意思。

三、本次校点的相关说明

《中国中医古籍总目》未载此书。据现存文献看，当存有两种版本。其一为元代邹铉增补的《寿亲养老新书》本《养老奉亲书》，其二为明代胡文焕的《寿养丛书》本《寿亲养老书》。二者比较，前书的内容较多，后书内容较少。后书只是前书的最后食治三章，占其文字量的3/5左右，文字略有小异。而前书还涉及老年人生活起居、性气嗜好等方面的调养。由于本套丛书第一部已经收录了《寿亲养老新书》，且胡文焕本的《寿亲养老书》专论老人食治，符合本部“食养食治”之宗旨。故本次点校，以明代映旭斋刻本胡文焕《寿养丛书》本《寿亲养老书》为底本，以从日本回归的元代至正二年壬午（1342年）刻本《寿亲养老新书》为校本。

本书共17类食治方剂，正文有8个标题在“方”字前有“诸”字，而目录中均无，按照现代出版规范要求，为了使目录与正文一致，并符合本书的统一体例，此次校点整理，将正文标题中的“诸方”之“诸”字删除，并逐一出脚注说明。

叶子　张志斌

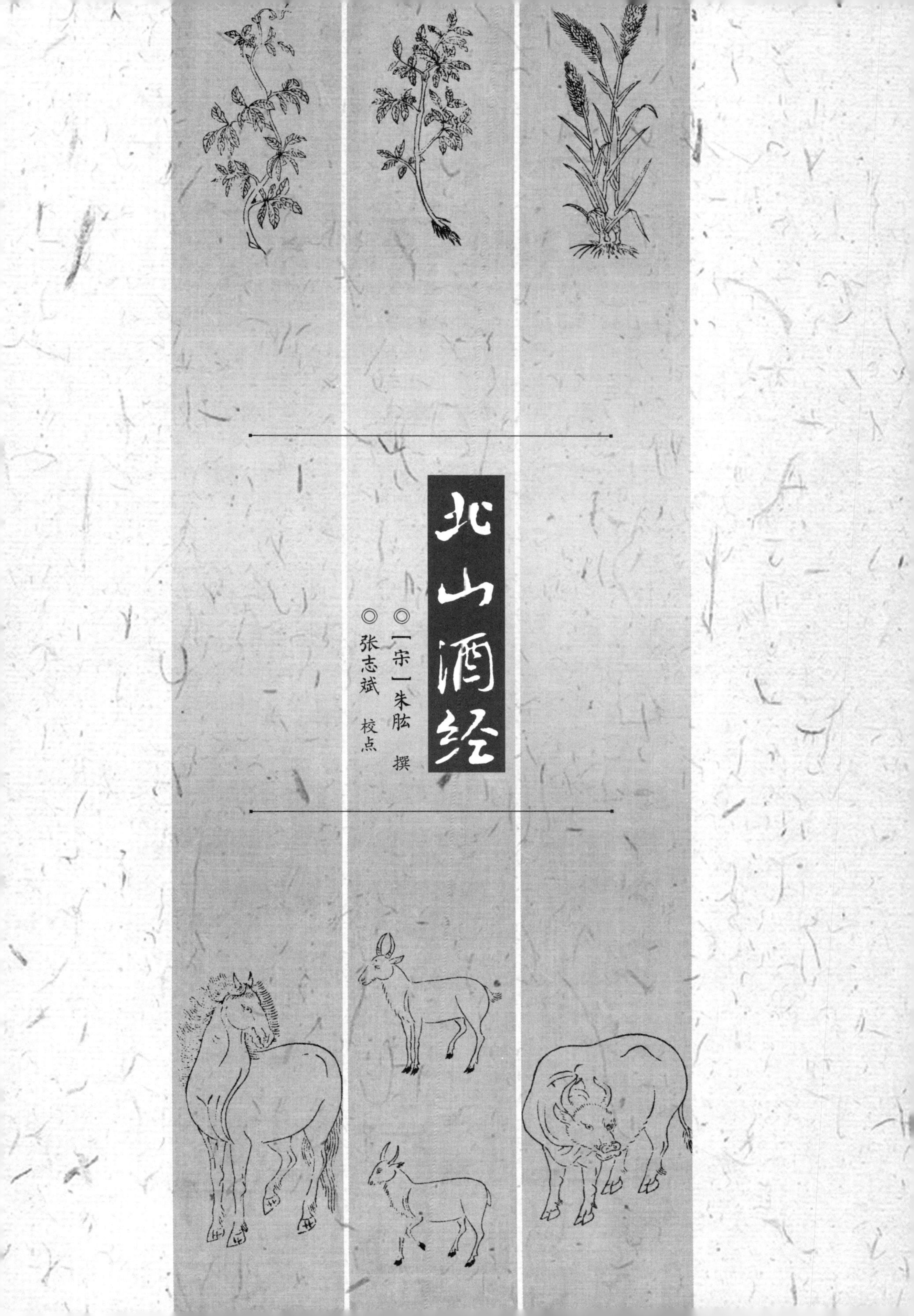

北山酒经

◎［宋］朱肱　撰

◎张志斌　校点

内容提要

《北山酒经》乃专为制酒之书，宋代朱肱撰。此书分上、中、下三卷。上卷言酒之用途、相关礼仪，并约言制酒之大概。中卷专言酒曲之制，分罨曲、风曲与暴曲三种。此书制曲，大多数要加入官桂、白术、川芎、白附子、木香、杏仁、豆蔻等辛温香燥的中药。如瑶泉曲，用白面与糯米粉，加上白术、防风、白附子、官桂、瓜蒂、槟榔、胡椒、桂花、丁香、人参、天南星、茯苓、香白芷、川芎、肉豆蔻等15味药，发酵而成。下卷言如何用曲制酒，包括卧浆、淘米、煎浆、汤米、用曲、合酵、酴米、蒸糜、投醹、上槽、收酒、煮酒等步骤，并介绍白羊酒、地黄酒、菊花酒等若干药酒的制法。朱肱精通仲景学说，其所撰《北山酒经》与一般制酒书不同，突出了制酒过程中中药的应用。

本次校点以日本篠田统、田中静一所编集的《中国食经丛书》影印《知不足斋丛书》本《北山酒经》为底本。

酒经题词

读朱翼中《北山酒经》并序

大隐先生朱翼中壮年勇退，著书酿酒，侨居西湖上而老焉。属朝廷大兴医学，求深于道术者，为之官师，乃起公为博士，与余为同僚。明年，翼中坐书东坡诗，贬达州。又明年，以宫祠还。未至，余一旦梦翼中相过，且诵诗云：投老南还愧转蓬，会令净土变炎风。由来只许杯中物，万事从渠醉眼中。明日，理书帙得翼中《北山酒经》。发而读之，盖有御魑魅于烟岚，转炎荒为净土之语，与梦颇契。余甚异，乃作此诗以志之。他时见翼中，当以是问之，其果梦乎非耶？政和七年正月二十五日也。

赤子含德天所钧，日渐月化滋浇淳。
惟帝哀矜悯下民，为作醪醴发其真。
炊香酿玉为物春，投麯酴米授之神。
成此美禄功非人，酣适安在味甘辛。
一醉竟与义皇邻，熏然刚愎皆慈仁。
陶冶穷愁孰知贫，颂德不独有伯伦。
先生作经贤圣分，独醒正似非全身。
德全不许世人闻，梦中作诗语所亲。
不愿万户误国恩，乞取醉乡作封君。

朝奉郎行开封府刑曹掾李保

目　录[1]

酒经上

酒经中

酒经下

〔1〕目录：原唯“酒经中”有目录于此卷正文之前，“酒经上”与“酒经下”均无目录，整理时据正文补出，并移至全书正文前。

〔2〕杏仁曲：原书目录此后有“已上罨曲”四字，下文豆花曲后有“已上风曲”四字，莲子曲后有“已上暴曲”四字，整理时据现代出版规范，予以删去。

酒经上[1]

大隐翁　撰

酒之作尚矣。仪狄作酒醪，杜康秫酒，岂以善酿得名，盖抑始于此耶。酒味甘辛，大热有毒。虽可忘忧，然能作疾。所谓腐肠烂胃，溃髓蒸筋。而刘词《养生论》：酒所以醉人者，曲蘖气之故。彝酒又曰：祀兹酒言，天之命民作酒，惟祀而已。六彝有舟，所以戒其覆；六尊有罍，所以禁其淫。陶侃剧饮，亦自制其限。后世以酒为浆，不醉反耻，岂知百药之长，黄帝所以治疾耶？

大率晋人嗜酒，孔群作书，族人今年得秫七百斛，不了曲蘖事。王忱三日不饮酒，觉形神不复相亲。至于刘殷、稽阮之徒，尤不可一日无此。要之，酣放自肆，托于曲蘖，以逃世纲，未必真得酒中趣尔。古之所谓得全于酒者，正不如此。是知狂药自有妙理，岂特浇其魂磊[2]者耶？五柳[3]先生弃官而归耕于东皋之野，浪游醉乡，没身不返，以谓结绳之政已薄矣。虽黄帝华胥之游，殆未有以过之。繇此观之，酒之境界岂餔歠者所能与知哉？儒学之士，如韩愈者，犹不足以知此，反悲醉乡之徒为不遇。

大哉，酒之于世也。礼天地，事鬼神，射乡之饮，鹿鸣之歌，宾主百拜，左右秩秩。上自搢绅，下逮闾里，诗人墨客，渔人樵妇，无一可以缺此。投闲自放，攘襟露腹，便然酣卧于江湖之上。扶头解酲，忽然而醒。虽道术之士，炼阳消阴，饥肠如筋，而熟縠之液，亦不能去。惟胡人禅律，以此为戒。嗜者至于濡首败性，失理伤生，往往屏爵弃卮，焚罍折榼，终身不复知其味者。酒复何过耶？平居无事，污罇斗酒，发狂荡之思，助江山之兴，亦未足以知曲蘖之力，稻米之功。至于流离放逐，秋声暮雨，朝登糟丘，暮游曲封，御魑魅于烟岚，转炎荒为净土，酒之功力，其近于道耶。与酒游者，死生惊惧交于前，而不知其视，穷泰违顺，特戏事尔。彼饥饿其身，焦劳其思，牛衣发儿女之感，泽畔有可怜之色，又乌足以议此哉？鸱夷丈人，以酒为名，含垢受侮，与世浮沉，而彼骚人，高自标持，分别黑白，且不足以全身远害，犹以为惟我独醒。

---

〔1〕酒经上：原文不分段，为便于阅读，整理时分为数段。

〔2〕魂磊：原作“礧魂”，据文义乙转。礧，同“磊”。

〔3〕五柳：原误作“五斗”，今改之。

善乎，酒之移人也。惨舒阴阳，平治险阻。刚愎者熏然而慈仁，懦弱者感慨而激烈。陵轹王公，给玩妻妾，滑稽不穷，斟酌自如，识量之高，风味之美，足以还浇薄而发猥琐，岂特此哉？夙夜在公有駜，岂乐饮酒鱼藻，酌以大斗行苇，不醉无归湛露，君臣相遇，播于声诗，亦未足以语太平之盛。至于黎民，休息日用，饮食祝史，无求神具醉止，斯可谓至德之世矣。然则伯伦之颂德，乐天之论功，盖未必有以形容之。

夫其道深远，非冥搜不足以发其义；其术精微，非三昧不足以善其事。昔唐逸人追述焦革酒法，立祠配享，又采自古以来善酒者以为谱。虽其书脱略卑陋，闻者垂涎，酣适之士，口诵而心醉。非酒之董狐，其孰能为之哉？昔人有齐中酒厅，事酒猥酒，虽匀以曲蘖为之，而有圣有贤，清浊不同。周官酒正以式法授酒材，辨五齐之名，三酒之物，岁终以酒式诛赏。月令乃命大酋，音缩，大酋酒官之长也。秫稻必齐，曲蘖必时，湛饎必洁，水泉必香，陶器必良，火齐必得，六者尽善，更得酰浆，则酒人之事过半矣。周官浆人，掌其王之六饮：水、浆、醴、凉、醫、酏，入于酒府，而浆最为先。古语有之：空桑秽饭，酝以稷麦，以成醇醪，酒之始也。《说文》：酒白谓之醙。醙者，坏饭也。醙者，老也。饭老即坏饭，不坏则酒不甜。又曰：乌梅女𪍿胡板切，甜醹九投，澄清百品，酒之终也。

曲之于黍，犹铅之于汞，阴阳相制，变化自然。春秋纬曰：麦，阴也；黍，阳也。先渍曲而投黍，是阳得阴而沸。后世曲有用药者，所以治疾也。曲用豆亦佳。神农氏：赤小豆饮汁愈酒病。酒有热，得豆为良，但硬薄少蕴藉耳。古者，玄酒在室，醴酒在户，醍酒在堂，澄酒在下，而酒以醇厚为上。饮家须察黍性陈新，天气冷暖。春夏及黍性新软，则先汤平声而后米，酒人谓之倒汤去声。秋冬及黍性陈硬，则先米而后汤，酒人谓之正汤。

酝酿，须酴《说文》：酴，酒母也。酴，音途米偷酸，投醹偷甜。浙人不善偷酸，所以酒熟入灰。北人不善偷甜，所以饮多令人膈上懊憹。桓公所谓"青州从事，平原督邮"者，此也。酒甘易酿，味辛难酝。《释名》：酒者，酉也。酉者，阴中也，酉用事而为收。收者，甘也，丣[1]用事而为散。散者，辛也。酒之名，以甘辛为义，金木间隔，以土为媒。自酸之甘，自甘之辛，而酒成焉。酴米所以要酸，投醹所以要甜。所谓以土之甘，合木作酸；以木之酸，合水作辛。然后知投者，所以作辛也。《说文》：投者，再酿也。张华有九酝酒。《齐民要术》：桑落酒有六七投者。酒以投多为善，要在曲力相及。醁酒所以有韵者，亦以其再投故也。过度亦多术，尤忌见日。若太阳出，即酒多不中。后魏贾思勰，亦以夜半蒸炊，昧旦下酿，所谓以阴制阳，其义如此。

着水无多少，拌和黍麦，以匀为度。张籍诗：酿酒爱干和，即今人不入定酒也。晋人谓之干榨酒。大抵用水随其汤去声黍之大小斟酌之，若投多水宽亦不妨。要之，米力胜于曲，曲力胜于水，即善矣。

北人不用酵，只用刷案水，谓之信水。然信水非酵也，酒人以此体候冷暖尔。凡

---

〔1〕丣：音 yǒu，古同"酉"。

酝不用酵即酒难发，醅来迟则脚不正。只用正发酒醅最良。不然则掉取醅面，绞令稍干，和以曲蘖，持于衡茅，谓之干酵。用酵四时不同，寒即多用，温即减之。酒人冬月用酵紧，用曲少；夏月用曲多，用酵缓。天气极热，置瓮于深屋。冬月温室，多用毡毯转绕之。《语林》云：抱瓮冬醪。言冬月酿酒，令人抱瓮，速成而味好。大抵冬月盖覆，即阳气在内而酒不冻；夏月闭藏，即阴气在内而酒不动。非深得卯酉出入之义，孰能知此哉？

于戏酒之梗概，曲尽于此。若夫心手之用，不传文字，固有父子一法而气味不同，一手自酿而色泽殊绝。此虽酒人亦不能自知也。

酒经中

大隐翁　撰

总　论

凡法曲，于六月三伏中踏造。先造峭汁，每瓮用甜水三石五斗，苍耳一百斤，蛇麻、辣蓼各二十斤，剉碎，烂捣，入瓮内同煎。五七日，天阴至十日，用盆盖覆。每日用杷子搅两次，滤去滓，以和面。此法本为造曲多处设，要之不若取自然汁为佳。若只造三五百斤面，取上三物烂捣，入井花水，裂取自然汁，则酒味辛辣。内法酒库杏仁曲，止是用杏仁研取汁，即酒味醇甜。曲用香药，大抵辛香发散而已。每片可重一斤四两，干时可得一斤。直须实踏，若虚则不中造曲。水多则糖心，水脉不匀则心内青黑色，伤热则心红，伤冷则发不透而体重。惟是体轻，心内黄白，或上面有花衣，乃是好曲。自踏造日为始，约一月余日出场子，且于当风处井栏垛起。更候十余日打开，心内无湿处，方于日中曝干，候冷乃收之。收曲要高燥处，不得近地气及阴润。屋舍盛贮，仍防虫鼠秽污。四十九日后方可用。

顿递祠祭曲

小麦一石，磨白面六十斤，分作两栲栳。使道人头、蛇麻、花水共七升，拌和似麦饭，入下项药：

白术二两半　川芎一两　白附子半两　瓜蒂一字　木香一钱半

已上药捣罗为细末，匀在六十斤面内。

道人头十六斤　蛇麻八斤，一名辣母藤

已上草拣择，剉碎，烂捣，用大盆盛新汲水浸，搅拌似蓝淀水浓为度，只收一斗四升，将前面拌和令匀。

上件药面，拌时须干湿得所，不可贪水，握得聚，扑得散，是其诀也。便用粗筛隔过，所贵不作块。按令实，用厚复盖之令暖，三四时辰水脉匀，或经宿夜气留润亦佳。方入模子，用布包裹实踏。仍预治净室无风处，安排下场子。先用板隔地气，下铺麦稍[1]约一尺浮。上铺箔，箔上铺曲。看远近，用草人子为契音至，上用麦稍盖之。又铺箔，箔上又铺曲。依前铺麦稍，四面用麦稍札实。风道上面，更以黄蒿稀压定。须一日两次觑，步体当发得紧慢。伤热则心红，伤冷则体重。若发得热，周遭麦稍微湿，则减去上面盖者麦稍，并取去四面札塞，令透风气约三两时辰，或半日许，依前盖覆。若发得太热，即再盖减麦稍令薄。如冷不发，即添麦稍，厚盖催趁之。约发及十余日已来，将曲侧起，两两相对，再如前罨之蘸瓦。去声，立曰蘸，侧曰瓦。日足，然后出草。

香泉曲

白面一百斤，分作三分。共使下项药：

川芎七两　白附子半两　白术三两半　瓜蒂一钱

已上药，共捣罗为末，用马尾罗筛过，亦分作三分。与前项面一处拌和令匀。每一分用井水八升。其踏罨与顿递祠祭法同。

香桂曲

每面一百斤，分作五处。

木香一两　官桂一两　防风一两　道人头一两　白术一两　杏仁一两，去皮尖，细研

上件为末，将药亦分作五处，拌入面中。次用苍耳二十斤，蛇麻一十五斤，择净，剉碎，入石臼捣烂，入新汲井花水二斗，一处揉如蓝相似。取汁二斗四升，每一分使汁四升七合，竹簕落内一处拌和。其踏罨与顿递祠祭法同。

杏仁曲

每面一百斤，使杏仁十二两，去皮尖，汤浸于砂盆内，研烂如奶酪相似，用冷熟

〔1〕稍：音 juān，麦秆。

水二斗四升，浸杏仁为汁，分作五处拌面。其踏罨与顿递祠祭法同。

已上罨曲

瑶泉曲

白面六十斤上甑蒸，糯米粉四十斤一斗米粉秤得六斤半。

已上粉面，先拌令匀，次入下项药：

白术一两　防风半两　白附子半两　官桂二两　瓜蒂一钱　槟榔半两　胡椒一两　桂花半两　丁香半两　人参一两　天南星半两　茯苓一两　香白芷一两　川芎一两　肉豆蔻一两

上件药并为细末，与粉面拌和讫，再入杏仁三斤，去皮尖，磨细，入井花水一斗八升，调匀，旋洒于前项粉面内，拌匀，复用粗筛隔过，实踏，用桑叶裹，盛于纸袋中，用绳系定，即时挂起，不得积下，仍单行悬之。二七日，去桑叶，只是纸袋。两月可收。

金波曲

木香三两　川芎六两　白术九两　白附子半斤　官桂七两　防风二两　黑附子二两，炮去皮　瓜蒂半两

上件药都捣罗为末，每料用糯米粉、白面共三百斤。使上件药拌和令匀。更用杏仁二斤，去皮尖，入砂盆内烂研，滤去滓。然后用水蓼一斤，道人头半斤，蛇麻一斤，同捣烂，以新汲水五斗，揉取浓汁，和搜入盆内，以手拌匀，于净席上堆放，如法盖覆一宿。次日早晨，用模踏造，堆实为妙。踏成，用穀叶裹，盛在纸袋中，挂阁透风处。半月，去穀叶，只置于纸袋中。两月方可用。

滑台曲

白面一百斤，糯米粉一百斤。

以上粉面先拌和令匀，次入下项药：

白术四两　官桂二两　胡椒二两　川芎二两　白芷二两　天南星一两　瓜蒂半两　杏

仁二斤，用温汤浸去皮尖，更冷水淘三两遍，入砂盆内研，旋入井花水，取浓汁二斗

上件捣罗为细末，将粉面并药一处拌和令匀。然后，将杏仁汁旋洒于前项粉面内拌揉。亦须干湿得所，握得聚，扑得散。即用粗筛隔过，于净席上堆放，如法盖三四时辰。候水脉匀，入模子内实踏。用刀子分为四片，逐片印“风”字。讫，用纸袋子包裹，挂无日透风处。四十九日踏下，便入纸袋盛挂起，不得积下。挂时相离着，不得厮沓，恐热不透风。每一石米，用曲一百二十两。隔年陈曲有力，只可使十两。

豆花曲

白面五斗　赤豆七升　杏仁三两　川乌头三两　官桂二两　麦蘖四两，焙干

上除豆、面外，并为细末。却用苍耳、辣蓼、勒母藤三味和一大握，捣取浓汁，浸豆一伏时。漉出豆，蒸，以糜烂为度。豆须是煮烂成砂，控干放冷，方堪用。若煮不烂，即造酒有豆腥气。却将浸豆汁煎数沸，别顿放，候蒸豆熟，放冷，搜和白面并药末，硬软得所，带软为佳。如硬，更加少浸豆汁。紧踏作片子，只用纸裹，以麻皮宽缚定，挂透风处。四十日取出，曝干，即可用。须先露五七夜后，使七八月已后，方可使。每斗用六两，隔年者，用四两。此曲谓之错著水。李都尉玉浆，乃用此曲。但不用苍耳、辣蓼、勒母藤三种耳。又一法，只用三种草汁，浸米一夕，捣粉，每斗烂煮赤豆三升，入白面九斤，拌和，踏。桑叶裹，入纸袋当风挂之，即不用香药耳。

已上风曲

玉友曲

辣蓼、勒母藤、苍耳各二斤，青蒿、桑叶各减半，并取近上稍嫩者。用石臼捣烂，布绞取自然汁。更以杏仁百粒，去皮尖，细研，入汁内。先将糯米拣簸一斗，急淘净，控极干，为细粉，更晒令干。以药汁逐旋匀洒，拌和，干湿得所。干湿不可过，以意量度。抟成饼子，以旧曲末，逐个为衣，各排在筛子内。于不透风处净室内，先铺干草，一方用青蒿铺盖。厚三寸许，安筛子在上，更以草厚四寸许覆之。覆时须匀，不可令有厚薄。一两日间，不住以手探之，候饼子上稍热，仍有白衣，即去覆者草。明日取出，通风处安桌子上。须稍干，旋旋逐个揭之，令离筛子。更数日，以篮子悬通风处，一月可用。罨饼子须热透，又不可过，候此为最难。未干，见日即裂。夏月造易蛀。唯八月造，可备一秋及来春之用。自四月至九月可酿，九月后寒，即不发。

白醪曲

粳米三升、糯米一升，净淘洗，为细粉。川芎一两、峡椒一两，为末。曲母末一两，与米粉、药末等拌匀。

蓼叶一束　桑叶一把　苍耳叶一把

上烂捣入新汲水，破令得所，滤汁，拌米粉，无令湿，捻成团须是紧实。更以曲母遍身糁过为衣，以穀树叶铺底，仍盖一宿。候白衣上，揭去。更候五七日，晒干。以篮盛，挂风头。每斗三两，过半年以后，即使二两半。

小酒曲

每糯米一斗作粉，用蓼汁和匀，次入肉桂、甘草、杏仁、川乌头、川芎。生姜与杏仁同研汁，各用一分。作饼子，用穰草盖，勿令见风。热透后，翻依玉友罨法。出场，当风悬之。每造酒一斗，用四两。

真一曲

上等白面一斗，以生姜五两，研取汁，洒拌，揉和。依常法起酵，作蒸饼，切作片子，挂透风处。一月，轻干可用。

莲子曲

糯米二斗，淘净，少时，蒸饭，摊了。先用面三斗，细切生姜半斤如豆大，和面，微炒令黄，放冷，隔宿，亦摊之。候饭温，拌令匀，勿令作块，放芦席上摊，以蒿草罨作黄子。勿令黄子黑，但白衣上，即去草翻转。更半日，将日影中晒干，入纸袋盛，挂在梁上风吹。

已上暴曲

酒经下

大隐翁　撰

卧　浆

六月三伏时，用小麦一斗，煮粥为脚，日间悬胎盖，夜间实盖之。逐日浸热面浆或饮汤，不妨给用，但不得犯生水。造酒最在浆，其浆不可才酸便用，须是味重。酴米偷酸，全在于浆。大法浆不酸，即不可酝酒。盖造酒以浆为祖。无浆处，或以水解醋，入葱、椒等煎，谓之合新浆。如用已曾浸米浆以水解之，入葱椒等煎，谓之传旧浆，今人呼为酒浆是也。酒浆多浆臭，而无香辣之味。以此知须是六月三伏时造下浆，免用酒浆也。酒浆寒凉时犹可用，温热时即须用卧浆。寒时如卧浆阙绝，不得已，亦须且合新浆用也。

淘　米

造酒，治糯为先。须令拣择，不可有粳米。若旋拣实为费力，要须自种糯谷，即全无粳米，免更拣择。古人种秫盖为此。凡米不从淘中取净，从拣中取净。缘水只去得尘土，不能去砂石、鼠粪之类。要须旋舂簸令洁白，走水一淘，大忌久浸。盖拣簸既净，则淘数少而浆入。但先倾米入箩，约度添水，用杷子靠定箩唇，取力直下，不住手急打斡，使水米运转，自然匀净。才水清即住，如此则米已洁净，亦无陈气。仍须隔宿淘控，方始可用。盖控得极干，即浆入而易酸，此为大法。

煎　浆

假令米一石，用卧浆水一石五斗，卧浆者，夏月所造酸浆也。非用已曾浸米酒浆也。仍先须仔细刷洗锅器三四遍。先煎三四沸，以笊篱漉去白沫。更候一两沸后，入葱一大握，祷祭以薤代葱。椒一两，油二两，面一盏，以浆半碗调面，打成薄水，同煎六七沸。煎时不住手搅，不搅则有偏沸，及有焞着处。葱熟，即便漉去葱、椒等。如浆酸，亦须约分数以水解之。浆味淡，即更入酽醋。要之，汤米浆以酸美为十分，若用九分味酸者，则每浆九斗入水一斗解之。余皆仿此。寒时用九分至八分，温凉时用六分至七分，热时用五分至四分。大凡浆要四时改破，冬浆浓而涎，春浆清而涎，夏不用苦涎，秋浆如春浆。造酒，看浆是大事。古谚云：看米不如看曲，看曲不如看酒，看酒不如看浆。

汤米

一石瓮埋入地一尺，先用汤烫瓮，然后拗浆逐旋入瓮。不可一并入生瓮，恐损瓮器。便用棹篦搅出大气，然后下米。米新即倒汤，米陈即正汤。汤字，去声切。倒汤者，坐浆汤米也。正汤者，先倾米在瓮内，倾浆入也。其汤须接续倾入，不住手搅。汤太热，则米烂成块。汤慢，即汤去声切不倒而米涩。但浆酸而米淡，宁可热，不可冷。冷即汤米不酸，兼无涎生。亦须看时候及米性新陈。春间用插手汤，夏间用宜似热汤，秋间即鱼眼汤，比插手差热，冬间须用沸汤。若冬月却用温汤，则浆水力慢，不能发脱。夏月若用热汤，则浆水力紧，汤损，亦不能发脱。所贵四时浆水，温热得所。汤米时，逐旋倾汤，接续入瓮，急令二人用棹篦连底抹起三五百下，米滑及颜色光灿乃止。如米未滑，于合用汤数外，更加汤数斗，汤之不妨，只以米滑为度。须是连底搅转，不得停手。若搅少，非特汤米不滑，兼上面一重米汤破，下面米汤不匀，有如烂粥相似。直候米滑浆温，即住手。以席芦围盖之，令有暖气，不令透气。夏月亦盖，但不须厚尔。如早晨汤米，晚间又搅一遍。晚间汤米，来早又复再搅。每搅不下一二百转。次日，再入汤又搅，谓之接汤。接汤后，渐渐发起泡沫，如鱼眼虾跳之类。大约三日后必醋矣。寻常汤米后，第二日生浆泡，如水上浮沤。第三日生浆衣，寒时如饼，暖时稍薄。第四日便尝。若已酸美有涎，即先以笊篱掉去浆面，以手连底搅转，令米粒相离。恐有结米，蒸时成块，气难透也。夏月只隔宿可用，春间两日，冬间三宿。要之，须候浆如牛涎，米心酸，用手一捻便碎，然后漉出。亦不可拘日数也。惟夏月浆米热后，经四五宿渐渐淡薄，谓之倒了。盖夏月热后，发过罨损。况浆味自有死活。若浆面有花衣浡白色，明快涎黏，米粒圆明鬆利，嚼着味酸，瓮内温暖，乃是浆活。若无花沫，浆碧色不明快，米嚼碎不酸，或有气息，瓮内冷，乃是浆死。盖是汤时不活络。善知此者，尝米不尝浆；不知此者，尝浆不尝米。大抵米酸，则无事于浆，浆死却须用杓尽擘出元浆，入锅重煎。再汤，紧慢比前来减三分，谓之接浆。依前盖了，当宿即醋。或只擘出元浆，不用漉出米，以新水冲过，出却恶气。上甑炊时，别煎好酸浆，泼馈下脚亦得。要之，不若接浆为愈。然亦在看天气寒温，随时体当。

蒸醋糜[1]

欲蒸糜，隔日漉出浆衣，出米，置淋瓮滴尽水脉。以手试之，入手散蔌蔌地，便堪蒸。若湿时，即有结糜。先取合使泼糜浆以水解，依四时定分数。依前入葱、椒等同煎，用篦不住搅，令匀沸。若不搅，则有偏沸，及煿灶釜处，多致铁腥。浆香熟，别用盆瓮内放冷，下脚使用，一面添水烧灶。安甑单，勿令偏侧。若刷釜不净，置单偏侧，或破损，并气未上便装筛，漏下生米，及灶内汤太满可八分满，则多致汤溢出冲单，气直上突酒，人谓之甑达，则糜有生熟不匀。急倾少生油入釜，其沸自止。须候釜沸气上，将控干酸米，逐旋以杓轻手续续趁气撒装，勿令压实。一石米约作三次装，一层气透，又上一层。每一次上米，用炊箒掠拨周回上下生米在气出处。直候气匀无生米，掠拨不动，更看气紧慢不匀处，用米锨子拨开慢处，拥在紧处，谓之拨溜。若箄子周遭气小，须从外拨来，向上如鏊背相似。时复用气杖子试之札处，若实即是气流，札处若虚，必有生米。即用锨子翻起拨匀，候气圆，用木拍或席盖之。更候大气上，以手拍之，如不黏手，权住火。即用锨子搅斡盘折将煎，下冷浆二斗，随棹洒拨，每一石米汤用冷浆二斗。如要醇浓，即少用水，馈酒自然稠厚。便用棹篦拍击，令米心匀破成糜。缘浆米既已浸透，又更蒸熟，所以棹篦拍着，便见皮折心破，里外肥烂成糜。再用木拍或席盖之，微留少火，泣定水脉。即以余浆洗案令洁净，出糜在案上摊开，令冷，翻梢一两遍。脚糜若炊得稀薄如粥，即造酒尤醇。搜拌入曲时，却缩水胜如旋入别水也。四时并同。洗案、刷瓮之类，并用熟浆，不得入生水。

用　曲

古法先浸曲，发如鱼眼汤。净淘米，炊作饭，令极冷。以绢袋滤去曲滓，取曲汁于瓮中，即投饭。近世不然，吹[2]饭冷同，曲搜拌入瓮。曲有陈新，陈曲力紧，每斗米用十两，新曲十二两或十三两。腊脚酒用曲宜重。大抵曲力胜，则可存留，寒暑不能侵。米石百两，是为气平，十之上则苦，十之下则甘，要在随人所嗜而增损之。凡用曲，日曝夜露。《齐民要术》：夜乃不收，令受霜露。须看风阴，恐雨润故也。若急用，则曲干亦可，不必露也。受霜露二十日许，弥令酒香。曲须极干，若润湿则酒恶矣。新曲未经百日，心未干者，须擘破炕焙。未得便捣，须放隔宿，若不隔宿，

〔1〕糜：原作“麋”，据文义改。下同。
〔2〕吹：疑为“炊”之误。

则造酒定有炕曲气。大约每斗用曲八两，须用小曲一两，易发无失。善用小曲，虽煮酒亦色白。今之玉友曲用二桑叶者是也。酒要辣，更于酘饭中入曲，放冷下，此要诀也。张进造供御法酒，使两色曲。每糯米一石，用杏仁罨曲六十两，香桂罨曲四十两。一法酝酒：罨曲、风曲各半，亦良法也。四时曲粗细不同。春冬酝造日多，即捣作小块子如骰子或皂子大，则发断有力而味醇酽。秋夏酝造日浅，则差细，欲其曲米早相见而就熟。要之，曲细则味甜美，曲粗则硬辣。若粗细不匀，则发得不齐，酒味不定。大抵寒时，化迟不妨，宜用粗曲。暖时，曲欲得疾发，宜用细末。虽然，酒人亦不执。或醅紧，恐酒味太辣，则添入米一二斗。若发得慢，恐酒甜，即添曲三四斤。定酒味，全在[1]此时，亦无固必也。供御祠祭用曲，并在酴米内，尽用之酘饭，更不入曲。一法，将一半曲于酘饭内分使，气味芳烈，却须并为细末也。唯羔儿酒尽于脚饭内着曲，不可不知也。

合　酵

北人造酒不用酵。然冬月天寒，酒难得发，多撷了。所以要取醅面，正发醅为酵最妙。其法：用酒瓮正发醅，撆取面上浮米糁，控干，用曲末拌，令湿匀，透风阴干，谓之干酵。凡造酒时，于浆米中先取一升已来，用本浆煮成粥，放冷，冬月微温。用干酵一合，曲末一斤，搅拌令匀，放暖处。候次日搜饭时，入酿饭瓮中同拌。大约申时欲搜饭，须早晨先发下酵，直候酵来多时发过方可用。盖酵才来未有力也。酵肥为来，酵塌可用。又况用酵，四时不同，须是体衬天气。天寒用汤发，天热用水发，不在用酵多少也。不然，只取正发酒醅二三杓拌和尤捷。酒人谓之“传醅”，免用酵也。

酴　米酴米，酒母也。今人谓之脚饭。

蒸米成糜，策在案上频频翻，不可令上干而下湿。大要在体衬天气，温凉时放微冷，热时令极冷，寒时如人体。金波法：一石糜用麦蘖四两，炒令冷。麦蘖咬尽米粒，酒乃醇酞。糁在糜上，然后入曲酵，一处众手揉之，务令曲与糜匀。若糜稠硬，即旋入少冷浆同揉，亦在随时相度。大率搜糜只要拌得曲与糜匀足矣，亦不须搜如糕糜。京酝搜得不见曲饭，所以太甜。曲不须极细，曲细则甜美，曲粗则硬辣。粗细不等，

〔1〕在：原脱，据后文“投醹”节内同一句子加。

则发得不齐，酒味不定。大抵寒时化迟，不妨宜用粗曲，可投子大。暖时宜用细末，欲得疾发。大约每一斗米，使大曲八两，小曲一两，易发无失。并于脚饭内下之，不得旋入生曲。虽三酘酒，亦尽于脚饭中下。计算斤两，搜拌曲糜匀，即般入瓮。瓮底先糁曲末，更留四五两曲盖面。将糜逐段排垛，用手紧按瓮边，四畔拍令实，中心剜作坑子，入刷案上曲水三升，或五升已来，微温，入在坑中，并泼在醅面上，以为信水。大凡酝造，须是五更初下手，不令见日，此过度法也。下时东方未明要了，若太阳出，即酒多不中。一伏时歇开瓮。如渗信水不尽，便添芦席围裹之。如泣尽信水，发得匀，即用杷子搅动，依前盖之，频频揩汗。三日后，用手捺破头尾，紧即连底掩搅令匀。若更紧，即便摘开，分减入别瓮，贵不发过。一面炊甜米便酘，不可隔宿，恐发过无力，酒人谓之摘脚。脚紧多由糜热，大约两三日后必动。如信水渗尽，醅面当心夯起，有裂纹多者十余条，少者五七条，即是发紧，须便分减。大抵冬月醅脚厚不妨，夏月醅脚要薄。如信水未干，醅面不裂，即是发慢，须更添席围裹。候一二日，如尚未发，每醅一石，用杓取出二斗，以来入热蒸糜一斗在内，却倾取出者醅在上面盖之，以手按平。候一二日发动，据后来所入热糜计，合用曲入瓮，一处拌匀，更候发紧掩捺，谓之接醅。若下脚后，依前发慢，即用热汤烫臂膊，入瓮搅掩，令冷热匀停。须频蘸臂膊，贵要接助热气。或以一二升小瓶，伫热汤密封口，置在瓮底，候发则急去之，谓之追魂。或倒出在案上，与热甜糜拌，再入瓮，厚盖合，且候隔两夜方始搅拨。依前紧盖合，一依投抹，次第体当，渐成醅，谓之搭引。或只入正发醅脚一斗许在瓮当心，却拨慢醅盖合，次日发起搅拨，亦谓之搭引。造酒要脚正，大忌发慢，所以多方救助。冬月置瓮在温暖处，用芦席围裹之，入麦稍黍穰之类，凉时去之。夏月置瓮在深屋底不透日气处。天气极热，日间不得掀开，用砖鼎足阁起，恐地气。此为大法。

蒸甜糜

凡蒸酘糜，先用新汲水浸破米心，净淘，令水脉微透，庶蒸时易软。脚米走水淘，恐水透浆不入，难得酸，投饭不汤，故欲浸透也。然后控干，候甑气上撒米装。甜米比醋糜鬆利易炊，候装彻气上，用木篦、锨、箒掠拨甑周，回生米在气出紧处，掠拨平整。候气匀溜，用篦翻搅。再溜气匀，用汤泼之，谓之小泼。再候气匀，用篦翻搅。候米匀熟，又用汤泼，谓之大泼。复用木篦搅斡，随篦泼汤。候匀软，稀稠得所，取出。盆内以汤微洒，以一器盖之。候渗尽出在案上，翻梢三两遍，放令极冷四时并同。其拨、溜、盘、棹并同蒸脚糜法，唯是不犯浆，只用葱、椒、油面，比前减半，同煎。白汤泼之，每斗不过泼二升。拍击米心气破成糜，亦如上法。

投醽

投醽最要厮应，不可过，不可不及。脚热发紧，不分摘开，发过无力方投，非特酒味薄不醇美，兼曲末少，咬甜糜不住，头脚不厮应，多致味酸。若脚嫩力小，酘早，甜糜冷，不能发脱折断，多致涎慢，酒人谓之“撷了”。须是发紧迎甜便酘。寒时四六酘，温凉时中停酘，热时三七酘。《酝法总论》：天暖时，二分为脚一分投；天寒时，中停投；如极寒时，一分为脚二分投；大热或更不投。一法，只看醅脚紧慢加减投，亦治法也。若醅脚发得恰好，即用甜饭依数投之。若用黄米造酒，只以醋糜一半投之，谓之脚搭脚。如此酝造，暖时尤稳。若发得太紧，恐酒味太辣，即添入米一二斗。若发得太慢，恐酒太甜，即添入曲三四斤。定酒味，全在此时也。四时并须放冷。《齐民要术》：所以专取桑落时造者，黍必令极冷故也。酘饭极冷，即酒味方辣，所谓偷甜也。投饭寒时烂揉，温凉时不须令烂，热时只可拌和停匀，恐伤人气。北人秋冬投饭，只取脚醅一半于案上，共酘饭一处，搜拌令匀，入瓮，却以旧醅盖之缘有一半旧醅在瓮。夏月脚醅须尽取出，案上搜拌，务要出却脚糜中酸气。一法，脚紧案上搜，脚慢瓮中搜，亦佳。寒时用芦盖，温热时用席。若天气大热，发紧，只用布罩之，逐日用手连底掩拌，务要瓮边冷醅来中心。寒时，以汤洗手臂助暖气。热时，只用木杷搅之。不拘四时，频用托布抹汗。五日已后，更不须搅掩也。如米粒消化而沸未止，曲力大，更酘为佳。《齐民要术》：初下用米一石，次酘五斗，又四斗，三斗，以渐待米消即酘无，令势不相及，味足沸定为熟。气味虽正，沸未息者，曲势未尽，宜更酘之。不酘，则酒味苦薄矣。第四、第五、六酘用米多少，皆候曲势强弱加减之，亦无定法。惟须米粒消化乃酘之，要在善候曲势。曲势未穷，米粒已消，多酘为良。世又云：米过酒甜。此乃不解体候耳。酒冷沸止，米有不消化者，便是曲力尽也。若沸止醅塌，即便封泥起，不令透气。夏月十余日，冬深四十日，春秋二十三四日，可上槽。大抵要体当天气冷暖与南北气候，即知酒熟有早晚，亦不可拘定日数。酒人看醅生熟，以手试之，若拨动有声，即是未熟。若醅面干如蜂窠眼子，拨扑有酒涌起，即是熟也。供御祠祭：十月造酘，后二十日熟；十一月造酘，后一月熟；十二月造酘，后五十日熟。

酒器

东南多瓷瓮，洗刷净便可用。西北无之，多用瓦瓮。若新瓮，用炭火五七斤罩瓮，其上候通热，以油蜡遍涂之。若旧瓮，冬初用时，须熏过。其法用半头砖铛脚安放合瓮砖上，用干黍穰文武火熏，于甑釜上蒸，以瓮边黑汁出为度。然后水洗三五遍，候干用之。更用漆之，尤佳。

上　槽

造酒，寒时须是过熟，即酒清数多，浑头白醇少。温凉时并热时，须是合熟便压，恐酒醅过熟，又槽内易热，多致酸变。大约造酒，自下脚致熟，寒时二十四五日，温凉时半月，热时七八日便可。上槽仍须匀装停铺，手安压版正下砧簟，所贵压得匀干，并无箭失。转酒入瓮，须垂手倾下，免见濯损酒味。寒时用草荐麦稈围盖，温凉时去了，以单布盖之。候三五日，澄折清酒入瓶。

收　酒

上榨以器就滴，恐滴远损酒，或以小杖子引下，亦可压下酒。须先汤洗瓶器令净，控干。二三日一次，折澄去尽，脚才有白丝即浑，直候澄折得清为度，即酒味倍佳。便用蜡纸封闭，务在满装，瓶不在大。以物阁起，恐地气发动，酒脚失酒味。仍不许频频移动。大抵酒澄得清，更满装，虽不煮，夏月亦可存留。内酒库水酒，夏月不煮，只是过熟上榨，澄清收。

煮　酒

凡煮酒，每斗入蜡二钱，竹叶五片，官局天南星丸半粒，化入酒中。如法封，系置在甑中。第二次煮酒，不用前来汤，别须用冷水下。然后发火，候甑箄上酒香透，酒溢出倒流，便揭起甑盖，取一瓶开看，酒滚即熟矣。便住火，良久，方取下。置于石灰中，不得频移动。白酒须泼得清，然后煮。煮时，瓶用桑叶置之。金波兼使白酒曲，才榨下槽，略澄折二三日便蒸。虽煮，酒亦白色。

火迫酒

取清酒澄三五日后，据酒多少，取瓮一口，先净刷洗讫，以火烘干，于底旁钻一窍子，如箸粗细，以柳屑子定。将酒入在瓮，入黄蜡半斤。瓮口以油单子盖系定。别泥一间净室，不得令通风，门子可才入得瓮。置瓮在当中，间以砖五重衬瓮底，于当门里着炭三秤笼，令实于中心，着半斤许熟火，便用闭门，门外更悬席帘。七日后方开。又七日方取吃。取时，以细竹子一条，头边夹少新绵，款款抽屑子，以器承之。以绵竹子遍于瓮底搅缠，尽着底浊物，清即休缠。每取时，却入一竹筒子如醋淋子，旋取之。即耐停不损，全胜于煮酒也。

曝酒法

平旦起，先煎下甘水三四升，放冷着盆中。日西，将衡正纯糯一斗，用水净淘至水清，浸良久，方漉出，沥令米干。炊再馏饭，约四更饭熟，即卸在案桌上，薄摊，令极冷。昧旦，日未出前，用冷汤二碗拌饭，令饭粒散不成块。每斗用药二两，玉友、白醪、小酒、真一曲同。只槌碎为小块，并末，用手糁拌入饭中，令粒粒有曲，即逐段拍在瓮。四畔不须令太实，唯中间开一井子，直见底。却以曲末糁醅面，即以湿布盖之。如布干，又渍润之。常令布湿乃其诀也。又不可令布太湿，恐滴水入。候浆来井中满，时时酌浇四边。直候浆来极多，方用水一盏，调大酒曲一两，投井浆中。然后用竹刀界醅，作六七片，擘碎翻转。醅面上有白衣，宜去之。即下新汲水二碗，依前湿布罨之，更不得动。少时，自然结面醅在上，浆在下，即别淘糯米，以先下脚米算数，天凉对投，天热半投。隔夜浸破米心。次日晚西，炊饭放冷，至夜酘之再入药二两。取瓮中浆来拌匀，捺在瓮底，以旧醅盖之。次日即大发。候酘饭消化沸止方熟，乃用竹笃笃之。若酒面带酸，笃时先以手掠去酸面，然后以竹笃插入缸中心取酒。其酒瓮用木架起，须安置凉处，仍畏湿地。此法，夏中可作，稍寒不成。

白羊酒

腊月，取绝肥嫩羯羊肉三十斤，肉三十斤，内要肥膘十斤。连骨使水六斗已来，入锅煮肉，令极软，漉出骨，将肉丝擘碎，留着肉汁。炊蒸酒饭时，匀撒脂肉拌饭上，蒸令软，依常盘搅使尽。肉汁六斗泼馈了，再蒸良久。卸案上摊，令温冷得所。拣好脚醅，依前法酘拌。更使肉汁二升以来，收拾案上及元压面水，依寻常大酒法日数。但曲尽于酴米中用尔。一法，脚醅发，只于酘饭内方煮肉，取脚醅一处搜拌入瓮。

地黄酒

地黄择肥实大者，每米一斗，生地黄一斤，用竹刀切，略于木石臼中捣碎，同米拌和，上甑蒸熟。依常法入酝。黄精亦依此法。

菊花酒

九月取菊花曝干，揉碎，入米馈中蒸，令熟。酝酒如地黄法。

酴醾酒

七分开酴醾，摘取头子，去青萼用。沸汤绰过，纽干，浸法酒一升。经宿，漉去花头，匀入九升酒内。此洛中法。

蒲萄酒法

酸米入甑，蒸气上，用杏仁五两去皮尖，蒲萄二斤半浴过，干，去子皮，与杏仁同于砂盆内一处，用熟浆三斗，逐旋研，尽为度。以生绢滤过，其三斗熟浆泼饭，软盖。良久出饭，摊于案上。依常法，候温入曲搜拌。

猥　酒

每石糟用米一斗，煮粥，入正发醅一升以来，拌和糟，令温。候一二日，如蟹眼发动，方入曲三斤，麦蘖末四两，搜拌，盖覆。直候熟，却将前来黄头并折澄酒脚，倾在瓮中，打转上榨。

神仙酒法

武陵桃源酒法

取神曲二十两，细剉如枣核大，曝干。取河水一斗，澄清，浸。待发，取一斗好糯米，淘三二十遍，令净。以水清为三溜炊饭，令极软烂，摊冷。以四时气候消息之。投入曲汁中，熟搅，令似烂粥。候发，即更炊二斗米，依前法更投二斗。尝之，其味或不似酒味，勿怪之。候发，又炊二斗米投之。候发，更投三斗。待冷，依前投之，其酒即成。如天气稍冷，即暖和熟。后三五日，瓮头有澄清者，先取饮之。蠲除万病，令人轻健。纵令酣酌无所伤。此本于武陵桃源中，得之久服，延年益寿。后被《齐民要术》中采缀编录。时人纵传之，皆失其妙。此方盖桃源中真本也。今商量以空水浸曲末为妙，每造一斗米，先取一合，以水煮取一升，澄取清汁浸曲。待发，经一日炊饭，候冷即出瓮中。以曲熟和，还入瓮内，每投皆如此。其第三、第五，皆待酒发后经一日投之。五投毕，待发定讫更一两日，然后可压漉，即滓太半化为酒。如味硬，即每一斗酒蒸三升糯米，取大麦曲蘖一大匙，神曲末一大分，熟搅和，盛葛袋中，内入酒瓶。候甘美，即去却袋。凡造诸色酒，北地寒，即如人气投之。南中气暖，即须至冷为佳，不然则醋矣。已北造往往不发，缘地寒故也。虽料理得发，味终不堪。但密泥头，经春暖后，即一瓮自成美酒矣。

真人变髭发方

糯米二斗净簸择，不得令有杂米　地黄二斗其地黄先净洗，候水脉尽，以竹刀切如豆颗大勃堆叠二斗，不可犯铁器　母姜四斤生用，以新布巾揩之去皮，须见肉，细切，秤之　法曲二斤若常曲四斤，捣为末

上取糯米，以清水淘令净，一依常法炊之。良久即不馈，入地黄、生姜相和[1]重炊。待熟，便置于盆中，熟搅如粥。候冷，即入曲末，置于通油瓷瓶瓮中酝造。密泥头，更不得动。夏三十日，秋冬四十日。每饥即饮，常服尤妙。

妙理曲法

白面不计多少，先净洗辣蓼，烂捣，以新布绞取汁，以新刷箒漉于面中，勿令太湿，但只踏得就为度。候踏实，每个以纸袋挂风中。一月后方可取，日中晒三日，然后收用。

时中曲法

每绿豆一斗，拣净，水淘，候水清，浸一宿。蒸豆极烂，摊在案上。候冷，用白面十五斤，辣蓼末一升。蓼曝干，捣为末。须旱地上生者，极辣。豆面大斗用大秤，省斗用

〔1〕和：原脱，据文义补。

省秤。将豆、面、辣蓼一处拌匀，入臼内捣，极相乳入。如干，入少蒸豆水。不可太干，不可太湿，如干麦饭为度。用布包，踏成圆曲，中心留一眼，要索穿。以麦秆穰草罨一七日，先用穰草铺在地上，及用穰草系成束排成间起曲，令悬空。取出，以索穿，当风悬挂，不可见日，一月方干。用时，每斗用曲四两，须捣成末，焙干用。

冷泉酒法

每糯米五斗，先取五升，淘净蒸饭。次将四斗五升米淘净，入瓮内。用梢箕盛蒸饭五升，坐在生米上，入水五斗浸之。候浆酸饭浮，约一两日。取出，用曲五两拌和匀，先入瓮底。次取所浸米四斗五升，控干，蒸饭，软硬得所，摊令极冷。用曲末十五两，取浸浆每斗米用五升拌饭，与曲令极匀，不令成块。按令面平，罨浮饭在底，不可搅拌。以曲少许糁面。用盆盖瓮口，纸封口缝两重，再用泥封纸缝，勿令透气。夏五日，春秋七八日。

北山酒经识跋[1]

上《北山酒经》三卷，大隐先生朱翼中撰。翼中，不知何郡人，政和七年医学博士。李保题诗其后。序言：翼中壮年勇退，著书酿酒，侨居西湖上。朝廷起为医学博士。明年，坐东坡诗，贬达州。又明年，以宫祠还，云云。此册为玉峰门生徐瓒所赠，犹是述古堂旧藏。戊戌九月廿四日雨窗翻阅偶记于此。

漫士翌凤

乾隆壬寅四月初十日校写讫，计一万二千四百八十四字。陈世彭记

上《北山酒经》三卷，宋吴兴朱肱撰。肱，字翼中。元佑戊辰，李常宁榜登第，仕至奉议郎直秘阁。归寓杭之大隐坊，著书酿酒，有终焉之志。无求子、大隐翁，皆其自号也。潜心仲景之学。政和辛卯，遣子遗直斋所著《南阳活人书》上于朝。甲午，起为医学博士。旋以书东坡诗，贬达州。逾年，以朝奉郎提点洞霄宫召还。此书有“流离放逐”及“御魑魅转炎荒”之语，似成于贬所。而题曰“北山”者，示不忘西湖旧隐也。《活人书》当政和间，京师、东都、福建、两浙，凡五处刊行。至今，江南版本不废。是书虽刻于《说郛》及《吴兴艺文志补》，然中、下两卷已佚不存。吴君伊仲喜得全本，曲方、酿法，粲然备列，借登枣木，以补《齐民要术》之遗。较之窦苹《酒谱》徒摭，故实而无裨日用。读者宜有华实之辨焉。

肱祖承逸，字方倦，归安人，为本州孔目，好善乐施，尝代人偿势家债钱三百千，免其人全家于难。庆历庚寅岁饥，以米八百斛作粥，活贫民万人。父临历，官大理寺丞。尝从安定先生学，为学者所宗。兄服，熙宁六年进士甲科。元丰中，擢监察御史里行。章惇遣袁默、周之道见服，道荐引意，服举劾之。绍圣初，拜礼部侍郎，出知庐州。坐与苏轼游，贬海州团练副使，蕲州安置，改兴国军，卒。与肱盖有二难之目云。

乾隆乙巳六月既望歙鲍廷博识于知不足斋

〔1〕北山酒经识跋：此标题为整理时加。

校后记

《北山酒经》乃专为制酒之书，宋代朱肱撰。

一、作者与成书

此书作者朱肱，字翼中，宋代医学家。江宁（今江苏南京）人。出身儒门世家。其祖承逸，字方倦，曾为州孔目，好善乐施，尝代人偿势家债钱三百千，免其人全家于难。庆历庚寅（1050 年）岁饥，以米八百斛作粥，施济贫民万人。其父临历，官大理寺丞，尝从安定先生学，为学者所宗。其兄服，熙宁六年（1073 年）进士甲科;元丰中，擢监察御史；绍圣初，拜礼部侍郎，出知庐州。朱肱本人，元祐三年（1088 年）进士，官至奉议郎直秘阁，人称“朱奉议’。因进谏被黜，隐居杭州大隐坊，自号“大隐公”“无求子”。著书酿酒，撰《北山酒经》。北山者，乃其隐居之所。同时潜心仲景之学，费时近 20 年，撰《伤寒百问》3 卷。政和元年（1111 年）增补至 20 卷，更名为《南阳活人书》。其时，朝廷方兴医学，遣子将此书进献于朝。政和甲午（1114 年），起用朱氏为医学博士。次年，因抄写苏轼诗而受牵连，被贬达州。逾年，以朝奉郎提点洞霄宫召还。

朱氏仕途颇为坎坷，其传于世者为《南阳活人书》及《北山酒经》。

二、主要内容与特点

《北山酒经》分上、中、下三卷。上卷言酒之用途、相关礼仪，并约言制酒之大概。中卷专言酒曲之制，分罨曲、风曲与暴曲三种。此书制曲，大多数要加入官桂、白术、川芎、白附子、木香、杏仁、豆蔻等辛温香燥的中药。如瑶泉曲，用白面与糯米粉，加上白术、防风、白附子、官桂、瓜蒂、槟榔、胡椒、桂花、丁香、人参、天南星、茯苓、香白芷、川芎、肉豆蔻等 15 味药，发酵而成。下卷言如何用曲制酒，包括卧浆、淘米、煎浆、汤米、用曲、合酵、酴米、蒸糜、投醹、上槽、收酒、煮酒等步骤，并介绍了白羊酒、地黄酒、菊花酒、武陵桃源酒、真人变髭发方等若干药酒的制法。

朱肱为医学家，精通仲景学说，其所撰《北山酒经》与一般制酒书不同，突出了制酒过程中中药的应用。这是此书值得注意的特点。

三、本次校点的相关说明

本次点校以日本篠田统、田中静一所编集的《中国食经丛书》〔由日本书籍文物流通会于日本昭和四十七年（1972 年）出版〕影印《知不足斋丛书》本《北山酒经》为底本。

此本卷后有漫士翌凤与知不足斋主鲍廷博的题识。据鲍氏所云，元代《说郛》收录此书时，已无全本，只存上卷而已。至清代乾隆间，“吴君伊仲喜得全本，曲方、酿法，粲然备列”，此书方又流传于世。

张志斌

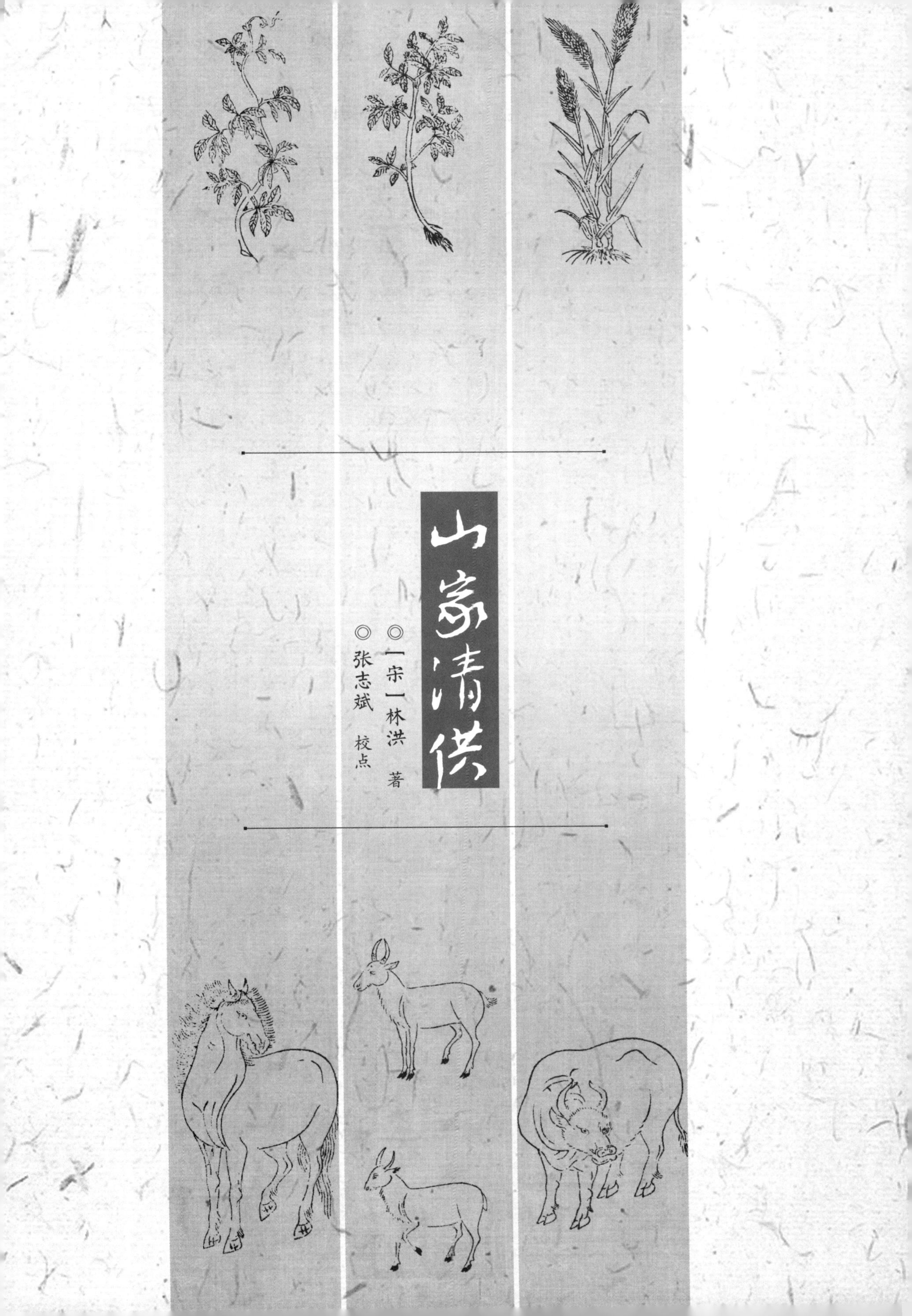

山家清供

◎〔宋〕林洪 著
◎张志斌 校点

内容提要

《山家清供》不分卷，南宋林洪（龙发）著，是一部讲求饮食清淡自然之品味的食谱著作。此书记载了104个山居食谱，其中真正的食谱为103个，包括菜、酒、茶、饮、米面主食或点心等，均为林洪本人的亲身体验。

林洪崇尚自然清淡，书中所载食谱以素食为主，较少荤腥，其烹调方法也以蒸煮或生食为主。书中的素食又以山野时鲜为多，有些方名听起来像是荤菜，实际上都是地道的素菜。《山家清供》中的103个食谱，有30余个明确指出有疗养作用。这些作用除以补养强身为主外，还有理气解郁、解酒消食、疗风去寒、去虫止痢及消暑等方面的作用。然而，林洪最为强调的尚不是养身，而是养心。他将饮食作为一种文化，从饮食中透视出当时文人的修养与情趣。《山家清供》中大部分的食谱是带有诗句或典故的，有的甚至是林洪本人的诗词，显示了作者的博学与才情。

本次点校，以日本篠田统、田中静一所编集的《中国食经丛书》影印《百川学海》丛书本《山家清供》为底本，以涵芬楼《说郛》本《山家清供》（简称“说郛本”）为主校本，以《丛书集成》周履靖校本及四库全书本为旁校本。

目　录[1]

山家清供

[1] 目录：原无，据正文补出。

山家清供

［宋］可山人林洪（龙发） 著

青精饭

青精饭，首以此，重谷也。按《本草》：南烛木[1]，今[2]黑饭草，即青精也。采枝叶捣汁，浸米蒸饭，曝干，坚而碧色，久服益颜延算。仙方又有青精石饭，世未知石为何也。按《本草》：用赤石脂三斤，青粱米一斗，水浸，越三日，捣为丸，如李大，日服三丸，可不饥。是知石即石脂也。二法皆有据。第以山居供客，则当用前法。如欲效子房辟谷，当用后法。读《杜诗》，既曰："岂无青精饭，令我颜色好"。又曰："李侯金闺彦，脱身事幽讨。"当时才名如杜李，可谓切于爱君忧国矣。夫乃不使之壮年以行其志，而使之俱有青精瑶草之思，惜哉。

碧涧羹

芹，楚葵也，又名水英。有二种，荻芹取根，赤芹取叶与茎，俱可食。二月三月作羹[3]时，采之。入汤，取出，以苦酒研芥子[4]，入盐与茴香渍之，可作菹。惟瀹而羹之者，既清而馨，犹碧涧然。故杜甫有"香芹碧涧羹"之句。或者以芹微草也，杜甫何取焉而诵咏之？不暇不思，野人持此，犹欲以献于君者也。

苜蓿盘

开元中，东宫官僚清淡，薛令之为左庶子，以诗自悼曰："朝日上团团，照见先

［1］木：原作"米"，据说郛本改。
［2］今：原作"金"，据说郛本改。
［3］羹：说郛本作"英"。
［4］芥子：原书此二字漫漶不清，据说郛本补。

生盘。盘中何所有？苜蓿长阑干。饭涩匙难滑，羹稀箸易宽。以此谋朝夕，何由保岁寒。”上幸东宫，因题其旁，有“若嫌松桂寒，任逐桑榆暖”之句。令之惶恐，谢病归。每诵此，未知为何物。偶同宋雪岩伯仁访郑野墅钥，见所种者，因得其种并法。其叶绿紫色而尖一作实，长或丈一作尺，采，用汤焯，油炒，姜、盐如意，羹、茹皆可。风味本不恶，令[1]之何为厌苦如此？东宫官僚，当极一时之选，而唐世诸贤见于篇什，皆为左迁[2]。令之寄兴，恐不在此盘。宾僚之选，至起“食无鱼”之叹，上之人乃讽以去。吁，薄矣！

考亭蔊

考亭先生，每饭后则以蔊菜一作茎供。蔊，一出于盱江，分于建阳；一生于严滩石上。盖《建阳新种集》有“亭蔊诗”可考。山谷孙崿以沙卧蔊，食其苗，云：生临汀者尤佳。

太守羹

梁蔡遵为吴兴守，不饮郡井，斋前自种白苋、紫茄，以为常饵。世之醉酦鲜而怠于事者，视此得无愧乎？然茄、苋性俱凝一作微冷，必加芼姜为佳耳。

冰壶珍

太宗问苏易简曰：“食品称珍，何者为最？”对曰：“食无定味，适口者珍。臣心知齑汁美。”太宗笑问其故。曰：“臣一夕酷寒，拥炉烧酒痛饮。大醉，拥以重衾。忽醒，渴甚。乘月中庭，见残雪中覆一齑盎。不暇呼童，掬雪盥手，满引数缶。臣此时自谓上界仙，鸾脯凤腊，殆恐不及。屡欲作《冰壶先生传》纪其事，未暇也。”太宗笑而然之。后有问其方者，仆答曰：用清面汤浸以菜，并消醉渴一味耳。或不然，请问之冰壶先生。

---

〔1〕令：原误作“今”，据说郛本改。
〔2〕迁：原作“选”，据说郛本改。

蓝田玉

《汉地理志》：蓝田出美玉。魏李预每羡古人飧玉之法，乃往蓝田，果得美玉璞七十枚。为屑服饵，而不戒酒色。偶疾笃，谓妻子曰：服玉必屏居山林，排弃嗜欲，当有大神效。而吾酒色不绝，自致于死，非药过也。要之长生之法，当养心戒欲，虽不服玉，亦可矣。今法：用瓠一二枚，去皮毛，截作二寸方片，烂蒸，以酱食之。不烦烧炼之功，但除一切烦恼妄想。久而自然神清气爽，较之前法差胜矣。故名"法制蓝田玉"。

豆　粥

汉光武在芜蒌亭时，得冯异奉豆粥，至久且不忘报。况山居可无此乎？用沙瓶烂煮赤豆，候粥少沸，以豆投之同煮，既熟而食。东坡诗曰："岂如江头千顷雪[1]，茅檐出没晨烟孤。地碓舂粳光似玉，沙瓶煮豆软如酥。老我此身无着处，卖书来问东家住。卧听鸡鸣粥熟时，蓬头曳杖君家去。"此豆粥法也。若夫金谷之会，徒咄嗟以夸客，孰若山舍清谈倘佯以俟其熟也。

蟠桃饭

采山桃，用米泔煮熟。漉置水中，去核，候一作饭涌[2]同煮，顷之，如盦饭法。东坡用石曼卿海州事诗："戏将桃核裹红泥，石间散掷如风雨。坐令空山作锦绣，倚天照海光无数。"此种桃法也。桃三李四，能依此法，越三年皆可饭矣。

寒　具

晋桓元喜陈书画。客有食寒具不濯手而执书帙者，偶涴之，后不设寒具。此必用油蜜者。《要术》并《食经》皆只曰环饼，世疑馓子也。或云巧夕酥，蜜食也。杜甫十月一日乃有"粔籹作人情"之句，《广记》则载寒食事中。三者俱可疑。及考朱氏

〔1〕雪：此后原有"色鲈"二字，据说郛本删。
〔2〕候涌：说郛本同，四库本作"候饭涌"。

注《楚辞[1]》："粔籹蜜饵，有饦餭兮[2]。"谓以米面煎熬之，作寒具也。以是知《楚辞》一句，是自[3]三品。"粔籹"乃蜜面之干者，十月开炉饼也；"蜜饵"乃蜜面少润者，七夕蜜食也；"饦餭"乃寒食寒具，无可疑者。闽人会姻，名煎铺。以糯粉和面油煎，沃以糖，食之不濯手，则能污物，且可留月余，宜烟用也。吾翁和靖先生《山中寒食》诗云："方塘波绿杜蘅青，布谷提壶已足听。有客初尝寒具罢，据梧慵复散幽经。"吾翁读天下书，攻媿先生且服其和琉璃堂畐事。信乎，此为寒食具矣。

黄金鸡又名钻篱菜，出《志林》。

李白诗云："亭上十分绿醑酒，盘中一味黄金鸡。"其法：浔鸡净，用麻油、盐一作爁水煮，入葱、椒，候熟，擘，饤以元汁，别供，或荐以酒，则"白酒初熟，黄鸡正肥"之乐得矣。又如新法川炒等制，非山家不屑为，恐非真味也。每思茅容以鸡奉母，而不以鸡奉客，贤矣哉。《本草》：鸡，小毒，补虚治病。

槐叶淘

杜甫诗云："青青高槐叶，采掇付中厨。新面来近市，汁滓宛相俱。入鼎资过熟，如餐愁欲无。"即此见其法：于夏采槐叶之高秀者，汤少瀹，研细，滤清，和面作淘，乃以醯、酱为熟齑[4]，簇细茵[5]，以盘行之。取其碧鲜可爱也。末句云："君王纳凉晚，此味亦时须。"不惟见诗人一食未尝忘君，且知贵为君王，亦令知山林之味。旨哉，诗乎。

地黄馎饦

崔元亮《海上方》：治心痛，去虫积，取地黄大者，净洗，捣汁，和细面，作馎

---

〔1〕辞：原作"词"，说郛本同，据下文改。
〔2〕兮：原作"些"，说郛本同，据《楚辞·招魂》改。
〔3〕是自：说郛本同，四库本作"自是"。
〔4〕熟齑：说郛本同，四库本作"熟虀"。
〔5〕茵：说郛本同，四库本作"苗"。

饦食之。出虫尺许，即愈。贞元间，通事舍人崔杭女作淘食之，出虫如蟆状，自是心患除矣。《本草》：浮为天黄，半沉为人黄，惟沉者佳。宜用清汁，入盐则不可食。或净洗细截，和米煮粥，良有益也。

梅花汤饼

泉之紫帽山有高人，尝作此供。初浸白梅、檀香末水，和面，作馄饨皮。每一叠，用五出铁凿如梅花样者，凿取之，候煮熟，乃过于鸡清汁内。每客止二百余花，可想一食亦不忘[1]梅。后留玉堂元刚亦有诗："恍如孤山下，飞玉浮西湖。"

椿根馄饨

刘禹锡著[2]"樗根馄饨皮法"：立秋前后，谓世多痢及腰痛，取樗根一大握，捣筛，和面，捻馄饨如皂荚子，清水煮，日空腹服十枚，并无禁忌。山家晨有客至，先供之十数，不惟有益，亦可少延早食。椿实而香，樗疏而臭，惟椿根可也。

玉糁羹或用山芋。

东坡一夕与子由饮，酣甚，槌萝菔烂煮，不用他料，只研白米为糁，食之，忽放箸抚几曰："若非天竺酥酡，人间决无此味。"

百合面

春秋仲月，采百合根。曝干，捣筛，和面作汤饼，最益血气。又蒸熟，可以佐酒。《岁时广记》二月种法：宜鸡粪。《化书》：山蚓化为百合，乃宜鸡粪。岂物类之相感哉？

---

〔1〕忘：原作"为"，据说郛本改。
〔2〕著：说郛本同，四库本作"煮"。

栝蒌粉

孙思邈法：深掘大根，厚削至白，寸切，水浸，一日一易，五日取出，捣之以力。贮以绡囊，滤为玉液，候其干矣，可为粉食。杂粳为糜，翻起[1]雪色，加以奶酪，食之补益。又方：取实，酒炒微赤。肠风下血，可以愈疾。

素蒸鸭又云卢怀谨事。

郑余庆有亲朋晨至，敕家人曰：烂蒸，去毛，勿拗折项。客意鹅鸭也。良久，乃蒸葫芦一枚耳。今岳倦翁《珂食品付庖者》诗云："动指不须占染鼎，去毛切莫拗蒸葫。"岳，勋阀也，而知此味，异哉。

黄精果饼、茹附。

仲春，深采根，九蒸九曝，捣如饴，可作果食。又，细切一石，水二石五升，煮去苦味，漉入绢袋，压汁，澄之。再煎如膏，以炒黑豆、黄米作饼，约二寸大。客至，可供二枚。又采苗可为菜茹。隋羊公服法：芝草之精也，一名仙人余粮。其补益可知矣。

傍林鲜

夏初林笋盛时，扫叶就竹，径煨熟，其味甚鲜，名曰傍林鲜。文与可守临川，正与家人煨笋午饭，忽[2]得东坡书，诗云："想见清贫馋太守，渭川千亩在胸中"，不觉喷饭满案。想作此供也。大凡笋贵甘鲜，不当与肉为友。今俗庖多杂以肉，不思才有小人，便坏君子。若对此君成大嚼，世间哪有扬州鹤？东坡之意微矣。

---

〔1〕起：原作"匙"，说郛本同，据四库本改。

〔2〕忽：原作"勿"，据说郛本改。

凋菰饭

凋菰，叶似芦，其米黑。杜甫故有“波翻菰米沈云黑”之句，今胡穄是也。曝干砻洗，造饭既香而滑。杜诗又云：“滑忆凋菰饭”。又，会稽人顾翱，事母孝，母嗜凋菰饭，翱常自采撷。家濒太湖，后湖中皆生凋菰，无复余草，此孝感也。世有厚于己薄于奉亲者，视此宁无愧乎。呜呼，孟笋王鱼，岂偶然哉？

锦带羹

锦带，又名文冠花，条生如锦。叶始生，柔脆可羹，杜甫固有“香闻锦带羹”之句。或谓莼之萦纡如带，况莼与菰同生水滨。昔张翰临风必思莼鲈以下气。按《本草》：“莼、鲈同羹，可以下气止呕。”已是知，张翰在当世，意气抑郁，随事呕逆，固有此思耳。非莼、鲈而何？杜甫卧病江阁，恐同此意也。谓锦为花，或未必然。然仆居山时，固有羹此花者，其味亦不恶，注谓吐绶鸡则远矣。

煿金煮玉

笋取鲜嫩者，以料物和薄面拖，油煎煿如黄金色，甘脆可爱。旧游莫干，访霍如庵正夫，早供以笋切作方片，和白米煮粥，佳甚。因[1]戏之曰：此法制惜气[2]也。济颠《笋疏》云：“拖油盘内煿黄金，和米铛中煮白玉”二句，兼得之矣。霍，北司贵公也，乃甘山林之味，异哉。

土芝丹小者土栗[3]黄。

芋，名土芝，大者裹以湿纸，用煮酒和糟涂其外，以糠皮火煨之。候香熟取出，安坳地内，去皮温食。冷则破血，用盐则泄精。取其温补，名土芝丹。昔懒残师正煨此牛粪火中，有召者，却之曰：“尚无情绪收寒涕，那得工夫伴俗人。”又山人诗

〔1〕因：原作“用”，据说郛本改。
〔2〕惜气：说郛本作“惜精气”。
〔3〕栗：原误作“粟”，据题下正文改之。

云："深夜一炉火，浑家团圞坐。煨得芋头熟，天子不如我。"其嗜好可知矣。小者曝干入瓮，候寒月用稻草盦熟，色香如栗，名土栗，雅宜山舍拥炉之夜供。赵两山汝涂[1]诗云："煮芋云生钵，烧茅雪上眉。"盖得于所见，非苟作也。

柳叶韭温，无毒，归心，安五脏，又名藿。

杜诗"夜雨剪春韭"，世多误为剪之于畦，不知剪字极有理。盖于炸时，必先齐其本，如"烹薤圆齐玉箸头"之意。乃以左手持其末，以其本竖汤内，少剪其末，蠲弃其末叶也。只炸其本，带性投冷水中，出之，甚脆然，必竹刀截之。又方：采嫩柳叶少许同炸尤佳，故曰柳叶韭。

松黄饼

暇日，过大理寺，访秋岩陈评事介，留饮。出二童，歌渊明《归去来辞》，以松黄饼供酒。陈方巾美髯，有超俗之标。饮此[2]使人洒然起山林之兴，觉驼峰、熊掌皆下风矣。春采松花黄和蜜，模作饼，如鸡舌龙涎状。不惟香味清甘，亦自有所益也。

酥琼叶

宿蒸饼薄切，涂以蜜或以油，就火上炙，铺纸地上散火气，甚松脆，且止疾[3]化食。杨诚斋[4]诗云："削成琼叶片，嚼作雪花声"，形容善矣。

凫茨粉

凫茨粉可作粉食，其滑异于他粉。偶天台陈梅庐见惠，因得其法。凫茨，《尔

[1]赵两山汝涂：原作"赵两山汝唫"，说郛本作"赵西安"，据《丛书集成》周履靖校本改。
[2]饮此：原作"饮边味此"，据说郛本改。
[3]疾：说郛本同，四库本作"痰"。
[4]杨诚斋：此处原作"杨诚齐"。本书三引"杨诚斋"，二引"杨诚齐"，四库本均作"杨诚斋"，故改。

雅》一名芍。郭云[1]：生下田，苗[2]似龙须而细，根如指头而黑。即荸荠也。采以曝干，磨而澄滤之，如绿豆粉法。后读刘一止《非有类藳》，有诗云："南山有蹲鸱，春田多凫茨。何必泌之水，可以乐我饥。"信乎，可以食矣。

檐卜煎又名瑞木煎。

旧访刘漫塘宰，留午酌，出此供，清芳极可爱。询之，乃栀子花也。采大者，以汤焯过，少干，用甘草水和稀面拖，油煎之，名檐卜煎。杜诗云："于身色有用，与道[3]气相和。"今既制之，清和之气备矣。

蒿蒌菜蒿鱼羹山房子少鲁号谷梅。

旧客江西林山书房，春时，多食此。采嫩茎去叶，汤焯，用油、盐、苦酒沃之，为茹。或加以肉燥，香脆，良可爱。后归京师，春辄思之。偶遇[4]李竹野制机伯恭邻，以其江西人，因问之。李云：《广雅》名蒿蒌，生下田。江西用以羹鱼。陆疏云：叶似艾，白色，可蒸为茹。即汉广言"刈其蒌"之蒌。诗云"蒌蒿数箸玉横簪"，及证以诗注果然。李乃怡轩之子，尝从西山问宏辞，多识草木，宜矣。

玉灌肺

真粉、油饼、芝麻、松子、胡桃，莳萝，六者为末，拌和，入甑蒸熟，切作肺样块，用辣汁供。今后苑名曰：御爱玉灌肺，要之不过一素供耳。然以此见九重崇俭不嗜杀之意，居山者岂宜侈乎？

元修菜

东坡有《巢故人元修菜》诗，每读"豆荚圆而小，槐芽细而丰"之句，未尝不

〔1〕云：原脱，据说郛本补。
〔2〕苗：原脱，据说郛本补。
〔3〕道：说郛本同，四库本作"物"。
〔4〕遇：说郛本作"舆"。

冥搜畦垄间，必求其是。时询诸老圃，亦罕能道者。一日，永嘉郑文干归自蜀，过梅边，首叩之。答曰：蚕豆即豌豆也，蜀人谓之巢菜。苗叶嫩时，可采以为茹。择洗，用真麻油热炒，乃下酱、盐煮之。春尽苗叶老，则不可食。坡点酒，下盐、豉、缕橙、芼姜、葱者，正庖法也。君子耻一物不知，必游历久远而后见闻博。读坡诗二十年，一日得之，喜可知也。

紫英菊

菊名治蘠。《本草》名节花，陶注云："菊有二种：茎紫气香而味甘，其叶乃可羹；茎青而大，气似蒿而苦，名苦薏，非也。"今法：春采苗叶，洗焯，用油略炒熟，下姜、盐羹之，可清心明目。加枸杞尤妙。天随子《杞菊赋》云："尔杞未棘，尔菊未莎，其如余何。"《本草》：杞叶似榴而软者，能轻身益气。其子圆而有刺者，名枸棘，不可用。杞、菊，微物也，有少差尤不可用。然则君子、小人，岂容不辨哉?

银丝供

张约斋镃，性喜延山林湖海之士。一日午酌，数杯后，命左右作银丝供。且戒之曰："调和教好，又要有真味。"众客谓必鲙也。良久，出琴一张，请琴师弹《离骚》一曲，众始知银丝乃琴弦也。调和教好，调弦也；又要有真味，盖取渊明琴书中有真味之意也。张，中兴勋家也，而能知此真味，贤矣哉。

进贤菜苍耳饭

苍耳，枲耳也。江东名常枲，幽州名爵耳，型如鼠耳。陆机疏云：叶青白色，似胡荽，白花细茎，蔓生。采嫩叶细焯，以姜、盐、苦酒拌为茹，可疗风。杜诗云："苍耳况疗风，童儿且时摘。"《诗》之"卷耳"首章云："嗟我怀人，置彼周行。"酒醴，妇人之职。臣下勤劳，君必勤之，因采此而有所感念及酒醴之用。以此见古者后妃，欲以进贤之道讽其君，因名进贤菜。张氏诗曰："闺阃诚难与国防，默嗟徒御困高冈[1]。觥罍欲解痛瘏恨，枲耳元因备酒浆[2]。"其子可参米粉为糗，固

〔1〕默嗟徒御困高冈：原作"咄嗟从御因高冈"，据说郛本改。
〔2〕枲耳元因备酒浆：原作"充耳元因避酒浆"，据四库本改。

诗有“碧涧水淘苍耳饭”之句。

山海兜

春采笋蕨之嫩者，以汤瀹之，取鱼虾之鲜者，同切作块子，用汤泡，裹蒸，入熟油、酱，研胡椒拌和，以粉皮盛覆，各合于二盏内，蒸熟。今后苑多进此，名虾鱼笋蕨兜。今以所出不同，而得同于俎豆间，亦良遇也，名山海兜。或只羹以笋蕨，亦佳。许梅屋诗云：“趁得山家笋蕨春，借厨烹煮自燃薪。倩谁分我杯羹去，寄与中朝食肉人。”

拨霞供《本草》：兔肉，补中益气，不可同鸡食。

向游武夷六曲，访止止师。遇雪天，得一兔，无庖人可制。师云：“山间只有薄批，酒、酱、椒料沃之，以风炉安座上，用水少半铫，候汤响一杯后，各分以箸，令自夹入汤摆熟，啖之，乃随宜各以斗供。”因用其法，不独易行，且有团圞热暖之乐。越五六年，来京师，乃复于杨泳斋伯岩席上见此，恍然去武夷如隔一世。杨，勋家，嗜古学而清苦者，宜安此山林之趣。因作诗云：“浪涌晴江雪，风翻晚照霞。”末云：“醉忆山中味，都忘贵客来[1]。”猪、羊皆可作。

骊塘羹又名东坡羹。

曩客于骊塘书院，每食后，必出菜汤，清白，极可爱，饭后得之，醍醐甘露未易及此。询庖者，止用菜与萝菔，细切，以井水煮之烂为度。初无他法，后读东坡诗，亦只用蔓菁、萝菔而已。诗云：“谁知南岳老，解作东坡羹。中有芦菔根，尚含晓露清。勿语贵公子，从渠嗜膻腥。”以此可想二公之嗜好矣。今江西多用此法者。

真汤饼

翁瓜圃访凝远居士，话间，命仆作真汤饼来。翁讶曰：“天下安有假汤饼？”

〔1〕都忘贵客来：四库本作“浑忘是贵家”。

及见，乃沸汤泡油饼，人一杯耳。翁曰："如此则汤泡饭，亦得名真泡饭乎？"居士曰："稼穑作甘，苟无胜食气者，则真矣。"

沆瀣浆

雪夜，张一斋饮客。酒酣，簿书何君时举出沆瀣浆一瓢，与客分饮，不觉酒容为之洒然。问其法，谓："得于禁苑，止用甘蔗、萝菔，各切作方块，以水烂煮而已。"盖蔗能化酒，萝菔能化食也。酒后得此，其益可知矣。《楚辞》有蔗浆，恐只[1]此也。

神仙富贵饼煮用淡石灰水，必切作片子。

煮术与菖蒲，曝，为末，每一斤用蒸山药末三斤，炼蜜水调入面，作饼，曝收。候客至蒸食，条切，亦可羹。章简公诗云："术荐神仙饼，菖蒲富贵花。"

香圆杯

谢益斋奕礼不嗜酒，尝有"不饮但能看醉客"之句。一日书余琴罢，命左右剖香圆作二杯，刻以花，温上所赐酒，以劝客。清芬霭然，使人觉金樽玉斝皆埃壒之矣。香圆似瓜而黄，闽南一果耳，而得备京华鼎贵之清供，可谓得所矣。

蟹酿橙

橙大者截顶，剜去穰，留少液，以蟹膏肉实其内，仍以带枝顶覆之。入小甑，用酒醋水蒸熟，如[2]苦酒，入盐供。既香而鲜，使人有新酒、菊花、香橙、螃蟹之兴，因记。危异斋稹赞蟹云："黄中通理，美在其中。畅于四肢，美之至也。此本诸《易》，而于蟹得之矣。"今于橙蟹又得之矣。

---

〔1〕只：说郛本作"即"。

〔2〕如：说郛本作"加"。

莲房鱼包渔父三鲜莲藕羹汤齑也。

莲花中嫩房去蓑[1]，截底，剜穰，留其孔，以酒、酱、香料和鱼块实其内，仍以底坐甑内蒸熟，或中外涂以蜜，出碟，用渔父三鲜供之。向[2]在李春坊席上曾受此供，得诗云："锦瓣金蓑织几重，问鱼何事得相容。涌身既入莲房去，好度华池独化龙。"李大喜，送端砚[3]一枚、龙墨五笏。

玉带羹

春坊赵莼湖璧会客，弟竹潭雍亦在焉。论诗把酒及夜，无可供者，湖曰："吾有镜湖之莼。"潭曰："雍有稽山之笋。"仆笑曰："可有一杯羹矣。"乃命庖作玉带羹，以笋似玉，莼似带也。是夜甚适。今犹喜其清高而爱客也。每谓忠简公跃马食肉，付公等浮家泛宅，真吾徒之句，有此儿[4]孙宜矣。

酒煮菜

鄱江士友命饮，供以酒煮菜。非菜也，纯以酒煮鲫鱼也。且云："鲫，稷所化，以酒煮之，甚有益。"第以鱼名菜，私窃疑之，及观赵与时《宾退录》所载，靖州风俗，居丧不食肉，惟以鱼为蔬，湖广谓之"鱼菜"。杜陵白小诗云："细微沾水族，风俗[5]当园蔬。"始信鱼即菜也。赵，好古博雅君子也，宜乎先得其详矣。

蜜渍梅花

杨诚斋诗云："瓮澄雪水酿春寒，蜜点梅花带露餐。句里略无烟火气，更教谁上少陵坛。"剥白梅少许，雪水以梅花温酿之，露一宿，取出，蜜渍，可荐酒。较之敲雪煎茶，风味不殊也。

---

〔1〕蓑：说郛本作"须"，文义相似。
〔2〕向：原作"内"，据说郛本改。
〔3〕砚：原作"研"，据说郛本改。
〔4〕儿：原作"耳"，据说郛本改。
〔5〕俗：原作"族"，据说郛本改。

拥蟹供有风虫，不可同柿食。

蟹，生于江者黄而腥；生于湖者绀而馨；生于溪者苍而清。越淮，多趋京，故或枵而不盈。辛卯，有钱君谦斋震祖惟研存，复归于吴门，秋偶遇之，把酒论文犹不减乎昨之勤也。留旬余，每旦市蟹，必取其圆脐[1]，烹以酒、醋[2]，杂以葱、芹。仰之以脐，少俟其凝，人各举一，痛饮大嚼，何异乎拍浮于湖海之滨。庸庖俗[3]饤，非曰不美，味恐失真。此物风韵，但以橙醋，自足以发挥其所蕴也。且曰："团脐膏，尖脐螯。秋风高，团者豪。请举手，不必刀。羹以蒿，尤可饕。"因举山谷诗云："一腹金相玉质，两螯明月秋江。"真可谓诗中之骚。"举以手，不必刀"，尤见钱君之豪也。或曰："蟹所恶，恶朝雾。实筑筐，噀以醋。虽千里，无所误。因笔之，为蟹助。"

汤绽梅

十月后，用竹刀取欲开梅蕊，上下蘸以蜡，投蜜缶中。夏月，以热汤就盏泡之，花即绽[4]，香可爱也。

通神饼

姜薄切、葱细切，各以硝汤焯，和稀面，宜以少国老甘草也细末和入面，庶不大辣，入浅油炸，能已寒。朱氏《论语》注云："姜通神明"，故名之。

金　饼

危巽斋云："梅以白为正，菊以黄为正。"过此，恐渊明、和靖二公不取。今世有七十二种菊，正如《本草》所谓：今无真牡丹，不可煎。其法，采紫茎黄色正菊英，以甘草汤和硝少许，焯过。候粟饭少熟，投之同煮。久食，可以明目延龄。苟得

〔1〕圆脐：原作"元"，据说郛本改。
〔2〕醋：原作"酣"，据说郛本改。
〔3〕俗：原作"簇"，据说郛本改。
〔4〕绽：原作"澄"，据说郛本改。

南阳甘一作江谷水煎之，尤佳也。昔之爱菊者，莫如楚屈平、晋陶潜。然今之爱者，有刘石涧、元茂焉。虽一行一坐，未尝不在于菊也。翻帙得菊叶诗：“何年霜后黄花落，色蠹犹存旧卷书。曾是往来篱下读，一枝间弄被风吹。”观此诗，不惟知其爱菊，其为人清介一作情分可知矣。

石子羹

溪流清处取小石子或带藓者一二十枚，汲泉煮之，味甘于螺，隐然有泉石之气。此法得之吴季高。且曰：固非通霄煮食[1]之石，然其意则清矣。

梅　粥

扫梅落英，净洗，用雪水煮白粥，候熟同煮。杨诚斋诗：“才看腊后得春晓，愁见风前作雪飘。脱蕊收将熬粥吃，落英仍好当香烧。”

山家三脆

嫩笋、小蕈、枸杞菜，油炒作羹，加胡椒尤佳。赵竹溪密夫酷嗜此，或作汤饼以奉亲，名“三脆面”。“笋蕈初萌杞叶纤，燃松自煮供亲严。人间肉食何曾鄙，自是山林滋味甜。”蕈，亦名菰。

玉井饭

章艺斋鉴宰德清时，虽怀古为高，尤喜延客，然饮多不取诸市，恐旁缘而扰人。一日往访之，适有蝗不入境之处，留以晚酌。数杯，命左右造玉井饭，甚香美。法：削藕，截作块，采新莲子去皮，候饭少沸投之，如盦饭法。盖取“太华峰头玉井莲，开花十丈藕如船”之句。昔有藕诗云：“一弯西子臂，九窍比干心。今杭都范堰，经进斗星藕。”大孔七、小孔二，果有九窍，因笔及之。

[1] 食：原作“石”，据说郛本改。

洞庭馇

旧游东嘉时，在水心先生席上，适净居僧送馇至。如小钱大，各合橘叶，清香霭然，如在洞庭左右。先生诗曰："不待满林霜后熟，蒸来便作洞庭香。"因询寺僧。曰：采蓬与橘叶捣汁，加蜜，和米粉作馇，各以叶蒸之。市亦有卖，特差大耳。

荼蘼粥

旧辱赵东岩子岩云瓒夫寄客[1]诗，中款有[2]一诗云："好春虚度三之一，满架荼蘼取次开。有客相看无可设，数枝带雨剪将来。"始疑非可食者。一日，适灵鹫访僧苹洲德修，留午，粥甚香美。询之，乃荼蘼花也。其法：取花片，用甘草汤焯，候粥[3]熟同煮。又，采木香嫩叶，就元汤焯，以姜、油、盐、醯为菜茹。僧苦嗜吟，宜乎。知此味之精美，且知岩云之诗不诬也。

蓬　糕候饭沸以蓬拌面煮，名蓬饭。

采白蓬嫩者，熟煮，细捣，和米粉蒸熟，以香为度。世知贵人，第知鹿茸、钟乳为重，而不知食此。实大有补，讵可以山食而鄙之哉？闽中有棉草稗一作秆。

樱桃煎用蜜则解毒。

樱桃经雨，则虫自内生，人莫之见，用水一碗浸之，良久，其虫皆蛰蛰而出，乃可食之。杨诚斋诗云："何人弄好手，万颗捣虚脆。印成花钿薄，染作冰澌紫。"此果非不多，此味良独美。要之其法，不过煮以梅水，去核，捣，印为饼，而加以蜜耳。

如荠菜

刘彝学士宴集间，必欲主人设苦荬，狄武襄公青帅边时，边郡难以时置。一日，

[1] 客：原脱，说郛本同，据《丛书集成》周履靖校本补。
[2] 款有：原作"疑友，一作的有"，据《丛书集成》周履靖校本改。
[3] 粥：原脱，据说郛本补。

集彝与韩魏攻对坐，偶此菜不设，谩骂狄公至黥卒。狄声色不动，仍以先生呼之，魏公知狄真将相器也。《诗》云“谁谓荼苦”，刘可谓甘之如荠者。其法：用醯、酱独拌生菜，然苦羹则加姜、盐而已。《礼记》：苦菜，秀是也。《本草》：一名荼，安心益气。隐居[1]：作屑饮可不寐。今交广多种也。

萝[2]菔面

王医师承宣，尝捣萝菔汁，搜面作饼，谓能去面毒。《本草》：地黄与萝菔同食，能白人发。水心先生酷嗜[3]萝菔，甚于服玉。谓诚斋云：“萝菔便是辣底玉帛，仆与靖逸叶贤良绍翁过三十年，每饭边必索莱菔与皮唊，乃快所欲。”靖逸平生读书不减水心，而所嗜略同。或曰能通心气，故文人嗜之。然靖逸未老而发已皤，岂地黄之过哉？

麦门冬煎

春秋采根去心，捣汁和蜜，以银器重汤煮，急搅如饴为度。贮之磁器，温酒化服，滋益多矣。

假煎肉

瓠与麸薄批，各和以料，煎麸以油，煎瓠以脂，乃熬葱油，入酒，共炒瓠与麸熟，不惟如肉，其味亦无辨者。吴吾何铸晏客，或出此，吴贵为后家，而喜与山林友朋嗜此清味，贤哉。尝作小青锦屏，鹄鸟山水瓶[4]，簪古梅枝，缀像生梅数花，置座[5]右，未尝忘梅[6]。一夕，分题赋词，有孙贵蕃、施游心，仆亦在焉。仆得心字恋绣衾[7]。即席云：“冰肌生怕雪来禁，翠屏前短瓶满簪。真个是疏枝瘦，认花儿，不要

[1] 隐居：即南北朝本草学家陶弘景，自号华阳隐居。
[2] 萝：原误作“莱”，据说郛本改。
[3] 嗜：原作“似”，据说郛本改。
[4] 山水瓶：原作“木屏”，据说郛本改。
[5] 座：原作“坐”，说郛本同，据《丛书集成》周履靖校本改。
[6] 尝作小青锦屏……未尝忘梅：此句以屏、瓶、梅枝、梅花四者，描绘了一个美丽的爱梅画面。
[7] 心字恋绣衾：“心”为韵，“恋绣衾”为词牌名。

浪吟。等闲蜂蝶多休惹，暗香来时借水沉。既得个厮偎伴，任风霜，尽自放心。”诸公差胜，今忘其辞。每到，必先酌以巨觥，名曰“发符酒”，而后觞咏，抵夜而去。今喜其子侄皆克肖，故及之。

橙玉生

雪梨大者，碎截，捣橙，入少盐、酱拌供，可佐酒。与葛天民尝北梨诗云：“每到年头感物华，新棠梨到野人家。甘酸尚带中原味，肠断春风不见花。”虽非咏此梨，然每爱其寓物，有黍离之叹，故及之。如咏雪梨，则无如张斗野蕴“蔽身三寸褐，贮腹一团冰”之句，被褐怀玉者，盖有取焉。

玉延索饼

山药，名薯蓣，秦楚间名玉延。花白，细如枣；叶青，锐于牵牛。夏月溉以黄牛粪则蕃。春冬采根，白者为上。以水浸之，入矾少许，经宿，净洗去涎，焙干，磨筛为面，宜作汤饼用。如作索饼，则熟研，滤为粉，入竹筒微溜于浅醋盆内，出之，于水浸去酸味，如煮汤饼法。如煮食，为刮去皮，蘸盐、蜜皆可。性温，无毒，且有补益。故陈简斋有“玉延赋”，取色、香、味为三绝。陆放翁亦有诗云：“久缘多病疏云液，近为长斋进玉延。”比于杭都，多见如掌者，名“佛手药”，其味尤佳也。

大耐糕

向杭云公兖夏日命饮，作大耐糕。意必粉面为之，及出，乃用大柰子生者，去皮，剜核，以白梅、甘草汤焯，用蜜和松子榄仁填之，入小甑熟，谓“柰糕”也。非熟则损脾。且取先公大耐官职之意，以此见向有意于文简之衣钵也。夫天下之士，苟知“耐”之一字，以节义自守，岂事业之不远到哉。因赋之曰：“既知大柰为家学，看取清名自此高。”《云谷类编》乃谓大耐本李沆事，或恐未然。

鸳鸯炙

蜀有鸡，嗉中藏绶如锦，遇晴则向阳摆之，出二角，寸许。李文饶诗：“葳蕤散绥轻风里，若仰[1]若垂何可疑。”王安石诗：“天日清明聊一吐，儿童初见至惊猜。”生而反哺，亦名孝雉。虽杜甫有“香闻锦带羹”之句，而未尝食。向游吴之虞江，留钱春塘名选，字舜举家，持螯把酒，适有弋人携双鸳至。得之，焊，以油爁，下酒、酱、香料，燠熟。饮于吟倦，得此甚适。诗云：“盘中一箸休嫌瘦，入骨相思定不肥。”不减“锦带”矣。静言思之，吐绶、鸳鸯，虽各以文彩烹[2]，然吐绶能反哺，烹之忍哉？雉不可同胡桃、木耳、簟食，下血。

笋蕨馄饨

采笋、蕨嫩者，各用汤瀹，炒以油，和之酒、酱、香料，作馄饨供。向客江西林谷梅少鲁家，屡作此品。后坐古香亭下，采芎菊苗荐茶，对玉茗花，直佳适也。玉茗，似茶少异，高约五尺许。今独林氏有之[3]，林乃金石台山房之子，清可想矣。

雪霞羹

采芙蓉花，去心，带汤瀹之，同豆腐煮，红白交错，恍如雪霁之霞，名雪霞羹。加胡椒、姜，亦可也。

鹅黄豆生

温陵人前中元数日，以水浸黑豆，曝之及芽，以糠皮置盆内，铺沙植豆，用板压。及长，覆以桶，晓则晒之，欲其齐而不为风日侵也。中元，则陈于祖宗之前。越三日出之，洗，焯，渍以油、盐、苦酒、香料，可为茹，卷以麻饼尤佳。色浅黄，名鹅黄豆生。仆游江淮二十秋，每因以起松楸之念，将赋归以偿此一大愿也。

真君粥

杏煮，去核，候粥熟同煮，可谓真君粥。向游庐山，阅[4]董真君未仙时，多种

[1] 仰：说郛本作“衍”。
[2] 烹：四库本同，疑衍。
[3] 之：原脱，据说郛本补。
[4] 阅：说郛本作“闻”。

杏，岁稔则以杏易谷，岁歉则以谷贱粜，时得活者甚众，后白日升仙。世有诗云："争似莲花峰下客，种成红杏亦升仙。"岂必专于炼丹服气？每[1]有功德于人，虽未死而名以[2]仙矣。因名之。

酥黄独并去声。

雪夜，芋正熟，有仇芋田从简载酒来扣门，就供之。乃曰：煮芋有数法，独酥黄，世罕得之。熟芋截片，研榧子、杏仁和酱，拖面煎之，以为甚好。诗云："雪翻夜钵截[3]成玉，春化寒酥剪作金。"

满山香

陈习庵学圃诗云："只教人种菜，莫误客看花"，可谓重本而知山林味矣。仆春日渡湖访薛独庵，遂大留饮，供以春盘。偶得诗云："教童收取春盘去，城市如今菜去多。"非薄菜也，以其有所感而不思下箸也。薛曰：昔人赞菜云，可使士大夫知此味，不可使斯民有此色。诗与文虽不同，而忧时之意则无以异。一日，煮姜油菜根羹，自以为佳茹。偶郑渭滨师吕至，供之。乃曰："余有一方为献，只用莳香、姜、椒，炒，为末，贮以葫芦，候煮菜少沸，乃与熟油、酱同下，急覆之，而满山已香矣。"试之果然，名满山香。比闻汤将军孝信，嗜盦菜，不用水，只以油炒，候得汁出，和以酱[4]料，盦熟，自谓香品过于禁脔。汤，武士也，而不嗜杀，异哉。

酒煮玉蕈炙煎也。

鲜蕈净洗，约水煮，少熟，乃以好酒煮，或佐以临漳绿竹笋尤佳。施芸[5]隐枢玉蕈诗云："幸从腐木出，孰[6]被齿牙私。信有山林味，难教世俗知。香痕浮玉叶，生意满琼枝。饕腹何多幸，相酬独有诗。"今后苑多用酥炙，其风味尤不浅也。

---

〔1〕每：说郛本作"苟"。
〔2〕以：说郛本作"亦"。
〔3〕截：说郛本作"裁"。
〔4〕酱：原作"盦"，据说郛本改。
〔5〕芸：原作"雪"，据说郛本改。
〔6〕孰：原作"放"，据说郛本改。

鸭脚羹

葵，似今蜀葵，丛短而叶大，以倾阳，故性温，其法与羹菜[1]同。《豳风·七月》所煮者是也。刈之不伤其根，则复生。古诗故有“采葵莫伤根，伤根葵不生”之句。昔公仪休相鲁，其妻植葵，见而拔之，曰：“食君之禄而与民争利，可乎？”今之卖饼货酱质钱市皆食禄者，又不止植葵，小民岂可活哉？白居易诗云：“禄米獐牙稻，园蔬鸭脚葵[2]”，因名。

石榴粉银丝羹附。

藕截细块，砂器内擦稍圆，用梅水同胭脂染色，调绿豆粉拌之，入清汁煮供，宛如石榴子状。又用熟笋丝，细，亦和以粉煮，名银丝羹。此二法恐相因而成之者，故并存之。

广寒糕

采桂英，去青蒂，洒以甘草水，和米，舂粉，炊作糕大。比岁士友咸作饫子相馈，取广寒高甲之谶。又有采花略蒸，曝干作香者。吟边酒里以古鼎然之，尤有清意。童用珊师禹[3]诗云：“胆瓶清酌撩诗兴，古鼎余花晕酒香。”可谓得此花之趣也。

河祇粥

祀礼[4]干鱼曰薧。古诗有“酌醴焚枯鱼”之句，南人谓之鲞鱼。煨食，罕有造粥者。比游天台山，有取干鱼浸洗，细截，同米煮，入酱料，加胡椒，言能愈头风，过于陈琳之檄，亦有杂豆腐为之者。《鸡跖集》云：“武夷君食河祇脯”，干鱼也，因名之。

---

〔1〕羹菜：原作“菜根”，据说郛本改。
〔2〕葵：原作“羹”，据说郛本改。
〔3〕珊师禹：原作“拙诗禹”，据说郛本改。
〔4〕祀礼：说郛本作“礼记”。

松　玉

文惠太子问周颙曰：何菜为最？颙曰：春初早韭，秋末晚菘。然菘有三种，惟白于玉者，甚松脆。如色稍青者，绝无风味。因侈其白者曰松玉，亦欲世之食者，有所决择也。

雷公栗

夜炉书倦，每欲煨栗，必虑其烧毡之患。一日，马北鄽逢辰曰：只用一栗醮油，一栗蘸水，置铁铫内，以四十七栗，蜜覆其上，用炭火燃之，候雷声为度。偶一日同饮，试之果然，且胜于砂炒者。虽不及数，亦可矣。

东坡豆腐

豆腐、葱，油炒，用酒研小榧子一二十枚，和酱料同煮。又方：纯以酒煮，俱有益也。

碧筒酒

暑月命客，棹舟莲荡中。先以酒入荷叶，束之，又包鱼鲊他叶内。俟舟回，风熏日炽，酒香鱼熟，各取酒及鲊供，真佳适也。坡云："碧筒时作象鼻弯，白酒微带荷心香。"坡守杭时，想屡作此供也。

罂乳鱼甘平无毒。

罂中粟净洗，磨乳，以小粉置缸底，用绢囊滤乳，下之去清，入釜稍沸，亟洒洗淡醋，收聚。仍入囊压成块，乃以小粉皮铺甑内，下乳蒸熟。略以红曲[1]水洒，又少蒸，取出，切作鱼片，名罂乳鱼。

---

〔1〕曲：原作"面"，据说郛本改。

胜肉馂玉蕈笋尤佳。

焯笋、蕈同截，入松子、胡桃，和以酒、酱、香料，搜面作馂子。试蕈之法：姜数片同煮，色不变，可食矣。

木鱼子

坡诗云："赠君木鱼三百[1]尾，中有鹅黄木[2]鱼子。"春时，剥棕鱼蒸熟，与笋同蜜煮，醋浸，可致千里，蜀人供物多用之。

自爱淘食后须下熟面汤一杯。

炒葱油，用纯滴醋[3]，和糖、酱作齑，或加以豆腐及乳。候面熟，过水，作茵供食，真一补药也。

忘忧齑

嵇康云："合欢蠲忿，萱草忘忧。"崔豹《古今注》则曰："丹棘，又名鹿葱。春采苗，汤瀹，以酰、酱用为齑，或燥以肉。何处顺宰，六合时多食此。毋乃以边事未宁而忧未忘耶。"因赞之曰：春日载阳，采萱于堂。天下乐兮，其忧乃忘。

脆琅玕

莴苣去叶、皮，寸切，瀹以沸汤，捣姜、盐、糖、熟油、醋拌渍之，颇甘脆。杜甫种此，二旬不甲拆。且叹君子晚得微禄，轗轲不进，犹芝兰困荆杞。以是知诗人非为口腹之奉，实有感而作也。

〔1〕木鱼三百：原作"三百木鱼"，据说郛本乙转。
〔2〕木：原作"子"，据说郛本改。
〔3〕醋：原作"酣"，据说郛本改。

炙　獐

獐，《本草》：秋后其味胜羊，道家馐为白脯，其骨可为獐骨酒。合作大脔，用盐、酒、香料淹少顷，取羊漫脂包裹，猛火炙熟，去脂，擘食其肉。鹿、麂同法。

当团参北人名鹊豆。

白扁豆，温，无毒，和中下气。烂炊，其味甘。今取葛天民“烂炊白扁豆，便当紫团参”之句，名之。

梅花脯

山栗、橄榄，薄切，同食，有梅花风韵，名梅花脯。

牛尾狸

狸，《本草》：斑如虎者最佳，如猫者次之。肉，主痔病。去皮，取肠腑，用纸揩净，以清酒净洗，入椒、葱、茴、萝于其内，缝密，蒸熟，去料物，压隔宿，薄切如玉。雪天，炉畔论诗把酒，真奇物也，故东坡有“雪天牛尾”之咏。或纸里糟一宿，尤佳。杨诚斋〔1〕诗云：“狐公韵胜冰玉肌，字则未闻名季狸。误随齐相燧牛尾，策勋封作糟丘子。”南人或以为脍。形如黄狗，鼻尖而尾大者，狐也。其性亦温，可去风补劳。腊月取胆，凡暴亡者，以温水调，灌之即愈。

金玉羹

山药与栗，作片截，以羊汁加料煮，名金玉羹。

---

〔1〕杨诚斋：此处原作“杨诚齐”。本书三引“杨诚斋”，二引“杨诚齐”，四库本均作“杨诚斋”，故改。

山煮羊

羊作脔，置砂锅内。除葱、椒外，有一秘法，只用槌真杏仁数枚，活火煮之，至骨亦糜烂。每惜此法不逢汉时，一关内侯何足道哉。

牛蒡脯

孟冬后，采根净洗，去皮煮。毋论火失之过，槌扁，压干，以盐、酱、茴、萝、姜、椒、熟油诸料，研细，一两宿，焙干，食之如肉脯之味。笋与莲脯，皆同此法。

牡丹生菜

宪圣喜清俭，不嗜杀。每令后苑进生菜，必采牡丹片和之，或用微面裹，炸之以酥。又时收杨花，为鞋袜毡褥之属。侄恭僖每治生菜，必于梅下取落花以杂之，其香又可知矣。

不寒齑

法用极清面汤，截菘菜，和姜、椒、茴、萝，欲亟熟，则以一杯元齑和之，又入梅英一掬，名梅花齑。

醒酒菜〔1〕

米泔浸琼芝菜，曝以日〔2〕，频搅，候白净，捣，熟煮。取出，投梅花十数片，候冻，芼姜、橙为脍齑供。

〔1〕醒酒菜：原作“素腥酒水”，据四库本改。
〔2〕日：原作“食”，据四库本改。

豆黄签[1]

豆、面细茵[2]，曝干藏之。入酱清芬盐菜心[3]同煮为佳。第此二品独泉有之，如止用他菜及酱汁亦可，惟欠风韵耳。

菊苗煎

春游西马胜会，张将使元耕轩留饮。命余之菊田，赋诗，作墨兰。元甚喜。数杯后，出菊煎法：采菊苗[4]，汤瀹，用甘草水调山药粉，煎之以油，爽然有楚畹之风。张，深于药[5]者，亦谓菊以紫茎为正云。

胡麻酒

旧闻有胡麻饭，未闻有胡麻酒。盛夏，张整斋（赖）招饮竹阁。正午，各饮一巨觥，清风飒然，绝无暑气。法：取渍[6]麻子二升，略炒，加生姜二两、生龙脑叶一把，同入砂器细研，投以煮酝五升，滤渣，取水浸之，饮之大有所益。因赋之曰："何须更觅胡麻饭，六月清凉却是仙。"《本草》：名巨胜。武林之桃源胡麻即此物也，恐虚诞者自异说云。

茶　供

茶即药也。煎服，则去滞而化食；以汤点，则反滞膈而损脾胃。盖世之嗜利者，多采他叶杂以为末。既有[7]怠于煎煮，宜有害也。今法：采芽或用碎萼，以活水火煎之，饭后必少顷乃服。东坡诗云："活水须将活火烹"，又云："饭后茶瓯味正

〔1〕签：说郛本作"虀"。
〔2〕茵：说郛本无此字。
〔3〕入酱清芬盐菜心：说郛本同，《丛书集成》周履靖校本作"青芥菜心"。
〔4〕苗：原作"留"，据说郛本改。
〔5〕药：说郛本作"学"。
〔6〕渍：原作"续"，据说郛本改。
〔7〕既有：说郛本作"人多"。

深”，此煎服法也。《茶经》亦以江水为上，山与井俱次之。今世不惟不择水，且入盐及果，殊失正味。不知惟葱去昏，惟梅去倦，如不昏不倦，亦何必用？古之嗜茶者，无如玉川子，惟闻煎吃。如以汤点，则又安能及七碗乎？山谷词云：“汤响松风，早减了七分病酒。”倘知此，则口不能言，心下快乐，自省之禅透矣。

新丰酒法

初用面一斗，糠[1]醋三升，水二担，煎浆。及沸，投以麻油、川椒、葱白，候熟，浸米一石。越三日，蒸饭。熟，乃以元浆煎强半。及沸，去沫，又投以川椒及油。候熟，注缸，面入斗许。饭及面末十斤，酵半升。暨晓，以元饭贮别缸，却以元酵饭同下，入米二担，曲二十斤，熟踏，覆之。既晓，搅以木摆，越三日止。四五日可熟，夏月约三二日可熟。其初，余浆又加水浸米，每值酒熟，则取酵以相接续。不必灰其面，只磨麦和皮，用清水搜作饼，令坚如石。初无他药，仆尝以危巽斋子骖之新丰，故知其详。危居此时，尝禁窃哮以颛所酿，戒怀生粒以全所酿，且给新履以洁所酿，诱客舟以通所酿。故所酿日佳，而利不亏。是以知一酒政之微，危亦究心矣。昔人“丹阳道中”诗云：“乍入新丰市，犹闻旧酒香。抱琴沽一醉，终日卧斜阳。”正其地也。沛中自有旧丰马周独酌之地，乃长安郊新丰也。

丁未孟冬三日借梁溪谈梁文世丈本校　常清

〔1〕糠：说郛本作“糟”。

校后记

《山家清供》不分卷，南宋林洪（龙发）著，是一部讲求饮食清淡自然之品味的食谱著作。

一、作者与成书

林洪，字龙发，号可山。南宋晋江安仁乡永宁里可山（今石狮市蚶江镇古山村）人。其年轻时曾游学杭州，并流寓江淮20年。据其在此书“寒具”中称“和靖先生”为“吾翁”，自言其乃北宋著名隐逸诗人林逋的子辈后人。但在另一部著作中，则又自称为林逋的“七世孙”。林逋（967—1028），字君复，钱塘（今浙江杭州）人。隐居西湖孤山，赏梅养鹤，终身不仕，也不婚娶，旧时称其“梅妻鹤子”，卒谥和靖先生。林洪之说在其当世就引起争议，至今仍无定论。

在《山家清供》中，林洪也以山野隐逸自居，提到交往的多所显贵，大有“往来无白丁”之意。如“松黄饼”节提到“过大理寺，访秋岩陈评事介，留饮”，陈介是大理寺官员；“檐卜煎”节提到“旧访刘漫塘宰，留午酌”，刘宰乃绍熙元年（1190年）进士；“拨霞供”节提到“来京师，乃复于杨泳斋伯岩席上见此”，杨泳斋乃淳祐年间（1241—1252）之工部郎中，等等。此外，“玉延索饼”中提到陆放翁诗。从林洪与这些南宋名人的交往中可见，林洪只能是南宋人氏。

根据林洪的学识与交往，他在当时应该是一个颇有身份的知识分子。但是，他对能够体现古风雅趣，尤其是名人诗句提到的食物及其制作，有着特殊的兴趣。他常常亲自向各类人氏请教，包括朋友、山僧、庖厨等人，经过多年的积累，著成《山家清供》一书。

关于林洪《山家清供》的成书时间，原书无记载，亦无序跋。书中提到具体时间的，唯“拥螯供”节中所云之“辛卯”。此年，作者有与钱谦斋在吴门共同食蟹的经历。考南宋有两个“辛卯”年，一为宋孝宗乾道七年（1171年），二为宋理宗绍定四年（1231年）。根据上面与林洪有过直接交往的诸多名人的活动时间看，此“辛卯”只能是后者，即宋理宗绍定四年（1231年）。据日本学者中田勇次郎考证，林洪的活动时间大抵不出南宋理宗朝（1225—1264）。《山家清供》的成书时间也当在此期间。除了《山家清供》之外，林洪还著有《山家清事》《西湖衣钵集》等。

二、主要内容与特色

《山家清供》记载了104个山居食谱方，其中真正的食谱为103个，包括菜、酒、茶、饮、米面主食或点心等，均为林洪本人亲自体验。另有“银丝供”并非食谱。银丝指琴弦，所谓“银丝供”指饮食时弹琴助兴，与食物本身无关。林洪崇尚自然清淡，书中所载食谱以素食为主，较少荤腥，其烹调方法也以蒸煮或生食为主。

书中的素食又以山野时鲜为多，不仅笋、蕈、芋、栗等常见山林食品为林洪所津津乐道，一些本不属食物的树叶、鲜花，也受到作者的青睐。如“槐叶淘”，即在盛夏时采摘生于高处的青翠槐叶，汤瀹，研细，滤清，和面，加酱、醋调味，做成鲜碧可爱的凉面。同时，还引用杜甫“青青高槐叶，采掇付中厨……君王纳凉晚，此味亦时须”诗句，说明这种凉面的清香可口。又如汤绽梅、梅粥、荼蘼粥、广寒糕、牡丹生菜、雪霞羹、檐卜煎等，分别是用梅花、荼蘼花、桂花、牡丹花、芙蓉花、栀子花调制的食品。

在《山家清供》的103个食谱中，只有13个涉及荤菜，大抵也只是鸡、鱼、蟹、羊、獐、狸等，未及平时最为常用的主荤菜猪肉与牛肉。如“黄金鸡”，首引李白诗句“亭上十分绿醑酒，盘中一味黄金鸡”。然后再交代做法：将洗净的鸡用麻油、盐水煮，加入葱、椒，等鸡煮熟，擘碎装盘，浇上煮鸡原汁便可以了。这种做法，应该能够保持鸡的原味。

书中有些方名听起来像是荤菜，如鸭脚羹、罂乳鱼、假煎肉、玉灌肺、素蒸鸭等，实际上都是地道的素菜。如“鸭脚羹”节中提到“葵，似今蜀葵，丛短而叶大，以倾阳，故性温，其法与菜羹同”。可见，鸭脚羹就是用葵叶制作的菜羹而已。林洪因白居易有“禄米獐牙稻，园蔬鸭脚葵”之诗句，而将这种菜羹命名为鸭脚羹，实际上与鸭子毫无关系。

《山家清供》中的103个食谱，有30余个明确指出有疗养作用。这些作用以补养强身为主，如青精饭“益颜延算”，百合面“益气血”，这一类方有黄金鸡、土芝丹、黄精果、松黄饼、紫英菊、金饼、栝蒌粉、蓬糕、麦门冬煎、玉延索饼、自爱淘、当团参等。此外，还有理气解郁之冰壶珍、锦带羹、忘忧齑，解酒消食之酥琼叶、莱菔面、醒酒菜、茶供，疗风去寒之牛尾狸、进贤菜、通神饼，去虫止痢之椿根馄饨、地黄馎饦；消暑之胡麻酒等。

然而，林洪最为强调尚不是养身，而是养心。他将饮食作为一种文化，从饮食中透视出当时文人的修养与情趣。他崇尚“山林之味”“清和之风”，而贬抑“庸庖俗饤”“贵介子弟”；赏识“山舍清谈”“山林之兴”，而鄙薄“金谷之会”“金樽玉斝”。在《山家清供》中，林洪显示他的博学与才情。短短一万多言的小书中，就引用了《诗经》《论语》《楚辞》《尔雅》《齐民要术》《食经》《茶经》《本草经》《汉书》《后汉书》《岁时广记》《海上方》《鸡跖集》等多种著作。更为不易的是，在各不同的食谱中，他还引用李白、杜甫、白居易、苏轼、王安石、林逋、陆游等著名文人，以及与其同时期文人的诗句，来反映他所介绍的食谱所蕴含的文化情趣。《山家清供》中大部分的食谱是带有诗句或典故的，而林洪本人也善作诗词。如“莲房鱼包”有诗云：“锦瓣金蓑织几重，问鱼何事得相容。涌身既入莲房去，好度华池独化龙。”因此还得到了主人赠送的端砚与龙墨。“假煎肉”中作恋绣衾咏梅词云：“冰肌生怕雪来禁，翠屏前短瓶满簪。真个是疏枝瘦，认花儿，不要浪吟。等闲蜂蝶多休惹，暗香来时借水沉。既得个厮偎伴，任风霜，尽自放心。”

总之，《山家清供》是一部颇具特色的食养著作。它的特色体现在崇尚素食与清淡自然的品味，并强调饮食调养的文化情趣。

三、本次校点的相关说明

《山家清供》现存的版本，除了一个明代抄本之外，大多见于各种丛书，如《百川学海》《小石山房丛书》《说郛》《夷门广牍》《丛书集成初编》等。其中，《百川学海》成书于南宋咸淳年间（1265—1274），左圭辑。这是中国刻印最早的丛书，也是《山家清供》问世最早的版本。

本次点校以日本篠田统、田中静一所编集的《中国食经丛书》〔由日本书籍文物流通会于日本昭和四十七年（1972年）出版〕影印《百川学海》丛书本《山家清供》为底本，以涵芬楼《说郛》本《山家清供》为主校本，以《丛书集成》周履靖校本及四库全书本为旁校本。

原书无序跋，无目录。本次点校根据正文补出目录。

张志斌

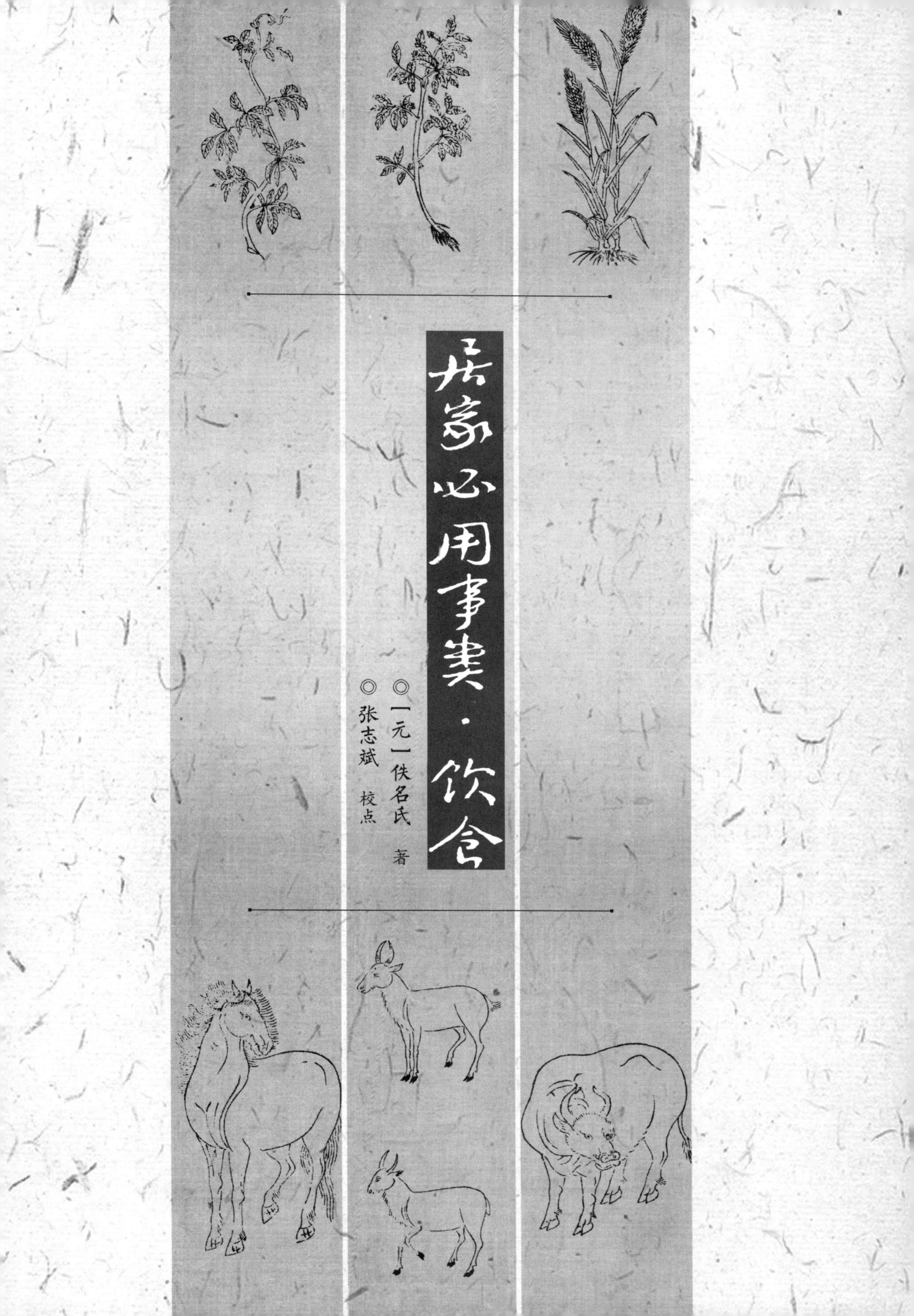

居家必用事类·饮食

◎〔元〕佚名氏 著

◎张志斌 校点

内容提要

《居家必用事类·饮食》乃节取于元代《居家必用事类全集》。

《居家必用事类全集》撰者佚名，凡十集，分别为甲、乙、丙、丁、戊、己、庚、辛、壬、癸，主要记载“训幼端蒙之法、孝亲敬长之仪、冠婚丧祭之礼、农圃占候之术、饮食殽馔之制、官箴吏学之条、摄生疗病之方”等。其中饮食殽馔为己集之十一、十二卷，庚集之十三卷与十四卷的前三分之二部分。今将此部分辑出，命之为《居家必用事类·饮食》。这是一部十分完全的食谱书，包括茶饮、酒曲、酱醋、果食、蔬菜、肉食、干湿面食、乳酪、腌藏，以及各色荤素点心等，介绍各种饮食的用料、配方、制作方法、注意要点及作用，主要是为居家之用，但有些饮食也涉及养生祛疾。如“诸品汤”中之“水芝汤”能“通心气，益精髓”；“豆蔻汤”能“治一切冷气、心腹胀满、胸膈痞滞、哕逆呕吐、泄泻虚滑、水谷不消、困倦少力、不思饮食”。“酒曲类”中的“神仙酒奇方”，“专医瘫痪”。

本次点校以日本篠田统、田中静一所编集的《中国食经丛书》〔由日本书籍文物流通会于日本昭和四十七年（1972 年）出版〕影印田中初夫氏所藏和刻《居家必用事类全集》为底本。

居家必用事类叙

《居家必用事类》凡十集，以甲、乙、丙、丁等字为序第。不著纂辑者姓名，疑元时人为之。以其所引占书宅经，多宋元人事，是以知之耳。其间所载训幼端蒙之法、孝亲敬长之仪、冠婚丧祭之礼、农圃占候之术、饮食殽馔之制、官箴吏学之条、摄生疗病之方，莫不毕其信乎，居家必用者也。岂惟居家，虽居官亦不可缺者矣。

国朝内府已有刻板，然简袠重大，不便奚囊。方泉洪君子美勒而小之，雠校精严，逾于前刻。而方泉君之居家也，祭祀极其诚敬，殽馔极其腆洗，待诸弟有恩，处父妾有礼，写字作画咸有成法，而挥竹一枝，真得苏文遗意。则君有得于是书居多，非徒暗合道妙者。使居家者诚得是书而遵用之，则身修而家齐，家齐而国治矣。其功非小补云。

嘉靖三十九年夏五月钱塘田汝成撰

目　录

居家必用事类・饮食

〔1〕味：原作“珠”，据正文改。
〔2〕法：原脱，据正文补。
〔3〕解：原作“鲜”，据正文改。
〔4〕香花：原作“花香”，据正文乙转。

[1] 法：原脱，据正文补。

〔1〕馎饦：原脱，据正文补。

〔1〕造芜荑：此后尚有染作类、洗练、香谱、熏香、闺阁事宜等，因不属饮食类而略。

居家必用事类·饮食

诸品茶

蔡襄进《茶录》序

臣前因奏事，伏蒙陛下论。臣先任福建转运使日，所进上品龙茶，最为精好。臣退念草木之微首辱，陛下知鉴，若处之得地，则能尽其材者。陆羽《茶经》不第建安之品，丁谓茶图独论采造之本。至于烹试，曾未有闻。臣辄条数事简而易明，勒成一篇，名曰《茶录》。伏为清闲之宴，或赐观采。臣不胜惶惧，荣幸之至。

一篇论茶品

色　茶色贵白，而饼茶多以珍膏油去声其面，故有青、黄、紫、黑之异。善别茶者，正如相工之视人气色也。隐然察之于内，以肉理实润者为上。既已末之，黄白者受水昏重，青白者受水鲜明。故建安人斗试，以青白胜，黄白负。

香　茶有真香。入贡者微以龙脑和膏，欲助其香。建安民试茶，皆不入香，恐夺其真。烹点之际，又杂珍果香草，其夺益甚。

味　茶味主于甘滑。惟北苑凤凰山连属诸焙所产者，味佳。隔溪诸山虽及时加意制作，色味皆重，莫能及也。又有水泉不甘，能损茶味。前世之论水品者以此。

上七纲，拣芽以四十饼为角，小龙凤以二十饼为角，大龙凤以八饼为角。每角圈以箬叶，束以红缕，包以红纸，缄以黄绫。惟拣芽俱以黄焉。

茶焙

茶焙，编竹为之，裹以箬叶，盖其上，以收火也。隔其中，以有容也。纳火其下，去茶尺许，所以养茶色、香、味也。

《茶录》后序

茶为物之至精，而小团又其精者，“录序”所谓上品龙茶者是也。盖自君谟始造而岁贡焉，仁宗尤所珍惜。虽辅相之臣，未尝辄赐。惟南郊大礼致斋之夕，中书枢密院各四人共赐一饼。宫人剪金为龙凤花草贴其上，两府八座分割以归，不敢碾试。宰相家藏以为宝，时有佳客，出而传玩尔。嘉祐七年，亲享明堂斋夕，始人赐一饼。余亦忝与，至今藏之。余自以谏官供奉，仗内至登二府二十余年，才一获赐，而丹成龙驾，舐鼎莫及。每一捧玩，清血交零而已。因君谟著录附于后，庶知小团自君谟始，而可贵如此。

欧阳永叔

蒙顶新茶

细嫩白茶五斤　枸杞英五两，炒　绿豆半斤，炒过　米二合，炒过

上件焙干，碾罗合细，煎点绝奇。

脑麝香茶

脑子随多少，用薄藤纸裹，置茶合上，密盖定，点供自然带脑香。其脑又可移别用。取麝香壳安罐底，自然香透，尤妙。

百花香茶

木犀、茉莉、橘花、素馨等花，又依前法熏之。

法煎香茶

上春嫩茶芽每五百钱重，以绿豆一升，去壳蒸焙，山药十两，一处细磨，别以脑麝各半钱重，入盘同研约二千杵。罐内密封，窨三日后，可以烹点。愈久，香味愈佳。

煎茶法

煎茶须用有焰炭火，滚起，便以冷水点住。伺再滚起，再点。如此三次，色味皆进。

枸杞茶

于深秋摘红熟枸杞子，同干面拌和成剂，捍作饼样，晒干，研为细末。每江茶一两，枸杞末二两，同和匀，入炼化酥油三两，或香油亦可。旋添汤搅成稠膏子，用盐少许，入锅煎熟。饮之甚有益及明目。

擂茶

将芽茶汤浸软，同去皮炒熟芝麻，擂极细，入川椒末、盐、酥油饼，再擂匀细。如干，旋添浸茶汤。如无油饼，斟酌以干面代之。入锅煎熟，随意加生栗子片、松子仁、胡桃仁。如无芽茶，只用江茶亦可。

兰膏茶

以上号高茶研细，一两为率。先将好酥一两半溶化，倾入茶末内，不住手搅。夏月，渐渐添冰水搅，水不可多添，但一二匙尖足矣。频添无妨，务要搅匀，直至雪白为度。冬月，渐渐添滚汤搅。春秋，添温汤搅。加入些少盐，尤妙。

酥签茶

将好酥于银石器内溶化，倾入江茶末，搅匀，旋旋添汤，搅成稀膏子。散在盏内，却着汤浸，供之。茶与酥，看客多少用，但酥多于茶些为佳。此法至简且易，尤珍美。四季看用汤造，冬间造，在风炉子上。

合足味茶法

梦溪沈内翰歌括云：甘三苦四妙通神甘草三两，苦参四两，五斤干茶五斤蒸干茶叶五斤，蒸过茶五斤，绿豆四升同捣合豆炒过，此方宜利胜烧银。

制孩儿香茶法

孩儿茶一斤，研极细，罗过用　白豆蔻仁四钱，研为细末　粉草炙，三钱，碾为细末　沉

香半两，劈成三锭子，插入鹅梨内，用纸裹了，水湿过，灰火内煨，梨熟为度，取出沉香，晒干，为细末，用三钱和之。留梨汁制麝香用　寒水石半斤，炭火内煅红，先将薄荷叶四两水浸湿透，铺在纸上，将煅过寒水石放在叶上，裹了，放冷，取出秤五钱，与脑子同研，余者待后次用之，叶弃去不用，此脑子法也，无此，则脑子气味去矣　荜澄茄三钱，研为细末　麝香二钱，拣去毛，令净，研开，用先制沉香梨汁和为泥，摊在瓷盏内，或银器内，上用纸糊口，用针透十数孔，慢火焙干，研为末，再于盏内焙热，合和前科，其香满室，此其法也　川百药煎半两，为末，将已上四件和匀，瓷器收贮，勿泄味　梅花片脑三钱，米脑亦可，用制过寒水石同研和，拌入料

上将洁净高糯米一升，煮极烂稠粥，擂细，冷定，用绢绞取浓汁和剂。须要硬，于净槌帛石上槌三五千下，槌多愈好，故名千槌膏。却用白檀煎油抹印，脱造成，放于透风处，悬吊二十二日。刷光瓷器贮。

诸品汤

天香汤

白木犀盛开时，清晨带露，用杖打下花，以布被盛之，拣去蒂萼头，在净瓷器内，候积聚多，然后用新砂盆擂烂如泥。一名山桂汤，亦名木犀汤，并同。

木犀一斤　盐炒，四两　粉草炙，二两

上件拌匀，置瓷瓶中，密封，曝七日。每用，沸汤点服。

暗香汤

梅花将开时，清旦摘取半开花头，连蒂置瓷瓶内。每一两重，用炒盐一两洒之，不可用手漉坏，以厚纸数重密封，置阴处。次年春夏取开，先置蜜少许于盏内，然后用花二三朵置于中，滚汤一泡，花头自开，如生可爱。

须问汤

东坡居士歌括云：半两生姜干用一升枣干用去核，三两白盐炒黄二两草炙去皮，丁香木香各半钱，约量陈皮一处捣去白。煎也好，点也好，红白容颜直到老。

杏酪汤

板杏仁用三两半，百沸汤二升浸。盖却候冷，即便换沸汤，如是五度了。逐个掐去皮尖，入小砂盆子内细研。次用好蜜一斤，于铫子内炼三两沸，看涌掇退，候半冷，旋倾入杏泥，又研。如是旋添入，研和匀。

凤髓汤　润肺，疗咳嗽。

松子仁　胡桃肉汤浸去皮，各用一两　蜜半两

上件研烂，次入蜜，和匀。每用，沸汤点服。

醍醐汤　止渴生津。仇公莹县书方。

乌梅一斤，槌碎，用水两大碗同熬，作一碗，澄清，不犯铁器　缩砂半斤，碾　白檀末二

钱　麝香一字　蜜五斤

上将梅水、缩砂、蜜三件，一处于石器内熬之，候赤色为度。冷定，入白檀、麝香。

水芝汤　通心气，益精髓。

干莲实一斤，带皮炒极燥，罗为细末　粉草一两，微炒

上为细末，每二钱入盐少许，沸汤点服。莲实捣罗，至黑皮如铁不可捣，则去之。世人用莲实，去黑皮及涩皮并心，大为不便。黑皮坚气而涩皮住精，世人多不知也。此汤，夜坐过饥气乏，不欲取食，则饮一盏，大能补虚助气。昔仙人务光子服此得道。

茉莉汤

用蜜一两重，甘草一分，生姜自然汁一滴，同研，令极匀，调涂在碗中心，抹匀，不令洋流。每于凌晨，采摘茉莉花三二十朵，将放药碗盖其花，取于香气熏之。午间乃可以点用。

木香苦汤　王百一承旨常服汤药。

片子姜黄四两　缩砂半两　木香半两　白豆蔻仁半两　藿香叶半两　白檀半两　甘草一两半　陈皮去白，半两　青皮去白，半两　川楝子半两　黄芪半两　香附子去毛，一两　白扁豆去皮，蒸熟，焙干，秤一两

上细末，每服一二钱，空心，沸汤点服。

香橙汤　宽中，快气，消酒。

大橙子二斤，去皮核，切作片子，连皮用　檀香末半两　生姜五两，切半片子，焙干　甘草末一两

上二件，用净砂盆内研烂如泥，次入白檀末、甘草末，并和，作饼子，焙干，碾为细末。每用一钱，盐少许，沸汤点服。

橄榄汤　止渴生津。

百药煎一两　白芷一钱　檀香一钱　甘草炙，一两

上件捣为细末，沸汤点服。

豆蔻汤　治一切冷气、心腹胀满、胸膈痞滞、哕逆呕吐、泄泻虚滑、水谷不消、困倦少力、不思饮食。出《局方》。

肉豆蔻仁二斤，面裹煨　甘草炒，二斤十二两　白面炒，一斤半　丁香枝杖一斤十二两　盐炒，三斤四两

上为末，每服一钱，沸汤点服，食前。

解醒汤　中酒后服之。东垣李明之方，妙绝，其孙李信之传。

白茯苓一钱半　白豆蔻仁半两　木香半钱　橘红一钱半　莲花青皮三分　泽泻二钱　神曲一钱，炒黄　缩砂仁半两　葛花半两　猪苓去黑皮，钱半　干生姜二钱　白术二钱　人参一钱

上为细末，和匀。每服二钱半，白汤调下。但得微汗，酒疾去矣。不可多食。

干木瓜汤　除湿，止渴，快气。出李氏方。

干木瓜去皮，净四两　白檀一两　沉香半两　茴香炒，一两　白豆蔻半两　缩砂仁一两　粉草炙，二两半　干生姜二两

上为极细末。每用半钱，加盐，沸汤点服。

无尘汤并李氏方。

水晶糖霜二两　梅花片脑二分

上将糖霜乳细，罗过，入脑子，再研匀。每用一钱，沸汤点服。如点带香汤茶，必须当面烹点，不可多，多则令人厌，少则有余，不足存焉。慎勿背地烹点供上。如背处烹点，则香气已散矣。

熟梅汤

黄梅十斤　青椒四两　盐一斤　粉草末六两　姜汁一小碗

上件拌匀，日晒半月，瓷器收贮。

绿云汤

荆芥穗四两　白术　粉草各二两

上为末，入盐点服。

檀香汤

膏子一分，檀香细末三钱，脑、麝少许，研细。入生姜自然汁三两，同研，投入膏内，沸汤点服。

丁香汤

入丁香细末三钱，余依前法。

辰砂汤

入辰砂细末三二钱，看颜色如何，脑、麝依前法。

胡椒汤

入胡椒细末一两，脑、麝并依前法。

缩砂汤

入缩砂细末二两半，丁香、干姜末少许，不用脑、麝。

茴香汤

入炒茴香细末一两，檀香、干姜末少许，不用脑、麝。已上只看滋味如何，随意加减。

仙术汤　辟瘟疫，除寒湿，温脾胃，进饮食。出《局方》。

苍术去皮，十二斤，米泔水浸，焙　枣去核，六升　杏仁去皮尖，炒，斤半　粉草炙，三斤半　干姜五两，炮　盐六斤四两

上为细末，入杏仁和匀。每服一钱，沸汤点服。常服，延年益寿，明目驻颜，轻身不老。

荔枝汤出李氏方。

乌梅半斤，洗净，熬，去核，滤去滓　砂糖二斤，热水化作汁，滤去滓　桂末三钱　干生

姜末半两　丁香末一钱

上将糖、梅汁合和了，银石器内熬，耗一半，然后入丁、桂、姜末，再熬成膏，入净器收贮。

温枣汤出李氏方。

大枣一斤，去核，用水五升熬汁　蜜　生姜汁

上将三味调停，和美，再入银器内，令稀稠得所，入麝香少许。每盏抄一大匙，沸汤点服。

香苏汤出李氏方。

干枣一斗，去核，擘碎　紫苏叶半斤　木瓜五个，去皮瓤，捣碎

上件一处再捣匀，分作五分，内将一分匀摊在竹箩内，烧滚汤泼淋下汁，尝瓜、枣无味了，去却，别换好者一分，依上泼之，以味尽为度。将淋下汁慢火银石器内熬成膏子，冷热任用。

地黄膏子汤

生地黄肥大者，于秋暮冬初采取，净洗，折碎，入石臼中以木杵捣烂，榨取汁。入砂石器内熬，至浮末起，皆掠去至净，煎至三分去三[1]。别换银石小器，慢火煎至滴入水不散为度。造时始末不犯铜铁器，于净瓷器内收贮，入檀香末并脑麝少许。或云入蜜熬者，并入酒中同饮极妙。亦可沸汤点服。出李氏方。

轻素汤

干山药三两　甘草一两　莲子肉半斤，汤浸去紫皮并心子，洗净白

上日干，为细末，生龙脑少许，沸汤点服。

沃雪汤

缩砂仁二两　甘草半两　鸡苏叶三两　荆芥穗一两半　天花粉甜者一十钱，瓜蒌根也

为末，汤点。

渴　水番名摄里白。

御方渴水

官桂　丁香　桂花　白豆蔻仁　缩砂仁各半两　细曲　麦蘖各四两

上为细末。用藤花半斤，蜜十斤，炼熟。新汲水六十斤，用藤花一斤，锅内熬至四十斤，生绢滤净。用小口瓮一个，生绢袋盛前项七味末，下入瓮。再下新水四十斤，并已炼熟蜜，将瓮口封了。夏五日、秋春七日、冬十日熟。若直脚时，春秋温，

〔1〕三分去三：疑有误。

夏冷，冬热。

林檎渴水

林檎微生者，不计多少，擂碎，以滚汤就竹器放定，擂碎林檎冲淋，下汁，滓无味为度。以文武火熬，常搅，勿令焨了。熬至滴入水不散，然后加脑、麝少许，檀香末尤佳。

杨梅渴水

杨梅不计多少，探搦，取自然汁，滤至十分净，入砂石器内慢火熬浓，滴入水不散为度。若熬不到，则生白醭。贮以净器。用时每一斤梅汁，入熟蜜三斤，脑麝少许，冷热任用。如无蜜，球糖四斤，入水熬过，亦可。

木瓜渴水

木瓜不计多少，去皮、瓤、核，取净肉一斤为率。切作方寸大薄片，先用蜜三斤或四五斤，于砂石银器内慢火熬开，滤过。次入木瓜片同煎。如滚起泛沫，旋旋掠去，煎两三个时辰，尝味。如酸入蜜，须要甜酸得中。用匙挑出，放冷器内，候冷再挑起，其蜜稠硬如丝不断者为度。若火紧则焦，又有涌溢之患，其味又不佳，则燋焨气。但慢火为佳。

五味渴水

北五味子肉一两为率。滚汤浸一宿，取汁同煎，下浓豆汁，对当的颜色恰好。同炼熟蜜对入，酸甜得中，慢火同熬一时许，凉热任用。

葡萄渴水

生葡萄不计多少，擂碎，滤去滓，令净。以慢火熬，以稠浓为度。取出，收贮净瓷器中。熬时，切勿犯铜铁器。葡萄熟者不可用，止可造酒。临时斟酌入炼过熟蜜，及檀末、脑、麝少许。

香糖渴水

上等松糖一斤，水一盏半，藿香叶半钱，甘松一块，生姜十大片，同煎，以熟为度。滤净，瓷器盛，入麝香绿豆许大一块，白檀末半两。夏月，米水内沉用之，极香美。

造清凉饮法　生气爽神。

葛粉　郁金　山栀子各一钱　甘草一两

上为细末，以新汲水，逐旋调饮。

熟水类

梁秆熟水

故宋京城，持瓶卖梁秆熟水。其法：以稻秆心拣择齐整了，用水浸洗净，晒干，作小把子。如荡熟水时，以火炙少时，先以汤荡两次，然后荡熟水。如以糯稻秆，自可缩小便。

紫苏熟水

紫苏叶不计多少，须用纸隔焙，不得翻。候香，先泡一次，急倾了，再泡，留之食用，大能分气。只宜热用，冷伤人。

豆蔻熟水

白豆蔻壳拣净，投入沸汤瓶中，密封片时，用之极妙。每次用七个足矣，不可多用，则香浊。

沉香熟水

先用净瓦一片，灶中烧微红，安平地上，焙香一小片，以瓶盖定。约香气尽，速倾滚汤入瓶中，密封盖。檀香、速香之类，亦依此法为之。

香花熟水

取夏月但有香无毒之花，摘半开者，冷熟水浸一宿，密封。次日早去花，以汤浸香水用之。

丁香熟水

丁香五粒，竹叶七片，炙，沸汤密封片时，用之。

造熟水法

夏月，凡造熟水，先倾百沸滚汤在瓶内，然后将所用之物投入，密封瓶口，则香倍矣。若以汤泡之，则不堪香。若用来年木犀，或紫苏，须略向火上炙过，方可用矣。

浆水类

桂浆法　夏月饮之，解渴消痰。勿与酒同饮。

官桂三两为末　赤茯苓[1]去皮为末　细曲末半斤　大麦蘖半两，为末　杏仁百粒，浸去皮尖，研细　蜜三斤

上用熟水一斗，冷定，调匀和，瓷器内搅三五百转，用油纸封口，覆以数重，入窖五日方熟。或蜡[2]纸密封，沉井底七日，绵滤去滓，水浸饮之。

荔枝浆

桂三两　丁香二分　乌梅半斤，煎汁　缩砂仁三两，剉碎，煎汁一升　生姜汁半盏

---

〔1〕赤茯苓：原书未出剂量。根据《饮膳正要》同名方，赤茯苓用三两。

〔2〕蜡：原作“腊”，据文义改。

上件澄清，相和，入糖二斤半，银石器熬。候稠浓，滤过用之。

木瓜浆

木瓜一个，切下盖，去瓤，盛蜜，却盖了，用签签之。于甑上蒸软，去蜜不用。皮削去，中别入熟蜜半盏，入生姜汁，同研如泥。以熟水三大碗，拌匀，滤滓，盛瓶，内井底沉之。

浆水法

熟炊粟饭，乘热倾在冷水中，以缸浸五七日，酸便好吃。如夏月，逐日看，才酸便用，如过酸即不中使。

齑水法

松菜净洗，略汤中焯过，入极清面汤内，以小缸盛。看菜与面汤，多少相称，菜不必多。候五七日，酸可吃。如有齑脚一小碗，只一日便用。冬日略近火，尤易熟。诸菜皆可。

法制香药

法制半夏　开胃健脾，止呕吐，去胸中痰满，下肺气。

半夏半斤，圆白者　晋州绛矾四两　丁皮三两　草豆蔻二两　生姜五两，切成片

上件洗半夏去滑，焙干。三药粗剉，以大口瓶盛生姜片，并前药一处，用好酒三升浸。春夏三七日，秋冬一月，却取出半夏，水洗，焙干。余药不用。不拘时候，细嚼一二枚，服至半月，咽喉自然香甘。

法制橘皮　《日华子》云：皮暖，消痰止嗽，破癥瘕痃癖。

橘皮半斤，去瓤　白檀一两　青盐一两　茴香一两

上件四味，用长流水二大碗同煎，水干为度。拣出橘皮，放于瓷器内，以物覆之，勿令透气。每日空心取三五片细嚼，白汤下。外三味晒干，为末，白汤点服。

法制杏仁　疗肺气咳嗽、上气喘促、腹痹不通、心腹烦闷。

板杏一斤，滚灰水潮过，晒干，麸炒，熟炼蜜拌杏仁匀，用下药末　茴香炒　人参　缩砂仁各二钱　陈皮三钱　白豆蔻　薄荷　檀香各一钱　粉草三钱

上为细末，拌杏仁令匀，每用七枚，食后服之。

酥杏仁法　杏仁不拘多少，香油炸燋，玥色为度，用铁丝结作网兜搭之，候冷定食，极脆美。

法制缩砂　消化水谷，温暖脾胃。

缩砂十两，去皮，以朴硝水浸一宿，即干，以麻油焙燥，香熟为度　桂花　粉草各一钱半，碾为细末

上件和匀为末。遇酒食后细嚼。

醉乡宝屑 解醒，宽中，化痰。

陈皮四两 缩砂仁四两 红豆一两六钱 粉草二两四钱 生姜 丁香一钱，剉 葛根三两已上，并㕮咀 白豆蔻仁一两，剉 盐 巴豆十四粒，不去皮壳，用铁丝穿

上件用水二碗煮，耗干为度。去巴豆，晒干。细嚼，白汤下。

木香煎

木香二两，捣罗细末。用水三升，煎至二升，入乳汁半升，蜜二两，再入银石器中，煎如稀面糊。即入罗过粳米粉半合，又煎。候米熟稠硬，擀为薄饼，切成棋子，晒干为度。

法制木瓜

取初收木瓜于汤内炸过，令白色，取出放冷。于头上开为盖子，以尖刀取去瓤了，便入盐一小匙，候水出，即入香药：官桂、白芷、藁本、细辛、藿香、川芎、胡椒、益智子、缩砂仁。上件药捣为细末，一个木瓜，入药一小匙。以木瓜内盐水调匀，更曝。候水干，又入熟蜜令满，曝，直候蜜干为度。

法制虾米

虾米一斤，去皮壳，用青盐酒炒，酒干再添，再炒，香熟为度 真蛤蚧青盐酒炙，酥脆为度 茴香青盐酒炒，四两 净椒皮四两，青皮酒炒，不可过 浊煮酒约二升，用青盐调和为制

上先用蛤蚧、椒皮、茴香三味制讫，却制虾米，以酒尽为度。候香熟，取上件和前三味一并拌匀，再用南木香粗末二两同和，乘热入器盒，四围封固，候冷取用。每一勺，空心盐酒嚼下，益精壮阳，不可尽述。赵菊山。

果食类

造蜜煎果子法

凡煎果子，酸者，用朴硝破水。大段硬酸者，用汤化朴硝，放冷，浸去酸味；软嫩者，只炼蜜放冷，浇在果子上腌[1]一宿，其酸咸味自去。漉出，淘过，控干。并先炼熟蜜，后入，煎五七沸，放出，冷，再入旧蜜内，煎如琥珀色，去蜜，置器中。煎时，须用银、石、砂铫等为佳。使蜜浇者，浸一宿。余依用腌一饭时，若有味也。又法：应干煎果，先用汤荡白梅肉，候冷浸之，却控干，炼蜜浸之如前法。

蜜煎冬瓜法

经霜老冬瓜，去青皮，近青边肉切作片子，沸汤焯过，放冷，石灰汤浸没。四宿，去灰水。同蜜半盏，于银、石、砂铫内煎熟，下冬瓜片子，煎四五沸，去蜜水。

[1] 腌：原作“淹”，据文义改。下同。

别入蜜一大盏同熬，候冬瓜色微黄为度。入瓷器内，候极冷，方可盖覆。如白醭重，煎石灰汤二钱，沸汤澄清，去脚用。

蜜煎姜法

社前嫩芽者二斤，净洗，控干，不得着盐腌。须候出水一饭间，沸汤略焯过，滤干。用白矾一两半，槌碎，泡汤，隔宿，次却澄清，浸姜，以满为度。三两宿漉出，再控。不得多时，用蜜二斤煎一滚，去面，隔宿冷却。于新瓶内入蜜、姜，约十日半月，别换蜜一斤半。换蜜若要久，经年两次换。

蜜煎笋法

笋十斤，和壳煮七分熟，去皮，随意切成花祥。用蜜半斤，浸一时许，漉干。却用蜜三斤，煎滚，掠净，拌匀，入瓷器收贮，浸久不损。

蜜煎青杏法

不拘多少，刮去皮，用铜青极细末，铜器内匀滚，令绿色。然后用生蜜浸，但觉有酸气，便换蜜。至三五遍，自然不复酸，可以久留。铜青无多少之限，但浸的匀便可也。青梅亦可依此法造。

蜜煎藕法

初秋藕新嫩者，沸汤焯过，五分熟，去皮．切作条子或片子。每一斤，用白梅四两，汤浸汁一大碗，候冷，浸一时许，漉出，控干。用蜜六两，去卤水。别蜜十两，慢火煎令琥珀色，放冷，入罐贮。

糖脆梅法

青梅一百个，画成路路儿，将熟冷醋浸没。一宿取去，控干，别用熟醋调砂糖一斤半，浸没。入瓶内，以笋叶扎口，仍用碗覆，藏在地中深一二尺，用泥土盖过。白露节取出，换糖浸。

糖椒梅法

黄梅大者，不拘多少，捶破核。未捶以前，先以盐腌一日。铺梅一层，入砂糖，用椒、生姜丝一层，重重铺罐内。八分满，以物盖覆，蒸一遍。再用生绢覆罐口，晒十日，可供。晒时，先用紫椒叶在梅肉上。

糖杨梅法

以三斤为率。盐一两，腌半日。次用沸汤浸一宿，控干。入好糖一斤，轻轻用手拌匀，日晒，汁干为度，瓷器贮。

糖煎藕法

大藕五斤，切二寸长，又碎切之。日晒，出水气，入砂糖五斤，金樱末一两，同入瓷器内，又入蜜一斤。用泥紧封闭瓷器口，慢火煮一伏时，待冷开用。

糖苏木瓜

大者一对，去皮，切作瓣。白盐一两，新紫苏叶二两，净洗，晒干，细切，同腌少时。再入生姜四两，去皮切丝，砂糖二十两，一处拌匀，瓷器中盛，日中晒干，时时抄匀为度。

造椒梅法

黄梅一百个为率。用盆硝少许焯过，漉出，控干，捶碎。入生姜丝一斤，甘草四两，去目川椒一两，瓷盆拌匀，又入炒盐半斤，同晒。如欲作梅汤，晒，放稀；如欲作饼子，晒，放干。晒时，两三日搅一次。

旋炒栗子法

不拘多少，入油纸捻一个，砂铫中炒，或熨斗中炒亦可。候熟，极酥甜香美异常法。

收藏果法

收藏栗子

霜后初生栗子不以多少，投水盆中，去其浮者，余皆漉出，众手净布拭干。更于日中晒少时，令全无水脉为度。用新小瓶罐，先将沙炒干放冷，将栗装入瓶，一层栗，二层沙，约九分满。每瓶只可放一千二百个，不可大满。用笋叶一重盖覆，以竹篾按定，扫一净地，将瓶倒覆其上，略以黄土封之，逐旋取用。不可令近酒气，可至来春不坏。

收藏红枣

将大瓷缸一只刷洗净，拭干。烧热米醋浇缸内，荡令匀，控干。又以熟香油匀擦缸口。于缸底铺粟秆草一重，枣一重，中心四围亦令草间盖，不可重压，亦不生蛀虫。

收藏诸般青果法

十二月间，荡洗洁净瓶或小缸，盛腊水。遇时果出，用铜青末与果同入腊水收贮，颜色不变如鲜。凡青梅、枇杷、林檎、小枣、葡萄、莲蓬、菱角、甜瓜、绵橙、橄榄、荸荠等果，皆可收藏。

收藏石榴

选拣大石榴连枝摘下，用新瓦罐一枚，安排在内，使纸十余重密封，可留多日不坏。

收藏梨等

拣不损大梨，取不空心大萝卜，插梨枝柯在萝卜内，纸裹，暖处。候至春深不坏。带梗柑橘亦可依此法。

收藏橄榄

用上等好锡，打作有盖罐子。拣好完橄榄装满，纸封缝，放于净地上。至五六月间尤好。藏阶前草内者无是说。

收藏乳饼

取乳饼在盐瓮底，不拘年月。要用取出，洗净蒸软使用，一如新者。

收藏瓜茄

用染坊淋退灰晒干，埋藏黄瓜、茄子，冬月食用。

酒曲类

酒醴总叙

昔仪狄造酒而美，进之于禹，饮而甘之，遂疏仪狄。然酒可以供祭祀，可以奉宾客，皆礼之所不废者。如《诗》所谓“为酒为醴，以洽百礼”，又谓“我有旨酒，以燕乐嘉宾之心”，皆是物也。至于养生伐病，世或资之，则日用饮食之间，亦不容缺。今取其品味之美者载于前，酿法之良者备于后，谅并好事者之乐闻也。

造曲法

东阳酒曲方

白面一百斤　桃仁二十两　二桑叶二十斤　杏仁二十两，皆去皮，擂为泥　莲花二十朵　苍耳心二十斤　川乌二十两，炮去皮脐　绿豆二十斤　淡竹叶二十斤　熟甜瓜一十斤，去皮，擂为泥　辣母藤嫩头二十斤　辣蓼嫩叶二十斤

上将五叶皆装在大缸内，用水三担浸，日晒七日，用木耙[1]如打淀状打下，以笊[2]篱漉去枝梗。用此水煮豆，极烂。先将生桃、杏泥等与面、豆和成硬剂，踏成片，二桑叶裹外，再用纸裹，挂于不透风处。三五日后，将曲房上窗纸扯去，令透风。不尔，恐烧了此曲。

造红曲法

凡造红曲，皆先造曲母。

造曲母　白糯米一斗，用上等好红曲二斤。先将秫米淘净，蒸熟作饭。用水升合如造酒法，搜和匀，下瓮。冬七日，夏三日，春秋五日，不过，以酒熟为度。入盆中，擂为稠糊相似。每粳米一斗，止用此母二升。此一料母，可造上等红曲一

〔1〕耙：原作“杷”，据文义改。
〔2〕笊：原作“罩”，据文义改。

石五斗。

造红曲 白粳米一石五斗，水淘洗，浸一宿。次日，蒸作八分熟饭，分作十五处。每一处入上项曲二斤，用手如法搓操，要十分匀停了。共并作一堆，冬天以布帛物盖之，上用厚荐压定，下用草铺作底。全在此时看冷热。如热，则烧坏了。若觉大热，便取去覆盖之物，摊开堆面。微觉温，便当急堆起，依元覆盖。如温热得中，勿动。此一夜不可睡，常令照顾。次日日中时，分作三堆。过一时，分作五堆。又过一两时辰，却作一堆。又过一两时，分作十五堆。既分之后，稍觉不热，又并作一堆。候一两时辰，觉热，又分开。如此数次。第三日，用大桶盛新汲井水，以竹箩盛曲，作五六分浑，蘸湿便提起。蘸尽，又总作一堆。似稍热，依前散开，作数十处摊开。候三两时，又并作一堆。一两时，又撒开。第四日，将曲分作五七处，装入箩，依上用井花水中蘸。其曲自浮不沉。如半沉半浮，再依前法，堆起、摊开一日。次日，再入新汲水内蘸，自然尽浮。日中晒干，造酒用。

东阳酝法

白糯米一石为率。隔中将缸盛水浸米，水须高过米面五寸。次日，将米踏洗去浓泔，将箩盛起，放别缸上，再用清水淋洗净，却上甑中，炊以十分熟为度。先将前东阳曲五斤，捣烂，筛过，匀撒放团箕中。然后将饭倾出，摊去气，就将红曲二斗于箩内搅洗，再用清水淋之，无浑方止。天色暖，则饭放冷，天色冷，放温。先用水七斗倾在缸内，次将饭及曲拌匀为度。留些曲撒在面上。至四五日，沸定翻转。再过三日，上榨压之。

上槽 造酒，寒时[1]须是过熟，即酒清数多，浑头白醪少。温凉时并热时，须是合熟便压，恐酒醅过熟，又槽内易热，多致酸变。大约造酒，自下脚致熟，寒时二十四五日，温凉时半月，热时七八日便可。上槽仍须匀装停铺，手安压版正下砧簟，所贵压得匀干，并无湔失。转酒入瓮，须垂手倾下，免见濯损酒味。寒时用草荐麦秆围盖。温凉时去了，以单布盖之。候三五日，澄折清酒入瓶。

收酒 上榨以器就滴，恐滴远损酒，或以小竹子引下，亦可压下酒。须是汤洗瓶器令净，控干[2]。二三日次，候折澄去尽。脚才有白丝即浑，直候澄折得清为度，即酒味倍佳。便用蜡纸封闭，务在满装，瓶不在大。以物阁起，恐地气发动，酒脚失酒味。仍不许频频移动。大抵酒澄得清，更满装，虽不煮，夏月亦可存留。

煮酒 凡煮酒，每斗入蜡二钱，竹叶五片，官局天南星丸半粒，化入酒中。如法封，系置在甑中。秋冬用天南星丸，春夏用蜡并竹叶。然后发火，候甑箄上酒香透，酒溢出倒流，便更揭起甑盖，取一瓶开看，酒滚即熟矣。便住火，良久，方取下。置于石灰中，不得频频移动。白酒须拨得清，然后煮。煮时，瓶用桑叶置之，庶使香气不绝。

---

〔1〕时：原脱，据《北山酒经》补。

〔2〕干：原作“候”，据《北山酒经》改。

长春法酒

景定甲子五月间，贾秋壑以长春法酒一瓮，并方进于穆陵，上欲供而辍者再。李垣高忠辅任阁长兼内辖，奏云："愿先赐臣一盏，候三五日药力效验，方可进御。"李因是得罪于贾。适七月十三日，居民遗漏修内司救扑，官兵见火势趋和宁门，李于是令预拆[1]民屋，保护大内。贾谓不遵朝廷节制，嗾台臣上疏三学叩阁，屡贬郁林州，除名勒停。方用：

当归　川芎　半夏　青皮　木瓜　白芍药　黄耆蜜炙　五味子　肉桂去粗皮　熟地黄　甘草炙　白茯苓　薏苡仁炙　白豆蔻仁　缩砂　槟榔　白术　橘红　枇杷叶去毛，炙　人参　麦糵炒　藿香去土　沉香　木香　草果仁　杜仲炒　神曲　南香　桑白皮蜜炒　厚朴姜炙　丁香　苍术制　石斛去根

上件，各制了净秤三钱，等分作二十包。每用一包，以生绢袋盛，浸于一斗酒内。春七日，夏三日，秋五日，冬十日。每日清晨一杯，午一杯，甚有功效。除湿实脾，去痰饮，行滞气，滋血脉，壮筋骨，宽中快膈，进饮食。

神仙酒奇方　专医瘫痪。四肢拳挛，风湿感抟重者，宜服之。

五加皮二两，并心剉，去土　紫金皮[2]并骨剉，去土　当归须六钱，洗净，剉

上件㕮咀，用酒一瓶浸三宿，夏一宿。更用好酒一瓶，取酒一盏入末，浸酒一盏。每日两盏，暖服。两瓶酒尽时，自有神效。

天门冬酒

醇酒一斗，六月六日曲末一升，捣粗末，好糯米五升，作饭，天门冬煎五升。其煎但如稀饧即得。米须淘讫晒干。取天门汁浸曲如常法。候熟炊饭，适寒温用煎和饭，令相入，投之。夏七日，勤看，勿令热。春冬十日，密封闭之。熟，榨滤。每服三合，再。欲造地黄、枸杞、五加皮、姜蕤、黄精、白术诸药酒，并准此法。秋夏饭须冷下，春冬须稍温，看时候方下之。合须九月尽，三月前。

又法：取天门冬三十斤，捣碎，煮取汁，依常法以作酒，少少饮之。滓作散服，尤佳。

枸杞五加皮三骰[3]酒骰音豆

牛膝　五加根茎　丹参　枸杞根　忍冬　松节　枳壳枝叶

上件各切一大斗，以水三大石，于大釜中煮取六大斗，去滓，澄清水，准凡水数浸曲。即用米五大斗，炊饭熟讫，取生地黄细切一斗，捣如泥，和下。第二骰用米五斗，炊饭，取牛蒡根细切二斗，捣如泥，和饭下，消讫。第三骰用米二斗，炊饭，取大秋麻子一斗，熬，捣令极细，和饭，下之。候稍冷热，一依常法。候酒味好，即去糟饮之。如酒冷不发，即更以少曲末骰之。若味苦薄，更炊二三斗米骰之。若饭干不发，取诸药等分，量多少煎汁，热骰之。候熟，去糟，量性饮之多少，常令有酒气。

〔1〕拆：原作"撤"，据文义改。
〔2〕紫金皮：原书无剂量。
〔3〕骰：音 tóu，即赌具色子，在此当通"投"。

老[1]少男女皆可服，亦无所忌。已上三骰酒，去风劳气冷，令人肥健，走及奔马。

天台红酒方

每糯米一斗，用红曲二升，使酒曲两半，或二两亦可。洗米净，用水五升，糯米一合，煎四五沸，放冷，以浸米。寒月两宿，暖月一宿。次日，漉米，炊十分熟。先用水洗红曲，令净，用盆研，或捣细亦可。别用温汤一升，发起曲，候放冷入。酒曲不用发，只捣细，拌令极匀，熟如麻糍状，入缸中，用浸米泔拌，手劈极碎。不碎，则易酸。如欲用水多，则添些水。经二宿后，一一翻。三宿可榨，或四五宿可以香，更看香气如何，如天气寒暖消详之。榨了，再倾糟入缸内，别用糯米一升，碎者用三升，以水三升煮为粥，拌前糟更酿。一二宿可榨，和前酒饮。如欲留过年，则不可和。若更用水拌糟浸，作第三酒亦可。

鸡鸣酒

歌括云：甘泉六碗米三升，做粥温和曲半斤，三两饧稀二两酵，一抄麦蘖要调匀。黄昏时候安排了，来朝便饮瓮头春。

上先将糯米三升，净淘，水六升，同上锅，煮成稠粥。夏摊冷，春秋温，冬微热。曲、酵、麦蘖皆捣为细末，同饧稀下在粥内，拌匀。冬五日，春秋三日，夏二日，成熟为好酒矣。

又法：就此料内，加官桂、胡椒、良姜、细辛、甘草、川乌炮、川芎、丁香。已上各半钱，碾为细末，和粥时同搅匀在内，其味尤妙，香美异常。

满殿香酒曲方

白面一百斤　糯米粉五斤　木香半两　白术十两　白檀五两　甜瓜一百个，香熟，去皮子，取汁　缩砂　甘草　藿香各五两　白芷　丁香　莲花二百朵，去莲取汁　广苓苓香各二两半

上件九味，碾为细末，入面粉内，用莲花、瓜汁和匀，踏作片，纸袋盛，挂通风处，七七日可用。每米一斗，用曲一斤。夏月闭瓮。冬月待微发，作糯米稀粥一碗，温时投之，谓之搭甜。

蜜酝透瓶香

用蜜二斤半，以水一斗，慢火熬及百沸，鸡翎掠去沫，再熬，沫尽为度。官桂、胡椒、良姜、红豆、缩砂仁，已上各等分，碾细为末。上将熬下蜜水，依四时下之，先下前药末八钱，次下干曲末四两，后下蜜水，用油纸封，箬叶七重密。冬二十日，春秋十日，夏七日，熟。

羊羔酒法

用精羊肉五斤，用炊单裹了，放糜底蒸熟，干批作片子，用好糯酒浸一宿，研烂。以鹅梨七只，去皮核，与肉再同研，细纱滤过。再用浸肉酒研、滤三四次。用川芎一两，为末，入汁内，搅匀，泼在糯米脚，糜肉下脚，用曲依常法。

〔1〕老：原作“生”，据文义改。

菊花酒法[1]

以九月菊花盛开时，拣黄菊嗅之香、尝之甘者摘下，晒干。每清酒一斗，用菊花头二两，生绢袋盛之，悬于酒面上约离一指高。密封瓶口，经宿去花袋，其味有菊花香，又甘美。如木香、腊梅花，一切有香之花，依此法为之。盖酒性与茶性同，能逐诸香而自变。

治酸薄酒作好酒法

官桂　白茯苓去皮　陈皮　白芷　缩砂　良姜各一两　甘草五钱　白檀五钱　沉香少许

上用生绢袋一个，盛前药味在内，用甜水五大升，煮十沸，将绢袋药取出。蜜六两，熬去蜡滓，入前药汁内，滚二三沸。又用好油四两，熬令香熟，入前药汁内，再滚二三沸。瓷器盛之，量酒多少入药，尝之。

南番烧酒法番名阿里乞。

上件不拘酸甜淡薄，一切味不正之酒，装八分一瓶，上斜放一空瓶，二口相对。先于空瓶边穴一窍，安以竹管作嘴，下再安一空瓶，其口盛住上竹嘴子，向二瓶口边，以白瓷碗碟片遮掩令密，或瓦片亦可。以纸筋捣石灰厚封四指，入新大缸内坐定，以纸灰实满，灰内埋烧熟，硬木炭火二三斤许，下于瓶边，令瓶内酒沸，其汗腾上空瓶中，就空瓶中竹管内却溜下所盛空瓶内，其色甚白，与清水无异。酸者味辛甜，淡者味甘，可得三分之一好酒。此法腊煮等酒，皆可烧。

白酒曲方附酿法[2]。

当归　缩砂　木香　藿香　苓苓香　川椒　白术已上各一两　官桂三两　檀香　白芷　吴茱萸　甘草各一两　杏仁一两，别研为末

上件药味，并为细末。用白糯米一斗，淘洗极净，舂为细粉，入前药，和匀。用青辣蓼取自然汁，搜拌，干湿得所。捣六七百杵，圆如鸡子大，中心捺一窍，以白药为衣。秆草去叶，观天气寒暖，盖闭一二日。有青白醭，将草换了，用新草盖。有全醭，将草去讫。七日，聚作一处。逐旋散开，斟酌发干，三七日。用筐盛顿悬挂，日曝夜露。每糯米一斗，七两五钱重。苏湿破者不用。

酿法　新白糯米浆浸陈糯米，水浸一宿，淘以水清为度。烧滚，锅甑内气上，渐次装米，蒸熟，不可大软，但如硬饭，取匀熟而已。饭熟，就炊箄搅下，倾入竹篓内，下面以水桶漾[3]之，栈定，以新汲水浇。看天气，夏极冷，冬放温。浇毕，以面先糁瓮中，如饭五斗，先用二斗曲末同拌极匀，次下米，与曲拌匀。中心拨开见瓮底，周围按实。待隔宿，有浆来约一碗，则用小杓浇于四围。如浆未来，须待浆来而后浇。要辣则随水下，欲甜更隔一宿下水。每米一石，可下水六七斗台，如此则酒味

〔1〕法：原脱，据目录补。

〔2〕附酿法：原无，据目录补。

〔3〕漾：原作“羕”，通“漾”。

佳。天寒，覆盖稍厚。夏四日，冬七日，熟。在瓮时，有浆来即浇，不限遍数。用小杓豁起浆，在四边浇泼。下水了，不须浇。

用水法 每造米一石，内留五升，用水八斗半，熬作稀粥，候冷，投入醅内。此即用水法也。

候浆法 下了脚，须至一伏时揭起，于所盖荐外，听闻索索然有声，即是浆来了。后又隔两日，下水。仍先将糟十字打开，翻过，下水不搅。仍旧作窝，更待二三日，方可上榨。

造诸醋法

造七醋法

假如黄陈仓米五斗，不淘净，浸七宿，每日换水二次，至七日做熟饭。乘热便入瓮，按平，封闭，勿令气出。第二日，翻转动。至第七日开，再翻转，倾入井花水三担，又封闭。一七日搅一遍，再封二七日，再搅。至三七日即成好醋矣。此法甚简易，尤妙。

造三黄醋法

于三伏中，将陈仓米一斗，淘净，做熟硬饭，摊令匀。候冷定，饭面上以楮叶盖，或苍耳、青蒿皆可，罨作黄衣。上去罨盖之物，翻转过。至次日，晒干，簸去黄衣，净器收贮。再用陈米一斗，做熟硬饭，晒干，亦用净器收贮。至秋社日[1]，再用陈米一斗，做熟饭，与上件黄子、干饭拌和匀，下水，饭面上约有四指高水，纱帛幪头。至四十九日方熟。慎勿动着，待其自然成熟，此法极妙。

造小麦醋法

陈仓米一斗，或糯米亦可，用水浸一宿，炊作饭，摊温冷。粗曲二十两，捣细，火焙干，以纸衬地上出火气。拌饭匀，放净瓮内，入新汲水三斗。又拌匀，折捺平，用纸两三层密封瓮口，勿见风，向南方安。候四十九日开，用小麦二升，炒焦，投入瓮内。少顷，取醋于锅内煎沸，入瓶了，上用炒麦一撮，醋久不坏。取头醋了，再用水一斗半，酿第二醋，旬日可取食之。第二醋了，又用水七升半，酿第三醋，更数日取食之。第三醋了，二三醋欲食，须用炒焦麦半升许，入瓮内搭色，犹可取第四醋，味尚如街市中卖者。此醋妙不可言。米醋热者，盖谓炒米耳。此法用炊米，所以性平。

造麦黄醋法

小麦不拘多少，淘净，用清水浸三日，漉出，控干。蒸熟，于暖处摊开，铺放芦

[1] 秋社日：即古代秋天祭祀土神的日子，一般为立秋后的第五个戊日。

席上，楮叶盖之。三五日，黄衣上，去叶，晒干，簸净，入缸，用水拌匀，上面可留一拳水。封闭四十九日，可熟。

造大麦醋法

大麦仁二斗内一斗炒令黄色，水浸一宿，炊熟。以六斤白面拌和，于净室内铺席，摊匀，楮叶覆盖。七日，黄衣上，晒干。更将余者一斗麦仁炒黄，浸一宿，炊熟，摊温，同和入黄子，捺在缸内，以水六斗，匀搅，密盖。三七日可熟。

造糟醋法

腊糟一石，水泡粗糠三斗，麦麸二斗。上件和匀，温暖处放，罨盖，勤拌捺，须气香，咂尝有醋味，依常法制造淋之。按四时添减：春秋用糠四斗半，麸二斗；夏糠三斗，麸二斗；冬糠五斗，麸三斗。视天气加减造之。

造饧糖醋法

饧稀一斤，水三斤。先将水入锅，煎数沸，豁出，倾入饧，搅匀。伺温，入白曲末二两，同搅匀，装瓶内，纸封日晒。春秋一月、冬四十五日、夏二十日熟，甚香美。下了，到二十日之上，有一层白醭面子，休搅动，至自落时乃成熟也。若不日晒，只安顿净处，勿得动摇，任其自然，尤妙。

造千里醋法

乌梅去核，一斤许，以酽醋五升，浸一伏时，曝干，再入醋浸，曝干，再，浸以醋尽为度。捣为末，以醋浸蒸饼和为丸，如鸡头大。欲食，投一二丸于汤中，即成好醋矣。

造麸醋法

初取面麸，先以五斗，用水和匀，可作团即止。上甑蒸，合作黄子，须楮叶盖，两日后成黄，即打聚作一堆，盦过夜，晒干。先量起五升黄，留作二醋。然后用陈米一斗二升，五升亦不妨，浸一夜，次早和先留麸皮五斗，用和匀，蒸饭熟。稍冷，与黄子入缸，一处打拌，入水约五升瓶二十瓶以上，搅匀。用芦席一片，如缸口裁圆，中开方一尺窍，草布且糊一边，四外芦与缸缘悉糊了，置日中晒。次早，以杖物入草布窍入搅翻。如此三早，止须看潮候，糊了三面草布。三伏晒一月，如月阴，多剩晒十数日，却榨。下锅煎数沸，以净洁瓶盛，每瓶入炒麦一撮，纸厚封，纸上放草灰一把，愈客气。置高处，勿着地气。二醋，榨头醋先一日，煎下熟汤十瓶，次早，以先留黄子五升与头醋糟和匀，以所煎冷汤搅，如前封盖，却不须三打晒七。

造糠醋法

每糟二十斤，用水一担，不拘冬月，浸一宿，搅匀，以烂为度。如是新糟，使水一担半，稻糠随水拌，糟须挼令极匀。装入瓮，将满，摊平，以糠盖，或再用荐盖瓮口。频频看觑，候热发，便倒入别瓮。热不得太过，太过则损味。如未热，不得动，依前盦盖。热候四度，逐旋随次挼匀，再腾入淋瓮中，踏令极实，虚则不中。煎汤淋之，为头醋。再煎汤，淋取第二醋。如要极酸，即将头醋煎，重淋新糟，其酸极佳。如此欲得酸，即将第二醋煎沸汤，淋新糟，已是重淋醋。若更将逐瓮头醋再淋，恐太酸了。造成，用川椒装入干瓶，泥起，不可近湿气。煎了候冷装。造醋之法，惟要酸。酸之诀，在发热时不可发过，化糟时短着水，淋下再淋，自然妙也。

收藏醋法

但凡收醋，须用头出者，装入瓶，每瓶烧红炭一块投之，糁炒小麦一撮，箬封，泥固。或有入烧盐者，反淡了味。

诸酱类

熟黄酱方

不拘黄黑豆，亦不拘多少，拣净，炒熟，取出，磨成细末。每豆细末一斗，面一二斗，入汤和匀，切片子，蒸熟。摊在芦席上，用麦秸、苍耳叶盦。待有黄衣，烈日晒令极干。一片黄子入盐四两，井花水投下，去黄子一拳高，烈日晒之。

生黄酱方

三伏中，不拘黄黑豆，拣净，水浸一宿，漉出，入锅煮令熟烂。取出，摊令极冷。多用白面拌匀，摊在芦席上，用麦秸、苍耳叶盦。一日发热，二日作黄衣，三日后翻转，烈日晒干，愈晒愈好。秤黄子一斤，用盐四两为率，汲井花水下，水高黄子一拳，晒，不犯生水。面多好酱黄，晒多好酱味。

小豆酱方

不拘多少，拣净，磨碎，簸去皮，再磨细，浸半日，控干，擦去皮。至来早，水淘净，控干。面熟，搭作团子，盦盖。候一月，方发过，用大眼篮悬挂透风处。至来年二月中旬，用布擦去白醭，捣碎，再磨。每细曲二十斤，用盐六斤四两，以腊水化开，遇火日清晨下，两月可食。

造面酱方

白面不拘多少，冷水和作硬剂，切作一指厚片子，笼内蒸熟。摊晾三时许后，曲子上干，以楮叶、苍耳、麦秸盦盖，至黄衣上匀为度。去盖物，翻转过，至次日。晒干，刷去黄衣，捣碎。每斤，盐四两，煎汤泡盐作水下之。

豌豆酱方

不拘多少，水浸蒸软，晒干，去皮。每净豆、黄小麦一斗同磨，作曲，水和硬剂，切作片，蒸熟，覆盖。盦黄衣上，晒干。依造面酱法用盐水下。

榆仁酱方

不拘多少，淘净，浸一伏时，搓洗，动浮皮。再以布袋盛，于宽水中揉洗，去涎，控干。与蓼汁同晒干，再以蓼汁拌湿，同晒，如此七次。同发过面曲，依造面酱法用盐下之。每用榆仁一升，发过面曲四斤，盐一斤，如法制之。

大麦酱方

黑豆板净者五斗，炒熟，水浸半日，再入锅，用浸豆水煮令烂。倾出，伺冷，以大麦面百斤，拌令匀。以筛筛下面，用煮豆汁和，搜作剂，切作大片。上甑蒸熟，倾出摊冷，以楮叶盦盖。候黄衣上，汗干再晒。捣碎，拣丁日或火日下之。每斗黄子，用盐二斤，井花水八升，化盐水入缸。

造肉酱法

獐、兔、羊肉等，皆可造。

精肉去筋膜，四斤，切　酱曲一斤半，捣细用　盐一斤　葱白细切一碗　良姜　小椒　芜荑　陈皮各二两

上件，糯酒拌匀，如稠粥，小瓮盛，封十余日。觑稠时，再入酒。味淡时，入盐。用泥封固，日曝之。

造鹿醢法

鹿肉八斤，去筋膜，细切如泥　酒曲一斤　小豆曲一斤　红豆　川椒　荜茇　良姜　茴香　甘草各炙二两　桂心半两　芜荑末一斤　肉豆蔻二两　葱白切作米，二升半

上为细末，同鹿肉和拌，用糯酒调匀，稀稠得所。小口缸盛，密封之。三五日一搅匀，则易以复密之，曝干。庭夜置暖处，百日可食。视稀稠加酒曲。

造酱法

凡造酱，先以盐淘净，去泥滓垃圾，酱自佳。先以缸盛水，次以梢箕盛盐，于水中搅漉。好盐自隔箕儿下，垃圾、石土、粪草之类，皆留箕中。须臾，缸面又有一层黑泥末，以搭罗掠去之尽。缸中皆净咸水，盐如雪白，澄于缸底。别以器盛起，然后下酱。先用水逐旋入，白盐多留些盖面上。和讫，以莳萝撒酱面上，复以翎蘸好香油抹抹酱面及缸。

治酱瓮生蛆法

用草乌五七个，切作四半，撇入，其蛆自死矣。

诸豉类

金山寺豆豉法

黄豆不拘多少，水浸一宿，蒸烂，候冷，以少面掺豆上，拌匀，用麸再拌。扫净室，铺席，匀摊，约厚二寸许，将穰草、麦秆，或青蒿、苍耳叶，盖覆其上。待五七日，候黄衣上，搓挼令净，筛去麸皮，走水淘洗，曝干。每用豆黄一斗，物料一斗，预刷洗净瓮候下。

鲜菜瓜切作二寸大块　鲜茄子作刀划作四等分　橘皮刮净　莲肉水浸软，切作两半　生姜切作厚大片　川椒去目　茴香微炒　甘草剉　紫苏叶　蒜瓣带皮

上件，将物料拌匀，先铺下豆黄一层，下物料一层，掺盐一层。再下豆黄、物料、盐各一层，如此层层相间，以满为度。纳实，箬密口，泥封固，烈日曝之。候半月取出，倒一遍，拌匀，再入瓮，密口泥封，晒七七日为度。却不可入水，茄、瓜中自然盐水出也。用盐相度斟量多少用之。

咸豆豉法

黑豆一斗，蒸略熟，取出，晒一日。用瓜二十条、茄四十个，洗切，小干，下用。紫苏、陈皮各切碎，拌和，用茴香四钱重，炒盐四两，拌和得所，罨之三日。然后用好酒，遍洒令匀，再略蒸过。再用盐四两拌之，又用好酒微洒之，日中摊晒一日。却入瓷小缸内，紧筑，数重纸封之，或用泥封置。三伏日晒好。

淡豆豉法

大黑豆不拘多少，甑蒸香熟为度。取出，摊置竹篮内，乘温热，以架子每一层盛一筐篮，顿在不见风处，四围上下用青草穰紧护之。如是数日，取开，见豆子上生黄衣已遍，然后取出，晒一日。次日，温汤漉洗，以紫苏叶切碎，拌和之，烈日中曝至十分干。然后用瓷罐收贮，密封固。

造成都府豉汁法

九月后，二月前，可造。好豉三斗，用清麻油三升，熬令烟断、香熟为度。又取一升熟油，拌豉，上甑熟蒸，摊冷，晒干。再用一升熟油拌豉，再蒸，摊冷，晒干。更依此，一升熟油拌豉，透蒸曝干。方取一斗白盐匀和，捣令碎，以釜汤淋，取三四斗汁，净釜中煎之。

川椒末　胡椒末　干姜末　橘皮各一两　葱白五斤

上件并捣细，和煎之。三分减一，取不津瓷器中贮之。须用清香油，不得湿物近之，香美绝胜。

造麸豉法

七八月中造之，余月则不佳。舂治小麦，细磨为面，以水拌浥浥，入甑蒸之。候气焰好熟乃下，摊之，令极冷。手挼令碎，布覆盖。待七日，黄衣上，乃摊去热气，却装入瓷瓮中，盆盖，于穰粪中燠之。二七日，黑色，气香味美，便乘热搏作饼子，如神曲样。绳穿贯心，屋内悬之，兼以纸袋盛之，又佳，防青蝇尘垢之污。用时，全饼着汤中煮之，色足，漉出，削去皮。一饼可数用，熟香美全胜豆豉。只打破，汤浸，研用亦得。然汁浊，不如釜煮汁清也。

造瓜豉法

菜瓜大者二十条，去瓤，不可经水，切作厚二寸阔长条，阔一寸许。用盐八两腌二宿，漉出，晒干。次用头醋五升，盐豆豉一升，同煎四五沸，去豆豉。只用所煎之醋放冷，入糖四两。莳萝、茴香、川椒、紫苏、橘皮丝，同瓜儿并入于醋内，浸一宿，漉出，晒。待干，又浸，又晒，以浥尽糖醋，晒干为度。加莳萝、茴香、川椒、紫苏、橘皮丝，先用盐少许浸一宿，揉干，然后入瓜儿内。先去其水气，防蒸白醭。造时，三伏中并秋前可也。

酝造腌藏日

造曲、酱、酒、醋逐月吉凶日〔1〕

正月：丁卯、甲辰、丙辰、丁未、己未、乙酉、丁酉吉。

二月：己巳、丁巳吉。

三月：丙子、己巳、庚子、乙巳、丁巳，不犯月厌，大吉。

四月：乙丑、丁丑、丁卯、辛卯、乙卯，不犯虚耗月厌，大吉。

五月：丙寅、甲申、庚申大吉。

六月：壬申、戊寅、己酉、丁酉、己卯，不犯虚耗月厌，大吉。旧有丙午系万通受死，不用。

七月：庚午、庚戌、戊子、戊戌吉，庚辰、壬辰犯月厌，不用。

八月：丁亥、癸巳、己亥、己巳吉，癸未、己未系受死，不用。

九月：辛巳、戊子、丙申、戊申、辛亥、庚申，不犯月厌凶杀。

十月：己卯、丁卯、甲戌、癸未、甲午、庚子、己未吉。

十一月：乙丑、戊寅、乙未、壬寅、戊申、甲寅、甲申吉。旧有丙戌、戊戌犯天耗，乙巳与戊戌并犯十恶，不用。

十二月：庚子、丁卯、壬申、壬寅、乙卯、甲申、戊申、戊寅、庚申、己卯吉。

造曲吉日　辛未、乙未、庚子。

造酱吉日　丁卯。

造酱忌日　辛日不合酱。

造酒、醋吉日　春氐、箕、夏亢、秋奎、冬危，直日星宿。

造酒、醋忌日　戊子、甲辰、丁酉杜康死，又忌月厌、虚耗、十恶、受死，并凶。

酝藏鲊脯姜瓜吉日　初一、初二、初七、初九、十一、十三、十五。

腌藏鲊脯姜瓜凶日　月忌、月厌、上下弦、灭没日、初五、十四、二十三，不宜。

蔬　食

造菜鲞法

盐、韭菜去梗用叶，铺开如薄饼大，用料物糁之。

〔1〕日：原脱，据目录补。

陈皮　缩砂　红豆　杏仁　花椒　甘草　莳萝　茴香

上件碾细，同米粉拌匀，糁菜上。铺菜一层，又糁料物一次，如此铺糁五层，重物压之。却于笼内蒸过，切作小块。调豆粉稠水蘸之，香油炸熟，冷定，纳瓷器收贮。

食香瓜儿

菜瓜不以多少，薄切。使小盐腌一宿，漉起，用元卤煎汤焯过，晾干。用常醋煎滚，候冷，调砂糖、姜丝、紫苏、莳萝、茴香，拌匀，用瓷器盛，日中曝之，候干收贮。

食香茄儿

新嫩者，切三角块，沸汤焯过，稀布包，榨干。盐腌一宿，晒干。用姜丝、橘丝、紫苏拌匀，煎滚糖醋泼，晒干，收贮。

食香萝卜

切作骰子块，盐腌一宿，日中晒干。切姜丝、橘丝、莳萝、茴香拌匀，煎滚常醋泼用，瓷器盛，日中曝干，收贮。

蒸干菜法

三四月间，将大窠贮菜择，洗净，略晒过，沸汤内炸五六分熟，晒干。用盐、酱、莳萝、花椒、砂糖、橘皮同煮极熟，晒干，再蒸片时，收贮。用时，香油挼，微入醋，饭上蒸熟用。

糟瓜菜法

不拘多少，用石灰、白矾煎汤，冷，浸一伏时。使煮酒、泡糟、盐，入铜钱百余文，拌匀，腌十日，取出，拭干。别换好醋、盐、煮酒，再拌，入坛收贮。箬叶扎口，泥封口。

糟茄儿法

八九月间，拣嫩茄，绝去蒂。用活水煎汤，冷定，和糟、盐拌匀，入坛，箬叶扎口，泥封头。

造脆姜法

嫩生姜去皮，甘草、白芷、零陵香少许，同煮熟，切作片子，食之脆美异常。

五味姜法

嫩姜一斤，切作薄片。用白梅半斤，打碎去仁，入炒盐二两，拌匀，晒三日。取出，入甘松三钱、甘草五钱、檀末三钱，再拌匀，晒三日。入瓷器收贮。

造糟姜法

社前嫩姜，不以多少，去芦，揩擦净。用煮酒和糟、盐，拌匀，入瓷坛中。上用砂糖一块，箬叶扎口，泥封头。

造醋姜法

不以多少，炒盐腌一宿。用元卤入酽醋，同煎数沸，候冷，入姜。箬扎瓶口，泥封固。

蒜茄儿法

深秋摘小茄儿，擘去蒂，揩净。用常醋一碗，水一碗，合和，煎微沸，将茄儿焯过，控干。捣碎蒜，并盐和，冷定酸水拌匀，纳瓷坛中为度。

蒜黄瓜法

深秋摘小黄瓜，醋水焯，用蒜如前法。

蒜冬瓜法

拣大者，留至冬至前后，去皮、瓤，切作一指阔条。以白矾、石灰煎汤，焯过，漉出，控干。每斤用盐二两，蒜瓣二两，同捣碎，拌匀，装入瓷器，添熬过好头醋浸之。

腌韭花法

取花半结子时收摘，去蒂，每斤用盐三两，同捣烂，纳瓷器中。

腌盐韭法

霜前拣肥韭无稍者，择，净洗，控干。于瓷盆内铺韭一层，糁盐一层，候盐、韭匀铺尽为度。腌二三宿，翻数次，装入瓷器。用元卤加香油些小，尤妙。

胡萝卜菜

切作片子，同好芥菜，入醋内略焯过，食之脆。芥菜内仍用川椒、莳萝、茴香、姜丝、橘丝、盐，拌匀用。

假莴笋法

金凤花梗大者去皮，削令干净。早入糟，午供食之。

胡萝卜鲊

切作片子，略略焯过，控干。入少许细葱丝、莳萝、茴香、花椒、红曲，研烂，并盐拌匀，同罨一时，食之。

造茭白鲊

薄切，制法同前。

造熟笋鲊

但笋要煮，制法同前。

造蒲笋鲊

生者一斤，寸截，沸汤焯过，布裹压干。姜丝、熟油、橘丝、红曲、粳米饭、花椒、茴香、葱丝拌匀，入瓷器，一宿可食。

造藕稍鲊

用生者，寸截，沸汤焯过，盐腌去水。葱油少许，姜、橘丝、莳萝、茴香、粳米饭、红曲，研细，拌匀，荷叶包，隔宿食。

造齑菜法

先将水洗净菜，拣去黄损者，每菜一科，用盐十两，汤泡化，候大温，逐窠洗菜，就入缸。看天道凉暖，暖则来日菜即渰下，随即倒，下者居上，一层菜，一层老姜，约菜百斤，老姜二斤。大寒，迟一日倒。倒讫，以石压，令水渰过菜。

相公齑法

萝卜切作薄片，莴苣条，或嫩蔓菁白菜，切如萝卜条，各以盐煞之。良久，用滚汤焯过，入新水中。然后，煎酸浆水泡之，以碗盖覆，入井中浸冷为制，佳。

芥末茄儿

小嫩茄切作条，不须洗，晒干。多着油锅内，加盐炒熟，入瓷盆中摊开。候冷，用干芥末匀掺，拌，瓷瓶收贮。

造瓜齑法

甜瓜十枚，带生者，竹签穿透，盐四两，拌入瓜内，沥去水，令干。用酱十两拌匀，烈日晒，翻转又晒，令干。入新瓷器内收之。用盐、用酱，又看瓜大小，斟量用之得宜。

酱瓜茄法

酱黄与瓜、茄，不拘多少，先以酱黄铺在瓷缸内，次以鲜瓜、茄铺一层，掺盐一层，再下酱黄，又铺瓜、茄一层，掺盐一层。如此层层相间，腌七日夜，烈日晒之。酱好，而瓜儿亦好。如欲作干瓜儿，取去再晒，其酱别用。却不可用水，瓜中自然盐水出也。用盐时，相度酱与瓜、茄多少酌量。

收干药菜法

枸杞　地黄　甘菊　青襄　牛膝　槐芽　白术　椿芽香者　车前　黄精　合欢　商陆　决明　水蓼黄连树芽

上各取嫩者，不限多少，炸之，浆水泽了，以盐汁中握去恶汁，晒干，于竹器中以纸覆之，勿令风尘入。用时，以暖汤渍软，净泽去恶汁，更以别汤中煮令熟。然后烂炒，调和食之。其牛蒡、薯蓣、百合等物，各中是时，不劳预收。

晒蒜薹法

将肥嫩者，不拘多少，用盐汤焯过，晒干。欲用时，汤浸软，调和食之。与肥肉同造尤妙。

晒藤花法

盛开时摘，拣净去蒂，盐汤洒，拌匀，入甑蒸熟，晒干。用作酸馅，馄饨、夹子等素食馅，极美，荤用尤佳。

晒海菊花

春分后摘薹菜花，不拘多少，沸汤焯过，控干。用少盐浥良久，晒干，纸袋收贮。临用，汤浸，油、盐、姜、醋泼之。

晒笋干法

鲜笋不拘多少，去皮，切，沸汤焯过，晒干，收贮。欲用时，以米泔浸用。此胜买者，又兼色白如鲜。盐汤焯，即是咸笋法。

造红花子法

淘去浮者，舂内捣碎，入汤泡汁，更捣，更煎汁锅内沸，入醋点，绢挹之。似肥肉，入素食极珍美。

造豆芽菜

绿豆拣净，水浸两宿。候涨，以新水淘，控干，扫净地，水湿，铺纸一重，匀掺豆，用盆器覆，一日洒水二次。须候芽长一寸许，淘去豆皮，沸汤焯，姜、醋、油、盐和，食之鲜美。

肉　食已下并载李氏食品诸法。

腌藏肉品

江州岳府腊肉法

新猪肉打成段，用煮小麦滚汤淋过，控干。每斤用盐一两，擦拌，置瓮中。二三日一度翻，至半月后，用好糟腌一二宿，出瓮。用元腌汁水洗净，悬于无烟净室。二十日以后，半干湿，以故纸封裹，用淋过净灰于大瓮中，一重灰，一重肉，埋讫，盆合，置之凉处，经岁如新。煮时，米泔浸一炊时，洗刷净，下清水中，锅上盆合土拥，慢火煮。候滚则撤薪，停息一炊时，再发火，再滚，住火，良久取食。此法之妙，全在早腌。须腊月前十日腌藏，令得腊气为佳。稍迟，则不佳矣。牛、羊、马等肉，并同此法。如欲色红，须才宰时，乘热以血涂肉，即颜色鲜红可爱。

婺州腊猪法

肉三斤许作一段，每斤用净盐一两擦，令匀。入缸腌数日，逐日翻三两遍。却入酒、醋中停，再腌三五日，每日翻三五次，取出，控干。先备百沸汤一锅，真芝麻油一器，将肉逐旋各脔略入汤蘸，急提起，趁热以油匀刷，挂当烟头处熏之。日后，再用腊糟加酒拌匀，表里涂肉上，再腌十日。取出，挂厨中烟头上。若人家烟少，集笼糠烟熏十日可也。其烟当昼夜不绝。羊肉亦当依此法为之。

腌猪舌

每斤用盐半两，一盏川椒、莳萝、茴香，少许细切葱白，腌五日，翻三四次。用细索穿，挂透风处，候干，纸袋盛。

四时腊肉

收腊月内腌肉卤汁，净器收贮，泥封头。如要用时，取卤一碗，加腊水一碗，盐三两，将猪肉去骨，三指厚、五寸阔段子，同盐料末腌半日，却入卤汁。肉浸一宿，次日，其肉色味与腊肉无异。若无卤汁，每肉一片，用盐四两腌二宿亦妙。煮时，先以米泔清者，入盐二两，煮一二沸，换水煮。

脯法

歌括云：不论猪羊与大牢，定斤切作十六条。大盏醇醪小盏醋，马芹莳萝入分毫。拣净白盐秤四两，寄语庖人慢火熬。酒尽醋干方是法，味甘不论孔闻韶。

羊红肝[1]

肥羊肉十五斤，半斤作一条，用盐十五两，腌三伏时。取出，却用糟三斤，盐三两，拌匀，再腌三宿。取出，不去糟，于灶上猛柴烟熏干。次年五六月，洗剥煮食。

羊鹿獐等肉

作条或片，去筋膜，微带脂。每斤用盐一两，天气暖加分半，腌半日。入酒升半，醋一盏，经两宿，取出晒干。

羊牛等肉

去骨净，打作小长段子，乘肉热，精肥相间，三四段作一垛，布包，石压，经宿。每斤用盐八钱，酒二盏，醋一盏，腌三五日，每日翻一次。腌至十日后，日晒，至晚却入卤汁，以汁尽为度。候干，挂厨中烟头上。此法惟腊月可造。

牛腊鹿修

好肉不拘多少，去筋膜，切作条，或作段。每二斤，用盐六钱半，川椒三十粒，葱三大茎细切，酒一大盏，同腌三五日，日翻五七次，晒干。猪、羊仿此。

腌鹿脯

净肉十斤，去筋膜，随缕打作大条。用盐五两，川椒三钱，莳萝半两，葱丝四两，好酒二升，和肉拌腌，每日翻两遍。冬三日，夏一伏时，取出。以线逐条穿，油搽，晒干为度。

又法　鹿肉或麂子肉，去皮膜，连脂细切。二十斤用盐二十两，入芜荑二合，一处拌匀。用羊大肚一个，去草芽，装满，缝合，用杖子夹定，于风道中，或日晒干。

腌鹿尾

刀剃去尾根上毛，剔去骨，用盐一钱，芜荑半钱，填尾内，杖夹，风吹干。

腌鹅雁等

挦净，于胸上剖开，去肠肚。每斤用盐一两，加入川椒、茴香、莳萝、陈皮，遍擦。腌半月后，晒干为度。

夏月收肉不坏

凡诸般肉，大片薄批，每斤用盐二两，细料物少许，拌匀，勤翻动，腌半日许，榨去血水，香油抹过，蒸熟，竹签穿，悬烈日中晒干，收贮。

夏月收熟肉

切作大块，每斤用盐半两，腌片时，入陈皮、茴香、川椒、酒、醋、酱少许，煮至酒醋干，以筛子盛，烈日曝干。

〔1〕肝：疑为“脯”之误。

又法　夏月收熟肉，用瓷器盛，顿放锅内，锅中少贮水，烧滚，候冷，再烧，常令热气不绝，可留二三日不坏。

夏月收生肉

白面搜和，如捍饼面剂，裹生肉，作盏来大块，油缸内浸，久留不坏，肉色如新，面堪作饼食面用。

夏月煮肉停久

每肉五斤，用胡荽子一合，醋二升，盐三两，慢火煮熟，透风处放。若加酒、葱、椒同煮，尤佳。

腌咸鸭卵

不拘多少，洗净，控干。用灶灰筛细二分，盐一分，拌匀。却将鸭卵于浓米饮汤中蘸湿，入灰盐滚过，收贮。

腌藏鱼品

江州岳府腌鱼法

腊月，将大鲤鱼去鳞、杂、头、尾，劈开，洗去浓涎腥血，布拭干，炒盐渰之，七日。就用盐水刷洗鱼明净，于当风处悬之，七七日。鱼极干，取下，割作大方块。用腊糟并腊月酒脚，和糟稍稀，相鱼多少，下炒茴香、莳萝、葱、盐、油，与糟拌匀，涂鱼。逐块入净坛中，一层鱼，一层糟，坛满即止，以泥固坛口。过七七日，开之。如遇南风，不可开坛，立致变坏。此法最妙。

又方：用鳙、鲤、鳡鱼作干鱼，腊月造至正月。以鱼作段子，洗令净。每一斤用盐二两，却以糯米白曲造成酒醅，以红曲入醅内，加清油、莳萝、茴香、姜、椒拌和，一层鱼，一层糟醅，置瓷瓮中，密封固，可交新。

法鱼

好大鲫鱼，每十斤，先洗净控干，一宿，破去肠、肚、胆，留子、鳞、鳃，一方腮下切一刀，取再拭干，别用：

炒盐二十四两　麦黄末十五两　神曲末二十两　川椒二两　莳萝一两半　马芹一两　红曲八两

上件拌为一处，入鱼鳃，实填满，有未尽物料，入填鱼腹，并糁鱼身。又添入好酒，浸没一二指，泥固。腊月造。

红鱼

鲫鱼去肠肚，每一斤净洗，用盐一两，腌半日，净洗，去涎，控干。每用二两掺鱼肉上，红曲末二两，葱白丝二茎，莳萝少许，椒百粒，酒半盏，入瓶，封固，五日可吃。

鱼酱

鱼每一斤　盐三两，炒　椒末一钱　马芹一钱　干姜末一钱　神曲末二钱　红曲半两　葱丝一握

先将鱼破切，以前件物料加好酒，和匀，入瓷瓶。

糟鱼

大鱼片每斤用盐一两，先腌一宿，拭干。别入糟一斤半，用盐一分半，和糟，将鱼大片用纸裹，却以糟覆之。

酒鱼脯

大鲤鱼洗净，布拭干。每斤用盐一两，葱、莳萝、椒、姜丝各少许，好酒同腌，令酒高鱼一指，逐日翻动。候滋味透，取出，晒干，削食。腊月造。

酒曲鱼

大鱼净洗一斤，切作手掌大，用盐二两，神曲末四两，椒百粒，葱一握，酒一升，拌匀，密封。冬七日，夏一宿，可食。

酒蟹

于九月间，拣肥壮者十斤，用炒盐一斤四两，好明白矾末一两五钱。先将蟹净洗，用稀篾篮封贮，悬之当风半日，或五日，以蟹干为度。好醅酒五斤，拌和盐、矾，令蟹入酒内。良久取出，每蟹一只，花椒一粒，斡开脐纳入。瓷瓶实捺收贮，更用花椒掺其上了。包瓶纸花上，用韶粉一粒如小豆大，箬扎泥固。取时不许见灯。或用好酒，破开，腊糟拌盐、矾亦得，糟用五斤。

酱醋蟹

团脐大者，麻皮扎定，于温暖锅内，令吐出泛沫了。每斤用盐七钱半，醋半升，酒半升，香油二两，葱白五握，炒作熟葱油；榆仁酱半两，面酱半两，茴香、椒末、姜丝、橘丝各一钱，与酒、醋同拌匀。将蟹排在净器内，倾入酒、醋，浸之半日，可食。底下安皂角一寸许。

法蟹

团脐大者十枚，洗净，控干。经宿，用盐二两半，麦黄末二两，曲末一两半。仰迭蟹在瓶中，以好酒二升、物料倾入蟹。半月熟，用白芷末二钱，其黄易结。

糟蟹

歌括云：三十团脐不用尖，水洗，控干，布拭。糟盐十二五斤鲜。糟五斤，盐十二。好醋半升并半酒，拌匀糟内。可食七日到明年。七日熟，留明年。

酱蟹

团脐百枚，洗净控干，逐个脐内满填盐，用线缚定，仰迭入瓷器中。法酱一斤，研浑，椒一两，好酒一斗，拌酱、椒匀，浇浸，令过蟹一指。酒少再添。密封，泥固。冬二十日可食。

造鲊品

鱼鲊

每大鱼一斤，切作片脔，不得犯水，以净布拭干。夏月用盐一两半，冬月用盐一两，待片时，腌鱼水出，再擗干。次用姜、橘丝、莳萝、红曲、馈饭，并葱油拌匀，入瓷罐捺实。箬叶盖，竹签捕，覆罐。去卤尽即熟。或用元水浸，肉坚而脆。

玉版鲊

青鱼、鲤鱼皆可。大者，取净肉，随意切片。每斤用盐一两，腌过宿，控干。入椒、莳萝、姜橘丝、茴香、葱丝，熟油半两，橘叶数片，硬饭二三匙，再入盐少许，调和，入瓶。箬封，泥固。

贡御鲊

鲤鱼十斤，洗净，控干。切作脔，用酒半升，盐六两入，过宿，去卤。入姜、橘丝各二两，川椒、莳萝各半两，茴香二钱，红曲二合，葱丝四两，粳米饭升半，盐四两，酒半升，拌匀，入瓷器内收贮。箬盖，篾签。候卤出，倾去，入熟油四两浇。

省力鲊

青鱼或鲤鱼，切作三指大脔，洗净。每五斤，用炒盐四两，熟油四两，姜、橘丝各半两，椒末一分，酒一盏，醋半盏，葱丝两握，饭糁[1]少许，拌匀，瓷瓶实捺。箬盖，篾插。五七日熟。

黄雀鲊

每百只，修洗净，用酒半升洗，拭干，不犯生水。用麦黄、红曲各一两，盐半两，椒半两，葱丝少许，拌匀。却将雀逐个平铺瓶器内一层，以料物掺一层，装满。箬盖，篾插。候卤出，倾去，入醇酒浸，密封固。

蛏鲊

洗净，每斤用盐一两，腌一伏时，再洗净，控干，布裹，石压。入酒少许拌，用熟油半两，姜橘丝半两，盐一钱，葱丝一两，饭糁一合，红曲、马芹、茴香少许，拌匀，入瓶，泥封。十日熟。

鹅鲊

肥者二只，去骨，用净肉。每五斤细切，入盐三两，酒二大盏，腌过宿，去卤。用葱丝四两，姜丝二两，橘丝一两，椒半两，莳萝、茴香、马芹各少许，红曲末一合，酒半升，拌匀，入罐实捺。箬封，泥固。猪、羊精者，皆可仿此治造。

红蛤蜊酱

生者一斤，将元卤洗去泥沙，布裹，石压一宿。入盐二两，红曲末一两，麦黄末二合，入罐，装酒少许，泥封固。

---

〔1〕糁：原作“掺”，据文义改。

烧肉品

筵上烧肉事件

羊膊煮熟烧　羊肋生烧　獐鹿膊煮半熟烧　黄牛肉煮熟烧　野鸡脚儿生烧　鹌鹑去肚，烧　冰扎兔生烧　苦肠　蹄子　火燎肝　腰子　膂肉已上生烧　羊耳舌　黄鼠沙鼠　刺不花　胆灌脾并生烧　羊脂肪半熟烧　野鸭川雁熟烧　督打皮生烧　全身羊炉烧

上件除炉烧羊外，皆用签子插于炭火上，蘸油、盐、酱、细料物、酒、醋调薄糊，不住手勤翻，烧至熟，剥去面皮供。

锅烧肉

猪、羊、鹅、鸭等，先用盐、酱、料物腌一二时，将锅洗净，烧热，用香油遍浇，以柴棒架起肉盘，合纸封，慢火焐熟。

铲[1]烧肉

但诸般肉，批作片，刀背捶过，滚汤蘸，布纽干，入料物打拌，上铲烧熟，割，入碟，浇五味醋供。

酿烧鱼

鲫鱼大者，肚脊批开，洗净，酿打拌，肉杖夹，烧熟供。

酿烧兔

只用腔子，将腿脚肉与羊膘[2]缕切，馈饭一匙，料物打，拌酿，入腔内，线缝合，杖夹烧熟供。

碗蒸羊

肥嫩者，每斤切作片。粗碗一只，先盛少水，下肉，用碎葱一撮，姜三片，盐一撮，湿纸封碗面。于沸上火炙数沸，入酒、醋半盏，酱、干姜末少许，再封碗，慢火养，候软供。砂铫亦可。

煮肉品

煮诸般肉法

羊肉：滚汤下，盖定，慢火养。牛肉亦然，不盖。

马肉：冷水下，不盖，入酒煮。

獐肉：冷水下，煮七八分熟。鹿肉亦然，煮过则干燥无味。

---

〔1〕铲：原作“划”，同“铲”。

〔2〕膘：原作“脿”，同“膘”。

驼峰、驼蹄：腌一宿，滚汤下，一二沸，慢火养。其肉衡，油火紧易化，加地椒。

熊掌：用石灰沸汤挦净，布缠煮熟，或糟尤佳。

熊白：批小段，焯微熟，同蜜食。多食破腹。

鹿舌、尾：冷水下，慢火煮，水少火慢不损味。做肉丝用。

鹚、老雁、青鹧：滚汤下，慢火养八分熟。

虎肉、獾肉：土内埋一宿，盐腌半日，下冷水，煮半熟，换水，加葱、椒、酒、盐，煮熟。

煮硬肉：用硇砂、桑白皮、楮实同下锅，立软。

败肉：入阿魏同煮。如无，用胡桃三个，每个钻十数窍，臭气皆入胡桃中。

煮驴、马肠无秽气：候半熟，滤出，用香油、葱、椒、麸盘内，入胡桃三个，换水煮软。

煮肥肉：先用芝麻花、茄花，同物料调糊涂上，火炙干，下锅煮熟。

肉下酒

生肺

獐肺为上，兔肺次之，如无，山羊肺代之。一具全无损者，使口咂尽血水，用凉水浸，再咂，再浸，倒尽血水，如玉叶方可。用韭汁、蒜泥、酪、生姜自然汁，入盐，调味匀，滤去滓。以湿布盖肺，冰湃，用灌袋灌之，务要充满，就筵上割散之。

酥油肺

用獐、兔肺，如无，羯羊肺亦可。依上去血水，用蜜、酥，加稠酪、杏泥、生姜汁同和，滤，纽去滓，布盖，冰湃，筵前割散。

琉璃肺

用羖羊肺，依上去血净。用杏泥四两，生姜汁四两，酥四两，蜜四两，薄荷叶汁二合，酪半斤，酒一盏，熟油二两。已上和匀，滤滓二三次。依前法，灌至满，冰湃，就筵割散。

水晶脍

猪皮刮去脂，洗净。每斤用水一斗，葱、椒、陈皮少许，慢火煮皮软。取出，细切如线，却入原汁内再煮，稀稠得中。用绵子滤。候凝，即成脍。切之，酽醋浇食。

又法：鲤鱼皮鳞不拘多少，沙盆内擦洗白，再换水濯净。约有多少添水，加葱、椒、陈皮，熬至稠黏。以绵滤净，入鳔少许，再熬，再滤。候凝，即成脍。缕切，用韭黄、生菜、木犀、鸭子、笋丝簇盘，芥辣醋浇。

鱼脍

鱼不拘大小，鲜活为佳。去头、尾，肚皮，薄切，摊白纸上晾片时，细切如丝。

以萝卜细剁，布纽作米，姜丝少许，拌鱼脍，入碟，钉作花样，簇生香菜、芫荽，以芥辣醋浇。

将鱼头、尾煮姜辣羹，加菜头供，浙西人谓之“汤鲙羹”。

鲙醋

煨葱四茎，姜二两，榆仁酱半盏，椒末二钱，一处擂烂，入酸醋内，加盐并糖，拌鲙用之。或减姜半两，加胡椒一钱。

肝肚生

精羊肉并肝，薄批，摊纸上，血尽，缕切。羊百叶亦缕细。装碟内，簇嫩韭、芫荽、萝卜、姜丝，用脍醋浇。炒葱油抹过肉，不腥。

聚八仙

熟鸡为丝衬。羊肠焯过，剪为线。如无，亦可熟羊肚细切。熟虾肉并熟牛舌，切片。生菜、油、盐、揉糟、姜丝、熟笋丝、藕丝、香菜、芫荽，簇碟内。鲙醋，或芥辣醋，或蒜酪，浇之。

假炒鳝

羊膂肉批作大片，用豆粉、白面，表裹匀糁，以轱轳槌[1]拍，如作汤脔相似。蒸熟，放冷，斜纹切之如鳝生。用木耳、香菜簇饤，鲙醋浇，作下酒。纵横切皆不可，唯斜纹切为制。

曹家生红

羊膂肉四两，细切。熊白一两，如无，肚胘[2]代。糟姜丝半两，水晶鲙半两，酥二钱，萝卜丝、嫩韭、香菜簇，鲙醋浇。

水晶冷淘鲙

豮猪夹脊皮三斤，净，及膘，刷净。入锅，添水，令高于皮三指，急火煮滚，却以慢火养。伺耗大半，即以杓撇清汁，浇大漆单盘内，如作煎饼，乘热摇荡，令遍满盘底。候凝，揭下，切如冷淘。簇生菜、韭、笋、萝卜丝，五辣醋浇之。

肉灌肠红丝品

松黄肉丝

用面酱或榆仁酱，研烂，入姜汁、醋、松子研烂、芥末等，滤去滓，调和得所，入盐。吃肉、黄瓜丝，名黄瓜肉丝。

---

〔1〕轱轳槌：“轱轳”原作“骨鲁”，通“轱轳”。轱轳槌，一种形似车轱轳的擀面用具。下同。

〔2〕胘：音 xián，指肚之厚实处。

韭酪肉丝

稠酪，入细切生韭、蒜泥，盐少许，搅匀，浇肉食。

灌肺

羊肺带心一具，洗干净，如玉叶。用生姜六两，取自然汁。如无，以干姜末二两半代之。麻泥、杏泥共一盏，白面三两，豆粉二两，熟油二两，一处拌匀，入盐、肉汁。看肺大小用之，灌满，煮熟。

又法：用面半斤，豆粉半斤，香油四两，干姜末四两，共打成糊，下锅煮熟。依法灌之，用慢火煮。

汤肺

肺一具，生切作条或块。用姜四两取自然汁，杏泥二两，酱一匙头，盐钱半，打拌，腌肺。下滚肉汁内，两滚，便盛供。

灌肠

肥羊盘肠并大肠，洗净。每活血杓半，凉水杓半，搅匀，依常法灌满。活血则旋旋对，不可多了，多则凝，不能灌入。

肉下饭品

千里肉

连皮羊浮肋五斤，醋三升，胡荽子一合绢袋盛，盐三两，酒三盏，蒜瓣三两，同煮，慢火养熟，压成块，切，略晒干。

干咸豉

精羊肉，每斤切作块或挺子。盐半两，酒、醋合一碗，砂仁、良姜、椒、葱、橘皮各少许，慢火煮汁尽。晒干，可留百日。

法煮羊头

挦燎净，下锅煮，入葱五茎，橘皮一片，良姜一块，椒十余粒。滚数沸，入盐一匙尖。慢火煮熟，放冷，切作片。临食，木碗盛，酒洒，蒸热，入碟供，胜烧者。作签亦佳。羊棒臆、尾巴皆可制。

法煮羊肺

切为数段，晾洗，入沙罐煮。用生姜三片，良姜、椒、盐各少许，葱三握，湿纸覆罐口，勿泄味，慢火煨。候半熟，再切细，添些酒，再煮软供。羊肚托胎、硬髓皆可。禁中谓杂沤。

牛肉瓜齑

每十斤，切作大片，细料物一两，盐四两，拌匀，腌过宿。次早翻动，再腌半日，控出。此春秋腌法，夏伏掩半日，冬腌三日。控干，用香油十两，炼熟，倾肉下锅，不住手搅，候油干，倾入腌卤。再炒，用酽醋倾入，上指半高，慢火熬五六滚，下酱些小。慢火煮，令汁干。漉出，筛子摊，晒干为度。如要久留，肉每斤，用盐六钱，酒、醋各半盏，经年不坏。猪、羊皆可。

骨炙

带皮羊肋，每枝截两段。用硇砂末一稔，沸汤浸，放温，蘸炙，急翻勿令热，再蘸，再炙，如此三次。好酒略浸，上铲，一翻便可食。凡猪、羊脊膂，獐、兔精肉，用羊脂包，炙之。

红熬[1]腊

夹精带肥，每段约三斤，凉水浸一二时，烧滚，下锅。用葱三茎，川椒、茴香各三钱，煮两三沸，漉出。用石压去油水，切作大片，皂角汁合浆水洗，再以温水淘净。肉汁澄清，入酱，下锅。却放肉煮，不用盖，用大料物两半，红曲半两，慢火熬软，掠去油末。将肉漉出，控干，调汁，滋味得所。下白矾末些小撮，起浑脚澄清，别碗装肉汁，浇葱丝供。

川炒鸡

每只洗净，剁作事件[2]。炼香油三两，炒肉，入葱丝、盐半两，炒七分熟。用酱一匙，同研烂，胡椒、川椒、茴香，入水一大碗，下锅煮熟为度。加好酒些小，为妙。

熬鹅鸭

每只洗净，炼香油四两，煎变黄色。用酒、醋、水三件中停浸没，入细料物半两，葱三茎，酱一匙，慢火养熟为度。

鹌雀兔鱼酱

洗净，各别置之。每斤料，用白盐、曲末四两，葱三茎切一寸长，酒三合，胡椒、莳萝、川椒、干姜，并为细末，各一钱，红曲末二两，同拌匀。每十斤，入熟油六两，再拌，入瓶装。箬密，泥封。腊月造，三月开四月熟。唯鱼酱，加荜茇半钱。

一了百当

牛、羊、猪肉共三斤，剁烂。虾米拣净，半斤，捣为末。川椒、马芹、茴香、胡椒、杏仁、红豆各半两，为细末。生姜细切，十两。面酱斤半，腊糟一斤，盐一斤，葱白一斤，芜荑细切二两。用香油一斤，炼熟，将上件肉料一齐下锅，炒熟。候冷，装瓷器内，封盖，随食用之。亦以调和汤汁尤佳。粘合平章常用。

马驹儿

马核桃肠[3]洗净，翻过。将马肉、羊肉，同川椒、陈皮、茴香、生姜、葱、榆仁酱，一处剁烂，装入肠内。每个核桃装满，丝扎，煮熟，就筵上割块。又入芥末、肉

---

〔1〕熬：原作“爊”，古同“熬”。下同。

〔2〕事件：即块。

〔3〕核桃肠：即大肠。

丝，食之。

盘兔

肥者一只，煮七分熟，析开，缕切。用香油四两，炼熟，下肉，入盐少许，葱丝一握，炒片时。却将元汁澄清，下锅，滚二三沸，入酱些小，再滚一二沸，调面丝，更加活血两杓，滚一沸，看滋味，添盐、醋少许。若与羊尾膘缕切同炒，尤妙。

罯兔

剥皮，去肠肚等。用成块良姜、橘皮、川椒、茴香、葱，并萝卜五七块，填腹中；朴硝一块，在口内。用水一大碗，入酒、醋、盐、油各少许，于锅内，安杖子搁兔，勿令着水，瓦盆盖，纸糊合缝，勿走气，煮。觉水滚溢，扯火。溢过再烧一食久，即熟矣。

粉骨鱼

鲤鱼洗净，勿切碎，盐腌得所，鱼腹内纳细料物、椒、姜、葱丝。锅内着水，入酒半盏，放下鱼，糁楮实末三钱，盘盖定，勿走气。慢火养半日，或一夜，放冷，置盘中，其骨如粉。

酥骨鱼

鲫鱼二斤，洗净，盐腌，控干，以葛蒌酿抹鱼腹。煎令皮焦，放冷。用水一大碗，莳萝、川椒各一钱，马芹、橘皮各二钱细切，糖一两，豉三钱，盐一两，油二两，酒、醋各一盏，葱二握，酱一匙，楮实末半两，搅匀。锅内用箬叶铺，将鱼顿放，箬覆盖，倾下料物，水浸没，盘合，封闭。慢火养熟，其骨皆酥。

肉羹食品

骨插羹

羊肥肋，每枝截五段。每斤用水二碗，煮转色，下淘净碎白粳米两匙，葱三握。候肉半软，下去皮山药块三之一，搅匀，令上下浓恋。俟米软，入酒半盏，盐半钱，干姜末少许，醋半杓，更入少乳饼、笋、蕈，尤佳。鸡、鹅、鸭、鸽，亦同此制造。

萝卜羹

羊肉一斤，骰块切。萝卜半斤，如上切。水一二碗，葱三茎，川椒三十粒，慢火煮。入干姜末一稔，盐、酒、醋各少许，软为度。

炒肉羹

羊精肉切为缕，肾肱脂骰块切一两，葱二握。水四碗，先烧热，下肉、葱，入酒、醋调和。肉软，下脂、姜末少许。

假鳖羹

肥鸡煮软，去皮，丝擘如鳖肉。黑羊头煮软，丝擘如裙栏。鸭子黄与豆粉，搜和为卵，焯熟。用木耳、粉皮衬底面，上对装肉，汤荡，好汤浇，加以姜丝、菜头，供之。加乳饼尤佳。

螃蟹羹

大者十只，削去毛，净，控干。剁去小脚，稍并肚靥，生拆开，再剁作四段，用干面蘸，过下锅煮。候滚，入盐、酱、胡椒，调和供。与冬瓜煮，其味更佳。

团鱼羹

先剁去头，下锅，入大料物，煮微熟。漉出，拆开，擘去壳并胆，刮洗净，控干。下酱清汁内，煮软。擂胡椒、川椒、红豆、杏仁、砂仁极烂，下锅。滚数沸，入盐、姜、葱二握，调和得所供。

假香螺羹

田螺，清水养三日，以鸭子黄沥上，令食净。匀排笼内，放冷水锅上，慢火蒸。其肉尽出，去肠靥，以盐、酱、椒末、橘丝、茴香末拌匀。笼内先铺粉皮一个，洒生粉丝，匀排螺肉，再洒粉丝，再用粉皮盖之。蒸熟，以五辣醋碗内装。或用清原汁浇，作羹供亦可。

假鳆鱼羹

田螺大者，煮熟，去肠靥，切为片。以虾汁，或肉汁，米熬之。临供，更入姜丝、熟笋为佳，蘑菇汁尤妙。

蒸鲥[1]鱼

去肠，不去鳞，糁江茶，抹去腥，洗净，切作大段。汤锣盛，先铺薤叶，或蕻[2]菜，或笋片，酒、醋共一碗，化盐、酱、花椒少许，放滚汤内，顿熟供。或煎食，勿去鳞，少用油，油自出矣。

制造决明

洗净，煮软，切去裙栏片儿，薄批，冷水冰浸之。

制造虾巨

只用酽醋浸软，脊上揭去泥，洗净，薄批，干放。

三色酱

熟面筋一埚碎切，酱瓜儿二个，糟姜半斤，各细切。下油锅，加葱丝，炒熟食。无糟姜，生姜亦可。

四色茄

用白茄五个，切两半，再切半月。又五个，切作两段，上用刀按作棋盘样，再十字切。于油内炸过。三分黄瓜五个，切作两半，再切半月，盐腌片时，去水。姜、醋内，拌生精羊肉四两臊子[3]，盐、酱、姜、橘丝各少许，仍用熟油炒熟，同半月茄一

---

〔1〕鲥：原作“时”，据文义改

〔2〕蕻：原作“其”，同“蕻”。

〔3〕臊子：即肉末。

处拌，一半与荔枝茄一处拌。荔枝茄内，入盐、豉少许，拌匀。又用大萝卜一个，切作丝，盐腌，去水，细干酱、醋炒浥拌。松仁半合，研烂，下于肉汤一盏内，酱、醋少拌，匀分作四分，于碟中心供。用松仁汁少许浇之，同胡饼供。

油肉酿茄

白茄十个，去蒂，将茄顶切开，剜去瓤。更用茄三个，切破，与空茄一处，笼内蒸熟，取出。将空茄油内炸得明黄，漉出。破茄三个，研作泥。用精羊肉五两，切臊[1]子。松仁用五十个，切破，盐、酱、生姜各一两，葱、橘丝打拌，葱醋浸。用油二两，将料物、肉一处炒熟。再将茄泥一处拌匀，调和味，全装于空茄，肉供蒜酪食之。

油肉豉茄

白茄十个，去蒂，切作两半，钱厚半月切，油炸得黄色，漉出。用精羊肉四两，切碎，油二两，将肉炒熟。用生姜一两，陈皮三片，各切作丝，碎葱二握，盐、酱各一两，醋少许，将料物、茄、肉同拌过。加蒜酪食，尤佳。

回回食品

设克儿疋剌

胡桃肉，温水退皮，二斤，净，控干。下擂盆捣碎，入熟蜜一斤，曲吕车烧饼揉碎一斤，三件拌匀，搓作小团块。用曲吕车烧饼剂包馅，捏作糁孛撒样，入炉，贴熟为度。

卷煎饼

摊薄煎饼。以胡桃仁、松仁、桃仁、榛仁、嫩莲肉、干柿、熟藕、银杏、熟栗、芭榄仁。已上除栗黄片切外，皆细切，用蜜糖霜和，加碎羊肉、姜末、盐、葱调和，作馅，卷入煎饼，油炸焦。

糕糜

羊头煮极烂，提去骨。原汁内，下回回豆，候软。下糯米粉，成稠糕糜。下酥、蜜、松仁、胡桃仁，和匀供。

酸汤

乌梅不拘多少，糠醋熬烂，去滓、核。再入砂锅，下蜜，尝酸甜得所。下擂烂松仁、胡桃、酪熬之。胡桃见乌梅、醋必黑。此汁须用肉汁，再调味，同煮烂羊肋寸骨肉弹[2]、回回豆供。

---

〔1〕臊：原作“燥”，据文义改。

〔2〕肉弹：即肉丸子。

秃秃麻失

如水滑面，和圆小弹剂，冷水浸，手掌按作小薄饼儿，下锅煮熟，捞出，过汁。煎、炒、酸肉，任意食之。

八耳搭

水一大碗，烧滚，下蜜半斤，去沫。用豆粉六两，调糊下锅，觑稀稠添水。熟，用盘子香油抹底盛，浇酥油，刀截食。

哈耳尾

干面炒熟，罗过，再炒。下蜜，少加水，搅成，按片，刀裁。

古剌赤

鸡清、豆粉、酪，搅匀，摊煎饼。一层白糖末、松仁、胡桃仁，一层饼，如此三四层，上用回回油调蜜浇，食之。

海螺厮

鸡卵二十个，打破，搅匀。以羊肉二斤，细切，入细料物半两，碎葱十茎，香油炒作臊子。搅入鸡卵汁，令匀。用醋一盏，酒半盏，豆粉二两调糊，同鸡子汁、臊肉再搅匀。倾入酒瓶内，箬扎口，入滚汤内煮熟。伺冷，打破瓶，切片，酥、蜜浇食。

即你疋牙

豆粉和面，为稠糊，于滚油内浇下，炸如软食之类。或去豆粉，止用面、蜜、饧花，冷水调糊炸。

哈里撒

小麦一碗，捣去皮。牛肉四五斤，或羊肉，切脔，同煮极糜烂。入碗，摊开，浇羊尾油，或羊头油，同黄烧饼供加松仁妙。

河西[1]肺

连心羊肺一具，浸净。以豆粉四两，肉汁破开，面四两，韭汁破开，蜜三两，酥半斤，松仁、胡桃仁去皮，净十两，擂糊，滤去滓，和搅匀。灌肺满足，下锅煮熟。大单盘盛托，至筵前刀割。碟内先浇灌肺剩余汁，入麻泥煮熟，作受赐。

女直[2]食品

厮刺葵菜冷羹

葵菜去皮，嫩心带稍叶，长三四寸，煮七分熟，再下葵叶，候熟，凉水浸拔。拣

---

〔1〕河西肺：原作“西河肺”，据目录乙转。

〔2〕女直：即女真。

茎叶另放，如簇春盘样，心叶四面相对放，间装鸡肉皮丝、姜丝、黄瓜丝、笋丝、莴笋丝、蘑菇丝、鸭饼丝。羊肉、舌、腰子、肚儿、头、蹄、肉皮，皆可为丝。用肉汁淋，蓼子汁加五味浇之。

蒸羊眉突

羊一口，㶚净，去头、蹄、肠、肚等，打作事件。用地椒、细料物、酒、醋调匀，浇肉上，浸一时许。入空锅内，柴棒架起，盘合，泥封。发火不得大紧，候熟，碗内另供原汁。

塔不刺鸭子

大者一只，㶚净，去肠肚。以榆仁酱、肉汁调，先炒葱油，倾汁下锅，小椒数粒，后下鸭子，慢火养熟。拆开，另盛汤供。鹅、鸭、鸡，同此制造。

野鸡撒孙

煮熟，用脯上肉，剁烂。用蓼叶数片，细切，豆酱研，纽汁。芥末入盐调，滋味得所。拌肉，碟内供。鹌鹑制造同。

柿糕

糯米一斗，大干柿五十个，同捣为粉，如干，煮枣泥拌捣，马尾罗罗过，上甑蒸熟，入松仁、胡桃仁，再杵成团，蜜浇食。

高丽栗糕

栗子不拘多少，阴干，去壳，捣为粉。三分之二加糯米粉，拌匀，蜜水拌润，蒸熟食之。女真糕糜与回回糕糜同，勃海葵菜与女真葵菜同，兹不重复。

湿面食品

水滑面

用头面，春、夏、秋用新汲水，入油、盐，先搅作拌面羹样，渐渐入水，和搜成剂，用手拆开，作小块子。再用油水洒和，以拳揉一二百拳，如此三四次，微软如饼剂。就案上，用一拗棒纳百余拗，如无拗棒，只多揉数百拳，至面性行方可。搓为面指头，入新凉水内，浸两时许。伺面性行，方下锅，阔细任意做。冬月，用温水浸。

索面

与水滑面同，只加油倍，用油搓如粗箸细，要一样长短粗细，用油纸盖，勿令皴。停两时许，上箸杆缠展细，晒干为度。或不用油搓，加米粉粰[1]，搓展细，再入粉，纽展三五次，至于圆长，停细。拣不匀者，撮在一处，再搓展，候干，下锅煮。

〔1〕粰：擀面时所用的干粉。

绖带[1]面

头白面二斤，碱一两，盐二两，研细，新汲水破开，和搜，比擀面剂微软。以拗棒拗百余下，停一时许，再拗百余下，擀至极薄，切如绖带样。滚汤下，候熟，入凉水，泼汁任意。

托掌面

头白面，凉水入盐、碱和成剂，停一时，再搜和，至面性行。搓成弹子，米粉为粰，以轱轳槌碾如盏口大，以薄为妙。煮熟，入冷肉汁浸拔。换汁，加黄瓜丝、鸡丝、蒜酪，食之。

红丝面

鲜虾二斤，净洗，擂烂。用川椒三十粒，盐一两，水五升，一处煮熟，拣去椒，滤汁澄清，入白面三斤二两，豆粉一斤，搜和成剂，布盖一时许，再搜擀开，用米粉为粰，阔细任意切。煮熟，其面自然红色，汁任意。只不犯猪肉，恐动风气。

翠缕面

采槐叶嫩者，研自然汁，依常法搜和，擀切极细，滚汤下。候熟，过水，供汁荤素任意，加蘑菇尤妙。味甘色翠。

米心棋子

头面以凉水入盐，和成剂，棒拗过，擀至薄，切作细棋子。以密筛隔过，再用刀切千百次。再隔过，粗者再切。细者有麋末，却簸去。如下汤煮熟，连汤起，入凉水盆内，搅转。捞起，控干，麻汁加碎肉、糟姜米、酱瓜米、黄瓜米、香菜等。

山药拨鱼

白面一斤，豆粉四两，水搅如稠煎饼面。入擂烂熟山药，同面一处搅匀，用匙拨入滚汤。候熟，臊子汁食之。

山药面

擂烂生山药于煎盘内，用少油摊作煎饼。摊至第二个后，不用油，逐旋熯之。细切如面，荤素汁任意供食之。

山芋馎饦[2]

煮熟山芋，去皮，擂烂，细布纽去滓。和面，豆粉为粰，擀切，阔细任意。初煮二十沸，如炼至百沸，软滑。汁任意。

玲珑拨鱼

白面一斤，调如稠糊。以肥牛肉或羊肉半斤，碎切如豆，入糊搅匀。用匙拨入滚汤，面见汤开，肉见汤缩。候熟，面浮肉沉，如玲珑状。下盐、酱、椒、醋，调和食之，极有味。

---

〔1〕绖带：古代服丧期间结在头上或腰部的麻布带子。

〔2〕饦：原作“饨”，据目录改。

玲珑馎饦

冷水和面，羊肾生脂剉碎，入面同搜，拌匀，擀，切作阔面，下锅煮，自然漏尘矣。

勾面

萝卜一斤，切碎，煮三两沸，入韶粉一匙头，匀糁于上，搅匀，煮至烂，漉出，擂，布纽去滓。和面一斤，擀切，阔细任意。

馄饨皮

白面一斤，用盐半两，凉水和如落索状。频入水，搜和如饼剂。停一时，再搜，绝[1]为小剂，豆粉为桲，轱轳槌擀圆，边微薄。入馅，蘸水合缝。下锅时，将汤搅转，逐个下，频洒水，火常要鱼津滚，候熟供。馅子荤素任意。

干面食品

平坐大馒头

每十分，用白面二斤半。先以酵一盏许，于面内刨一小窠，倾入酵汁，就和一块软面，干面覆之，放温暖处。伺泛起，将四边干面加温汤和就，再覆之。又伺泛起，再添干面，温水和，冬用热汤。和就不须多揉，再放片时，揉成剂则已。若揉拶，则不肥泛。其剂放软，擀作皮，包馅子，排在无风处，以袱盖。伺面性来，然后入笼床上，蒸熟为度。

打拌馅

每十分，用羊肉二斤半，薄切，入滚汤略焯[2]过，缕切。番脂半斤，生姜四两，陈皮二钱，细切，盐一合，葱四十茎，细切，香油炒，煮熟杏仁五十个，松仁二握，剁碎。上拌匀。包大者，每分供二只；小者，每分供四只。

猪肉馅

每斤缕切，入羊脂四两，骰块切，橘皮一个，碎切，杏仁十粒，椒末一钱，茴香半钱，葱十茎，细切，香油二两，酱一两，擂。先将油炼熟，下葱、酱炒。另入醋二合，调面一匙作芡，倾锅内，同炒熟。与生馅调和得所，依上包。

熟细馅

去皮熟猪肉缕切细，熟笋缕切细，加川椒末物料同前制，打拌，滋味得所，搦作小团包。

---

〔1〕绝：原作“掩”，同“绝”。

〔2〕焯：原作“淖”，据文义改。下同。

羊肚馅

羊软肚三个，软肺一个，羊舌熟者五个，乘热缕切。精生羊肉半斤，脂四两，缕切。用葱十五茎，醋三合，生姜四两，陈皮二片，椒、茴香各一钱，炼熟油打。炒葱，入面芡，盐少许，打拌，滋味得所，作馅用。

平坐小馒头生馅　捻尖馒头生馅　卧馒头生馅，春前供　捺花馒头熟馅　寿带龟熟馅，寿筵供　龟莲馒头同上　春茧熟馅，春前供　荷花馒头熟馅，夏供　葵花馒头喜筵，夏供　球漏馒头卧馒头后，用脱子印

薄馒头水晶角儿包子等皮

皆用白面斤半，滚汤逐旋糁下面，不住手搅，作稠糊，挑作一二十块，于冷水内浸至雪白，取在案上，摊去水。以细豆粉十三两，和搜作剂。再以豆粉作粹，打作皮，包馅上笼，紧火蒸熟。洒两次水，方可下灶。临供时，再洒些水，便供。馅与馒头生馅同。

鱼包子

每十分，鲤、鳜皆可，净鱼五斤，柳叶切。羊脂十两，骰块切。猪膘八两，柳叶切。盐、酱各二两，橘皮二个，细切，葱丝子五茎，香油炒葱熟，姜丝一两，川椒末半两，细料物一两，胡椒半两，杏仁三十粒，研细，醋一合，面糁同。

鹅兜子

野鸭、野鸡皆可。每十只用熟鹅净肉半斤，缕切。猪膘一两，缕切。羊脂二两，股块切。葱、姜、橘丝共一两，川椒、杏仁、细料物少许，盐、酱各二钱，酒、醋一合，面糁同。

杂馅兜子

每十只，熟羊肺二两，熟羊肚五两，熟白肠二两，乘热缕切。羊脂一两，骰块切。猪膘二两，缕切。香油炒葱丝一两，细料物二钱，杏仁、川椒各少许，盐、酱四钱，酒半合，醋一合，姜橘丝少许，面糁同。

蟹黄兜子

熟蟹大者三十只，研开，取净肉。生猪肉斤半，细切。香油炒碎鸭卵五个。用细料末一两，川椒、胡椒共半两，擂，姜、橘丝少许，香油炒碎葱十五茎，面酱二两，盐一两，面糁同。打拌匀，尝味咸淡，再添盐。每粉皮一个，切作四片，每盏先铺一片，放馅，折掩盖定，笼内蒸熟供。

荷莲兜子

羊肉二斤，焯去血水，细切。粳米饭半斤，香油二两，炒葱一握，肉汤三盏，调面三两，作丝橘皮一个，细切姜米一两，椒末少许。已上一处拌匀。每粉皮一个，切作四片，每盏内先铺一片，装新莲肉去心、鸡头肉、松仁、胡桃仁、杨梅仁、乳饼、蘑菇、木耳、鸭饼子，却放肉馅，掩折定，蒸熟，匙翻在碟内供。用浓麻泥汁和酪，浇之。

水晶醍饾

精羊肉半斤，奶肪羊肚、羊尾子膘、竹笋、决明各四两，羊舌五个，煮熟，缕

切。橘丝半两，姜丝二两，香油二两，炒葱丝五茎，面酱半两，研。盐斟酌用。姜末半两，调粉芡四两，打拌匀。粉皮熟油抹过，切作四片。盏盛装馅，蒸熟，匙翻碟内，浇好汤供。

从食品

白熟饼子

头面三斤，内一斤作酵面，一斤作荡面，一斤饧。蜜水和三件面，一处和，匀揉一二百拳，再放暖处停一时许。伺面性行，暄泛[1]，再揉一二百拳，逐旋取面作剂。用轱轳槌擀开，入红炉熯熟，鏊上亦可。擀饼入蜜少许，不脆硬。

山药胡饼

熟山药二斤，面一斤，蜜半两，油半两，和搜，擀饼。

烧饼

每面一斤，入油两半，炒盐一钱，冷水和搜，轱轳槌砑[2]开，鏊上熯。得硬塘火内烧熟，极脆美。

肉油饼

白面一斤，熟油二两半，猪、羊脂各二两，剁碎，酒一小盏，与面同和。如硬，入羊骨髓。分作一剂，擀开包馅。用托子印花样，入炉熯熟。筵席上，大者每分供二个，小者供四个。馅与馒头生馅同，或者供素食蜜瓤馅，枣瓤亦可。

酥蜜饼

面十斤，蜜三两半，羊脂油春四、夏六、秋冬三两，猪脂油春半斤、夏六两、秋冬九两。溶开，倾蜜，搅匀，浇入面，搜和匀，取意印花样，入炉熬。纸衬底，慢火熯熟供。

七宝卷煎饼

白面二斤半，冷水和成硬剂，旋旋水调作糊，铫盘上用油摊薄煎饼，包馅子如卷饼样，再煎供。馅用羊肉炒臊子，蘑菇、熟虾、松仁、胡桃仁、白糖末、姜米，入炒葱、干姜末、盐、醋各少许，调和滋味得所用。

金银卷煎饼

鸭卵或鸡卵，打破，青黄另放，添水调开，加豆粉再调，摊作煎饼，包馅再煎，每分供一对，作下饭饼，炒熟。

〔1〕暄泛：即松软。

〔2〕砑：音 yà，碾压，与“擀”同义。

驼峰角儿

面二斤半，入溶化酥十两，或猪羊油各半代之，冷水和盐少许，搜成剂。用轱铲槌擀作皮，包炒熟馅子，捏成角儿，入炉熬，烤熟供。素馅亦可。

烙面角儿

面二斤半，烧汤升半，候滚，倾下面八停，留二停作粹。用汤搅，烙熟，取出，晾冷。搜剂，擀皮，包炒熟馅子，捏成角儿，入盏脱，下炉熬，烤熟。素馅皆可。

盏酪焦油

以面调作稠糊，摊作厚煎饼，翻转，慢火烤熟，不可焦了。取出，入蜜，和为剂，擀为厚饼样，包熟馅子，印脱花样，染油，炸黄色。或手按圆炸之。素馅亦可。

圆焦油

面二斤半，内六分熟水和，碱、酵各一合，化作水，入面调，打泛为度。馅用熟者，丸如弹子，将面馅上手包裹了，虎口即出，滚深油内，炸熟为度。

醍锣角儿

面一斤，香油一两，倾入面内，拌以滚汤，斟酌逐旋倾下。用杖搅匀，荡作熟面，挑出锅，摊冷。擀作皮，入生馅包，以盏脱之，作娥眉样。油炸熟，筵上供，每分四只。

素　食素下酒并素下饭。

玉叶羹

每十分，乳团二个，薄批，方胜切，入豆粉拌。煮熟蘑菇丝四两。天花、桑莪各二两。山药半熟，去皮，甲叶切，四两。笋，甲叶切，四两。糟姜片，切，三两。碗内间装，烫过，热汁浇。

膳生

每十分，生面筋一埚，手按薄。笼内先铺粉皮，洒粉丝，抹过，将面筋铺粉皮上，蒸熟。用油抹过，候冷，切三寸长细条，三色粉皮各一片，如上切。熟面筋一块切丝，笋十根切丝，蘑菇三两丝，油炒，簇装碗内，烫过，热汁浇。

断乳羹

牛乳一升，银石器熬，候凝，入碗，用姜、盐，可供两分。

假灌肺

蒟蒻切作片，焯过。用杏泥、姜、椒、酱腌两时许，揩净。先起葱油，然后同水研乳、姜、椒，调和匀，蒟蒻炸过，合汁供。

素灌肺

熟面筋，切肺样块，五味腌，豆粉内滚，煮熟，合汁供。

炒鳝乳齑淘

切细面煮熟，过水，用面筋同豆粉洒，颜色水搜和，擀饼，细切，焯熟如鳝鱼色，加乳合齑汁浇面供。

山药饦馎

每面一斤，熟山药一斤，姜汁一两，豆粉一合，入水搜和如水滑面硬。轱轳槌研开，切作箅子。入豆粉卧定，案上搓，约长尺许，下锅煮熟，合荤素汁任用。

酸馅

馒头皮同，褶儿较粗，馅子任意，豆馅或脱，或光者。

七宝馅

栗子黄、松仁、胡桃仁、面筋、姜米、熟菠菜、杏麻泥，入五味芡打拌，滋味得所，搦馅包。

菜馅

黄齑碎切，红豆、粉皮、山药片，加栗黄尤佳。五味拌打拌，搦馅包。

灌浆馒头包子馄饨角儿糁粰撒

馅仿此制，造麻汁浇。

澄砂糖馅

红豆，焐熟，研烂，淘去皮，小蒲包滤极干，入砂糖、食香，搦馅脱。或面剂开，仿此馅，造澄糖千叶蒸饼。

豆辣馅

绿豆磨破，浸去皮，蒸熟，入油、盐、姜汁拌，搦馅包。

甘露饼

面一斤，上笼，纸衬蒸过。先以油，水中停搅，如饧汁，倾入面，拌和。豆粉粰，擀作薄饼，细攒褶儿，两头相衔捽住，手按开，再加粉粰，轱轳槌研圆。油炸，控起，蜜浇，糁松仁。

素油饼

等仿肉油饼造，馅用蜜，或枣瓤包。

两熟鱼

每十分，熟山药二斤，乳团一个，各研烂。陈皮三片，生姜二两，各剁碎，姜末半钱，盐少许，豆粉半斤，调糊，一处拌，再加干豆粉调稠，作馅。每粉皮一个，粉丝抹湿，入馅，折掩，捏鱼样。油炸熟，再入蘑菇汁内煮，碟供。糁姜丝、菜头。

酥煿鹿脯

每十分，生面筋四两，细料物二钱，韭三根，盐一两，红曲末一钱，同剁烂，如肉色。温汤浸开，搓作条。煮熟，丝开，酱、醋合蘑菇汁，腌片时，控干。油煎，却下腌汁同炒干。

碱豉

熟面筋丝，碎。笋片、木耳、姜片，或加蘑菇、桑莪、蕈，下油锅炒半熟。倾入，擂烂。酱、椒、砂糖，少许粉芡，焗熟，候汁干供。

带汁碱豉

制造同上。加浸蘑菇汁，菠菜少许，带汁供。

三色杂熬

桑莪、蘑菇、乳团，下油锅，少盐炒。同原卤合汁供。

炙脯

熟面筋随意切，下油锅掠炒。以酱、醋、葱、椒、盐料物擂烂，调味得所，腌片时。用竹签插，慢火炙干，再蘸汁炙。

炙蕈

肥白者，汤浴过，握干。盐、酱、油料等拌，如前炙之。

酒焗蕈

逐根栽，立沙土内，米泔泼，经宿，令鲜润脆软，丝开。用炒葱油、姜橘丝、盐、酱、料物、酒，搅匀，焗熟供。不用醋。

假蚬子

鲜莲肉不切，菱肉剉骰块，焯过，物料腌，油煎，碟供。

炸骨头

乳团、豆粉、生面一斤，盐、酱、茴香、橘皮、椒末和匀，蒸熟，切作骨头样，油炸，却入酱清汁。擂炒熟大麻子，加砂糖合汁，慢火熬，入少面芡，不须用油。麻子炒不熟，令人泻。

炸山药

熟者，切作段，粉芡内蘸，掺栀子水拌的粰，炸熟供。

假鱼鲙

薄批熟面筋，用薄粉皮两个，芡抹湿，上下夹定，蒸熟，薄切。别染红粉皮，缕切，笋丝、蘑菇丝、萝卜、姜丝、生菜、香菜，间装如春盘样，用鲙醋浇。

水晶鲙

琼芝菜洗去沙，频换米泔，浸三日。略煮一二沸，入盆，研极细，下锅煎化，滤去滓。候凝结，缕切如上，簇盘，用醋浇食。

假水母线

以蒟蒻切丝，滚汤焯，如上装簇，鲙醋浇食。

煎酥乳酪品

煎酥法

羊脂一斤，猪肉四两，慢火熬，滤去滓。梨一个，去皮、瓤，薄切。栗肉十个，薄切。红枣十五个，去核，切。灯心一小把，皂角一寸碎，瓜蒌子少许。熬，候梨干，再滤，收贮。

造酪法

牛乳不拘多少，取于锅釜中，缓火煎之，紧则底焦，熥牛马粪为上。常以杓扬，勿令溢出，时复彻底纵横直勾，勿圆搅，若断。亦勿口吹，吹则解。候四五沸便止。泻入别器中，即真酥也。余者，生绢代滤熟乳，干净瓷器罐中，卧之。酪罐必须为炙干，候冷，则无润气，亦不断。若酪断不成，其屋中必有蛇、虾蟆也。宜烧人发、牛羊角辟之，则去。其熟乳待冷至温如人体为候，若适热卧则酸，冷则难成。滤讫，先以甜酪为酵，大率熟乳一升，同甜酪半匙，着杓中，以匙痛搅开散，入熟乳中，仍以杓搅匀，与毯絮之属覆罐令暖。良久，换单生布盖之。明旦酪熟。或无旧酪，浆水一合代之，亦不可多。六七月造者，令如人体，只置于冷地，勿盖焐。冬月造者，令热于人体。

晒干酪

七八月间造之。烈日炙酪，酪上皮成，掠取。更炙，又掠，肥尽无皮乃止。得土许，锅中炒少时即出，盘盛，曝干。浥浥时作团如梨大，又曝极干，经年不坏。以供远行，作粥、作酱，细削以水煮沸，便有酪味。

造乳饼

取牛乳一斗，绢滤，入锅煎三五沸，水解醋点入乳内，渐渐结成，漉出，绢布之类裹，以石压之。

就乳团

用酪五升，下锅烧滚。入冷浆水半升，自然撮成块。如未成块，更用浆水一盏。决成块，滤滓，以布包，团搦如乳饼样。春秋月，酪滚提下锅，用浆就之。夏月，滚，倾入盘就。

造诸粉品

藕粉

粗者洗净，截断，碓中捣烂，布绞取汁。以密布再滤，澄去上清水。如汁稠难澄，添水搅，即澄为粉。服此轻身延年。

莲子粉、芡粉

并取新者，蒸熟，烈日晒，皮即开，舂作粉。

菱粉

与藕粉制造同。凫茨、泽泻、葛根、芋头、茯苓等，皆可造。

庖厨杂用

天[1]厨大料物

芜荑仁、良姜、荜茇、红豆、砂仁、川椒、干姜、炮官桂、莳萝、茴香、橘皮、杏仁各等分，为末，水浸，蒸饼，为丸如弹。

调和省力物料

马芹、胡椒、茴香、干姜、官桂、花椒各等分，碾为末，滴水随意丸。每用，调和捻破入锅。出外者尤便。

造麦黄

六月内，取小麦淘去浮者，水浸，烈日晒七日，每朝换水。至第七日漉出，控干，蒸熟，覆盖，盦黄上，晒干，造鲊用。

造芜荑

榆钱不拘多少，晒干。于瓷器内，铺榆钱一层，撒盐一层，如此相间，以浆水浇。候软，控起。用面滚拌，覆盖，盦黄上，晒干为度。

〔1〕天：原作“大”，据原书目录改。

校后记

《居家必用事类·饮食》乃节取于元代《居家必用事类全集》。

一、作者与成书

《居家必用事类全集》撰者佚名。《千顷堂书目》有云，熊宗立居家必用十卷，然后世未予认可。清嘉靖三十九年（1560年）钱塘田汝成所撰《居家必用事类全集·序》云：此书“不著纂辑者姓名，疑元时人为之。以其所引占书宅经，多宋元人事，是以知之耳”。《四库全书书目提要》云：此书“辛集中有大德五年吴郡徐元瑞吏学指南序，圣朝字俱跳行。又《永乐大典》屡引用之，其为元人书无疑。黄虞稷《千顷堂书目》云：或谓熊宗立撰，恐未必然也”。

因《千顷堂书目》所云并无确凿依据，故本次整理，将之定为元代著作，著作者佚名。

二、主要内容及特点

《居家必用事类全集》凡十集，分别为甲、乙、丙、丁、戊、己、庚、辛、壬、癸。记载“训幼端蒙之法、孝亲敬长之仪、冠婚丧祭之礼、农圃占候之术、饮食殽馔之制、官箴吏学之条、摄生疗病之方”等。其中饮食殽馔为己集之十一、十二卷，庚集之十三卷与十四卷的前三分之二部分。今将此段辑出，命之为《居家必用事类·饮食》。

此书所收饮食种类十分全面，且分类简洁，条理清晰。书中包括茶饮、香药、果食、酒曲、酱醋、豉腊腌藏、蔬食、肉食、素食、干湿面食品、副食点心、煎酥乳酪品等，还收录了回回食品、女真食品。其中各类又有分为各小类者。如茶饮分为诸品茶、诸品汤、渴水、熟水类、浆水类；肉食又分为腌藏肉品、腌藏鱼品、造鲊品、烧肉品、煮肉品、肉下酒、肉灌肠红丝品、肉下饭品、肉羹食品等。每种饮食介绍其用料、配方、制作方法、注意要点及其作用。

本书主要是为居家日常食用而作，但有些饮食，也涉及养生祛疾。如“法制香药”所载8种香药，包括半夏、橘皮、杏仁、砂仁、木香、木瓜等，本身就都是药物，经“法制”之后，仍均具有多种药效。如法制半夏能“开胃健脾，止呕吐，去胸中痰满，下肺气”；法制杏仁能“疗肺气咳嗽、上气喘促、腹痹不通、心腹烦闷”。

此外，“诸品汤”中之“水芝汤”能“通心气，益精髓”；“豆蔻汤”能“治一切冷气、心腹胀满、胸膈痞滞、哕逆呕吐、泄泻虚滑、水谷不消、困倦少力、不思饮食”。“酒曲类”中的“神仙酒奇方”，“专医瘫痪”。类似的饮食不少，在此，不能一一提及。值得注意的是，该卷第一次把当时的饮品进行了粗略的分类，计有诸品茶（文15则，茶10品）、诸品汤（30种）、渴水（8种）、熟水（7种）、浆水（5种）。也可以说该书第一次将中国古代沿用到元朝时的饮品分为五大类。

还有一些食谱中，尽管没有明确提到养生保健作用，实际上却是很好的保养食物。如有一款肉羹，名为“骨插羹”，用羊肥肋或鸡、鹅、鸭、鸽之肋肉，加上白粳米，用葱煮肉半软，再下去皮山药块，搅匀，煮烂熟，成糊稠状，再入酒、盐、姜末等调味，更入少许乳饼、笋、蕈末等而成。这款肉羹，既有营养，又好滋味，还无需费劲咀嚼，无论用于老人养生，或是病中调养，都是极其合适的。

三、本次校点的相关说明

《居家必用事类·饮食》乃节选《居家必用事类全集》己集之十一、十二卷，庚集之十三卷与十四卷前三分之二有关饮食肴馔的内容而成。原书分集、分卷与内容无直接联系，且有的分卷位于某类食品中间，并不十分合理，故此次整理删去原书的集次与卷次。

此外，需要注意的是，此书中也有一些局限于时代的观点。如“酝造腌藏日”罗列了各种制造的凶吉日。在各种食谱中，也不乏将禽畜之肉、肺、肝、肚用以生食者，如生肺、肝肚生、曹家生红等。本次点校为了保留原书面貌，对这些内容不作特殊处理，在此提醒读者注意鉴别。

本次点校，以日本篠田统、田中静一所编集的《中国食经丛书》〔该丛书由日本书籍文物流通会于日本昭和四十七年（1972年）出版〕影印田中初夫氏所藏和刻《居家必用事类全集》为底本。

张志斌

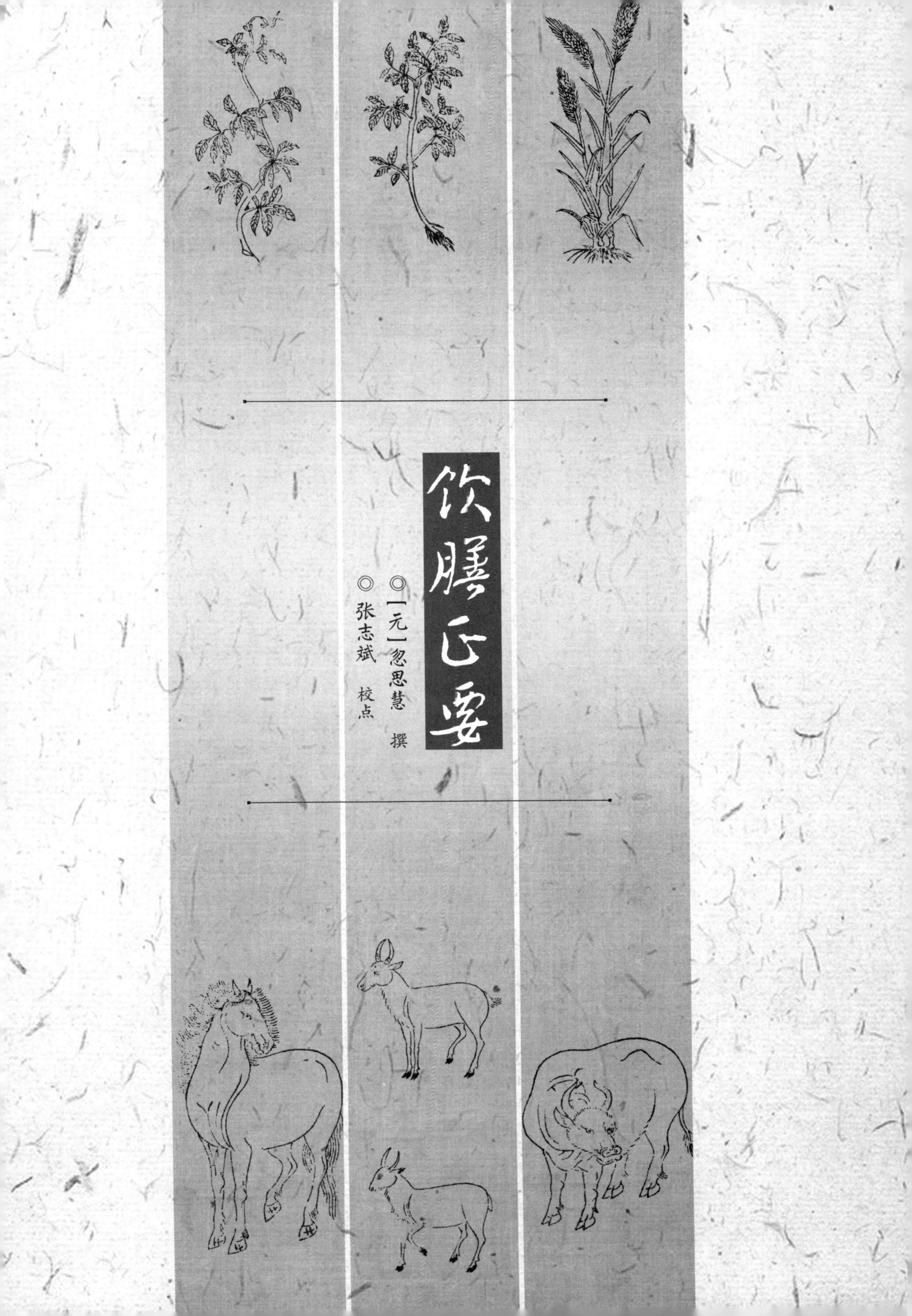
饮膳正要
◎［元］忽思慧　撰
◎张志斌　校点

内容提要

《饮膳正要》三卷，元代忽思慧撰，成书于元天历三年（1330年）之前，并于此年进上此书。

原书前有两个序，其一为翰林学士虞集序，其二为忽思慧的自序。两个序说明了此书成书的大致情况。序后有一个无标题的短论，整理时姑且称之为“引论”，乃作者论述饮食养生的重要意义。作者认为，“然虽食饮，非圣人口腹之欲哉！盖以养气养体，不以有伤也”。卷一计有三皇圣纪、养生避忌、妊娠食忌、乳母食忌、饮酒避忌、聚珍异馔等6篇。前五篇相当于概论，后一篇收集了各式饮食名目95种，包括各种用动物和谷蔬制成的日常花色饮食。各条简要介绍其功效、配料及制作方法。这些膳食颇具蒙古民族的饮食特色，且大多数具有食治作用。卷二继续以诸般汤煎（收浆、汤、饼、煎、油、茶等56种）、诸水（3种）、神仙服饵、食疗诸病（列羹、粥、汤、酒等61种）为名，收录各种饮膳方，写法与卷一最后一篇相似。此外，尚有四时所宜、五味偏走、服药食忌、食物利害、食物相反、食物中毒、禽兽变异等7篇概述性短论。卷二的大多数膳食不同于一般的食谱，重在强调它们的食养疗病作用。卷三的内容及形式与前两卷不同，是以单味食物为主，分为米谷品、兽品、禽品、鱼品、果品、菜品、料物诸品，合为232种，介绍各种食物的性味、良毒、功效主治及宜忌等，其中大部分食物附有插图。这些食物主要为北方所产，并有不少是当时外域或少数民族习用的物品。

本次校点，以民国二十三年（1934年）涵芬楼影印日本静嘉堂文库所藏明景泰间刊本为底本。

饮膳正要序〔1〕

臣闻古之君子善修其身者，动息节宣以养生，饮食衣服以养体，威仪行义以养德，是故周公之制礼也。天子之起居、衣服、饮食，各有其官，皆统于冢宰，盖慎之至也。

今上皇帝，天纵圣明，文思深远，御延阁，阅图书，旦暮有恒，则尊养德性，以酬酢万几，得内圣外王之道焉。于是赵国公臣常普兰奚，以所领膳医臣忽思慧所撰《饮膳正要》以进。其言曰：昔世祖皇帝，食饮必稽于本草，动静必准乎法度，是以身跻上寿，贻子孙无疆之福焉。是书也，当时尚医之论著者云。噫！进书者可谓能执其艺事，以致其忠爱者矣。

是书进上，中宫览焉。念祖宗卫生之戒，知臣下陈义之勤，思有以助圣上之诚身，而推其仁民之至意。命中政院使臣拜住刻梓而广传之。兹举也，盖欲推一人之安，而使天下之人举安；推一人之寿，而使天下之人皆寿。恩泽之浓，岂有加于此者哉！书之既成，大都留守臣金界奴传敕命臣集序其端云。

臣集再拜稽首而言曰：臣闻《易》之《传》有之"大哉乾元，万物资始；至哉坤元，万物资生"。天地之大德，不过生生而已耳。今圣皇正统于上，乾道也；圣后顺承于中，坤道也。乾坤道备，于斯为盛，斯民斯物之生于斯时也，何其幸欤！愿扬言之，使天下后世有以知。夫高明博厚之可见如此，于戏休哉。

天历三年五月朔日谨序

奎章阁侍书学士翰林直学士中奉大夫知制诰同修国史臣虞集撰

〔1〕饮膳正要序：原无，由于不止一个序，故整理时据内容加。

饮膳正要自序[1]

伏睹国朝，奄有四海，遐迩罔不宾贡。珍味奇品，咸萃内府。或风土有所未宜，或燥湿不能相济。傥司庖厨者，不能察其性味而概于进献，则食之恐不免于致疾。钦惟世祖皇帝圣明，按《周礼·天官》有医师、食医、疾医、疡医，分职而治，行依典故，设掌饮膳太医四人。于本草内选无毒，无相反，可久食，补益药味，与饮食相宜，调和五味。及每日所造珍品，御膳必须精制，所职何人，所用何物。进酒之时，必用沉香木、沙金、水晶等盏。斟酌适中，执事务合称职。每日所用，标注于历，以验后效。至于汤煎、琼玉、黄精、天门冬、苍术等膏，牛髓、枸杞等煎，诸珍异馔，咸得其宜。以此，世祖皇帝圣寿延永无疾。恭惟皇帝陛下自登宝位，国事繁重，万机之暇，遵依祖宗定制，如补养调护之术，饮食百味之宜，进加日新，则圣躬万安矣。

臣思慧自延年间选充饮膳之职，于兹有年，久叨天禄，退思无以补报，敢不竭尽忠诚，以答洪恩之万一？是以日有余闲，与赵国公臣普兰奚，将累朝亲侍进用奇珍异馔、汤膏煎造及诸家本草、名医方术，并日所必用谷肉果菜，取其性味补益者，集成一书，名曰《饮膳正要》，分为三卷。本草有未收者，今即采摭附写。伏望陛下恕其狂妄，察其愚忠，以燕闲之际，鉴先圣之保摄，顺当时之气候，弃虚取实，期以获安，则圣寿跻于无疆而四海咸蒙其德泽矣。谨献所述《饮膳正要》一集以闻。伏乞圣览下情，不胜战栗激切屏营之至。

天历三年三月三日饮膳太医臣忽思慧进上

中奉大夫太医院使臣耿允谦校正

奎章阁都主管上事资政大夫大都留守内宰隆祥总管提调

织染杂造人匠都总管府事臣张金界奴校正

集贤大学士银青荣禄大夫赵国公臣常普兰奚编集

〔1〕饮膳正要自序：原无，整理时加。

御制饮膳正要序[1]

朕惟人物皆禀天地之气以生者也。然物又天地之所以养乎人者，苟用之失，其所以养则至于残害者有矣。如布帛、菽粟、鸡豚之类，日用所不能无，其为养甚大也。然过则失中，不及则未至，其为残害一也。其为养甚大者尚然，而况不为养而为害之物，焉可以不致其慎哉！ 此特其养口体者耳。若夫君子动息威仪，起居出入，皆当有其养焉，又所以养德也。尝观前元《饮膳正要》一书，其所以养口体、养德之要，无所不载，盖当时尚医所论著。其执艺事，以致忠爱，虽深于圣贤之道者不外是也。夫善莫大于取诸人，取诸人以为善，大舜所先肆。朕嘉是书而用之，以资摄养之助，且锓诸梓，以广惠利于人，亦庶几乎好生之仁。虽然生禀于天，非人之所能为，若或戕之，与立严墙之下者同，有不由于人乎！故此非但摄养之劝，而抑顺受其正之大助也。

景泰七年四月初一日

〔1〕御制饮膳正要序：据张元济跋称，原日本静嘉堂本无此序，而其1930年初次影印此书时，用的是静嘉堂原本，亦无此序。1934年此版重印时，才从瞿氏“铁琴铜剑楼本”中影印加入。

引　论[1]

天之所生，地之所养，天地合气，人以禀天地气生，并而为三才。三才者，天、地、人。人而有生，所重乎者心也。心为一身之主宰，万事之根本，故身安则心能应万变，主宰万事，非保养何以能安其身？保养之法，莫若守中，守中则无过与不及之病。调顺四时，节慎饮食，起居不妄，使以五味，调和五脏。五脏和平则血气资荣，精神健爽，心志安定，诸邪自不能入，寒暑不能袭，人乃怡安。夫上古圣人治未病，不治已病，故重食轻货，盖有所取也。故云：食不厌精，脍[2]不厌细。鱼馁肉败者、色恶者、臭恶者、失饪不时者，皆不可食。然虽食饮，非圣人口腹之欲哉！盖以养气养体，不以有伤也。若食气相恶则伤精，若食味不调则损形。形受五味以成体，是以圣人先用食禁以存性，后制药以防命，盖以药性有大毒。有大毒者治病，十去其六；常毒治病，十去其七；小毒治病，十去其八；无毒治病，十去其九。然后谷肉果菜，十养一尽之，无使过之，是以伤其正。虽饮食百味，要其精粹，审其有补益助养之宜，新陈之异，温凉寒热之性，五味偏走之病。若滋味偏嗜，新陈不择，制造失度，俱皆致疾。可者行之，不可者忌之。如妊妇不慎行，乳母不忌口，则子受患。若贪爽口而忘避忌，则疾病潜生而中[3]不悟。百年之身而忘于一时之味，其可惜哉！孙思邈曰：谓其医者，先晓病源，知其所犯。先以食疗，不瘥，然后命药，十去其九。故善养生者，谨先行之摄生之法，岂不为有裕矣？

〔1〕引论：原无，整理时加。
〔2〕脍：原作“鲙”，据《论语·乡党》改。
〔3〕中：疑为“终”之音误。

目　录

饮膳正要卷第一

饮膳正要卷第二

〔1〕泉水：原作“玉泉水”，今据正文改。

饮膳正要卷第三

〔1〕服药食忌：原脱，据正文补。

饮膳正要卷第一

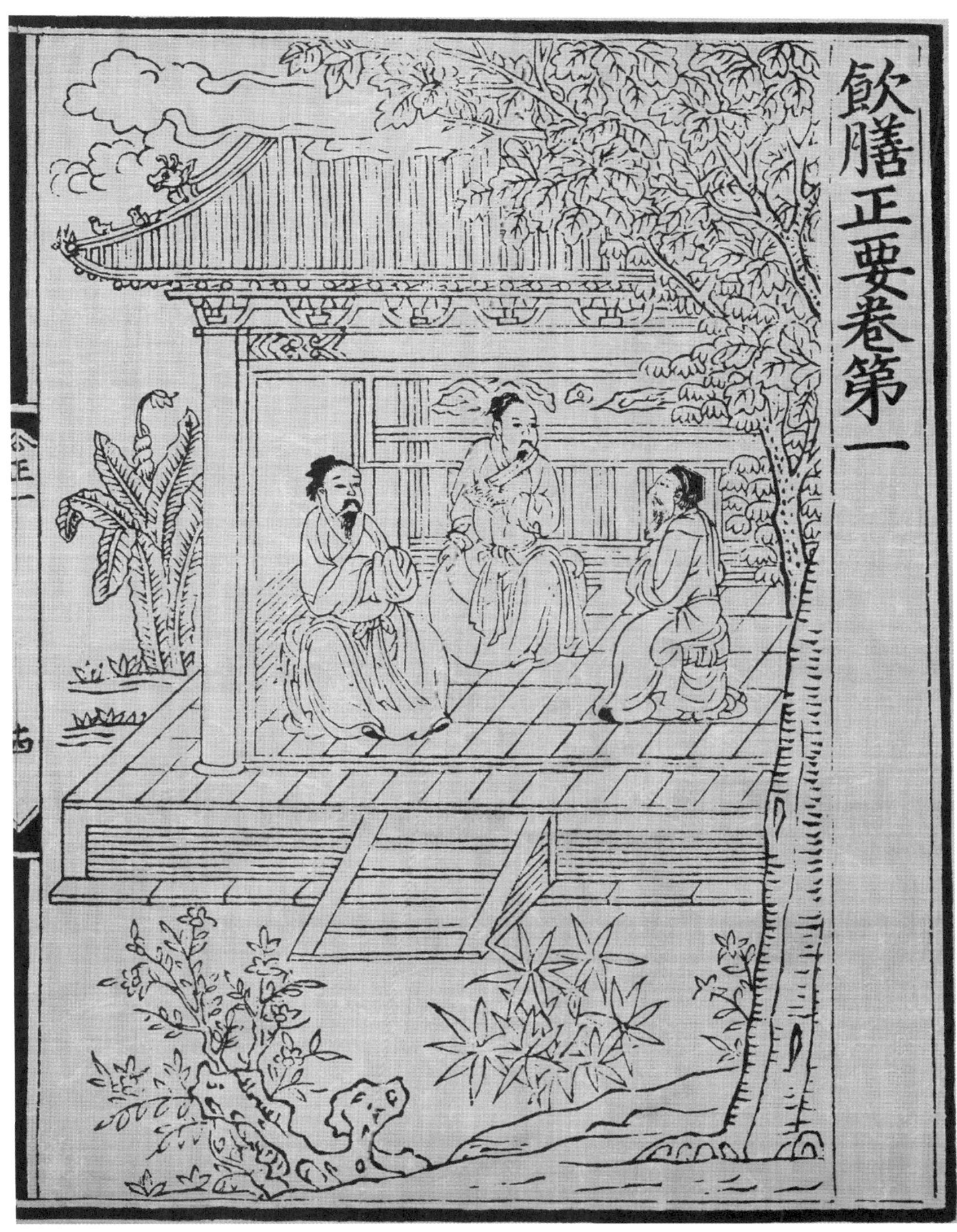

三皇圣纪[1]

太昊伏羲氏[2]

风姓之源，皇熊氏之后。生有圣德，继天而王，为万世帝王之先。位在东方，以木德王，为苍精之君。都陈时，神龙出于荥河，则而画之为八卦。造书契以代结绳之政，立五常，定五行，正君臣，明父子，别夫妇之义，制嫁娶之理。造屋舍，结网罟，以佃渔。服牛乘马，引重致远。取牺牲，供祭祀，故曰伏羲氏。治天下一百一十年。

炎帝神农氏

姜姓之源，烈山氏之后。生有圣德，以火承木，位在南方，以火德王，为赤精之君。时民众茹草饮水，采树木之实，而食蠃蠬之肉，多生疾病。乃求可食之物，尝百草，种五谷，以养民众。日中为市，作陶冶，为斧斤，造耒耜，教民耕稼，故曰神农。都曲阜。治天下一百二十年。

黄帝轩辕氏

姬姓之源，有熊国君少典之子。生而神灵，长而聪明，成而登天。以土德王，为黄精之君，故曰黄帝。都涿鹿。受河图，见日月星辰之象，始有星官之书。命大挠探五行之情，占斗罡所建，始作甲子。命容成作历；命隶首作算数；命伶伦造律吕；命岐伯定医方。为衣冠以表贵贱，治干戈，作舟车，分州野。治天下一百年。

养生避忌

夫上古之人，其知道者，法于阴阳，和于术数，食饮有节，起居有常，不妄作劳，故能而寿。今时之人不然也，起居无常，饮食不知忌避，亦不慎节，多嗜欲，厚滋味，不能守中，不知持满，故半百衰者多矣。夫安乐之道，在乎保养，保养之道，莫若守中，守中则无过与不及之病。春秋冬夏，四时阴阳，生病起于过与，盖不适其性而强。故养生者，既无过耗之弊，又能保守真元，何患乎外邪所中也。故善服药者，不若善保养；不善保养，不若善服药。世有不善保养，又不能善服药，仓卒病生，而归咎于神天乎！善摄生者，薄滋味，省思虑，节嗜欲，戒喜怒，惜元气，简言

〔1〕三皇圣纪：原脱，据目录补。

〔2〕太昊伏羲氏：自此至“黄帝轩辕氏”，原放在目录之后，“卷第一”之前，现据目录移入卷一。

语，轻得失，破忧阻，除妄想，远好恶，收视听，勤内固，不劳神，不劳形，神形既安，病患何由而致也。故善养性者，先饥而食，食勿令饱，先渴而饮，饮勿令过。食欲数而少，不欲顿而多。盖饱中饥，饥中饱，饱则伤肺，饥则伤气。若食饱，不得便卧，即生百病。

凡热食有汗，勿当风，发痉病，头痛，目涩，多睡。

夜不可多食，卧不可有邪风。

凡食讫温水漱口，令人无齿疾、口臭。

汗出时，不可扇，生偏枯。勿向西北大小便。

勿忍大小便，令人成膝劳、冷痹痛。

勿向星辰、日月、神堂、庙宇大小便。

夜行，勿歌唱大叫。

一日之忌，暮勿饱食；一月之忌，晦勿大醉；一岁之忌，暮勿远行；终身之忌，勿燃灯房事。

服药千朝，不若独眠一宿。

如本命日，及父母本命日，不食本命所属肉。

凡人坐，必要端坐，使正其心；凡人立，必要正立，使直其身。

立不可久，立伤骨；坐不可久，坐伤血；行不可久，行伤筋；卧不可久，卧伤气；视不可久，视伤神。

食饱勿洗头，生风疾。

如患目赤病，切忌房事，不然令人生内障。

沐浴勿当风，腠理百窍皆开，切忌，邪风易入。

不可登高履险，奔走车马，气乱神惊，魂魄飞散。

大风、大雨，大寒、大热，不可出入妄为。

口勿吹灯火，损气。

凡日光射，勿凝视，损人目。

勿望远，极目观，损眼力。

坐卧勿当风、湿地。

夜勿燃灯睡，魂魄不守。

昼勿睡，损元气。

食勿言，寝勿语，恐伤气。

凡遇神堂、庙宇，勿得辄入。

凡遇风雨雷电，必须闭门，端坐焚香，恐有诸神过。

怒不可暴，怒生气疾、恶疮。

远唾不如近唾，近唾不如不唾。

虎豹皮不可近肉铺，损人目。

避色如避箭，避风如避仇，莫吃空心茶，少食申后粥。

古人有云：入广者，朝不可虚，暮不可实。然不独广，凡早皆忌空腹。

古人云：烂煮面，软煮肉，少饮酒，独自宿。

古人平日起居而摄养。今人待老而保生，盖无益。

凡夜卧，两手摩令热，揉眼，永无眼疾；凡夜卧，两手摩令热，摩面，不生疮鼾。

一呵十搓，一搓十摩，久而行之，皱少颜多。

凡清旦，以热水洗目，平日无眼疾。凡清旦刷牙，不如夜刷牙，齿疾不生。凡清旦盐刷牙，平日无齿疾。

凡夜卧，被发梳百通，平日头风少。凡夜卧，濯足而卧，四肢无冷疾。

盛热来，不可冷水洗面，生目疾。

凡枯木大树下，久阴湿地，不可久坐，恐阴气触人。

立秋日，不可澡浴，令人皮肤粗糙，因生白屑。

常默，元气不伤；少思，慧烛内光；不怒，百神安畅；不恼，心地清凉。

乐不可极，欲不可纵。

妊娠食忌

上古圣人有胎教之法，古者妇人妊子，寝不侧，坐不边，立不跸。不食邪味，割不正不食，席不正不坐，目不视邪色，耳不听淫声。夜则令瞽诵诗，道正事。如此则生子形容端正，才过人矣。故太任生文王，聪明圣哲，闻一而知百，皆胎教之能也。圣人多感生，妊娠故忌见丧孝、破体、生理残障、贫穷之人；宜见贤良、喜庆、美丽之事。欲子多智，观看鲤鱼、孔雀；欲子美丽，观看珍珠、美玉；欲子雄壮，观看飞鹰、走犬。如此善恶犹感，况饮食不知避忌乎。

妊娠所忌：

食兔肉，令子无声缺唇。

食山羊肉，令子多疾。

食鸡子、干鱼，令子多疮。

食桑椹、鸭子，令子倒生。

食雀肉，饮酒，令子心淫情乱，不顾羞耻。

食鸡肉、糯米，令子生寸白虫。

食雀肉、豆酱，令子面生皯黯。

食鳖肉，令子项短。

食驴肉，令子延月。

食冰浆，绝产。

食骡肉，令子难产。

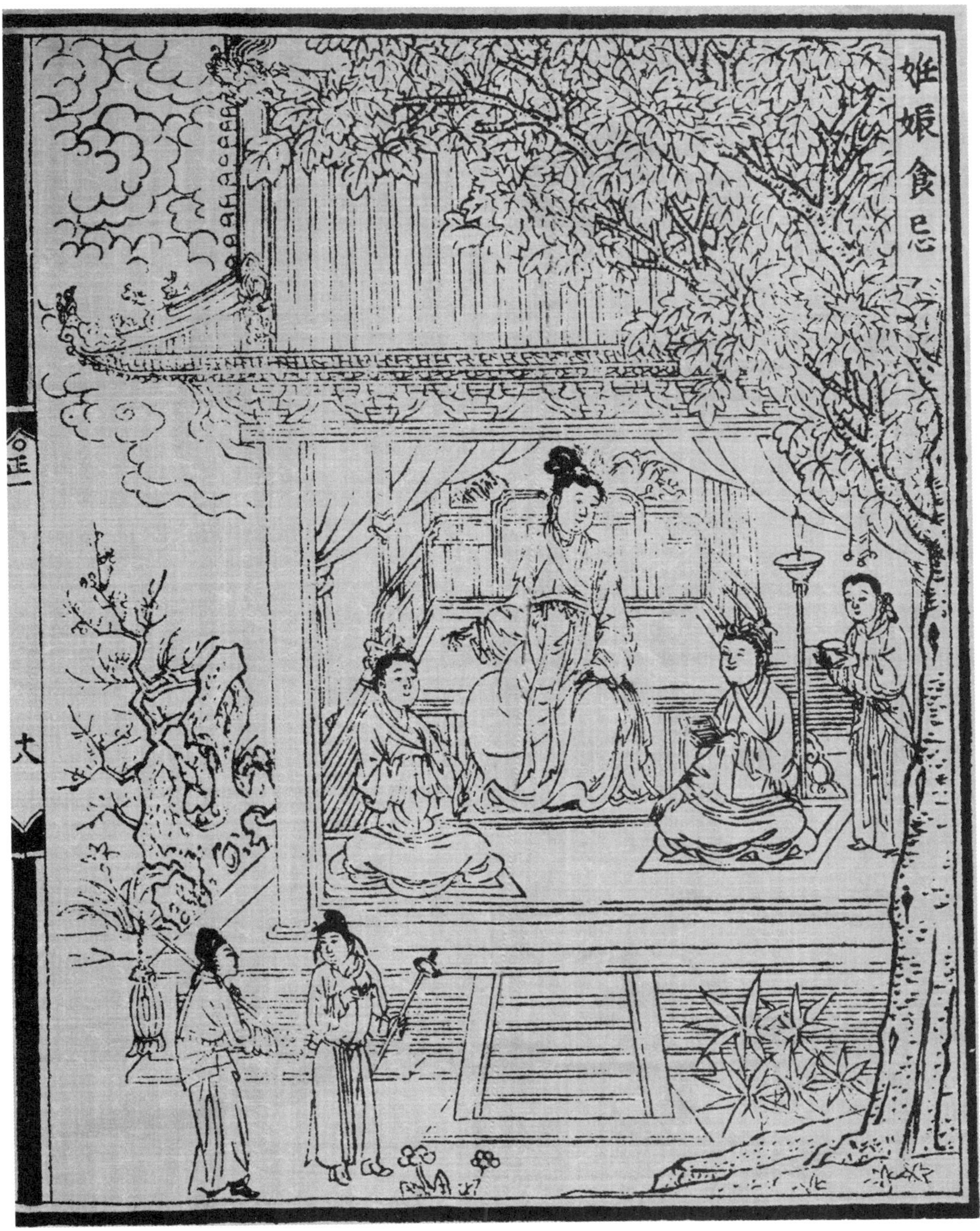
妊娠食忌

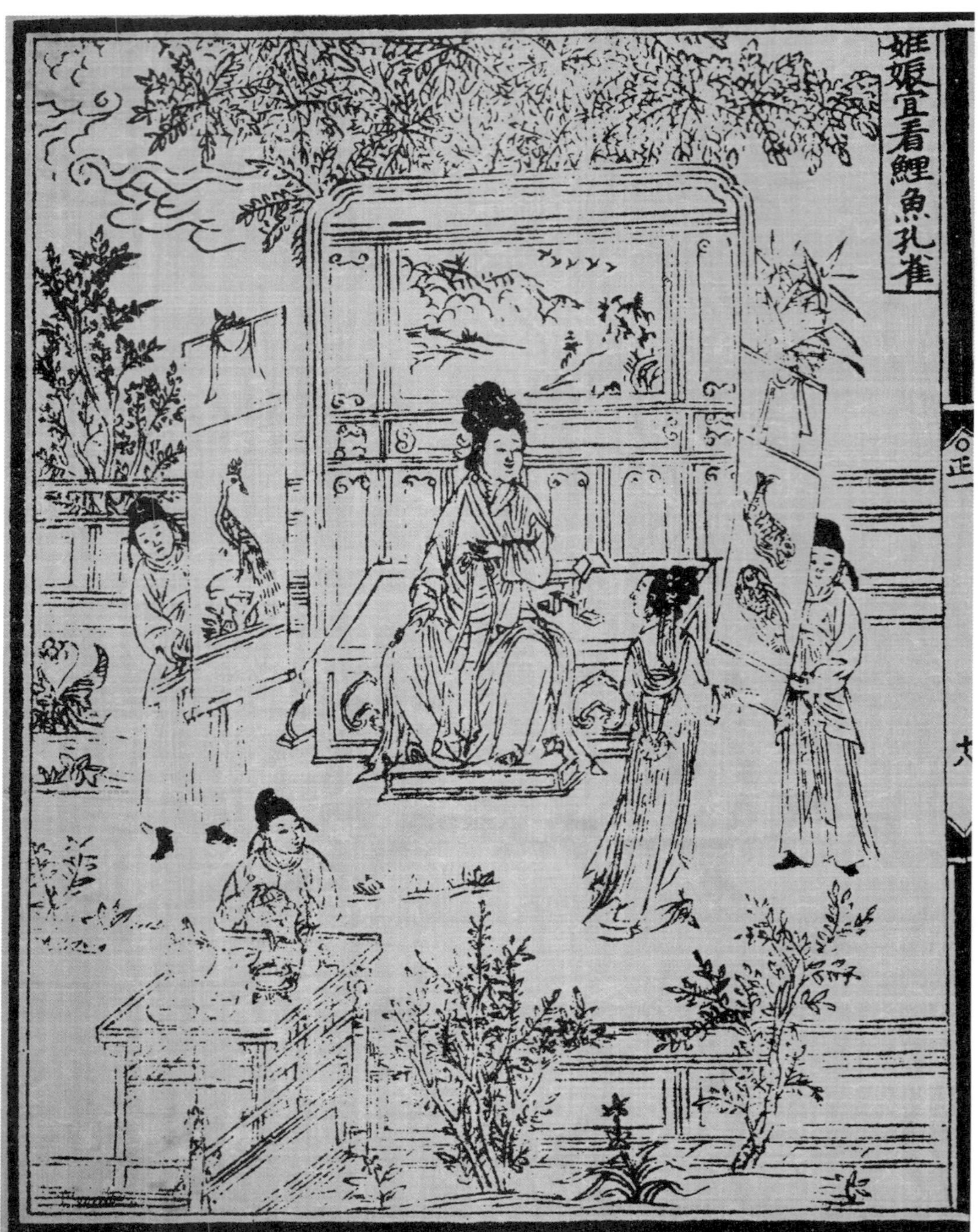
妊娠宜看鯉魚孔雀

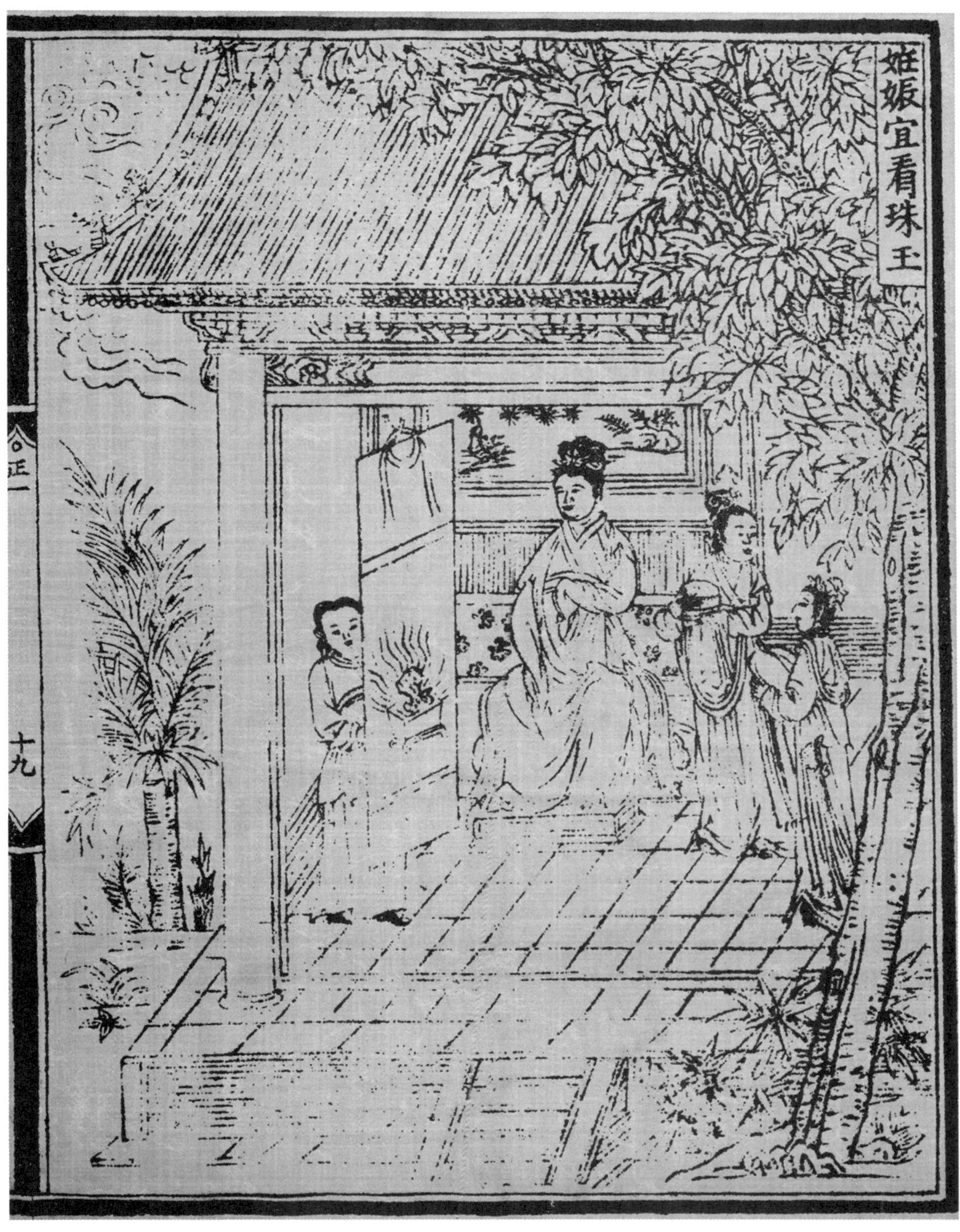
妊娠宜看珠玉
十九

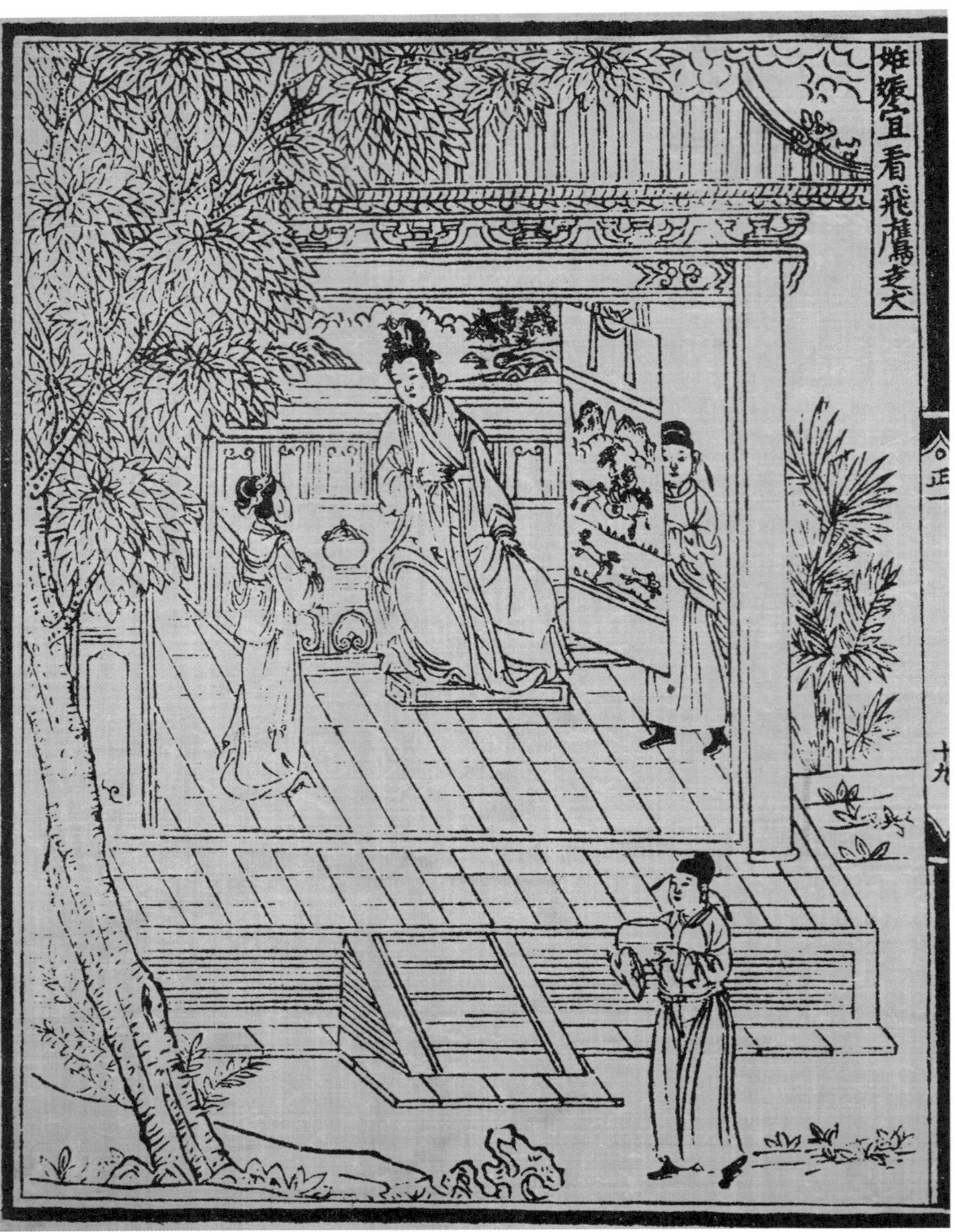
姙娠宜看飛鷹走犬

乳母食忌

凡生子择于诸母，必求其年壮，无疾病，慈善，性质宽裕温良，详雅寡言者，使为乳母，子在于母资乳以养，亦大人之饮食也。善恶相习，况乳食不遂母性。若子有

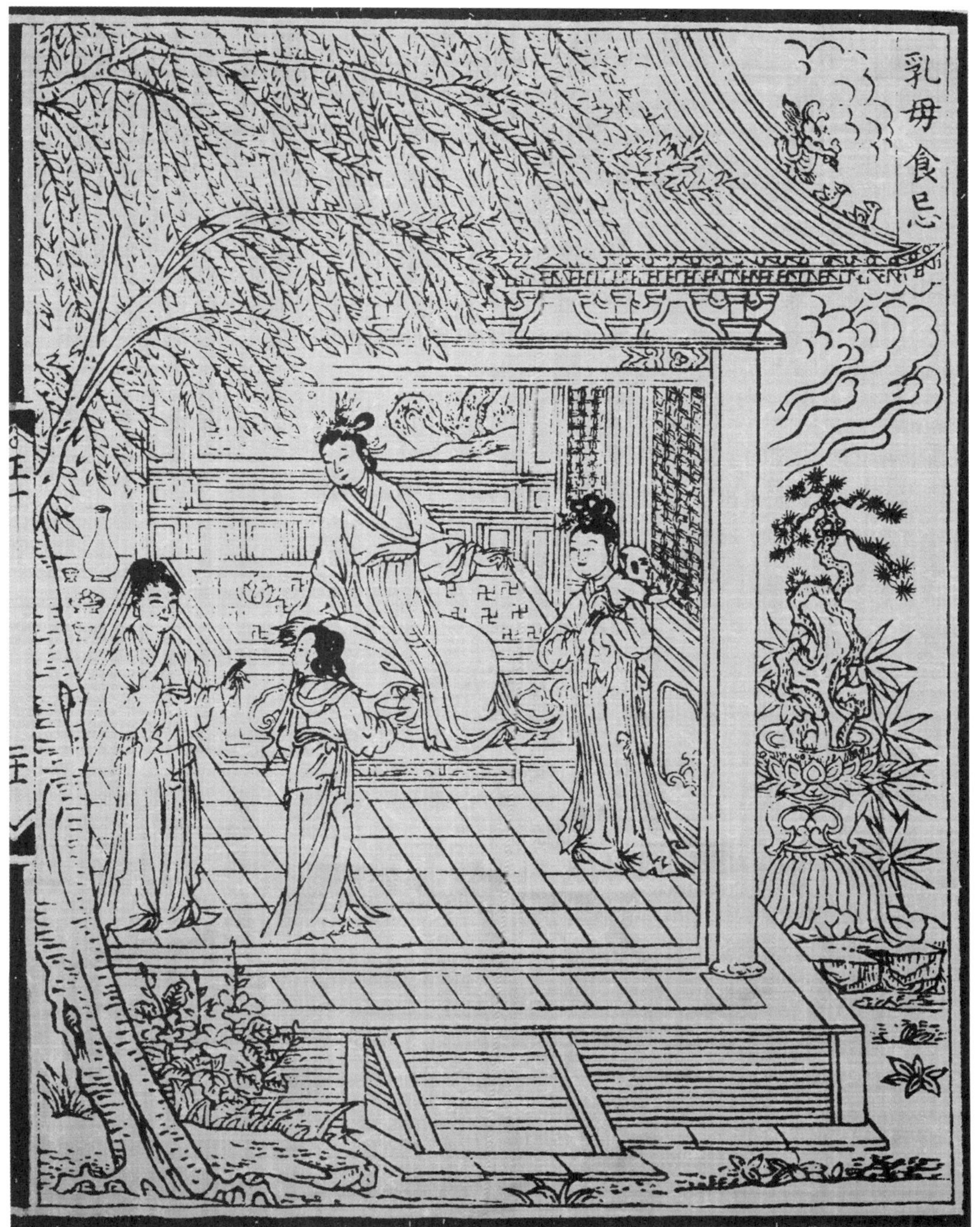

病无病，亦在乳母之慎口。如饮食不知避忌，倘不慎行，贪爽口而忘身适性致疾，使子受患，是母令子生病矣。

乳母杂忌：

夏勿热暑乳，则子偏阳而多呕逆；冬勿寒冷乳，则子偏阴而多咳痢。

母不欲多怒，怒则气逆，乳之，令子癫狂；母不欲醉，醉则发阳，乳之，令子身热腹满。

母若吐时，则中虚，乳之令子虚羸；母有积热，盖赤黄为热，乳之令子变黄不食。

新房事劳伤，乳之，令子瘦瘁，交胫不能行。

母勿太饱乳之，母勿太饥乳之，母勿太寒乳之，母勿太热乳之。

子有泻痢、腹痛、夜啼疾，乳母忌食寒凉发病之物。子有积热、惊风、疮疡，乳母忌食湿热动风之物。子有疥癣疮疾，乳母忌食鱼、虾、鸡、马肉，发疮之物。子有癖、疳、瘦疾，乳母忌食生茄、黄瓜等物。

凡初生儿时，以未啼之前，用黄连浸汁，调朱砂少许，微抹口内，去胎热邪气，令疮疹稀少。

凡初生儿时，用荆芥、黄连熬水，入野牙猪胆汁少许，洗儿。在后虽生斑疹、恶疮，终当稀少。

凡小儿未生疮疹时，用腊月兔头并毛骨，同水煎汤，洗儿。除热去毒，能令斑疹、诸疮不生，虽有亦稀少。

凡小儿未生斑疹时，以黑子母驴乳令饮之，及长，不生疮疹、诸毒。如生者，亦稀少。仍治小儿心热风痫。

饮酒避忌

酒，味苦、甘、辛，大热，有毒。主行药势，杀百邪，去恶气，通血脉，厚肠胃，润肌肤，消忧愁。少饮尤佳，多饮伤神损寿，易人本性，其毒甚也。醉饮过度，丧生之源。

饮酒不欲使多，知其过多，速吐之为佳，不尔成痰疾。

醉勿酩酊大醉，即终身百病不除。

酒不可久饮，恐腐烂肠胃，渍髓蒸筋。

醉不可当风卧，生风疾。醉不可向阳卧，令人发狂。醉不可令人扇，生偏枯。醉不可露卧，生冷痹。

醉而出汗当风，为漏风。

醉不可卧黍穰，生癞疾。

醉不可强食、嗔怒，生痈疽。醉不可走马及跳踯，伤筋骨。

醉不可接房事，小者面生鼾、咳嗽，大者伤脏、澼痔疾。
醉不可冷水洗面，生疮。
醉醒不可再投，损后又损。
醉不可高呼、大怒，令人生气疾。
晦勿大醉，忌月空。
醉不可饮酪水，成噎病。

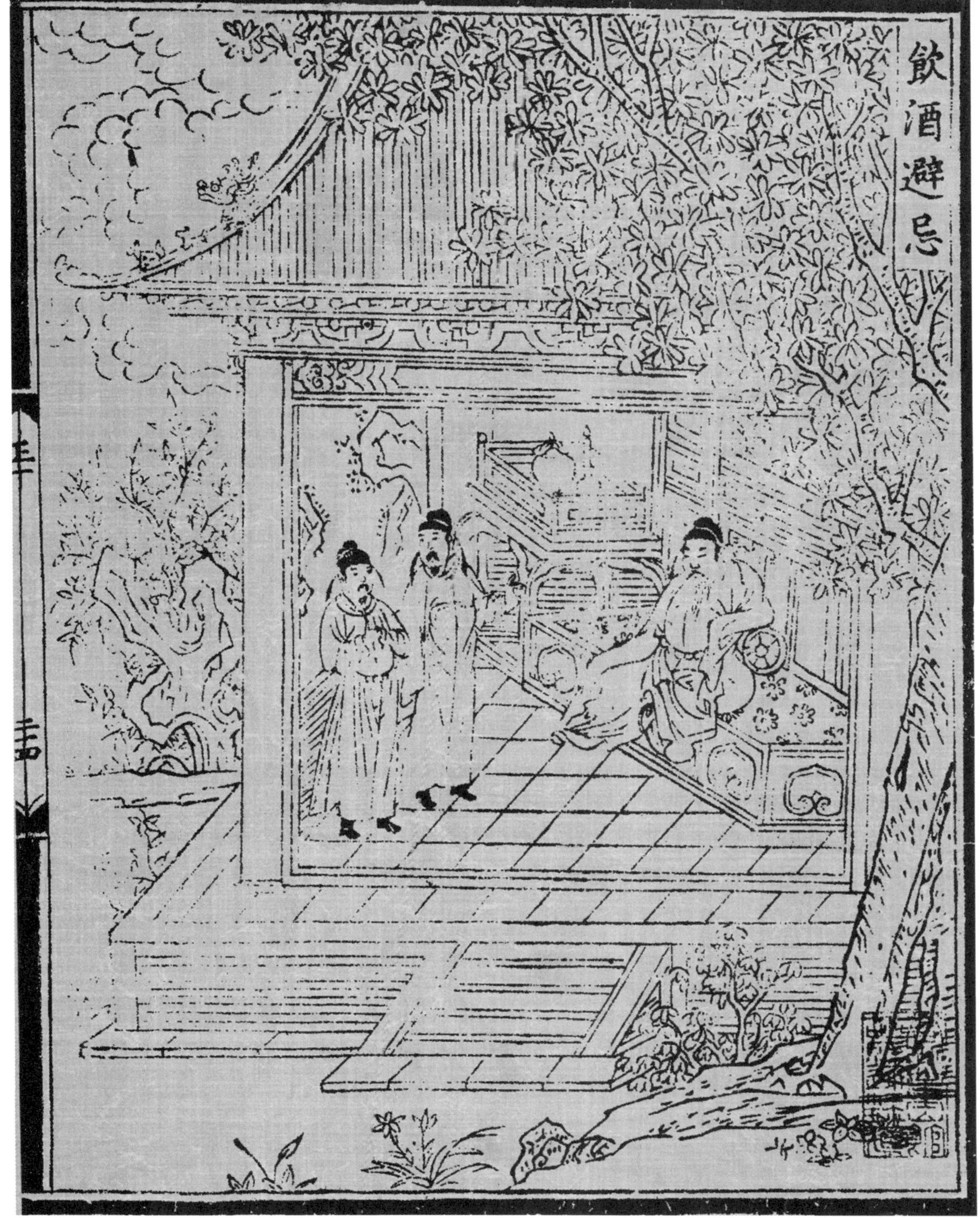

醉不可便卧，面生疮疖，内生积聚。

大醉勿燃灯叫，恐魂魄飞扬不守。

醉不可饮冷浆水，失声成尸噎。

饮酒，酒浆照不见人影勿饮。

醉不可忍小便，成癃闭、膝劳、冷痹。

空心饮酒，醉必呕吐。

醉不可忍大便，生肠澼、痔。

酒忌诸甜物。

酒醉不可食猪肉，生风。

醉不可强举力，伤筋损力。

饮酒时，大不可食猪、羊脑，大损人。炼真之士尤宜忌。

酒醉不可当风乘凉、露脚，多生脚气。

醉不可卧湿地，伤筋骨，生冷痹痛。

醉不可澡浴，多生眼目之疾。

如患眼疾人，切忌醉酒、食蒜。

聚珍异馔

马思答吉[1]汤

补益，温中，顺气。

羊肉一脚子，卸成事件　草果五个　官桂二钱　回回豆子[2]半升，捣碎，去皮

上件，一同熬成汤，滤净。下熟回回豆子二合，香粳米一升，马思答吉一钱，盐少许，调和匀，下事件肉、芫荽叶。

大麦汤

温中下气，壮脾胃，止烦渴，破冷气，去腹胀。

羊肉一脚子，卸成事件　草果五个　大麦仁二升，滚水淘洗净，微煮熟

上件，熬成汤，滤净。下大麦仁，熬熟，盐少许，调和令匀，下事件肉。

八儿不汤系西天茶饭名。

补中，下气，宽胸[3]膈。

〔1〕马思答吉：即乳香。

〔2〕回回豆子：即鸡豆，或三角豆。

〔3〕胸：原作“肓”，据文义当为“胸膈”，而不是“脑膈”，故作“胸”字。本书“脑”作“腦”，而凡属“胸”之义时均作“肓”。故本次校点，凡遇“肓”均作“胸”，“腦”均作“脑”。最后将在“校后记”中加以统计。下同。如有误，俟有识者指正。

羊肉一脚子，卸成事件　草果五个　回回豆子半升，捣碎，去皮　萝卜二个

上件，一同熬成汤，滤净。汤内下羊肉，切如色数大，熟萝卜切如色数大，咱夫兰[1]一钱，姜黄二钱，胡椒二钱，哈昔泥[2]半钱，芫荽叶、盐少许，调和匀，对香粳米干饭食之，入醋少许。

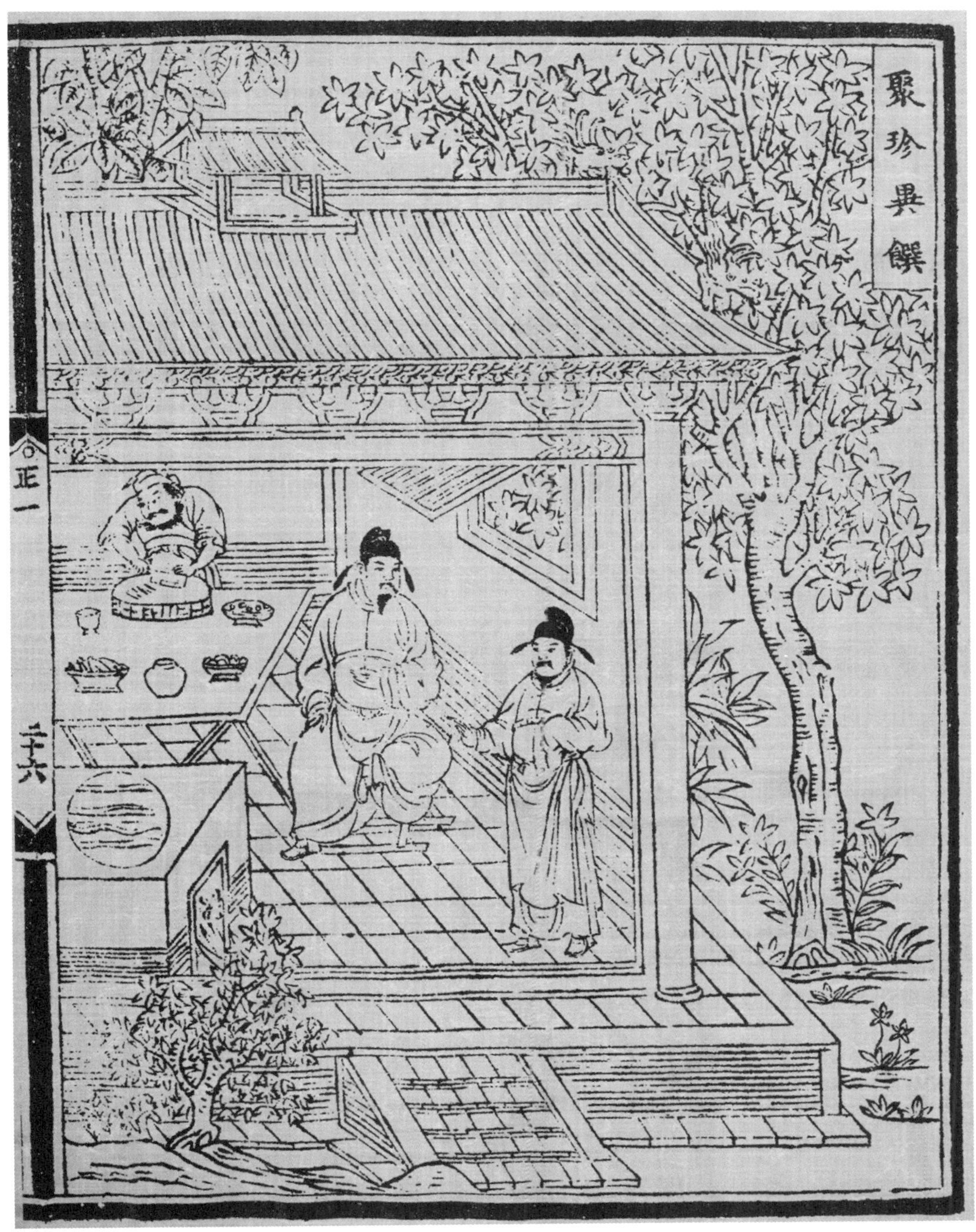

〔1〕咱夫兰：又作“撒馥兰”，即藏红花。

〔2〕哈昔泥：即阿魏。本书“食治诸疾·狐肉汤”下有作者自注。

沙乞某儿[1]汤

补中，下气，和脾胃。

羊肉一脚子，卸成事件　草果五个　回回豆子半升，捣碎，去皮　沙乞某儿五个，系蔓菁

上件，一同熬成汤，滤净。下熟回回豆子二合，香粳米一升。熟沙乞某儿切如色数大，下事件肉，盐少许，调和令匀。

苦豆汤

补下元，理腰膝，温中顺气。

羊肉一脚子，卸成事件　草果五个　苦豆一两，系葫芦巴

上件，一同熬成汤，滤净。下河西兀麻食或米心棋子，哈昔泥半钱，盐少许，调和。

木瓜汤

补中，顺气，治腰膝疼痛，脚气不仁。

羊肉一脚子，卸成事件　草果五个　回回豆子半升，捣碎，去皮

上件，一同熬成汤，滤净。下香粳米一升，熟回回豆子二合，肉弹儿木瓜二斤，取汁，砂糖四两，盐少许，调和，或下事件肉。

鹿头汤

补益，止烦渴，治脚膝疼痛。

鹿头蹄一副，退洗净，卸作块

上件，用哈昔泥豆子大，研如泥，与鹿头蹄肉同拌匀，用回回小油四两同炒，入滚水熬令软，下胡椒三钱，哈昔泥二钱，荜拨一钱，牛奶子一盏，生姜汁一合，盐少许，调和。一法：用鹿尾取汁，入姜末、盐，同调和。

松黄汤

补中益气，壮筋骨。

羊肉一脚子，卸成事件　草果五个　回回豆子半升，捣碎，去皮

上件，同熬成汤，滤净。熟羊脑子一个，切作色数大，松黄汁二合，生姜汁半合，一同下，炒葱、盐、醋、芫荽叶，调和匀。对经卷儿食之。

粆[2]汤

补中益气，健脾胃。

羊肉一脚子，卸成事件　草果五个　回回豆子半升，捣碎，去皮

上件，同熬成汤，滤净。熟干羊胸子一个，切片，粆三升，白菜或荨麻菜，一同下锅，盐调和匀。

---

〔1〕沙乞某儿：又作“沙吉木儿”，即蔓菁的根。

〔2〕粆：音 shā，有两种意思，一为炒米，二为砂糖。在此，用粆三升，当指炒米。

大麦筭子粉

补中益气，健脾胃。

羊肉一脚子，卸成事件　草果五个　回回豆子半升，捣碎，去皮

上件，同熬成汤，滤净。大麦粉三斤，豆粉一斤，同作粉。羊肉炒细乞马[1]，生姜汁二合，芫荽叶、盐、醋调和。

大麦片粉

补中益气，健脾胃。

羊肉一脚子，卸成事件　草果五个　良姜二钱

上件，同熬成汤，滤净。下羊肝酱，取清汁，胡椒五钱，熟羊肉切作甲叶，糟姜二两，瓜齑一两，切如甲叶，盐、醋调和，或浑汁亦可。

糯米粉搊粉

补中益气。

羊肉一脚子，卸成事件　草果五个　良姜二钱

上件，同熬成汤，滤净。用羊肝酱熬取清汁，下胡椒五钱，糯米粉二斤，与豆粉一斤，同作搊粉，羊肉切细乞马，入盐、醋调和，浑汁亦可。

河豚羹

补中益气。

羊肉一脚子，卸成事件　草果五个

上件，同熬成汤，滤净。用羊肉切细乞马，陈皮五钱，去白，葱二两，细切，料物二钱，盐、酱拌馅儿，皮用白面三斤，作河豚，小油炸熟，下汤内，入盐调和，或清汁亦可。

阿菜汤

补中益气。

羊肉一脚子，卸成事件　草果五个　良姜二钱

上件，同熬成汤，滤净。下羊肝酱，同取清汁，入胡椒五钱。另羊肉切片，羊尾子一个，羊舌一个，羊腰子一副，各切甲叶，蘑菇二两，白菜，一同下，清汁，盐、醋调和。

鸡头粉雀舌馔子

补中，益精气。

羊肉一脚子，卸成事件　草果五个　回回豆子半升，捣碎，去皮

上件，同熬成汤，滤净。用鸡头粉二斤，豆粉一斤，同和，切作馔子，羊肉切细乞马，生姜汁一合，炒葱调和。

---

〔1〕乞马：精细切治之后的肉料半成品。本书有“细乞马”“片儿乞马”“条道乞马”“丁头乞马”“碎乞马”，即与汉语序倒装之肉丝、肉片、肉条、肉丁、肉末之意同。

鸡头粉血粉

补中，益精气。

羊肉一脚子，卸成事件　草果五个　回回豆子半升，捣碎，去皮

上件，同熬成汤，滤净。用鸡头粉二斤，豆粉一斤，羊血和作搊粉，羊肉切细乞马，炒葱、醋一同调和。

鸡头粉撅面

补中，益精气。

羊肉一脚子，卸成事件　草果五个　回回豆子半升，捣碎，去皮

上件，同熬成汤，滤净。用鸡头粉二斤，豆粉一斤，白面一斤，同作面。羊肉切片儿乞马，入炒葱、醋一同调和。

鸡头粉搊粉

补中，益精气。

羊肉一脚子，卸成事件　草果五个　良姜二钱

上件，同熬成汤，滤净。用羊肝酱同取清汁，入胡椒一两，次用鸡头粉二斤，豆粉一斤，同作搊粉，羊肉切细乞马，下盐、醋调和。

鸡头粉馄饨[1]

补中益气。

羊肉一脚子，卸成事件　草果五个　回回豆子半升，捣碎，去皮

上件，同熬成汤，滤净。用羊肉切作馅，下陈皮一钱，去白，生姜一钱，细切，五味和匀。次用鸡头粉二斤，豆粉一斤，作枕头馄饨。汤内下香粳米一升，回回豆子二合，生姜汁二合，木瓜汁一合，同炒葱、盐调和匀。

杂羹

补中益气。

羊肉一脚子，卸成事件　草果五个　回回豆子半升，捣碎，去皮

上件，同熬成汤，滤净。羊头洗净二个，羊肚、肺各二具，羊白血双肠儿一副，并煮熟，切。次用豆粉三斤，作粉，蘑菇半斤，杏泥半斤，胡椒一两，入青菜、芫荽炒葱、盐、醋调和。

荤素羹

补中益气。

羊肉一脚子，卸成事件　草果五个　回回豆子半升，捣碎，去皮

上件，同熬成汤，滤净。豆粉三斤，作片粉，精羊肉切条道乞马，山药一斤，糟姜二块，瓜齑一块，乳饼一个，胡萝卜十个，蘑菇半斤，生姜四两，各切，鸡子十个，打煎饼，切，用麻泥一斤，杏泥半斤，同炒葱、盐、醋调和。

---

〔1〕饨：原作“钝”，据文义改。

珍珠粉

补中益气。

羊肉一脚子，卸成事件　草果五个　回回豆子半升，捣碎，去皮

上件，同熬成汤，滤净。羊肉切乞马，心、肝、肚、肺各一具，生姜二两，糟姜四两，瓜齑一两，胡萝卜十个，山药一斤，乳饼一个，鸡子十个，作煎饼，各切，次用麻泥一斤，同炒葱、盐、醋调和。

黄汤

补中益气。

羊肉一脚子，卸成事件　草果五个　回回豆子半升，捣碎，去皮

上件，同熬成汤，滤净。下熟回回豆子二合，香粳米一升，胡萝卜五个，切，用羊后脚肉丸肉弹儿，肋枝一个，切，寸金姜黄三钱，姜末五钱，咱夫兰一钱，芫荽叶同盐、醋调和。

三下锅

补中益气。

羊肉一脚子，卸成事件　草果五个　良姜二钱

上件，同熬成汤，滤净。用羊后脚肉丸肉弹儿，丁头馍子，羊肉指甲匾食，胡椒一两，同盐、醋调和。

葵菜羹

顺气，治癃闭不通。性寒，不可多食。今与诸物同制造，其性稍温。

羊肉一脚子，卸成事件　草果五个　良姜二钱

上件，同熬成汤。熟羊肚、肺各一具，切，蘑菇半斤，切，胡椒五钱，白面一斤，拌鸡爪面，下葵菜，炒葱、盐、醋调和。

瓠子汤

性寒。主消渴，利水道。

羊肉一脚子，卸成事件　草果五个

上件，同熬成汤，滤净。用瓠子六个，去穰、皮，切，掠，熟羊肉，切片，生姜汁半合，白面二两，作面丝，同炒葱、盐、醋调和。

团鱼汤

主伤中，益气，补不足。

羊肉一脚子，卸成事件　草果五个

上件，熬成汤，滤净。团鱼五六个，煮熟，去皮、骨，切作块，用面二两，作面丝，生姜汁一合，胡椒一两，同炒葱、盐、醋调和。

盏蒸

补中益气。

挦[1]羊背皮或羊肉三脚子，卸成事件　草果五个　良姜二钱　陈皮二钱，去白　小椒二钱

上件，用杏泥一斤，松黄二合，生姜汁二合，同炒葱、盐五味调匀，入盏内蒸，令软熟，对经卷儿食之。

台苗羹

补中益气。

羊肉一脚子，卸成事件　草果五个　良姜二钱

上件，熬成汤，滤净。用羊肝下酱，取清汁，豆粉五斤，作粉，乳饼一个，山药一斤，胡萝卜十个，羊尾子一个，羊肉等，各切细，入台子菜、韭菜、胡椒一两，盐、醋调和。

熊汤

治风痹不仁，脚气。

熊肉二脚子，煮熟，切块　草果三个

上件，用胡椒三钱，哈昔泥一钱，姜黄二钱，缩砂二钱，咱夫兰一钱，葱、盐、酱一同调和。

鲤鱼汤

治黄疸，止渴，安胎。有宿瘕者，不可食之。

大新鲤鱼十头，去鳞肚，洗净　小椒末五钱

上件，用芫荽末五钱，葱二两，切，酒少许，盐，一同腌[2]拌。清汁内下鱼，次下胡椒末五钱，生姜末三钱，荜拨末三钱，盐、醋调和。

炒狼汤

古本草不载狼肉，今云性热，治虚弱。然食之未闻有毒。今制造用料物以助其味，暖五脏，温中。

狼肉一脚子，卸成事件　草果三个　胡椒五钱　哈昔泥一钱　荜拨二钱　缩砂二钱　姜黄二钱　咱夫兰一钱

上件，熬成汤，用葱、酱、盐、醋一同调和。

围像

补益五脏。

羊肉一脚子，煮熟，切细　羊尾子二个，熟，切细　藕二枚　蒲笋二斤　黄瓜五个　生姜半斤　乳饼二个　糟姜四两　瓜齑半斤　鸡子一十个，煎作饼　蘑菇一斤　蔓菁菜　韭菜各切条道

上件，用好肉汤，调麻泥二斤、姜末半斤，同炒葱、盐、醋、调和，对胡饼食之。

---

〔1〕挦：音 xián，拨、扯。在食品方中，指退毛的意思。

〔2〕腌：原作“淹”，据文义改。下同。

春盘面

补中益气。

白面六斤，切细面　羊肉二脚子，煮熟，切条道乞马　羊肚、肺各一个，煮熟，切　鸡子五个，煎作饼，裁幡　生姜四两，切　韭黄半斤　蘑菇四两　台子菜　蓼芽[1]　胭脂

上件，用清汁下，胡椒一两、盐、醋调和。

皂羹面

补中益气。

白面六斤，切细面　羊脑子二个，退洗净，煮熟，切如色数块

上件，用红曲三钱，腌拌，熬令软，同入清汁内，下胡椒一两，盐、醋调和。

山药面

补虚羸，益元气。

白面六斤　鸡子十个，取白　生姜汁二合　豆粉四两

上件，用山药三斤，煮熟，研泥，同和面，羊肉二脚子，切丁头乞马，用好肉汤，下炒葱、盐调和。

挂面

补中益气。

羊肉一脚子，切细乞马　挂面六斤　蘑菇半斤，洗净，切　鸡子五个，煎作饼　糟姜一两，切　瓜齑一两，切

上件，用清汁，下胡椒一两、盐、醋调和。

经带面

补中益气。

羊肉一脚子，炒焦肉乞马　蘑菇半斤，洗净，切

上件，用清汁，下胡椒一两，盐、醋调和。

羊皮面

补中益气。

羊皮二个，洗净，煮软　羊舌二个，熟　羊腰子四个，熟，各切如甲叶　蘑菇一斤，洗净　糟姜四两，各切如甲叶

上件，用好肉酽汤或清汁，下胡椒一两，盐、醋调和。

秃秃麻食系手撇面

补中益气。

白面六斤，作秃秃麻食　羊肉一脚子，炒焦肉乞马

上件，用好肉汤，下炒葱，调和匀，下蒜酪、香菜末。

〔1〕芽：原作“牙”，据文义改。

细水滑绢边水滑一同。

补中益气。

白面六斤，作水滑　羊肉二脚子，炒焦肉乞马　鸡儿一个，熟，切丝　蘑菇半斤，洗净，切

上件，用清汁，下胡椒一两，盐、醋调和。

水龙馔子

补中益气。

羊肉二脚子，熟，切作乞马　白面六斤，切作钱眼馔子　鸡子十个　山药一斤　糟姜四两　胡萝卜五个　瓜齑二两，各切细　三色弹儿内一色肉弹儿，外二色粉、鸡子弹儿

上件，用清汁，下胡椒二两，盐、醋调和。

马乞系手搓面，或糯米粉、鸡头粉亦可。

补中益气。

白面六斤，作马乞　羊肉二脚子，熟，切乞马

上件，用好肉汤，炒葱、醋、盐一同调和。

搠罗脱因系畏兀儿[1]茶饭

补中益气。

白面六斤，和，按作钱样　羊肉二脚子，熟，切　羊舌二个，熟，切　山药一斤　蘑菇半斤　胡萝卜五个　糟姜四两，切

上件，用好酽肉汤同下，炒葱、醋调和。

乞马粥

补脾胃，益气力。

羊肉一脚子，卸成事件，熬成汤，滤净　粱米二升，淘洗净

上件，用精肉切碎乞马，先将米下汤内，次下乞马、米[2]、葱、盐，熬成粥。或下圆米，或折米，或渴米皆可。

汤粥

补脾胃，益肾气。

羊肉一脚子，卸成事件

上件，熬成汤，滤净。次下粱米三升，作粥熟，下米、葱、盐。或下圆米、渴米、折米皆可。

粱米淡粥

补中益气。

粱米二升

上先将水滚过，澄清，滤净。次将米淘洗三五遍，熬成粥。或下圆米、渴米、折米皆可。

〔1〕畏兀儿：即维吾尔。

〔2〕米：疑衍。

河西米汤粥

补中益气。

羊肉一脚子，卸成事件　河西米二升

上熬成汤，滤净。下河西米，淘洗净，次下细乞马、米、葱、盐，同熬成粥，或不用乞马亦可。

撒速汤系西天茶饭名。

治元脏虚冷，腹内冷痛，腰脊酸疼。

羊肉二脚子，头蹄一副　草果四个　官桂三两　生姜半斤　哈昔泥如回回豆子两个大

上件，用水一铁络，熬成汤，于石头锅内盛顿，下石榴子一斤，胡椒二两，盐少许。炮石榴子用小油一杓，哈昔泥如豌豆一块，炒鹅黄色微黑。汤末子油去净，澄清，用甲香、甘松、哈昔泥、酥油烧烟熏瓶，封贮任意。

炙羊心

治心气惊悸，郁结不乐。

羊心一个，带系桶〔1〕　咱夫兰三钱

上件，用玫瑰水一盏，浸取汁，入盐少许，签子签羊心于火上炙，将咱夫兰汁徐徐涂之，汁尽为度。食之安宁心气，令人多喜。

炙羊腰

治卒患腰眼疼痛者。

羊腰一对　咱夫兰一钱

上件，用玫瑰水一杓，浸取汁，入盐少许，签子签腰子火上炙。将咱夫兰汁徐徐涂之，汁尽为度。食之，甚有效验。

攒鸡儿

肥鸡儿十个，挦洗净，熟切，攒　生姜汁一合　葱二两，切　姜末半斤　小椒末四两　面二两，作面丝

上件，用煮鸡儿汤，炒葱、醋，入姜汁调和。

炒鹌鹑

鹌鹑二十个，切成事件　萝卜二个，切　姜末四两　羊尾子一个，各切如色数　面二两，作面丝

上件，用煮鹌鹑汤，炒葱、醋调和。

盘兔

兔儿二个，切作事件　萝卜二个，切　羊尾子一个，切片　细料物〔2〕二钱

上件，用炒葱、醋调和，下面丝二两，调和。

〔1〕系桶：即系统，当指羊心周围的血管及脂肪组织。

〔2〕细料物：即碾细了的料物粉末。

河西肺

羊肺一个　韭六斤，取汁　面二斤，打糊　酥油半斤　胡椒二两　生姜汁二合

上件，用盐调和匀，灌肺，煮熟，用汁浇食之。

姜黄腱子

羊腱子一个，熟　羊肋枝二个，截作长块　豆粉一斤　白面一斤　咱夫兰二钱　栀子五钱

上件，用盐、料物调和，搽腱子，下小油炸。

鼓儿签子

羊肉五斤，切细　羊尾子一个，切细　鸡子十五个　生姜二钱　葱二两，切　陈皮二钱，去白　料物三钱

上件，调和匀，入羊白肠内，煮熟，切作鼓样。用豆粉一斤，白面一斤，咱夫兰一钱，栀子三钱，取汁，同拌鼓儿签子，入小油炸。

带花羊头

羊头三个，熟，切　羊腰四个　羊肚、肺各一具，煮熟，切，攒胭脂染　生姜四两　糟姜二两，各切　鸡子五个，作花样　萝卜三个，作花样

上件，用好肉汤，炒葱、盐、醋调和。

鱼弹儿

大鲤鱼十个，去皮、骨、头、尾　羊尾子二个，同剁为泥　生姜一两，切细　葱二两，切细　陈皮末三钱　胡椒末一两　哈昔泥二钱

上件，下盐，入鱼肉内拌匀，丸如弹儿，用小油炸。

芙蓉鸡

鸡儿十个，熟，攒　羊肚、肺各一具，熟，切　生姜四两，切　胡萝卜十个，切　鸡子二十个，煎作饼，刻花样　赤根　芫荽打糁　胭脂　栀子染[1]　杏泥一斤

上件，用好肉汤，炒葱、醋调和。

肉饼儿

精羊肉十斤，去脂膜筋，捶为泥　哈昔泥三钱　胡椒二两　荜拨一两　芫荽末一两

上件，用盐调和匀，捻饼，入小油炸。

盐肠

羊苦肠[2]水洗净

上件，用盐拌匀，风干，入小油炸。

脑瓦剌

熟羊胸子二个，切薄片　鸡子二十个，熟

[1] 染：指用胭脂与栀子，将菜染成红色与黄色。

[2] 苦肠：又称白肠、粉肠，即十二指肠。

上件，用诸般生菜，一同卷饼。

姜黄鱼

鲤鱼十个，去皮鳞　白面二斤　豆粉一斤　芫荽末二两

上件，用盐、料物腌拌过，搽鱼，入小油炸熟。用生姜二两切丝，芫荽叶、胭脂染萝卜丝、炒葱调和。

攒雁

雁五个，煮熟，切，攒　姜末半斤

上用好肉汤，炒葱、盐调和。

猪头姜豉[1]

猪头二个，洗净，切成块　陈皮二钱，去白　良姜二钱　小椒二钱　官桂二钱　草果五个　小油一斤　蜜半斤

上件，一同熬成，次下芥末、炒葱、醋、盐调和。

蒲黄瓜齑

净羊肉十斤，煮熟，切如瓜齑　小椒一两　蒲黄半斤

上件，用细料物一两、盐同拌匀。

攒羊头

羊头五个，煮熟，攒　姜末四两　胡椒一两

上件，用好肉汤，炒葱、盐、醋调和。

攒牛蹄马蹄、熊掌一同。

牛蹄一副，煮熟，攒　姜末二两

上件，用好肉汤，同炒葱、盐调和。

细乞思哥

羊肉一脚子，煮熟，切细　萝卜二个，熟，切细　羊尾子一个，熟切　哈夫儿[2]二钱

上件用好肉汤，同炒葱调和。

肝生

羊肝一个，水浸，切细丝　生姜四两，切细丝　萝卜二个，切细丝　香菜　蓼子各二两，切细丝

上件，用盐、醋、芥末调和。

马肚盘

马肚肠一副，煮熟，切　芥末半斤

上件，将白血灌肠，刻花样，涩脾和脂剁心子攒成，炒葱、盐、醋、芥末调和。

---

〔1〕豉：此方中无“豉”，疑有脱误。

〔2〕哈夫儿：不知何物，存疑待考。

炸膘儿系细项。

膘儿二个，卸成各一节　哈昔泥一钱　葱一两，切细

上件，用盐一同腌拌少时，入小油炸熟。次用咱夫兰二钱，水浸汁，下料物、芫荽末，同糁拌。

熬蹄儿

羊蹄五副，退洗净，煮软，切成块　姜末一两　料物五钱

上件，下面丝，炒葱、醋、盐调和。

熬羊胸[1]子

羊胸子二个，退毛洗净，煮软，切作色数块　姜末二两　料物五钱

上件，用好肉汤，下面丝，炒葱、盐、醋调和。

鱼脍

新鲤鱼五个，去皮、骨、头、尾　生姜二两　萝卜二个　葱一两　香菜　蓼子各切如丝，胭脂打糁

上件，下芥末、炒葱、盐、醋调和。

红丝

羊血同白面依法煮熟　生姜四两　萝卜一个　香菜　蓼子各一两，切细丝

上件，用盐、醋、芥末调和。

烧雁烧鹚鸨、烧鸭子等一同

雁一个，去毛、肠、肚，净　羊肚一个，退洗净，包雁　葱二两　芫荽末一两

上件，用盐同调，入雁腹内烧之。

烧水札

水札十个，挦洗净　芫荽末一两　葱十茎　料物五钱

上件，用盐同拌匀，烧。或以肥面包水札，就笼内蒸熟亦可。或以酥油水和面包水札，入炉鏊内炉熟亦可。

柳蒸羊

羊一口，带毛

上件，于地上作炉三尺深，周回以石，烧令通赤，用铁芭盛羊上，用柳子盖覆，土封，以熟为度。

仓馒头

羊肉　羊脂　葱　生姜　陈皮各切细

上件，入料物、盐、酱，拌和为馅。

鹿奶肪馒头或作仓馒头，或做皮薄馒头皆可。

鹿奶肪　羊尾子各切如指甲片　生姜　陈皮各切细

---

〔1〕胸：原作“肓”，据目录改。据方中“退毛，洗净，煮软”之制作，也当为胸子，而不是脑子。

上件，入料物、盐，拌和为馅。

茄子馒头

羊肉　羊脂　羊尾子　葱　陈皮各切细　嫩茄子去穰

上件，同肉作馅，却入茄子内蒸，下蒜酪、香菜末，食之。

剪花馒头

羊肉　羊脂　羊尾子　葱　陈皮各切细

上件，依法入料物、盐、酱拌馅，包馒头，用剪子剪诸般花样，蒸，用胭脂染花。

水晶角儿

羊肉　羊脂　羊尾子　葱　陈皮　生姜各切细

上件，入细料物、盐、酱拌匀，用豆粉作皮包之。

酥皮奄子

羊肉　羊脂　羊尾子　葱　陈皮　生姜各切细，或下瓜哈孙，系山丹根

上件，入料物、盐、酱拌匀，用小油、米粉与面，同和作皮。

撇列[1]角儿

羊肉　羊脂　羊尾子　新韭各切细

上件，入料物、盐、酱拌匀，白面作皮，鏊上炮熟，次用酥油、蜜。或以葫芦瓠子作馅亦可。

莳萝[2]角儿

羊肉　羊脂　羊尾子　葱　陈皮　生姜各切细

上件，入料物、盐、酱拌匀，用白面、蜜与小油拌，入锅内，滚水搅熟作皮。

天花包子或作蟹黄亦可。藤花包子一同

羊肉　羊脂　羊尾子　葱　陈皮　生姜各切细　天花滚水烫熟，洗净，切细

上件，入料物、盐、酱拌馅，白面作薄皮，蒸。

荷莲兜子[3]

羊肉三脚子，切　羊尾子二个，切　鸡头仁八两　松黄八两　八檐仁四两　蘑菇八两　杏泥一斤　胡桃仁八两　必思答仁[4]四两　胭脂一两　栀子四钱　小油二斤　生姜八两　豆粉四斤　山药三斤　鸡子三十个　羊肚、肺各二副　苦肠一副　葱四两　醋半瓶　芫荽叶

上件，用盐、酱、五味调和匀，豆粉作皮，入盏内蒸，用松黄汁浇食。

---

〔1〕撇列：即蔓菁根之俗称，本书中又称“沙乞某儿”。在配方中，并未无此菜，疑有脱误。

〔2〕莳萝：即小茴香。在配方中，未见到此料，疑有脱误。

〔3〕荷莲兜子：同上两个角儿方一样，没有看来是主料的荷莲，疑有脱误。《居家必用事类·饮食》有“荷莲兜子”，配方与此方基本相同，有新莲肉一味。

〔4〕必思答仁：即开心果。

黑子儿烧饼

白面五斤　牛奶子二升　酥油一斤　黑子儿一两，微炒

上件，用盐、碱少许，同和面作烧饼。

牛奶子烧饼

白面五斤　牛奶子二斤　酥油一斤　茴香一两，微炒

上件，用盐、碱少许，同和面作烧饼。

饪饼经卷儿一同。

白面十斤　小油一斤　小椒一两，炒去汁　茴香一两，炒

上件，隔宿用酵子、盐、碱、温水，一同和面。次日入面接肥[1]，再和成面。每斤作二个，入笼内蒸。

颇儿必汤即羊辟膝骨。

主男女虚劳，寒中羸瘦，阴气不足。利血脉，益经气。

颇儿必三四十个，水洗净

上件，用水一铁络，同熬。四分中熬取一分，澄滤净，去油去滓，再凝定。如欲食，任意多少。

米哈讷关列孙

治五劳七伤，脏气虚冷。常服补中益气。

羊后脚一个，去筋膜，切碎

上件，用净锅内干爁[2]熟。令盖封闭，不透气，后用净布绞纽取汁。

〔1〕接肥：是指加入更多的干面粉，揉和成面团。

〔2〕爁：音 làn，即“烤”。

饮膳正要卷第二

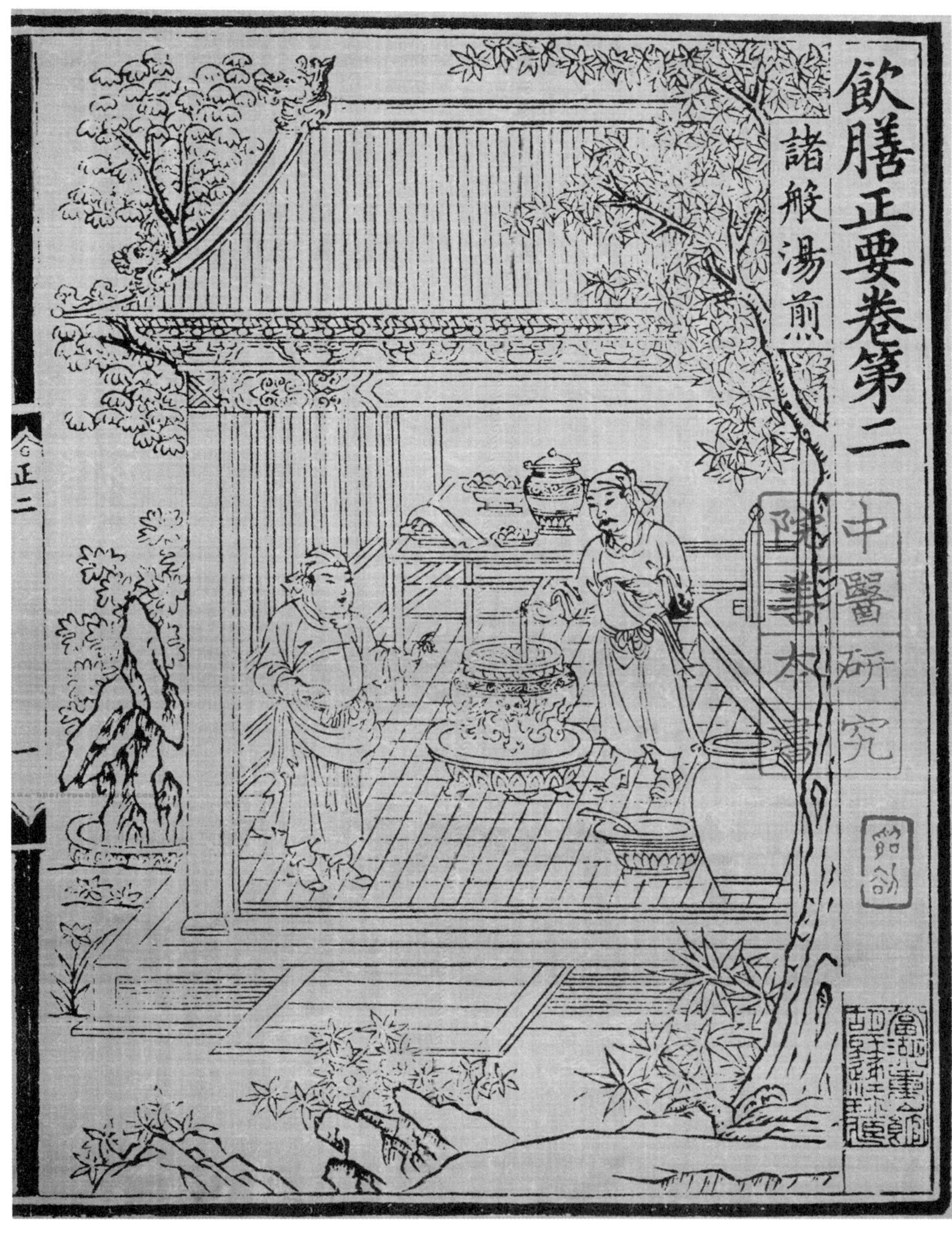

诸般汤煎

桂浆

生津止渴，益气和中，去湿逐饮。

生姜三斤，取汁　熟水二斗　赤茯苓三两，去皮，为末　桂三两，去皮，为末　曲末半斤　杏仁一百个，汤洗，去皮、尖，生研为泥　大麦蘖[1]半两，为末　白沙蜜三斤，炼净

上用前药，蜜水拌，和匀，入瓷[2]罐内，油纸封口数重，泥固济，冰窖内放三日方熟。绵滤冰浸，暑月饮之。

桂沉浆

去湿逐饮，生津止渴，顺气。

紫苏叶一两，剉　沉香三钱，剉　乌梅一两，取肉　砂糖六两

上件四味，用水五六碗，熬至三碗，滤去滓，入桂浆一升，合和作浆饮之。

荔枝膏

生津止渴，去烦。

乌梅半斤，取肉　桂一十两，去皮，剉　砂糖二十六两　麝香半钱，研　生姜汁五两　熟蜜一十四两

上用水一斗五升，熬至一半，滤去滓，下砂糖、生姜汁，再熬，去滓，澄定少时，入麝香搅匀，澄清如常，任意服。

梅子丸

生津止渴，解化酒毒，去湿。

乌梅一两半，取肉　白梅一两半，取肉　干木瓜一两半　紫苏叶一两半　甘草一两，炙　檀香二钱　麝香一钱，研

上为末，入麝香和匀，砂糖为丸如弹大。每服一丸，噙化。

五味子汤代葡萄酒饮。

生津止渴，暖精益气。

北五味一斤，净肉　紫苏叶六两　人参四两，去芦，剉　砂糖二斤

上件，用水二斗，熬至一斗，滤去滓，澄清，任意服之。

人参汤代酒饮。

顺气，开胸膈，止渴生津。

新罗参四两，去芦，剉　橘皮一两，去白　紫苏叶二两　砂糖一斤

---

〔1〕蘖：原作“糵”，据文义改。

〔2〕瓷：原作“磁”，通“瓷”。

上件，用水二斗，熬至一斗，去滓，澄清，任意饮之。

仙术汤

去一切不正之气，温脾胃，进饮食，辟瘟疫，除寒湿。

苍术一斤，米泔浸三日，竹刀子切片，焙干，为末　茴香二两，炒，为末　甘草二两，炒，为末　白面一斤，炒　干枣二升，焙干，为末　盐四两，炒

上件，一同和匀。每日空心白汤点服。

杏霜汤

调顺肺气，利胸膈，治咳嗽。

粟米五升，炒，为面　杏仁二升，去皮、尖，麸炒，研　盐三两，炒

上件拌匀。每日空心白汤调一钱。入酥少许尤佳。

山药汤

补虚益气，温中润肺。

山药一斤，煮熟　粟米半升，炒，为面　杏仁二斤，炒令过熟，去皮、尖，切如米

上件，每日空心白汤调二钱，入酥油少许，山药任意。

四和汤

治腹内冷痛，脾胃不和。

白面一斤，炒　芝麻一斤，炒　茴香二两，炒　盐一两，炒

上件，并为末。每日空心白汤点服。

枣姜汤

和脾胃，进饮食。

生姜一斤，切作片　枣三升，去核，炒　甘草二两，炒　盐二两，炒

上件为末，一处拌匀。每日空心白汤点服。

茴香汤

治元脏虚弱，脐腹冷痛。

茴香一斤，炒　川楝子半斤　陈皮半斤，去白　甘草四两，炒　盐半斤，炒

上件为细末，相和匀。每日空心白汤点服。

破气汤

治元脏虚弱，腹痛，胸膈闭闷。

杏仁一斤，去皮、尖，麸炒，别研　茴香四两，炒　良姜一两　荜澄茄二两　陈皮二两，去白　桂花半斤　姜黄一两　木香一两　丁香一两　甘草半斤　盐半斤

上件为细末。空心白汤点服。

白梅汤

治中热，五心烦躁[1]，霍乱呕吐，干渴，津液不通。

〔1〕躁：原作“燥”，据文义改。

白梅肉一斤　白檀四两　甘草四两　盐半斤

上件为细末。每服一钱，入生姜汁少许，白汤调下。

木瓜汤

治脚气不仁，膝劳冷痹疼痛。

木瓜四个，蒸熟，去皮，研烂如泥　白沙蜜二斤，炼净

上件二味，调和匀，入净瓷器内盛之。空心白汤点服。

橘皮醒醒汤

治酒醉不解，呕噫吞酸。

香橙皮一斤，去白　陈橘皮一斤，去白　檀香四两　葛花半斤　绿豆花半斤　人参二两，去芦　白豆蔻仁二两　盐六两，炒

上件为细末。每日空心白汤点服。

渴忒[1]饼儿

生津止渴，治嗽。

渴忒一两二钱　新罗参一两，去芦　菖蒲一钱，各为细末　白纳八三两，研，系砂糖

上件，将渴忒用葡萄酒化成膏，和上项药末，令匀为剂，印作饼。每用一饼，徐徐噙化。

官桂渴忒饼儿

生津，止寒嗽。

官桂二钱，为末　渴忒一两二钱　新罗参一两二钱，去芦，为末　白纳八三两，研

上件，将渴忒用玫瑰水化成膏，和药末为剂，用诃子油印作饼子。每用一饼，徐徐噙化。

答必纳饼儿

清头目，利咽膈，生津止渴，治嗽。

答必纳二钱为末，即草龙胆　新罗参一两二钱，去芦，为末　白纳八五两，研

上件，用赤赤哈纳即北地酸角儿熬成膏，和药末为剂，印作饼儿，每用一饼，徐徐噙化。

橙香饼儿

宽中顺气，清利头目。

新橙皮一两，焙，去白　沉香五钱　白檀五钱　缩砂五钱　白豆蔻仁五钱　荜澄茄三钱　南硼砂三钱，别研　龙脑二钱，别研　麝香二钱，别研

上件为细末，甘草膏和剂印饼。每用一饼，徐徐噙化。

牛髓膏子

补精髓，壮筋骨，和血气，延年益寿。

黄精膏五两　地黄膏三两　天门冬膏一两　牛骨头内取油二两

[1] 渴忒：即酸奶干。

上件，将黄精膏、地黄膏、天门冬膏与牛骨油一同不住手用银匙搅，令冷定和匀成膏。每日空心温酒调一匙头。

木瓜煎[1]

木瓜十个，去皮、穰，取汁，熬水尽　白砂糖十斤，炼净

上件，一同再熬成煎。

香圆煎

香圆二十个，去皮取肉　白砂糖十斤，炼净

上件，一同再熬成煎。

株子煎

株子一百个，取净肉　白砂糖五斤，炼净

上件，同熬成煎。

紫苏煎

紫苏叶五斤　干木瓜五斤　白砂糖十斤，炼净

上件，一同熬成煎。

金橘煎

金橘五十个，去子取皮　白砂糖三斤

上件，一同熬成煎。

樱桃煎

樱桃五十斤，取汁　白砂糖二十五斤

上件，同熬成煎。

桃煎

大桃一百个，去皮，切片取汁　白砂蜜二十斤，炼净

上件，一同熬成煎。

石榴煎[2]

石榴子十斤，取汁　白砂糖十斤，炼净

上件，一同熬成煎。

小石榴煎

小石榴二斗，蒸熟去子，研为泥　白沙蜜十斤，炼净

上件，一同熬成煎。

五味子舍儿别[3]

新北五味十斤，去子，水浸取汁　白砂糖八斤，炼净

---

〔1〕木瓜煎：与“一贯煎”之类的中药汤剂不同，是一种膏煎。元代的“煎”很有特色，是一类用果子与糖熬制的膏剂，浓度几近饱和，耐久藏，须经冲兑后服用。

〔2〕煎：原误作“浆”，据后文制法“熬成煎”改。

〔3〕舍儿别：也作“舍利别”，即糖浆。与煎相似而略为稀薄，有时可直接饮用。

上件，一同熬成煎。

赤赤哈纳系酸刺。

赤赤哈纳不以多少，水浸取汁

上件，用银石器内熬成膏。

松子油

松子不以多少，去皮，捣研为泥

上件，水绞取汁熬成，取净清油绵滤净，再熬澄清。

杏子油

杏子不以多少，连皮捣碎

上件，水煮熬，取浮油，绵滤净，再熬成油。

酥油

牛乳中取浮凝，熬而为酥。

醍醐油

取上等酥油，约重千斤之上者，煎熬过，滤净，用大瓷瓮贮之，冬月取瓮中心不冻者，谓之醍醐。

马思哥油

取净牛奶子，不住手用阿赤即打油木器也打，取浮凝者，为马思哥油。今亦云白酥油。

枸杞茶

枸杞五斗，水淘洗净，去浮麦，焙干，用白布筒净，去蒂萼、黑色，选拣红熟者。先用雀舌茶展溲[1]碾子，茶芽不用，次碾枸杞为细末。每日空心用□匙头，入酥油搅匀，温酒调下，白汤亦可。忌与酪同食。

玉磨茶

上等紫笋五十斤，筛筒净　苏门炒米五十斤，筛筒净

一同拌和匀，入玉磨内，磨之成茶。

金字茶

系江南湖州造进末茶。

范殿帅茶

系江浙庆元路造进茶芽，味色绝胜诸茶。

紫笋雀舌茶

选新嫩芽蒸过，为紫笋。有先春、次春、探春，味皆不及紫笋雀舌。

女须儿出直北地面，味温甘。

西番茶出本土，味苦涩，煎用酥油。

---

〔1〕展溲：当作“碾搜”，即先用碾子碾雀舌茶，使碾子干燥而洁净。

川茶、藤茶、夸茶皆出四川。

燕尾茶出江浙、江西。

孩儿茶出广南。

温桑茶出黑峪。

凡诸茶，味甘苦微寒，无毒。去痰热，止渴，利小便，消食下气，清神少睡。

清茶

先用水滚过滤净，下茶芽，少时煎成。

炒茶

用铁锅烧赤，以马思哥油、牛奶子、茶芽同炒成。

兰膏

玉磨末茶三匙头，面、酥油同搅成膏，沸汤点之。

酥签

金字末茶两匙头，入酥油同搅，沸汤点服。

建汤

玉磨末茶一匙，入碗内研匀，百沸汤点之。

香茶

白茶一袋　龙脑成片者三钱　百药煎半钱　麝香二钱

同研细，用香粳米熬成粥，和成剂，印作饼。

诸　水

泉水

甘，平，无毒。治消渴，反胃，热痢。今西山有玉泉水，甘美，味胜诸泉。

井华水

甘，平，无毒。主人九窍大惊出血，以水噀面即住。及洗人目翳。投酒醋中，令不损败。平旦汲者是也。

邹店水[1]

今内府御用之水，常于邹店取之。缘自至大初武宗皇帝幸柳林飞放，请皇太后同往观焉。由是道经邹店，因渴思茶，遂命普兰奚国公金界奴朵儿只煎造。公亲诣诸井选水，唯一井水，味颇清甘。汲取煎茶以进，上称其茶味特异。内府常进之茶，味

〔1〕邹店水：原无，据目录补。

色两绝。乃命国公于井所建观音堂，盖亭井上，以栏翼之，刻石纪其事。自后御用之水，日必取焉。所造汤茶，比诸水殊胜，邻左有井，皆不及也。此水煎熬过，澄莹如一。常较其分两与别水增重。

神仙服食

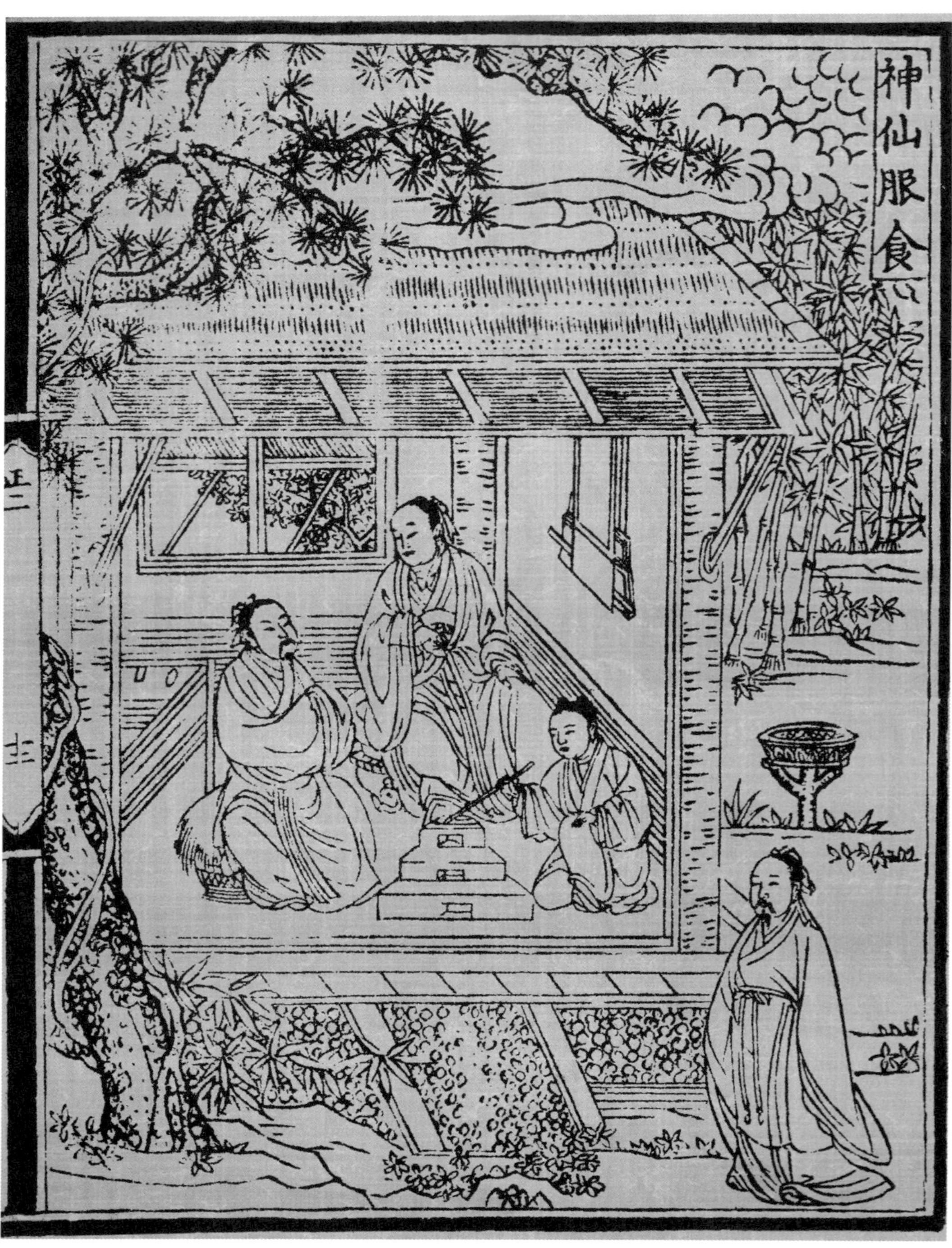

铁瓮先生琼玉膏

此膏填精补髓，肠化为筋，万神具足，五脏盈溢，髓、血满，发白变黑，返老还童，行如奔马。日进数服，终日不食亦不饥。开通强志，日诵万言，神识高迈，夜无梦想。人年二十七岁以前，服此一料，可寿三百六十岁。四十五岁以前服者，可寿二百四十岁。六十三岁以前服者，可寿一百二十岁。六十四岁以上服者，可寿百岁。服之十剂，绝其欲，修阴功，成地仙矣。一料分五处，可救五人痈疾；分十处，可救十人劳疾。修合之时，沐浴至心，勿轻示人。

新罗参二十四两，去芦　生地黄一十六斤，汁　白茯苓四十九两，去黑皮　白沙蜜一十斤，炼净

上件，人参、茯苓为细末，蜜用生绢滤过，地黄取自然汁，捣时不用铜铁器，取汁尽，去滓，用药一处拌和匀，入银石器或好瓷器内封，用净纸二三十重封闭，入汤内，以桑柴火煮三昼夜。取出，用蜡纸数重包瓶口，入井口去火毒一伏时。取出，再入旧汤内煮一日，出水气。取出，开封，取三匙作三盏，祭天地百神，焚香设拜，至诚端心。每日空心，酒调一匙头。

地仙煎

治腰膝疼痛，一切腹内冷病。令人颜色悦泽，骨髓坚固，行及奔马。

山药一斤　杏仁一升，汤泡，去皮、尖　生牛奶子二升

上件，将杏仁研细，入牛奶子、山药，拌绞取汁，用新瓷瓶密封，汤煮一日。每日空心，酒调一匙头。

金髓煎

延年益寿，填精补髓，久服发白变黑，返老还童。

枸杞不以多少，采红熟者

上用无灰酒浸之，冬六日，夏三日。于沙盆内研令烂细，然后以布袋绞取汁，与前浸酒一同慢火熬成膏，于净瓷器内封贮，重汤煮之。每服一匙头，入酥油少许，温酒调下。

天门冬膏

去积聚，风痰，癞疾，三虫伏尸，除瘟疫。轻身益气，令人不饥，延年不老。

天门冬不以多少，去皮，去根、须，洗净

上件捣碎，布绞取汁，澄清滤过，用瓷器、砂锅或银器，慢火熬成膏。每服一匙头，空心温酒调下。

《道书八帝经》：欲不畏寒，取天门冬、茯苓为末服之。每日顿服，大寒时汗出，单衣。

《抱朴子》云：杜紫微服天门冬，御八十妾，有子一百四十人，日行三百里。

《列仙子》云：赤松子食天门冬，齿落更生，细发复出。

《神仙传》：甘始者，太原人。服天门冬，在人间三百年。

《修真秘旨》：神仙服天门冬，一百日后怡泰和颜，羸劣者强。三百日，身轻。三年，身走如飞。

服地黄[1]

《抱朴子》云：楚文子服地黄八年，夜视有光，手上车弩。

服苍术

《抱朴子》云：南阳文氏，值乱逃于壶山，饥困，有人教之食术，遂不饥。数年乃还乡里，颜色更少，气力转胜。

《药经》云：心欲长生，当服山精。是苍术也。

服茯苓

《抱朴子》云：任季子服茯苓一十八年，玉女从之，能隐彰，不食谷，面生光。

孙真人《枕中记》：茯苓久服百日，百病除；二百日夜昼二服后，役使鬼神。四年后，玉女来侍。

服远志

《抱朴子》云：陵阳仲子服远志二十年，有子三十人，开书所见，便记不忘。

五加皮酒

东华真人《煮石经》：舜常登苍梧山，曰厥金玉香草，即五加也，服之延年。故云：宁得一把五加，不用金玉满车；宁得一斤地榆，安用明月宝珠。昔鲁定公母，单服五加皮酒，以致长生。如张子声、杨始建、王叔才、于世彦等，皆古人服五加皮酒而房室不绝，皆寿三百岁，有子三二十人。世世有服五加皮酒而获年寿者甚众。

服桂

《抱朴子》云：赵他子服桂二十年，足下毛生，日行五百里，力举千斤。

服松子

《列仙传》：偓佺食松子，能飞行健，走如奔马。

《神仙传》：松子不以多少，研为膏，空心温酒调下一匙头，日三服，则不饥渴。久服日行五百里，身轻体健。

松节酒

《神仙传》：治百节疼痛，久风虚，脚痹痛。松节酿酒，服之神验。

服槐实

《神仙传》：槐实于牛胆中渍浸百日，阴干。每日吞一枚，十日身轻，二十日白发再黑，百日通神。

服枸杞

《食疗》云：枸杞叶能令人筋骨壮，除风补益，去虚劳，益阳事。春夏秋采叶，冬采子，可久食之。

服莲花

太清诸本草：七月七日采莲花七分，八月八日采莲根八分，九月九日采莲子九

〔1〕服地黄：原无，据目录补入。此后18个同级标题除“神枕法”外均同此，不另注。

分，阴干食之，令人不老。

服栗子

《食疗》云：如肾气虚弱，取生栗子不以多少，令风干之。每日空心细嚼之三五个，徐徐咽之。

服黄精

神仙服黄精成地仙：昔临川有士人虐其婢，婢乃逃入山中。久之，见野草枝叶可爱，即拔取食之，甚美。自是常食之，久而不饥，遂轻健。夜息大木下，闻草动以为虎，惧而上木避之，及晓下平地，其身豁然，凌空而去。或自一峰之顶，若飞鸟焉。数岁，其家采薪见之，告其主，使捕之，不得。一日，遇绝壁下，以网三面围之，俄而腾上山顶。其主异之，或曰：此婢安有仙风道骨？不过灵药服食。遂以酒馔五味香美，置往来之路，观其食否。果来食之，遂不能远去，擒之。问以述其故，所指食之草，即黄精也。谨按：黄精宽中益气，补五脏，调良肌肉，充实骨髓，坚强筋骨，延年不老，颜色鲜明，发白再黑，齿落更生。

神枕法

汉武帝东巡泰山下，见老翁锄于道，背上有白光高数尺。帝怪而问之，有道术否？老翁对曰：臣昔年八十五时，衰老垂死，头白齿落。有道士者，教臣服枣，饮水绝谷。并作神枕法，中有三十二物。内二十四物善，以当二十四气；其八物毒，以应八风。臣行转少，黑发更生，堕齿复出，日行三百里。臣今年一百八十矣，不能弃世入山，顾恋子孙，复还食谷，又已二十余年，犹得神枕之力，往不复老。武帝视老翁，颜壮当如五十许人。验问其邻人，皆云信然。帝乃从授其方作枕，而不能随其绝谷饮水也。

神枕方　用五月五日，七月七日，取出林柏以为枕。长一尺二寸，高四寸，空中容一斗二升。以柏心赤者为盖，厚二分，盖致之令密，又使开闭也。又钻盖上为三行，每行四十九孔，凡一百四十七孔，令容粟大。用下项药：

芎䓖　当归　白芷　辛荑　杜衡　白术　藁本　木兰　蜀椒　桂　干姜　防风　人参　桔梗　白薇　荆实　肉苁蓉　飞廉　柏实　薏苡仁　款冬花　白衡　秦椒　麋芜

凡二十四物，以应二十四气。

乌头　附子　藜芦　皂角　䒽草　矾石　半夏　细辛

八物毒者，以应八风。

上三十二物各一两，皆㕮咀。以毒药上安之，满枕中，用囊以衣枕。百日面有光泽，一年体中诸疾一一皆愈而身尽香。四年白发变黑，齿落重生，耳目聪明。神方验秘，不传非人也。武帝以问东方朔，答云：昔女廉以此传玉青，玉青以传广成子，广成子以传黄帝。近者谷城道士淳于公枕此药枕，百余岁而头发不白。夫病之来皆从阳脉起，今枕药枕，风邪不得侵入矣。又虽以布囊衣枕，犹当复以帏囊重包之，须欲卧时乃脱去之耳。诏赐老翁疋帛，老翁不受。曰：臣之于君，犹子之于父也，子知道以上之于父，义不受赏。又臣非卖道者，以陛下好善，故进此耳。帝止而更赐诸药。

服菖蒲

《神仙服食》：菖蒲寻九节者，窨干[1]百日，为末，日三服。久服聪明耳目，延年益寿。

服胡麻

《神仙服食》：胡麻，食之能除一切痼疾，久服长生，肥健人，延年不老。

服五味

《抱朴子》：服五味十六年，面色如玉，入火不灼，入水不濡。

《抱朴子》云：韩聚服菖蒲十三年，身上生毛，日诵万言，冬袒不寒。须得石上生者，一寸九节，紫花尤善。

服藕实

《食医心镜》：藕实，味甘平，无毒。补中养气，清神，除百病。久服令人止渴悦泽。

服莲子

《日华子》云：莲子并石莲去心，久食令人心喜，益气止渴。治腰痛，泄精，泻痢。

《日华子》云：莲花蕊，久服镇心益色，驻颜轻身。

服何首乌

《日华子》云：何首乌，味甘，无毒。久服壮筋骨，益精髓，黑髭鬓，令人有子。

四时所宜

春三月，此谓发陈，天地俱生，万物以荣。夜卧早起，广步于庭，被发缓行，以使志生。生而勿杀，予而勿夺，赏而勿罚，此春气之应，养生之道也。逆之则伤肝，夏为寒变，奉长者少。

春气温，宜食麦，以凉之，不可一于温也。禁温饮食及热衣服。

夏三月，此谓蕃秀，天地气交，万物华实。夜卧早起，无厌于日，使志无怒。使华英成秀，使气得泄，若所爱在外，此夏气之应，养长之道也。逆之则伤心，秋为痎疟，奉收者少，冬至重病。

夏气热，宜食菽，以寒之，不可一于热也。禁温饮食、饱食、湿地、濡衣服。

秋三月，此谓容平，天气以急，地气以明。早卧早起，与鸡俱兴，使志安宁，以缓秋刑。收敛神气，使秋气平，无外其志，使肺气清，此秋气之应，养收之道也。逆

[1] 窨干：窨，音 yìn，地窨子。窨干，即窨藏使干燥。

之则伤肺，冬为飧泄，奉藏者少。

秋气燥，宜食麻，以润其燥。禁寒饮食、寒衣服。

冬三月，此谓闭藏，水冰地坼，无扰乎阳。早卧晚起，必待日光，使志若伏若匿，若有私意，若已有得。去寒就温，无泄皮肤，使气亟夺，此冬气之应，养藏之道也。逆之则伤肾，春为痿厥，奉生者少。

冬气寒，宜食黍，以热性治其寒。禁热饮食、温炙衣服。

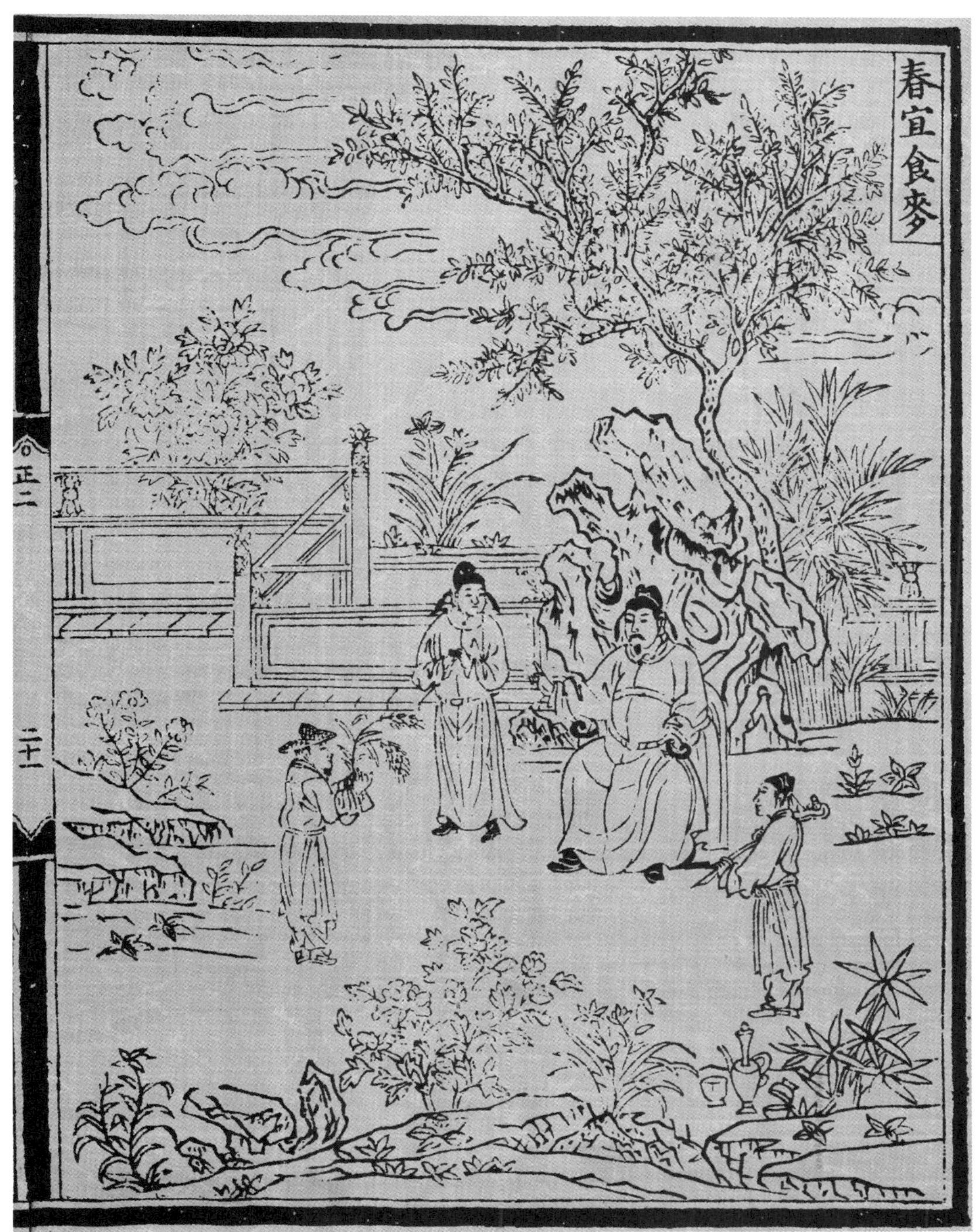

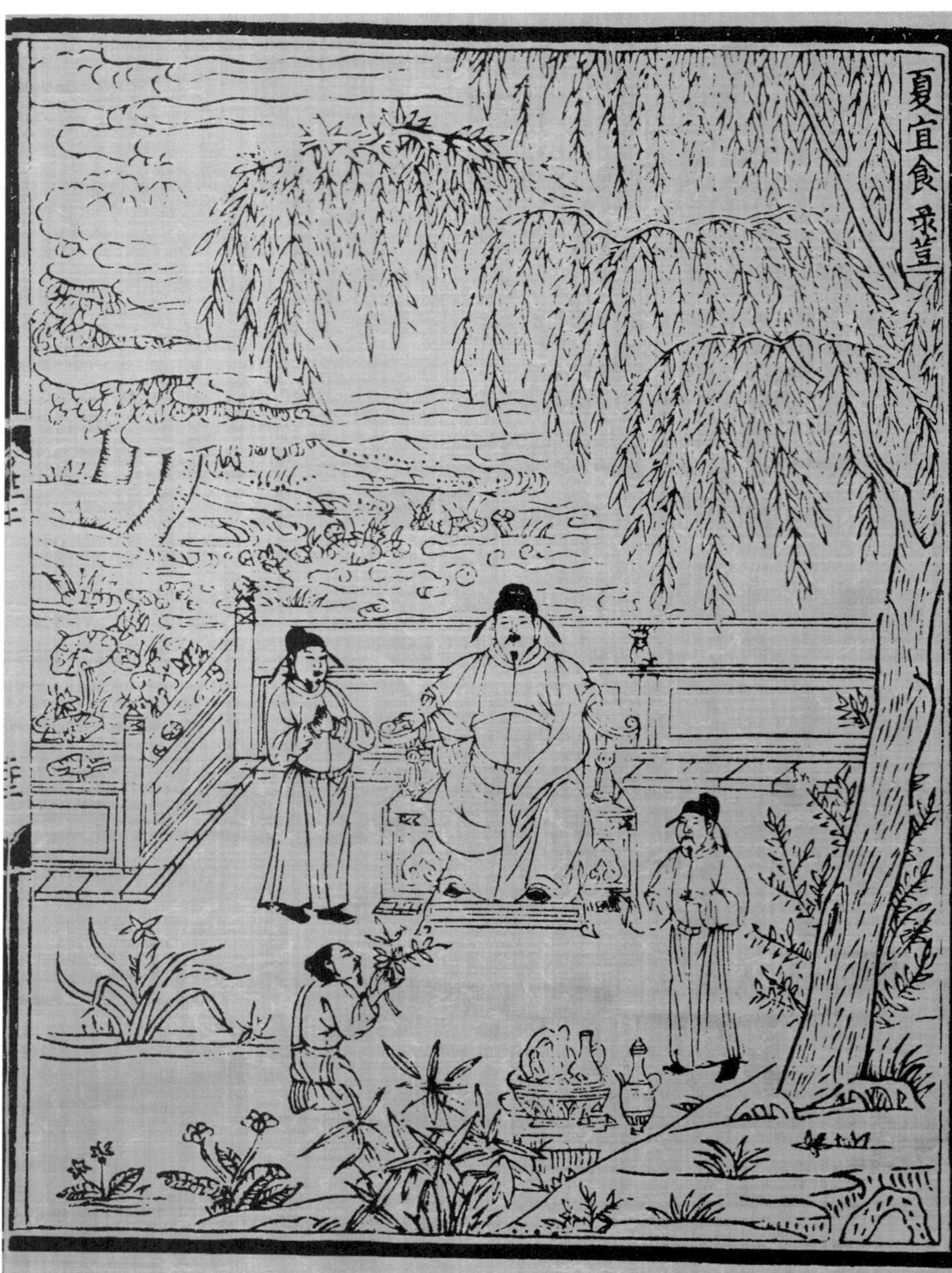
夏宜食录荳

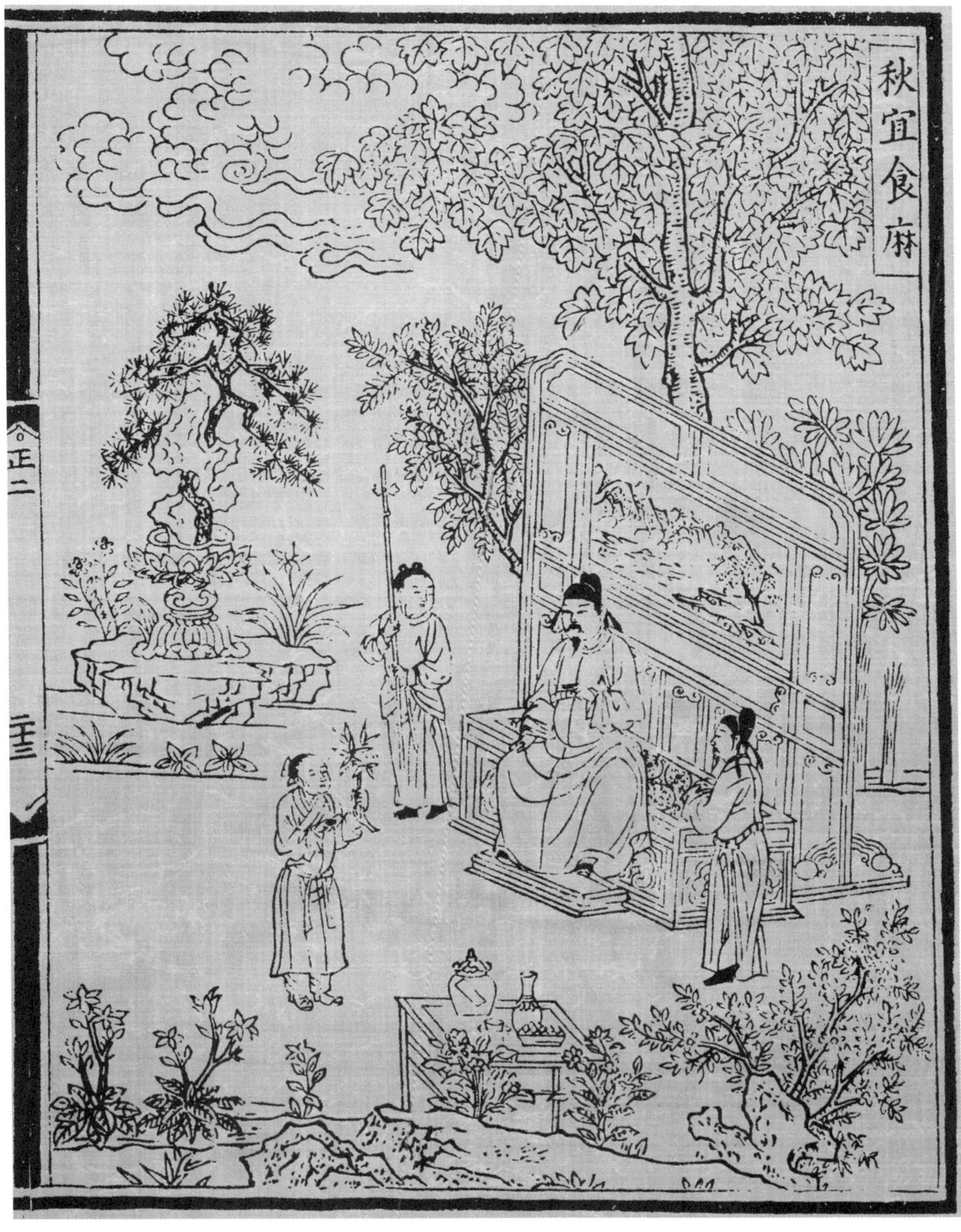
秋宜食麻

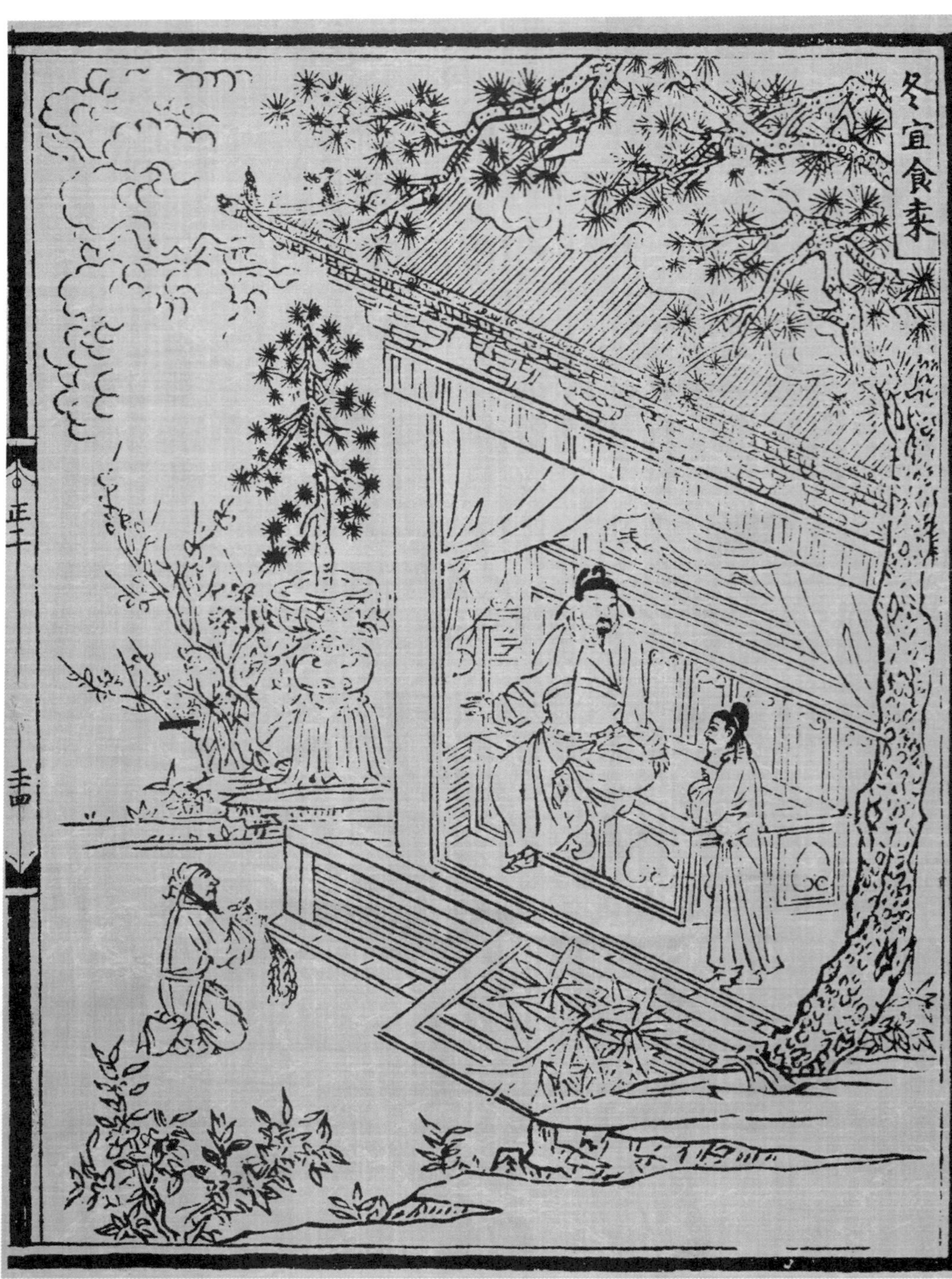
冬宜食黍

五味偏走

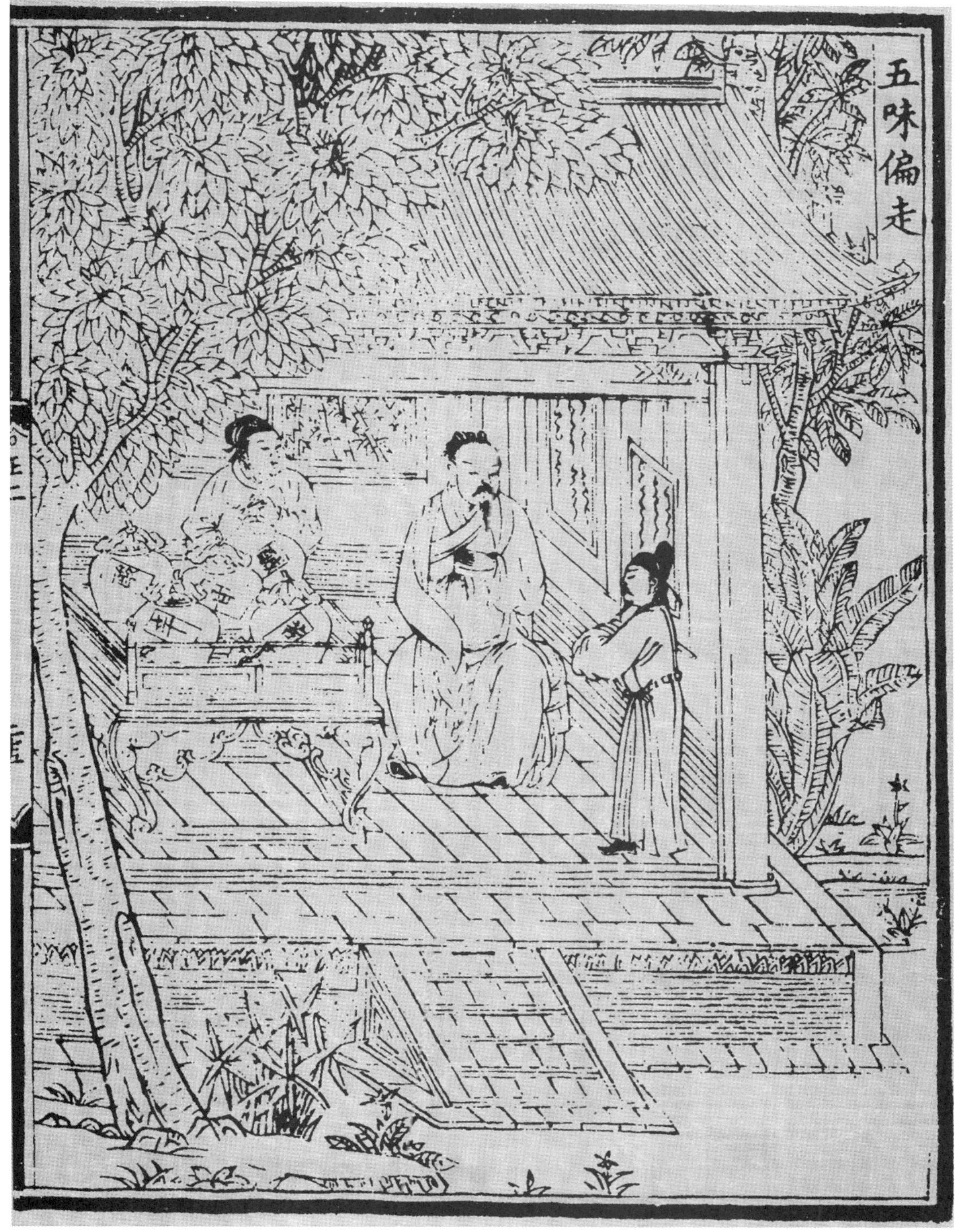

酸涩以收。多食则膀胱不利，为癃闭；苦燥以坚，多食则三焦闭塞，为呕吐。

辛味熏蒸，多食则上走于肺，荣卫不时而心洞；咸味涌泄，多食则外注于脉，胃竭咽燥而病渴。

甘味弱劣，多食则胃柔缓而虫过，故中满而心闷。

辛走气，气病勿多食辛；咸走血，血病勿多食咸；苦走骨，骨病勿多食苦；甘走肉，肉病勿多食甘；酸走筋，筋病勿多食酸。

肝病禁食辛，宜食粳米、牛肉、葵、枣之类；心病禁食咸，宜食小豆、犬肉、李、韭之类；脾病禁食酸，宜食大豆、豕肉、栗、藿之类；肺病禁食苦，宜食小麦、羊肉、杏、薤之类；肾病禁食甘，宜食黄黍、鸡肉、桃、葱之类。

多食酸，肝气以津，脾气乃绝，则肉胝䐢而唇揭；多食咸，骨气劳短，肥气折，则脉凝泣而变色；多食甘，心气喘满，色黑，肾气不平，则骨痛而发落；多食苦，则脾气不濡，胃气乃厚，则皮槁而毛拔；多食辛，筋脉沮弛，精神乃央，则筋急而爪枯。

五谷为食，五果为助，五肉为益，五菜为充。

气味合和而食之，则补精益气。

虽然五味调和，食饮口嗜皆不可多也。多者生疾，少者为益。百味珍馔，日有慎节，是为上矣。

食疗诸病

生地黄鸡

治腰背疼痛，骨髓虚损，不能久立，身重气乏，盗汗少食，时复吐利。

生地黄半斤　饴糖五两　乌鸡一枚

上三味，先将鸡去毛、肠肚净，细切。地黄与糖相和匀，内鸡腹中，以铜器中放之，复置甑中蒸炊，饭熟成，取食之。不用盐醋，唯食肉尽却饮汁。

羊蜜膏

治虚劳，腰痛，咳嗽，肺痿，骨蒸。

熟羊脂五两　熟羊髓五两　白沙蜜五两，炼净　生姜汁一合　生地黄汁五合

上五味，先以羊脂煎令沸，次下羊髓，又令沸。次下蜜、地黄、生姜汁，不住手搅，微火熬数沸，成膏。每日空心温酒调一匙头。或作羹汤，或作粥食之亦可。

羊脏羹

治肾虚劳损，骨髓伤败。

羊肝、肚、肾、心、肺各一具，汤洗净　牛酥一两　胡椒一两　荜拨一两　豉一合　陈皮二钱，去白　良姜二钱　草果两个　葱五茎

上件，先将羊肝等，慢火煮令熟，将汁滤净。和羊肝等并药，一同入羊肚内，缝合口，令绢袋盛之。再煮熟，入五味，旋旋任意食之。

羊骨粥

治虚劳，腰膝无力。

羊骨一付，全者，捶碎　陈皮二钱，去白　良姜二钱　草果二个　生姜一两　盐少许

上水三斗，慢火熬成汁，滤出，澄清，如常作粥，或作羹汤亦可。

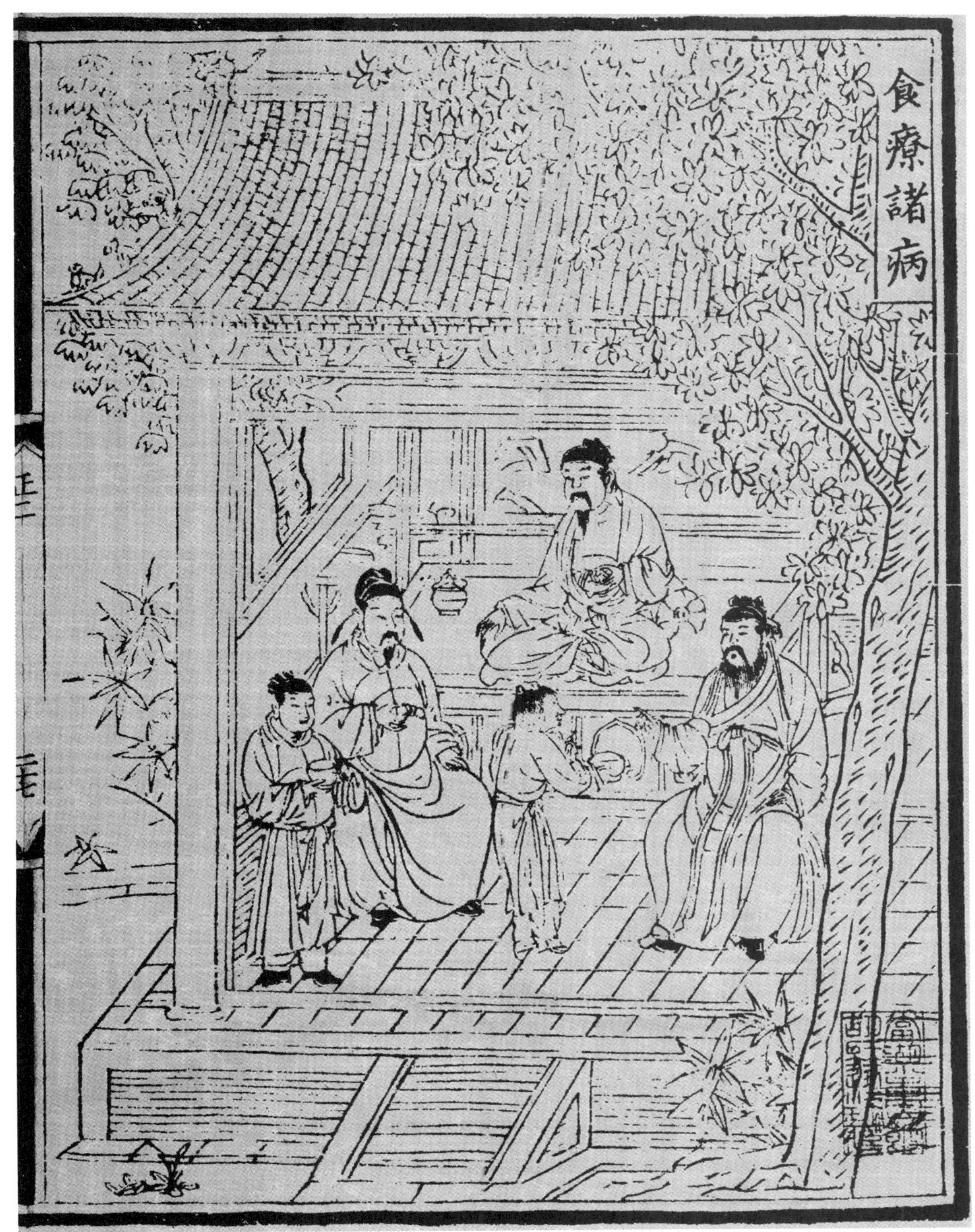

羊脊骨羹

治下元久虚，腰肾伤败。

羊脊骨一具，全者，捶碎　肉苁蓉一两，洗，切作片　草果三个　荜拨二钱

上件水熬成汁，滤去滓，入葱白、五味，作面羹食之。

白羊肾羹

治虚劳，阳道衰败，腰膝无力。

白羊肾二具，切作片　肉苁蓉一两，酒浸，切　羊脂四两，切作片　胡椒二钱　陈皮一钱，去白　荜拨二钱　草果二钱

上件相和，入葱白、盐、酱，煮作汤，入面馍子，如常作羹食之。

猪肾粥

治肾虚劳损，腰膝无力疼痛。

猪肾一对，去脂膜，切　粳米三合　草果二钱　陈皮一钱，去白　缩砂二钱

上件，先将猪肾、陈皮等煮成汁，滤去滓。入酒少许，次下米成粥，空心食之。

枸杞羊肾粥

治阳气衰败，腰脚疼痛，五劳七伤。

枸杞叶一斤　羊肾二对，细切　葱白一茎　羊肉半斤，妙[1]

上四味，拌匀，入五味，煮成汁，下米熬成粥，空腹食之。

鹿肾羹

治肾虚耳聋。

鹿肾一对，去脂膜，切

上件，于豆豉中入粳米三合，煮粥或作羹，入五味，空心食之。

羊肉羹

治肾虚衰弱，腰脚无力。

羊肉半斤，细切　萝卜一个，切作片　草果一钱　陈皮一钱，去白　良姜一钱　荜拨一钱　胡椒一钱　葱白三茎

上件，水熬成汁，入盐、酱熬汤，下面馍子，作羹食之。将汤澄清，作粥食之亦可。

鹿蹄汤

治诸风虚腰脚疼痛，不能践地。

鹿蹄四只　陈皮二钱　草果二钱

上件，煮令烂熟，取肉，入五味，空腹食之。

---

〔1〕妙：作为炮制方法，“妙”字不通，或认为乃“炒”字之误。然此方用各件煮汁下米，羊肉无须先炒。故保留原字，存疑待考。

鹿角酒

治卒患腰痛，辗[1]转不得。

鹿角新者，长二三寸，烧令赤

上件，内酒中浸二宿，空心饮之，立效。

黑牛髓煎

治肾虚弱，骨伤败，瘦弱无力。

黑牛髓半斤　生地黄汁半斤　白沙蜜半斤，炼去蜡

上三味，和匀，煎成膏，空心酒调服之。

狐肉汤

治虚弱，五脏邪气。

狐肉五斤，汤洗净　草果五个　缩砂二钱　葱一握　陈皮一钱，去白　良姜二钱　哈昔泥一钱，即阿魏

上件，水一斗煮熟，去草果等。次下胡椒二钱、姜黄一钱、醋、五味，调和匀，空心食之。

乌鸡汤

治虚弱劳伤，心腹邪气。

乌雄鸡一只，挦，洗净，切作块子　陈皮一钱，去白　良姜一钱　胡椒二钱　草果二个

上件，以葱、醋、酱相和，入瓶内，封口，令煮熟，空腹食。

醍醐酒

治虚弱，去风湿。

醍醐一盏

上件，以酒一杯和匀，温饮之，效验。

山药饦

治诸虚，五劳七伤，心腹冷痛，骨髓伤败。

羊骨五七块，带肉　萝卜一枚，切作大片　葱白一茎　草果五个　陈皮一钱，去白　良姜一钱　胡椒二钱　缩砂二钱　山药二斤

上件同煮，取汁，澄清，滤去滓。面二斤，山药二斤，煮熟，研泥，搜[2]面作饦，入五味，空腹食之。

山药粥

治虚劳骨蒸，久冷。

羊肉一斤，去脂膜，烂煮熟，研泥　山药一斤，煮熟，研泥

上件，肉汤内下米三合，煮粥，空腹食之。

〔1〕辗：原作“暂”，据文义改。

〔2〕搜：原作“溲”，据文义改。

酸枣粥

治虚劳，心烦不得睡卧。

酸枣仁一碗

上用水绞取汁，下米三合，煮粥，空腹食之。

生地黄粥

治虚弱骨蒸，四肢无力，渐渐羸瘦，心烦不得睡卧。

生地黄汁一合　酸枣仁〔1〕水绞，取汁二盏

上件，水煮，同熬数沸，次下米三合，煮粥，空腹食之。

椒面羹

治脾胃虚弱，久患冷气，心腹结痛，呕吐不能下食。

川椒三钱，炒，为末　白面四两

上件，同和匀，入盐少许，于豆豉作面条，煮羹食之。

荜拨粥

治脾胃虚弱，心腹冷气，疞痛妨闷不能食。

荜拨一两　胡椒一两　桂五钱

上三味为末，每用三钱，水三大碗，入豉半合，同煮令熟，去滓，下米三合，作粥，空腹食之。

良姜粥

治心腹冷痛，积聚停饮。

高良姜半两，为末　粳米三合

上件，水三大碗，煎高良姜至二碗，去滓，下米，煮粥，食之效验。

吴茱萸粥

治心腹冷气冲胁肋痛。

吴茱萸半两，水洗去涎，焙干，炒，为末

上件，以米三合，一同作粥，空腹食之。

牛肉脯

治脾胃久冷，不思饮食。

牛肉五斤，去脂膜，切作大片　胡椒五钱　荜拨五钱　陈皮二钱，去白　草果二钱　缩砂二钱　良姜二钱

上件为细末，生姜汁五合，葱汁一合，盐四两，同肉拌匀，腌二日，取出焙干作脯，任意食之。

莲子粥

治心志不宁，补中强志，聪明耳目。

---

〔1〕酸枣仁：原方无用量。

莲子一升，去心

上件煮熟，研如泥，与粳米三合，作粥，空腹食之。

鸡头粥

治精气不足，强志，明耳目。

鸡头实三合

上件煮熟，研如泥，与粳米一合，煮粥食之。

鸡头粉羹

治湿痹，腰膝痛。除暴疾，益精气，强心志，耳目聪明。

鸡头[1]磨成粉　羊脊骨一副，带肉，熬取汁

上件，用生姜汁一合，入五味调和，空心食之。

桃仁粥

治心腹痛，上气咳嗽，胸膈妨满，喘急。

桃仁三两，汤煮熟，去尖、皮，研

上件取汁，和粳米同煮粥，空腹食之。

生地黄粥

治虚劳，瘦弱骨蒸，寒热往来，咳嗽唾血。

生地黄汁二合

上件，煮白粥，临熟时入地黄汁，搅匀，空腹食之。

鲫鱼羹

治脾胃虚弱，泄痢，久不瘥者，食之立效。

大鲫鱼二斤　大蒜两块　胡椒二钱　小椒二钱　陈皮二钱　缩砂二钱　荜拨二钱

上件，葱、酱、盐、料物、蒜，入鱼肚内，煎熟作羹，五味调和令匀，空心食之。

炒黄面

治泄痢，肠胃不固。

白面一斤，炒令焦黄

上件，每日空心温水调一匙头。

乳饼面

治脾胃虚弱，赤白泄痢。

乳饼一个，切作豆子样

上件，用面拌煮熟，空腹食之。

炙黄鸡

治脾胃虚弱，下痢。

[1] 鸡头：原方无用量。

黄雌鸡□只，挦净

上以盐、酱、醋、茴香、小椒末同拌匀，刷鸡上，令炭火炙干焦，空腹食之。

牛奶子煎荜拨法

贞观中，太宗苦于痢疾，众医不效，问左右能治愈者，当重赏。时有术士进此方：用牛奶子煎荜拨，服之立瘥。

獾[1]肉羹

治水肿，浮气腹胀，小便涩少。

獾肉一斤，细切　葱一握　草果三个

上件，用小椒、豆豉，同煮烂熟，入粳米一合，作羹，五味调匀，空腹食之。

黄雌鸡

治腹中水癖，水肿。

黄雌鸡一只，挦净　草果二钱　赤小豆一升

上件，同煮熟，空心食之。

青鸭羹

治十种水病不瘥。

青头鸭一只，退净　草果五个

上件，用赤小豆半升，入鸭腹内，煮熟，五味调，空心食。

萝卜粥

治消渴，舌焦口干，小便数。

大萝卜五个，煮熟，绞取汁

上件，用粳米三合，同水并汁，煮粥食之。

野鸡羹

治消渴，口干，小便频数。

野鸡一只，挦净

上入五味，如常法作羹臛食之。

鹁鸽羹

治消渴，饮水无度。

白鹁鸽一只，切作大片

上件，用土苏一同煮熟，空腹食之。

鸡子黄

治小便不通。

鸡子黄一枚，生用

上件服之，不过三服。熟亦可食。

〔1〕獾：原作“猯”，据目录改。

葵菜羹

治小便癃闭不通。

葵菜叶不以多少，洗择净

上煮作羹，入五味，空腹食之。

鲤鱼汤

治消渴，水肿，黄疸[1]，脚气。

大鲤鱼一头　赤小豆一合　陈皮二钱，去白　小椒二钱　草果二钱

上件，入五味，调和匀，煮熟，空腹食之。

马齿菜粥

治脚气，头面水肿，心腹胀满，小便淋涩。

马齿菜洗净，取汁

上件，和粳米同煮粥，空腹食之。

小麦粥

治消渴，口干。

小麦淘净，不以多少

上以煮粥，或炊作饭，空腹食之。

驴头羹

治中风头眩，手足无力，筋骨烦痛，言语謇[2]涩。

乌驴头一枚，洗净　胡椒二钱　草果二钱

上件，煮令烂熟，入豆豉汁中，五味调和，空腹食之。

驴肉汤

治风狂，忧愁不乐，安心气。

乌驴肉不以多少，切

上件，于豆豉中，烂煮熟，入五味，空心食之。

狐肉羹

治惊风，癫痫，神情恍惚，言语错谬、歌笑无度。

狐肉不以多少，及五脏

上件，如常法，入五味煮令烂熟，空心食之。

熊肉羹

治诸风脚气，痹痛不仁，五缓筋急。

熊肉一斤

上件，于豆豉中，入五味、葱、酱，煮熟，空腹食之。

〔1〕疸：原作“胆”，据文义改。
〔2〕謇：原作“蹇”，据文义改。下同。

乌鸡酒

治中风，背强，舌直不得语，目睛不转，烦热。

乌雌鸡一只，挦洗净，去肠肚

上件，以酒五升，煮取酒二升，去滓。分作三服，相继服之。汁尽，无时熬葱白、生姜粥投之，盖覆，取汁。

羊肚羹

治诸中风。

羊肚一枚，洗净　粳米二合　葱白数茎　豉半合　蜀椒去目、闭口者，炒出汗，三十粒　生姜二钱半，细切

上六味，拌匀，入羊肚内，烂煮熟，五味调和，空心食之。

葛粉羹

治中风，心脾风热，言语謇涩，精神昏愦，手足不遂。

葛根半斤，捣，取粉四两　荆芥穗一两　豉三合

上三味，先以水煮荆芥、豉六七沸，去滓，取汁。次将葛粉作索面，于汁中煮熟，空腹食之。

荆芥粥

治中风，言语謇涩，精神昏愦，口面㖞斜。

荆芥穗一两　薄荷叶一两　豉三合　白粟米三合

上件，以水四升，煮取三升，去滓，下米煮粥，空腹食之。

麻子粥

治中风，五脏风热，语言謇涩，手足不遂，大肠滞涩。

冬麻子二两，炒，去皮，研　白粟米三合　薄荷叶一两　荆芥穗一两

上件，水三升，煮薄荷、荆芥，去滓，取汁，入麻子仁同煮粥，空腹食之。

恶实菜即牛蒡子，又名鼠粘子。

治中风，燥热，口干，手足不遂，及皮肤热疮。

恶实菜叶肥嫩者　酥油

上件，以汤煮恶实叶三五升，取出，以新水淘过，布绞取汁，入五味，酥点食之。

乌驴皮汤

治中风，手足不遂，骨节烦疼，心燥，口眼面目㖞斜。

乌驴皮一张，洗净

上件，蒸熟，细切如条，于豉汁中，入五味，调和匀，煮过，空心食之。

羊头脍

治中风，头眩，羸瘦，手足无力。

白羊头一枚，洗净

上件，蒸令烂熟，细切，以五味汁调和，脍，空腹食之。

野猪臛

治久痔，野鸡病，下血不止，肛门肿满。

野猪肉二斤，细切

上件，煮令烂熟，入五味，空心食之。

獭肝羹

治久痔，下血不止。

獭肝一副

上件，煮熟，入五味，空腹食之。

鲫鱼羹

治久痔，肠风，大便常有血。

大鲫鱼一头，新鲜者，洗净，切作片　小椒二钱，为末　草果一钱，为末

上件，用葱三茎，煮熟，入五味，空腹食之。

服药食忌

但服药不可多食生芫荽及蒜，杂生菜、诸滑物、肥猪肉、犬肉、油腻物、鱼脍腥膻等物。及忌见丧尸、产妇、淹秽之事。又不可食陈臭之物。

有术勿食桃、李、雀肉、胡荽、蒜、青鱼等物。

有黎芦勿食猩肉。

有巴豆勿食芦笋及野猪肉。

有黄连、桔梗，勿食猪肉。

有地黄勿食芜荑。

有半夏、菖蒲，勿食饴糖及羊肉。

有细辛勿食生菜。

有甘草勿食菘菜、海藻。

有牡丹勿食生胡荽。

有商陆勿食犬肉。

有常山勿食生葱、生菜。

有空青、朱砂，勿食血。凡服药通忌食血。

有茯苓勿食醋。

有鳖甲勿食苋菜。

有天门冬勿食鲤鱼。

凡久服药通忌：未不服药，又忌满日。正、五、九月忌巳日。二、六、十月忌寅日。三、七、十一月忌亥日。四、八、十二月忌申日。

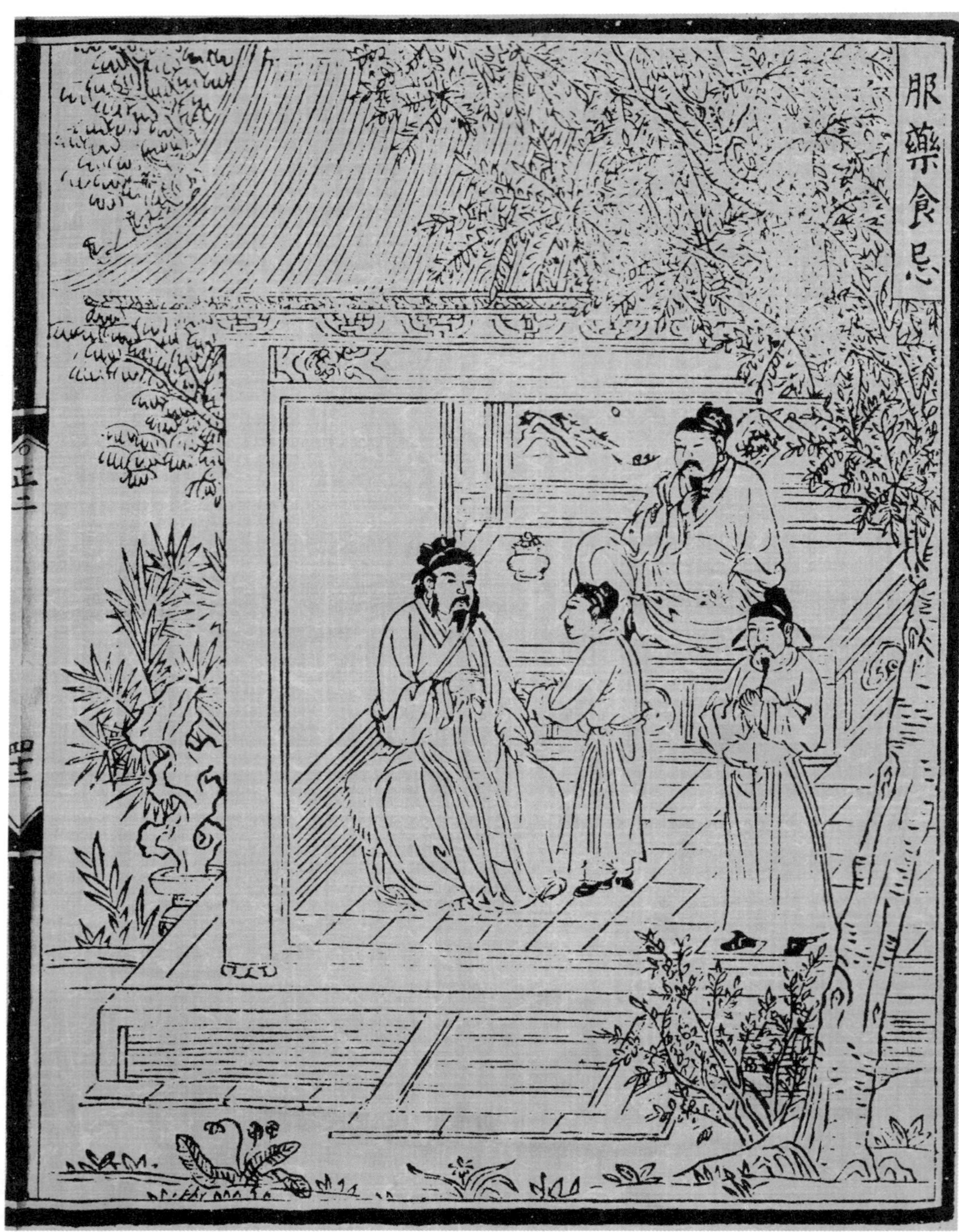
服藥食忌

食物利害

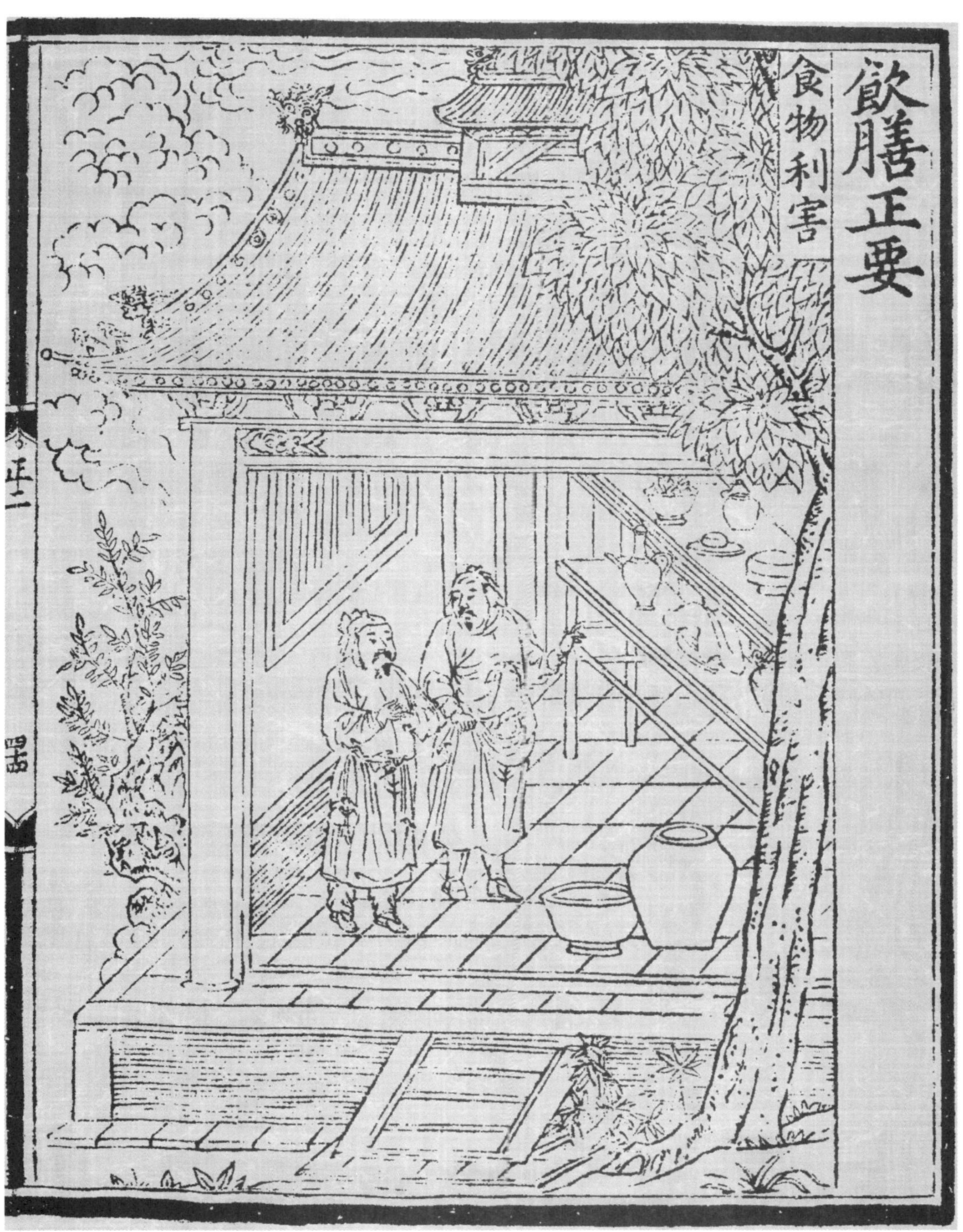

盖食物有利害者，可知而避之。
面有鰓气，不可食。
生料色臭，不可食。
浆老而饭馊，不可食。
煮肉不变色，不可食。
诸肉非宰杀者，勿食。
诸肉臭败者，不可食。
诸脑，不可食。
凡祭肉自动者，不可食。
猪羊疫死者，不可食。
曝肉不干者，不可食。
马肝、牛肝，皆不可食。
兔合眼，不可食。
烧肉，不可用桑柴火。
獐、鹿、麋，四月至七月勿食。
二月内，勿食兔肉。
诸肉脯，忌米中贮之，有毒。
鱼馁者，不可食。
羊肝有孔者，不可食。
诸鸟自闭口者，勿食。
蟹八月后可食，余月勿食。
虾不可多食，无须及腹下丹煮之白者，皆不可食。
腊月脯腊之属，或经雨漏所渍、虫鼠啮残者，勿食。
海味糟藏之属，或经湿热变损，日月过久者，勿食。
六月、七月，勿食雁。
鲤鱼头，不可食，毒在脑中。
诸肝青者，不可食。
五月勿食鹿，伤神；九月勿食犬肉，伤神；十月勿食熊肉，伤神。
不时者，不可食。
诸果核未成者，不可食；诸果落地者，不可食；诸果虫伤者，不可食。
桃杏双仁者，不可食。
莲子不去心，食之成霍乱。
甜瓜双蒂者，不可食。
诸瓜沉水者，不可食。
蘑菇勿多食，发病。
榆仁不可多食，令人瞑。
菜着霜者，不可食。

樱桃勿多食，令人发风。
葱不可多食，令人虚。
芫荽勿多食，令人多忘。
竹笋勿多食，发病。
木耳色赤者，不可食。
三月勿食蒜，昏人目。
二月勿食蓼，发病。
九月勿食着霜瓜。
四月勿食胡荽，生狐臭。
十月勿食椒，伤人心。
五月勿食韭，昏人五脏。

食物相反

盖食不欲杂，杂则或有所犯，知者分而避之。
马肉不可与仓米同食。
马肉不可与苍耳、姜同食。
猪肉不可与牛肉同食。
羊肝不可与椒同食，伤心。
兔肉不可与姜同食，成霍乱。
羊肝不可与猪肉同食。
牛肉不可与栗子同食。
羊肚不可与小豆、梅子同食，伤人。
羊肉不可与鱼脍、酪同食。
猪肉不可与芫荽同食，烂人肠。
马奶子不可与鱼脍同食，生癥瘕。
鹿肉不可与鮠鱼同食。
麋鹿不可与虾同食；麋肉脂不可与梅、李同食。
牛肝不可与鲇鱼同食，生风。
牛肠不可与犬肉同食。
鸡肉不可与鱼汁同食，生癥瘕。
鹌鹑肉不可与猪肉同食，面生黑。鹌鹑肉不可与菌子同食，发痔。
野鸡不可与荞面同食，生虫。野鸡不可与胡桃、蘑菇同食。野鸡卵不可与葱同食，生虫。
雀肉不可与李同食。

鸡子不可与鳖肉同食。

鸡子不可与生葱、蒜同食，损气。

鸡肉不可与兔肉同食，令人泄泻。

野鸡不可与鲫鱼同食。

鸭肉不可与鳖肉同食。

野鸡不可与猪肝同食。

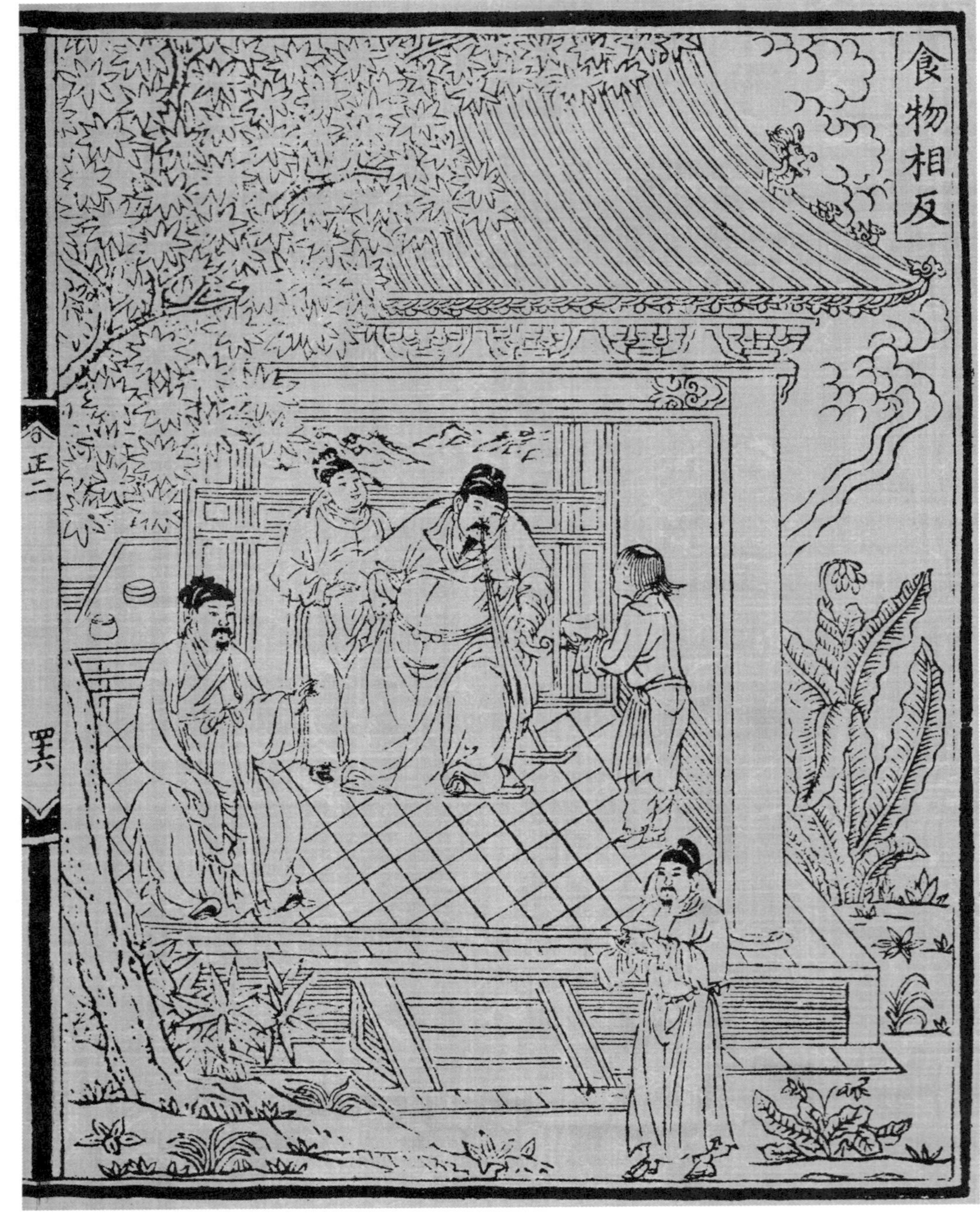

鲤鱼不可与犬肉同食。
野鸡不可与鲇鱼同食，食之令人生癞疾。
鲫鱼不可与糖同食；鲫鱼不可与猪肉同食。
黄鱼不可与荞面同食。
虾不可与猪肉同食，损精；虾不可与糖同食；虾不可与鸡肉同食。
大豆黄不可与猪肉同食。
黍米不可与葵菜同食，发病。
小豆不可与鲤鱼同食。
杨梅不可与生葱同食。
柿、梨不可与蟹同食。
李子不可与鸡子同食。
枣不可与蜜同食。
李子、菱角不可与蜜同食。
葵菜不可与糖同食。
生葱不可与蜜同食。
莴苣不可与酪同食。
竹笋不可与糖同食。
蓼不可与鱼脍同食。
苋菜不可与鳖肉同食。
韭不可与酒同食。
苦苣不可与蜜同食。
薤不可与牛肉同食，生癥瘕。
芥末不可与兔肉同食，生疮。

食物中毒

诸物品类，有根性本毒者，有无毒而食物成毒者，有杂合相畏、相恶、相反成毒者。人不戒慎而食之，致伤腑脏和，乱肠胃之气，或轻或重，各随其毒而为害，随毒而解之。

如饮食后不知记何物毒，心烦满闷者，急煎苦参汁饮，令吐出。或煮犀角汁饮之，或苦酒、好酒煮饮，皆良。

食菜物中毒，取鸡粪烧灰，水调服之。或甘草汁，或煮葛根汁饮之。胡粉水调服亦可。

食瓜过多，腹胀，食盐即消。

食蘑菇、菌子毒，地浆解之。

食菱角过多，腹胀满闷，可暖酒和姜饮之即消。

食野山芋毒，土浆解之。

食瓠中毒，煮黍穰汁，饮之即解。

食诸杂肉毒及马肝、漏脯中毒者，烧猪骨灰调服，或芫荽汁饮之，或生韭汁亦可。

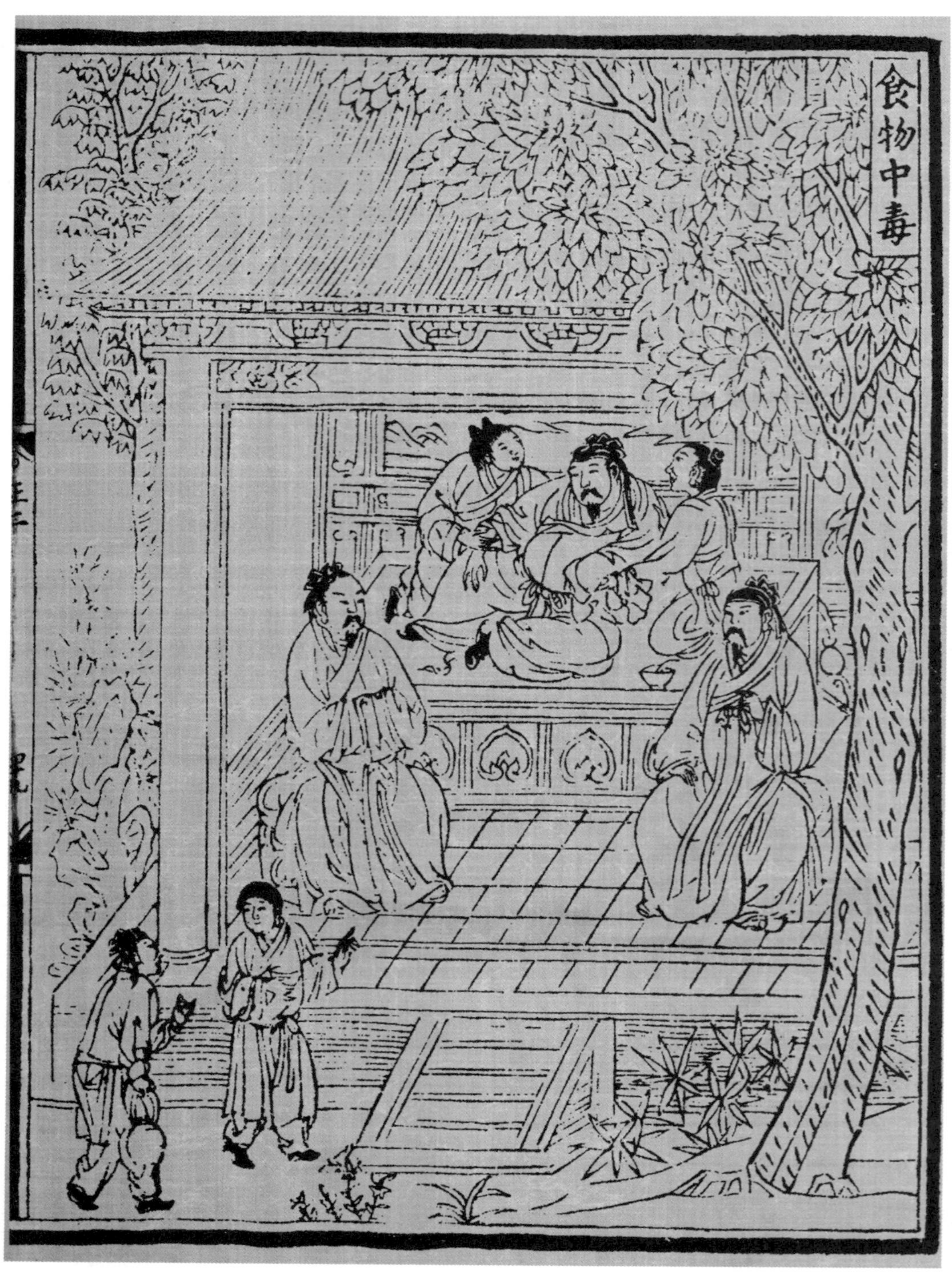

食牛、羊肉中毒，煎甘草汁饮之。

食马肉中毒，嚼杏仁即消，或芦根汁及好酒皆可。

食犬肉不消成胀，口干，杏仁去皮、尖，水煎饮之。

食鱼脍过多成虫瘕，大黄汁、陈皮末，同盐汤服之。

食蟹中毒，饮紫苏汁，或冬瓜汁，或生藕汁解之。干蒜汁、芦根汁亦可。

食鱼中毒，陈皮汁、芦根及大黄、大豆、朴硝汁皆可。

食鸭子中毒，煮秫米汁解之。

食鸡子中毒，可饮醇酒、醋解之。

饮酒大醉不解，大豆汁、葛花、椹子、柑子皮汁皆可。

食牛肉中毒，猪脂炼油一两，每服一匙头，温水调下即解。

食猪肉中毒，饮大黄汁，或杏仁汁、朴硝汁，皆可解。

禽兽变异

禽兽形类，依本体生者，犹分其性质有毒无毒者，况异像变生，岂无毒乎。倘不慎口，致生疾病，是不察矣。

兽岐尾，马蹄夜目，羊心有孔，肝有青黑，鹿豹文，羊肝有孔，黑鸡白首，白马青蹄，羊独角，白羊黑头，黑羊白头，白鸟黄首，羊六角，白马黑头，鸡有四距，爆肉不燥，马生角，牛肝叶孤，蟹有独螯，鱼有眼睫，虾无须，肉入水动，肉经宿暖，鱼无肠胆腮，肉落地不沾土，鱼目开合及腹下丹。

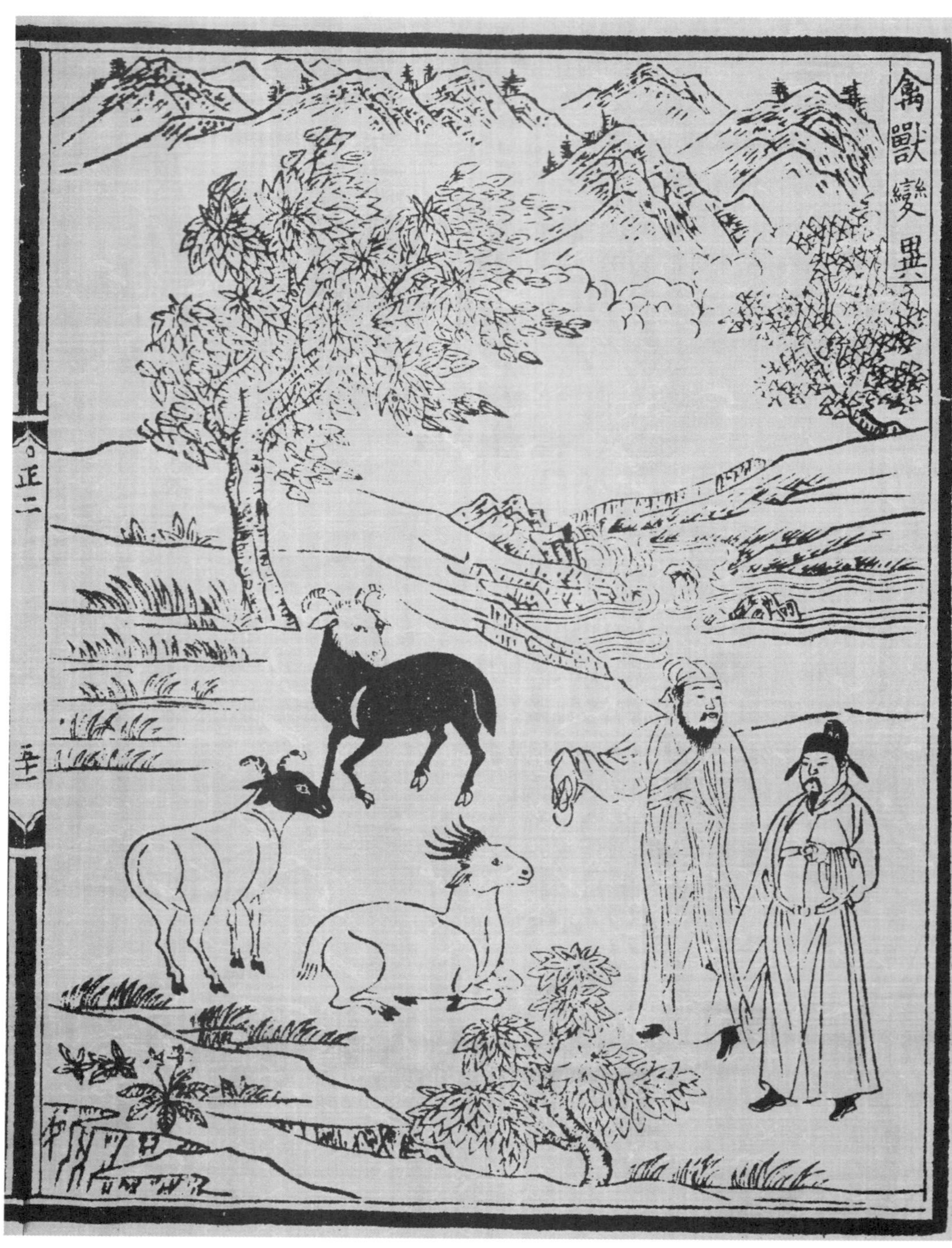
禽獸變異

饮膳正要卷第三

米谷品

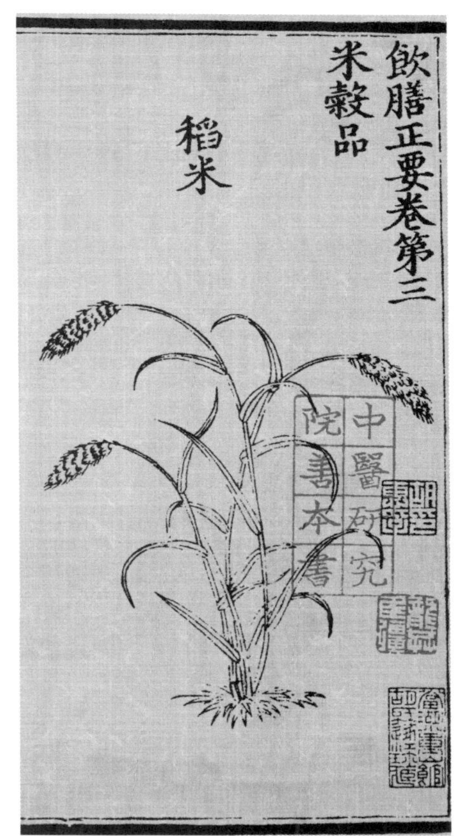

稻米

味甘、苦，平，无毒。主温中，令人多热，大便坚，不可多食。即糯米也。苏门者为上，酿酒者多用。

粳米

味甘、苦，平，无毒。主益气，止烦，止泄，和胃气，长肌肉。即今有数种香粳米、匾子米、雪里白，香子米，香味尤胜诸粳米，捣碎，取其圆净者，为圆米，亦作渴米。

粟米

味咸，微寒，无毒。主养肾气，去脾胃中热，益气。陈者良，治胃中热，消渴，利小便，止痢。《唐本草》注云：粟类多种，颗粒细如粱米。捣细，取匀净者为淅米。

青粱米

味甘，微寒，无毒。主胃痹，中热，消渴。止泄痢，益气补中，轻身延年。

白粱米

味甘，微寒，无毒。主除热，益气。

黄粱米

味甘，平，无毒。主益气和中，止泄。《唐本[1]》注云：穗大毛长，谷米俱粗于白粱。

---

〔1〕唐本：即《唐本草》，又名《新修本草》。

黍米

味甘，平，无毒。主益气补中，多热，令人烦。久食昏人五脏，令人好睡。肺病宜食。

丹黍米

味苦，微温，无毒。主咳逆，霍乱，止烦渴，除热。

稷米

味甘，无毒。主益气，补不足。关西谓之糜子米，亦谓穄米。古者取其香可爱，故以供祭祀。

河西米

味甘，无毒。补中益气。颗粒硬于诸米。出本地。

绿豆

味甘，寒，无毒。主丹毒，风疹，烦热。和五脏，行经脉。

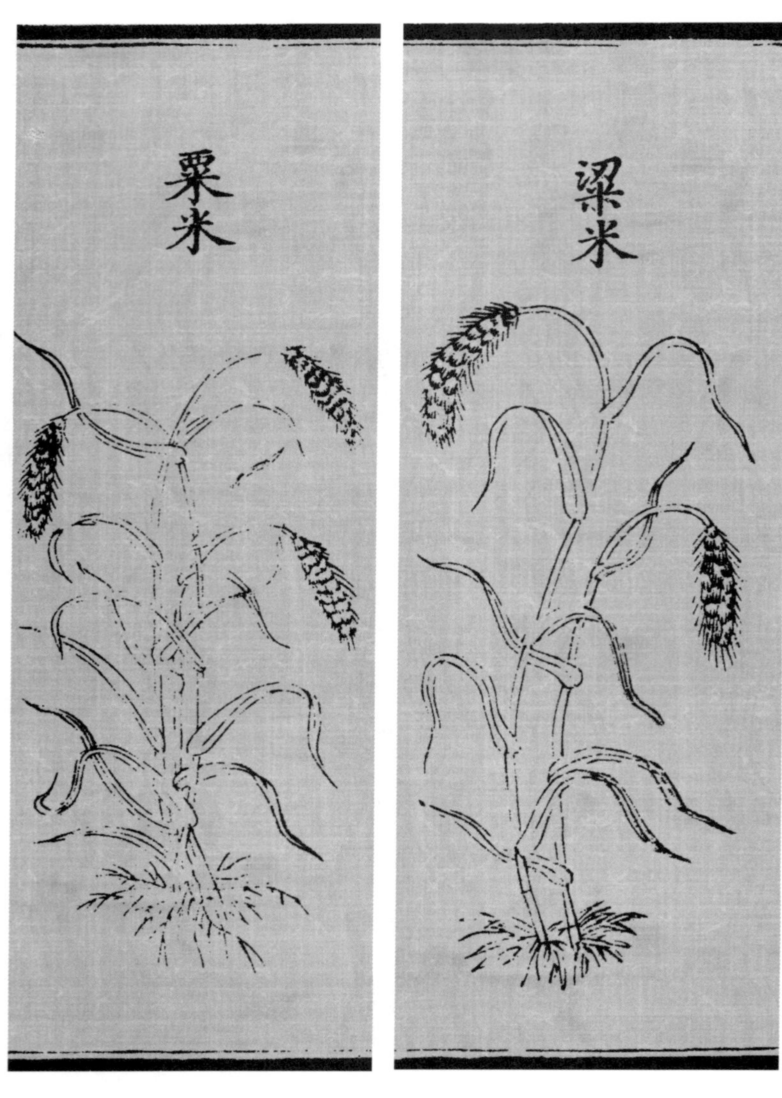

白豆

味甘，平，无毒。调中，暖肠胃，助经脉。肾病宜食。

大豆

味甘，平，无毒。杀鬼气，止痛，逐水，除胃中热，下瘀血，解诸药毒。作豆腐，即寒而动气。

赤小豆

味甘、酸，平，无毒。主下水，排脓血，去热肿，止泻痢，通小便。解小麦毒。

回回豆子

味甘，无毒。主消渴。勿与盐煮食之。出在回回地面，苗似豆，今田野中处处有之。

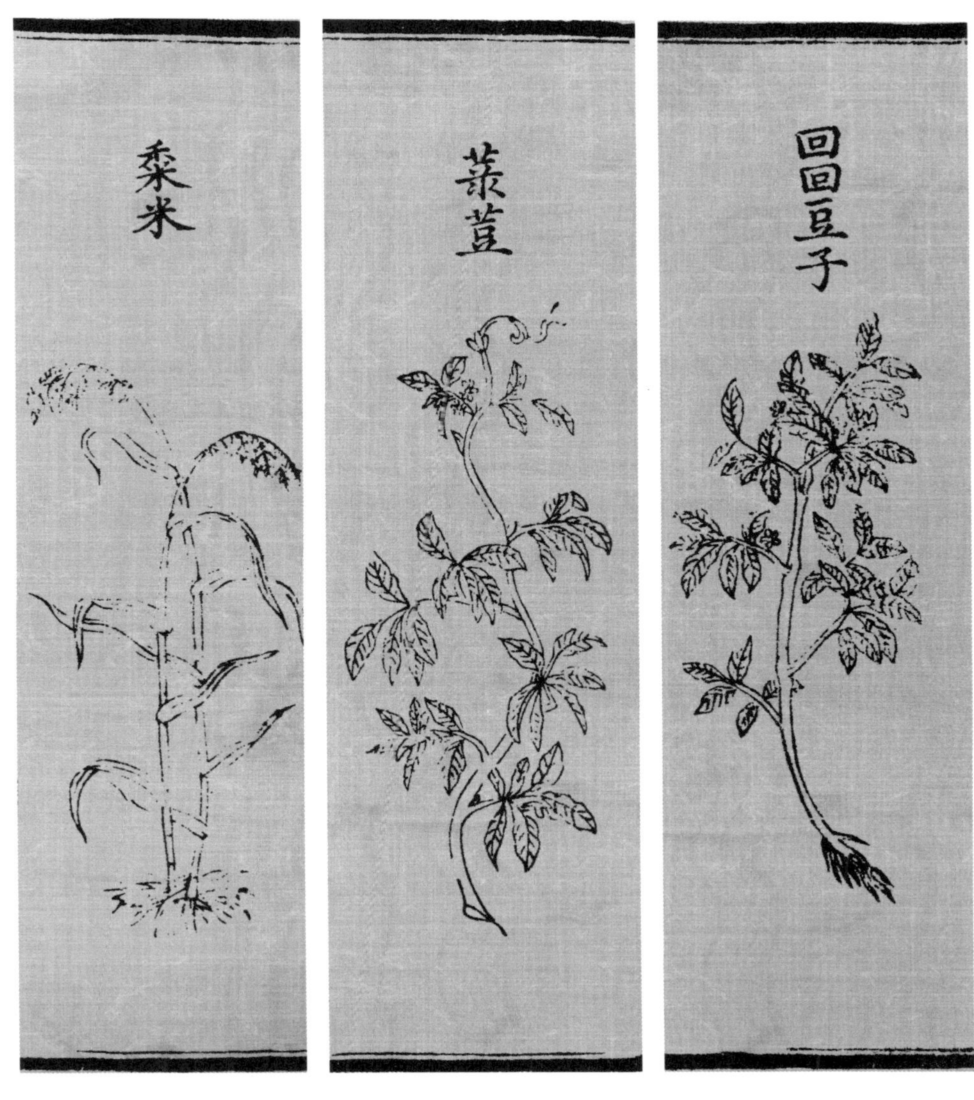

青小豆

味甘，寒，无毒。主热中消渴。止下痢，去腹胀。产妇无乳汁，烂煮三五升食之，即乳多。

豌豆

味甘，平，无毒。调顺荣卫，和中益气。

扁豆

味甘，微温。主和中。叶主霍乱吐下不止。

小麦

味甘，微寒，无毒。主除热，止烦躁，消渴，咽干。利小便，养肝气，止痛、唾血。

大麦

味咸，温、微寒，无毒。主消渴，除热，益气，调中。令人多热，为五谷长。《药性论》云：能消化宿食，破冷气。

荞麦

味甘，平、寒，无毒。实肠胃，益气力。久食动风气，令人头眩。和猪肉食之，患热风，脱人须眉。

白芝麻

味甘，大寒，无毒。治虚劳，滑肠胃，行风气，通血脉，去头风，润肌肤。食后生啖一合。与乳母食之，令子不生病。

胡麻

味甘，微寒。除一切痼疾。久服长肌肉，健人。油，利大便，治胞衣不下。《修真秘旨》云：神仙服胡麻法，久服面光泽，不饥，三年水火不能害，行及奔马。

饧

味甘，微温，无毒。补虚乏，止渴，去血，健脾，治嗽。小儿误吞钱，取一斤，渐渐尽食之，即出。

蜜

味甘，平、微温，无毒。主心腹邪气，诸惊痫。补五脏不足，益中气，止痛，解毒，明耳目，和百药，除众病。

曲

味甘，大暖。疗脏腑中风气，调中益气，开胃消食，补虚冷。陈久者良。

醋

味酸，温，无毒。消痈肿，散水气，杀邪毒，破血运，除癥块坚积。醋有数种。酒醋、桃醋、麦醋、葡萄醋、枣醋，米醋为上，入药用。

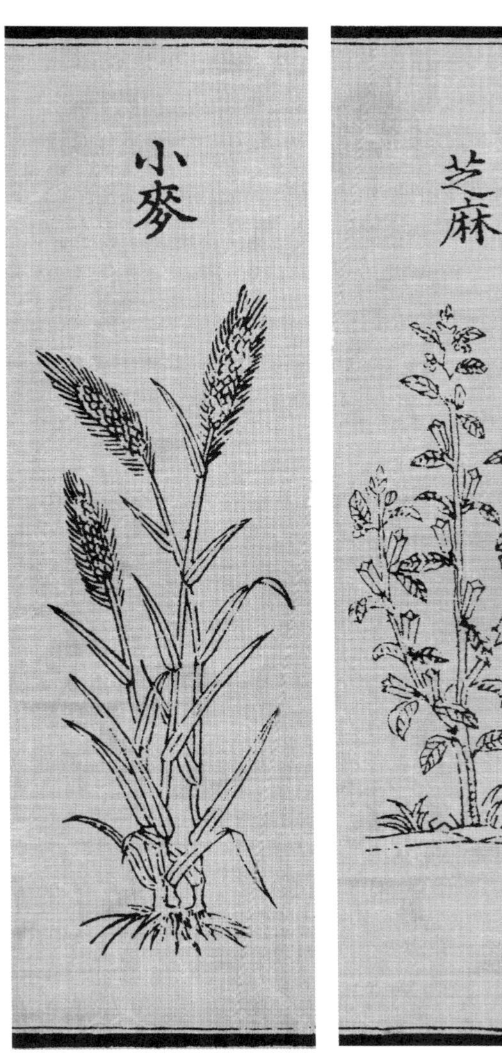

酱

味咸、酸，冷，无毒。除热止烦，杀百药热汤火毒，杀一切鱼肉菜蔬毒。豆酱，主治胜面酱。陈久者尤良。

豉

味苦，寒，无毒。主伤寒头痛，烦躁[1]满闷。

盐

味咸，温，无毒。主杀鬼，蛊邪疰毒，伤寒吐，胸中痰癖，止心腹卒痛。多食伤肺，令人咳嗽，失颜色。

---

〔1〕躁：原作“燥”，据文义改。

酒

味苦、甘、辣，大热，有毒。主行药势，杀百邪，通血脉，厚肠胃，润皮肤，消忧愁。多饮损寿伤神，易人本性。酒有数般，唯酝酿以随其性。

虎骨酒　以酥炙虎骨捣碎，酿酒。治骨节疼痛，风疰冷痹痛。

枸杞酒　以甘州枸杞依法酿酒。补虚弱，长肌肉，益精气，去冷风，壮阳道。

地黄酒　以地黄绞汁酿酒。治虚弱，壮筋骨，通血脉，治腹内痛。

松节酒　仙方以五月五日采松节，剉碎，煮水酿酒。治冷风虚，骨弱，脚不能履地。

茯苓酒　仙方依法茯苓酿酒，治虚劳，壮筋骨，延年益寿。

松根酒　以松树下撅坑置瓮，取松根津液酿酒。治风，壮筋骨。

羊羔酒　依法作酒，大补益人。

五加皮酒　五加皮浸酒，或依法酿酒。治骨弱不能行走，久服壮筋骨，延年不老。

膃肭脐酒　治肾虚弱，壮腰膝，大补益人。

小黄米酒　性热，不宜多饮，昏人五脏，烦热多睡。

葡萄酒　益气调中，耐饥强志。酒有数等，有西番者，有哈剌火者，有平阳太原者，其味都不及哈剌火者。田地酒最佳。

阿剌吉酒　味甘、辣，大热，有大毒。主消冷坚积，去寒气。用好酒蒸熬，取露成阿剌吉。

速儿麻酒　又名拨糟。味微甘、辣。主益气，止渴。多饮令人膨胀生痰。

兽　品

牛

肉　味甘，平，无毒。主消渴，止啘泄，安中益气，补脾胃。

牛髓　补中，填精髓。

牛酥　凉，益心肺，止渴、嗽，润毛发，除肺痿，心热吐血。

牛酪　味甘、酸，寒，无毒。主热毒，止消渴，除胸中虚热，身面热疮。

牛乳腐　微寒，润五脏，利大小便，益十二经脉，微动气。

羊

肉　味甘，大热，无毒。主暖中、头风、大风、汗出、虚劳、寒冷，补中益气。

羊头　凉，治骨蒸，脑热，头眩，瘦病。

羊心　主治忧恚，膈气。

羊肝　性冷，疗肝气虚热，目赤暗。

羊血 主治女人中风、血虚。产后血晕，闷欲绝者，生饮一升。

羊五脏 补人五脏。

羊肾 补肾虚，益精髓。

羊骨 热，治虚劳，寒中，羸瘦。

羊髓 味甘，温。主治男女伤中，阴气不足，利血脉，益经气。

羊脑 不可多食。

羊酪 治消渴，补虚乏。

黄羊

味甘，温，无毒。补中益气，治劳伤虚寒。其种类数等成群，至于千数。白黄羊，生于野草内。黑尾黄羊，生于沙漠中，能走善卧，行走不成群。其脑不可食，髓骨可食，能补益人。煮汤无味。

山羊

味甘，平，无毒。补益人，生山谷中。

羖羊

味甘，平，无毒。补五劳七伤，温中益气。其肉稍腥。

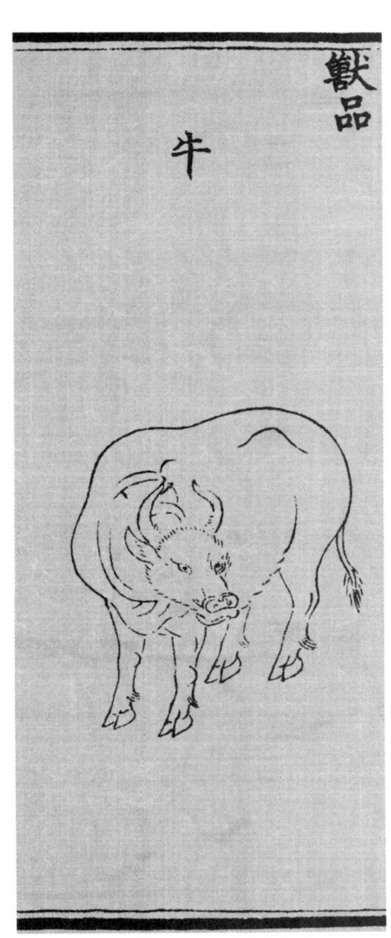

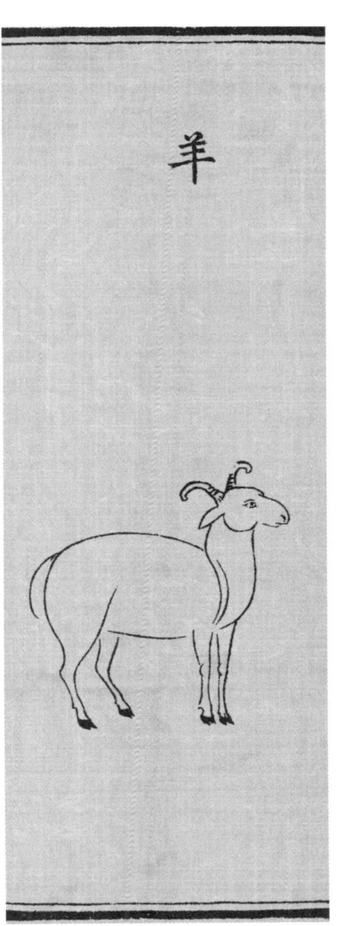

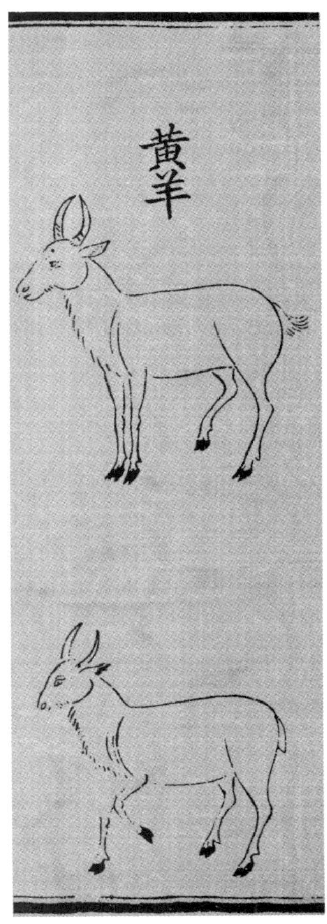

马

肉 味辛、苦，冷，有小毒。主热，下气，长筋骨，强腰膝，壮健轻身。

马头骨 作枕令人少睡。

马肝 不可食。

马蹄 白者，治妇人漏下、白崩；赤者，治妇人赤崩。

白马茎 味咸、甘，无毒。主伤中，脉绝。强志益气，长肌肉，令人有子，能壮盛阴气。

马心 主喜忘。

马肉内有生黑墨汁者，有毒，不可食。白马多有之。

马乳 性冷，味甘。止渴，治热。有三等一名升坚，一名晃禾儿，一名窗兀，以升坚为上。

野马

肉，味甘，平，有毒。壮筋骨。与家马肉颇相似，其肉落地不沾沙，然不宜多食。

象

肉 味淡。不堪食，多食令人体重。胸前小横骨，令人能浮水。身有百兽肉，皆有分段，惟鼻是本肉。

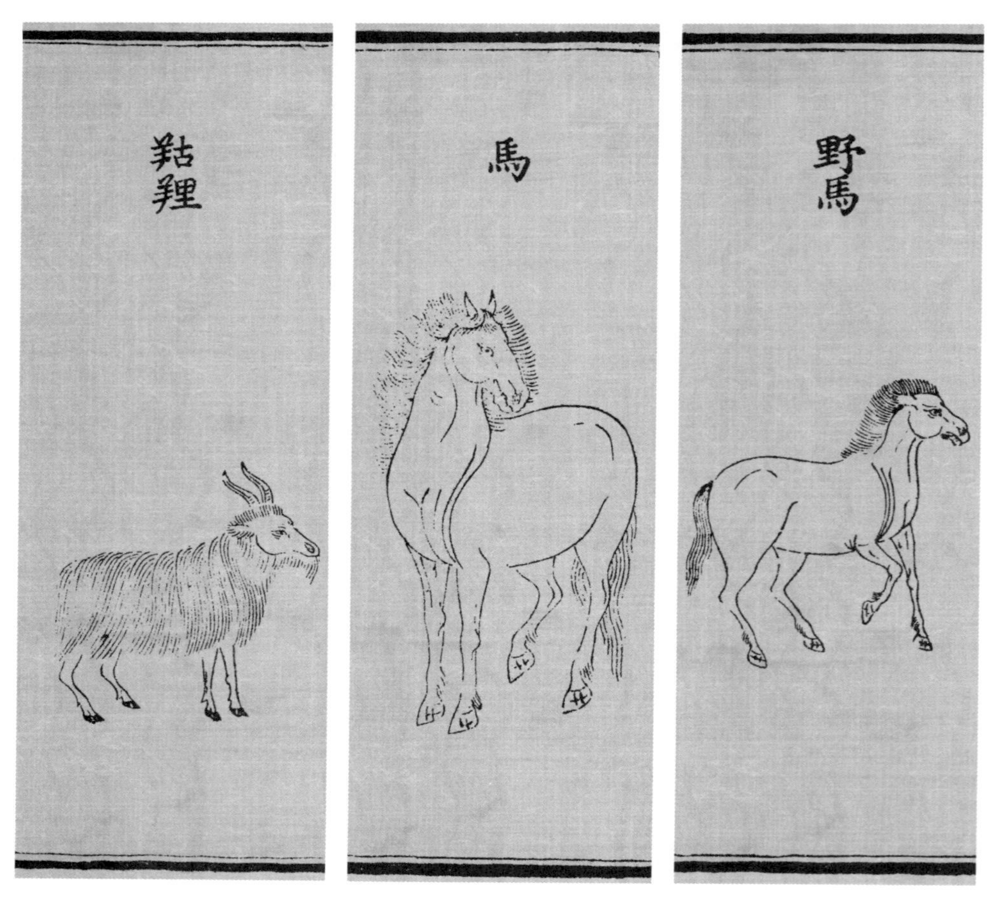

象牙 无毒。主诸铁及杂物入肉，刮取屑，细研，和水傅疮上，即出。

驼

肉 治诸风、下气，壮筋骨，润皮肤，疗一切顽麻风痹、肌肤紧急、恶疮肿毒。

驼脂 在两峰内。有积聚者，酒服之良。

驼乳系爱刺 性温，味甘。补中益气，壮筋骨，令人不饥。

野驼

味甘，温、平，无毒。治诸风，下气，壮筋骨，润皮肤。

驼峰 治虚劳风。有冷积者，用葡萄酒温调峰子油，服之良。好酒亦可。

熊

肉 味甘，无毒。主风痹，筋骨不仁。若腹中有积聚，寒热羸瘦者，不可食之，终身不除。

熊白 凉，无毒。治风，补虚损，杀劳虫。

熊掌 食之可御风寒。此是八珍之数，古人最重之。十月勿食之，损神。

驴

肉 味甘，寒，无毒。治风狂，忧愁不乐，安心气，解心烦。头肉，治多年消渴，煮食之良。乌驴者，尤佳。

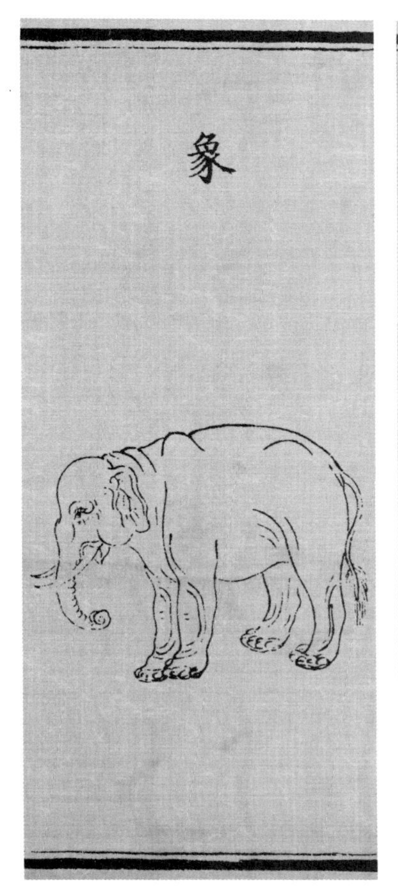

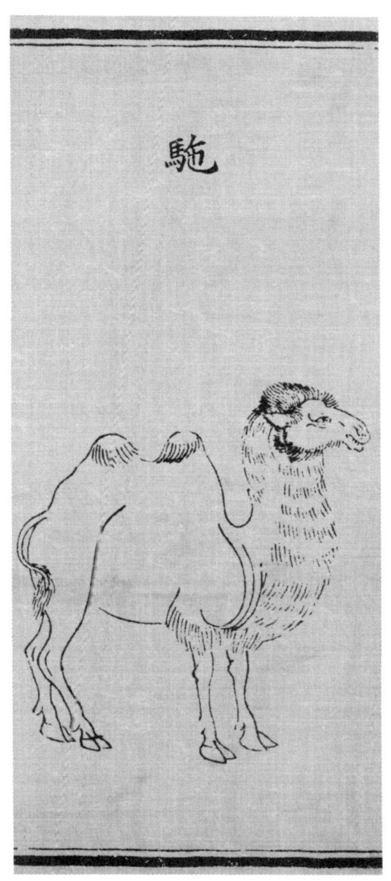

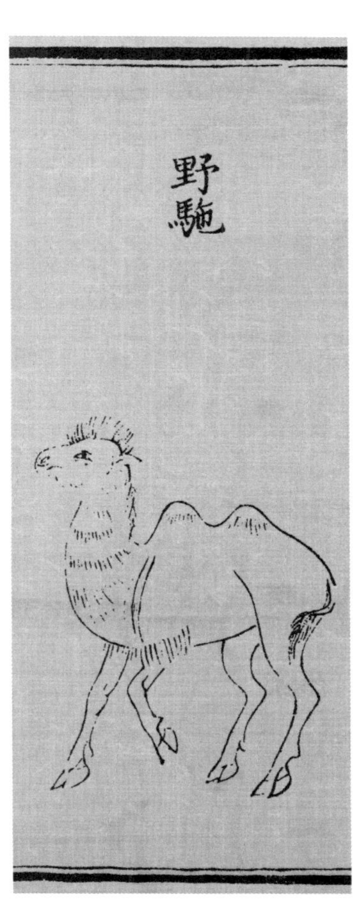

脂 和乌梅作丸，治久疟。

野驴 性味同。比家驴鬃尾长，骨骼大。食之能治风眩。

麋

肉 味甘，温，无毒。益气补中，治腰脚无力。不可与野鸡肉及虾、生菜、梅李果实同食，令人病。

麋脂 味辛，温，无毒。主痈肿恶疮，风痹，四肢拘缓。通血脉，润泽皮肤。

麋皮 作靴能除脚气。

鹿

肉 味甘，温，无毒。补中，强五脏，益气。

鹿髓 甘，温。主男女伤中，绝脉，筋急，咳逆，以酒服之。

鹿头 主消渴，夜梦见物。

鹿蹄 主脚膝疼痛。

鹿肾 主温中，补肾，安五脏，壮阳气。

鹿茸 味甘，微温，无毒。主漏下恶血，寒热惊痫，益气强志，补虚羸，壮筋骨。

鹿角 微咸，无毒。主恶疮痈肿，逐邪气，除小腹血急痛，腰脊痛及留血在阴中。

獐

肉，温。主补益五脏。《日华子》云：肉无毒。八月至腊月食之，胜羊肉；十二

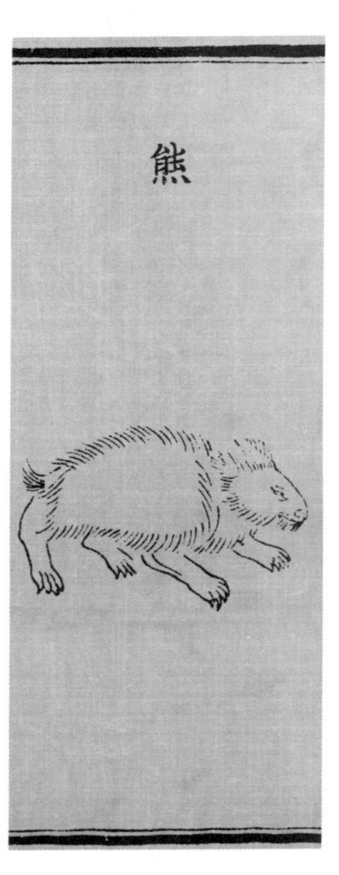

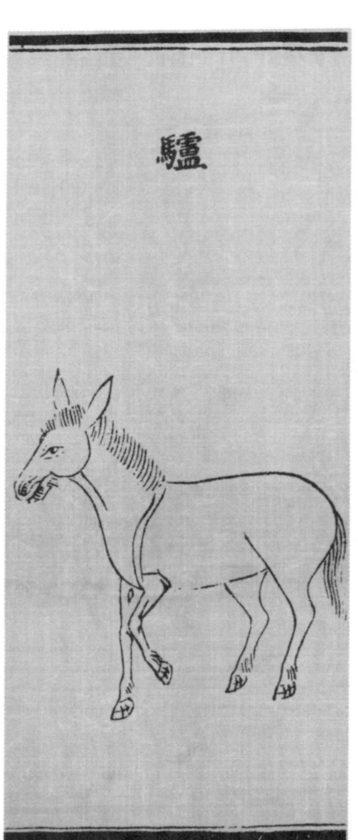

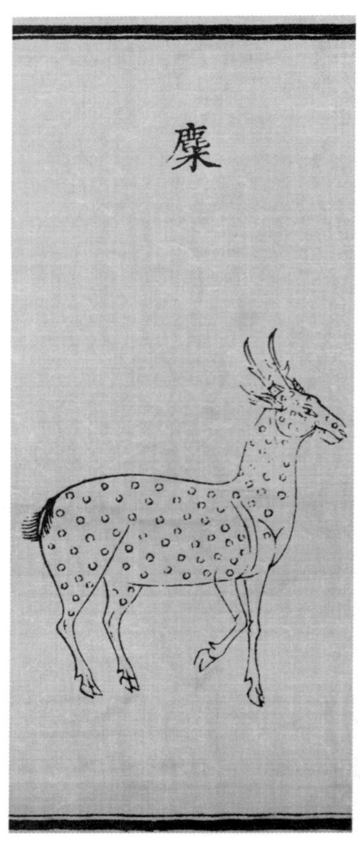

月以后至七月食之，动气。道家多食，言无禁忌也。

犬

肉　味咸，温，无毒。安五脏，补绝伤，益阳道，补血脉，厚肠胃，实下焦，填精髓。黄色犬肉尤佳。不与蒜同食，必顿损人。九月不宜食之，令人损神。

犬四脚蹄　煮饮之，下乳汁。

猪

肉　味苦，无毒。主闭血脉，弱筋骨，虚肥人。不可久食，动风。患金疮者，尤甚。

猪肚　主补中益气，止渴。

猪肾　冷。和理肾气，通利膀胱。

猪四蹄　小寒。主伤挞诸败疮，下乳。

野猪

肉，味苦，无毒。主补肌肤，令人虚肥。雌者肉更美。冬月食橡子，肉色赤，补人五脏，治肠风泻血。其肉味胜家猪。

江猪

味甘，平，无毒。然不宜多食，动风气，令人体重。

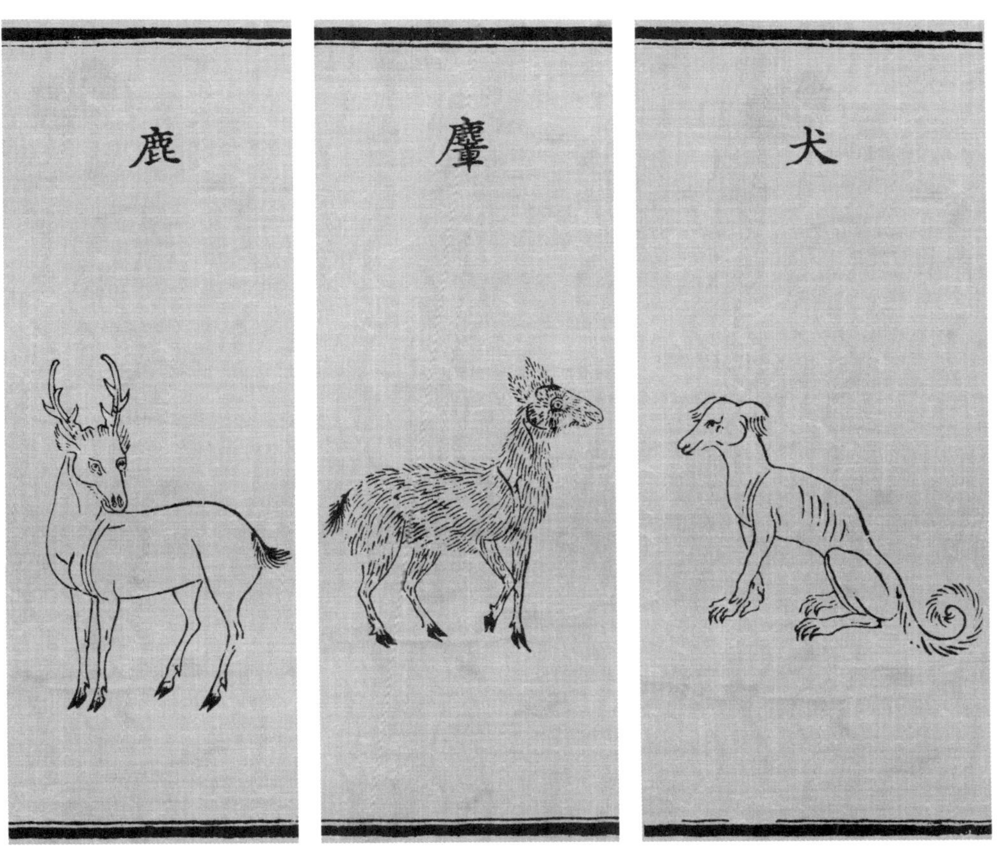

獭

肉 味咸，平，无毒。治水气胀满。疗瘟疫病，诸热毒风，咳嗽劳损。不可与兔同食。

獭肝 甘，有毒。治肠风下血及主疰病相染。

獭皮 饰领袖则尘垢不着。如风沙翳目，以袖拭之即出。又鱼刺鲠喉中不出者，取獭爪爬项下即出。

虎

肉 味咸、酸，平，无毒。主恶心欲呕，益气力。食之入山，虎见则畏，辟三十六种魅。

虎眼睛 主疟疾，辟恶，止小儿热惊。

虎骨 主除邪恶气，杀鬼疰毒，止惊悸。主恶疮鼠瘘，头骨尤良。

豹

肉 味酸，平，无毒。安五脏，补绝伤，壮筋骨，强志气。久食令人猛健忘、性

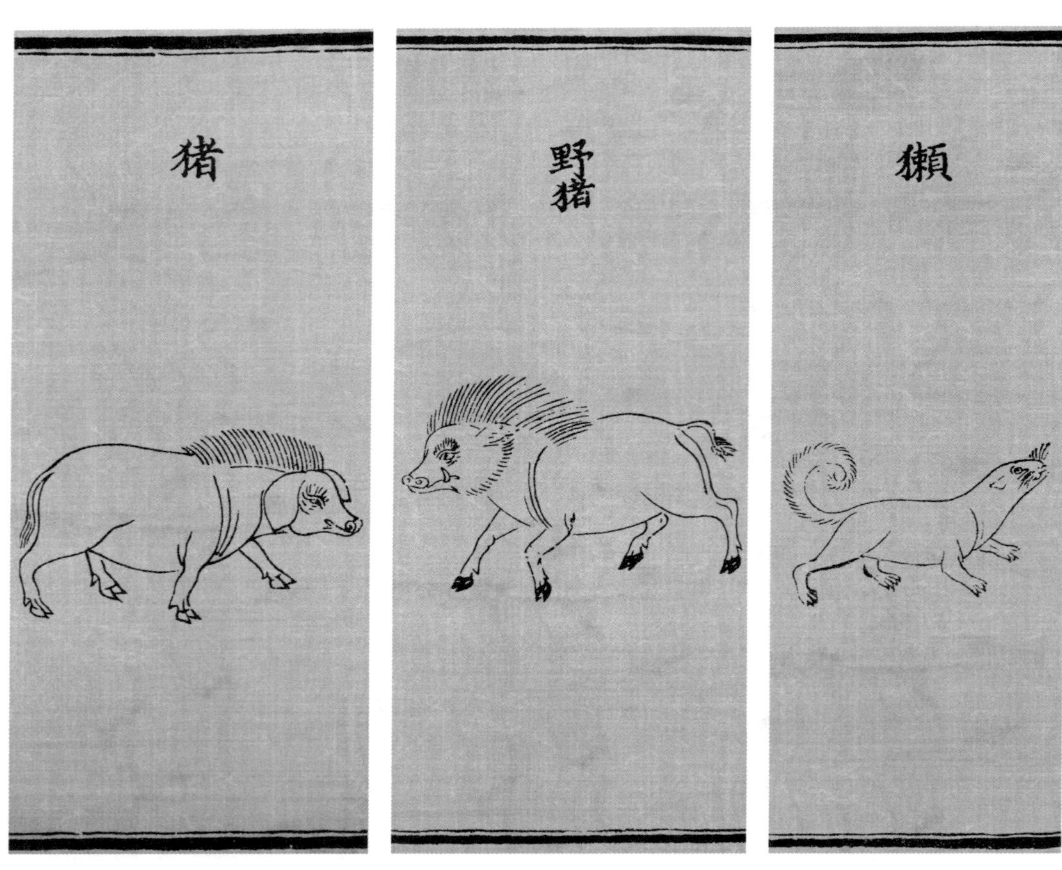

粗疏、耐寒暑。正月勿食之，伤神。《唐本》注云：车驾卤簿[1]用豹尾，取其威重为可贵也。

土豹脑子 可治腰疼。

狍子

味甘，平，无毒。补益人。

麂

肉，味甘，平，无毒。主五痔，多食能动人痼疾。

麝

肉，无毒，性温。似獐肉而腥，食之不畏蛇毒。

狐

肉，温，有小毒。《日华子》云：性暖，补虚劳，治恶疮疥。

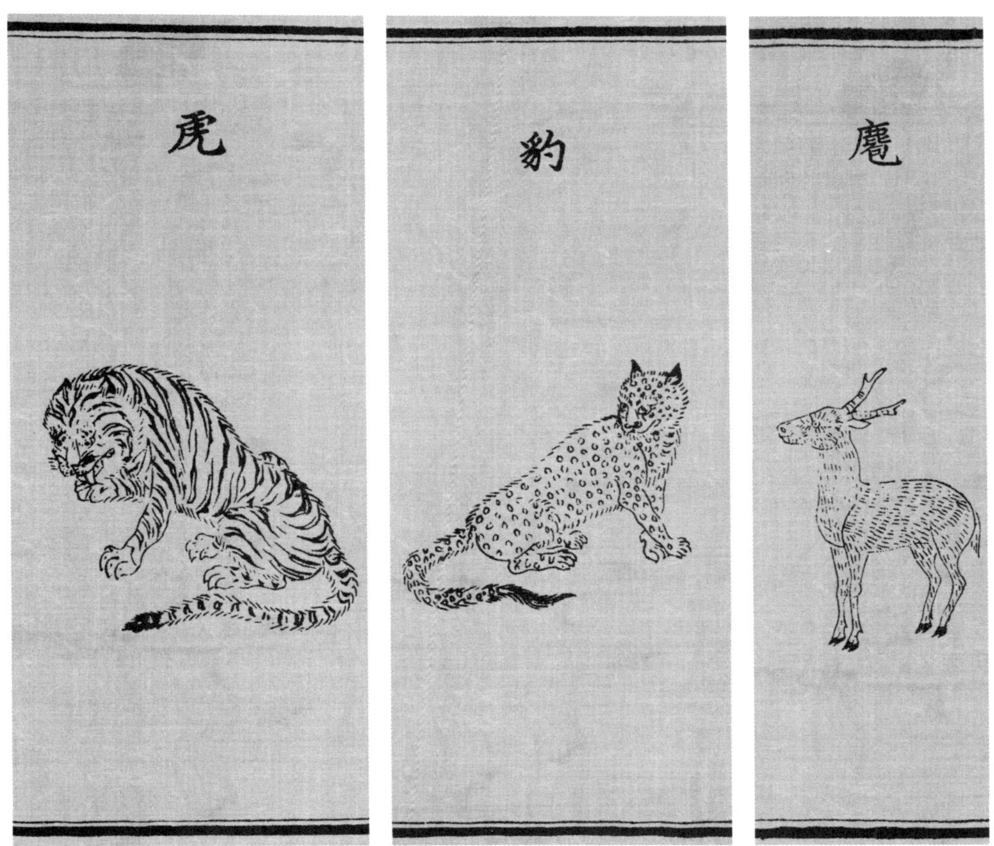

〔1〕卤簿：古代帝王出行时前后的仪仗队。

犀牛

肉　味甘，温，无毒。主诸兽蛇虫蛊毒，辟瘴气，食之入山不迷其路。

犀角　味苦、咸，微寒，无毒。主百毒蛊疰，邪鬼瘴气，杀钩吻、鸩羽、蛇毒。疗伤寒瘟疫。犀有数等山犀、通天犀、辟尘犀、水犀、镇帷犀。

狼

肉　味咸，性热，无毒。主补益五脏，厚肠胃，填精髓。腹有冷积者，宜食之。味胜狐、犬肉。

狼喉嗉皮　熟成皮条，勒头去头痛。

狼皮　熟作番皮，大暖。

狼尾　马胸堂前带之，辟邪，令马不惊。

狼牙　带之辟邪。

兔

肉　味辛，平，无毒。补中益气。不宜多食，损阳事，绝血脉，令人痿黄。不可与姜、橘同食，令人患卒心痛。妊娠不可食，令子缺唇。二月不可食，伤神。

兔肝　主明目。

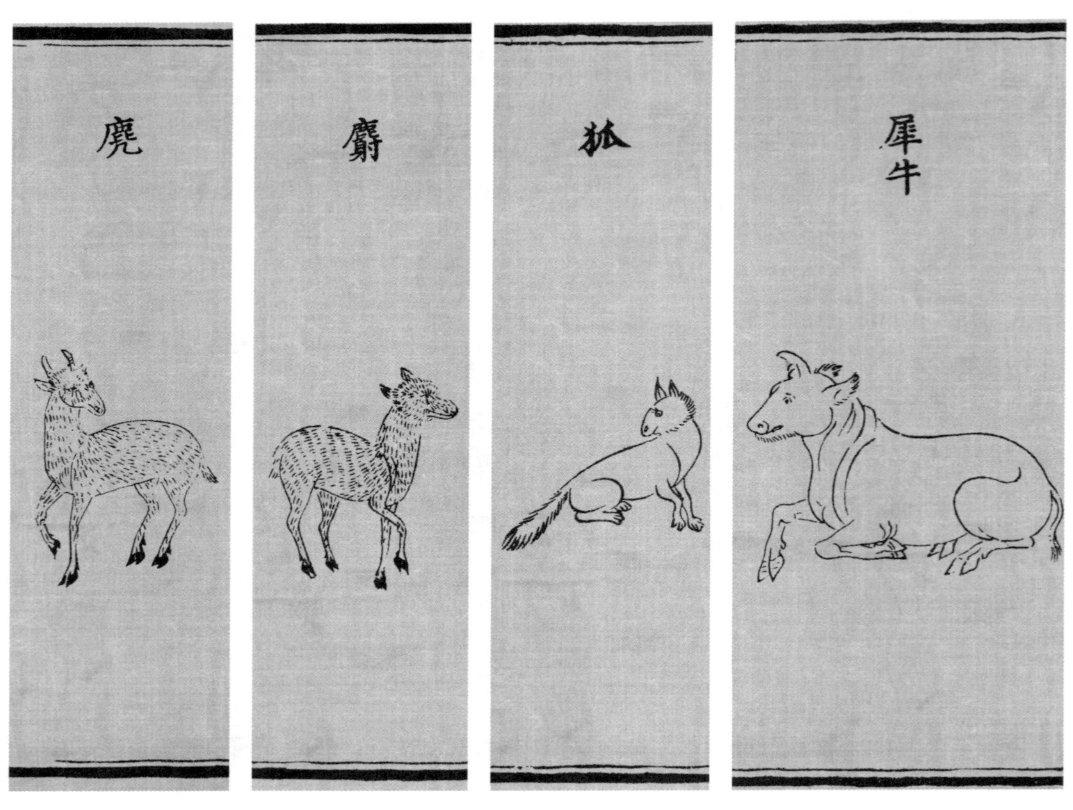

腊月兔头及皮毛 烧灰，酒调服之，治难产，胞衣不出，余血不下。

塔剌不花一名土拨鼠。

味甘，无毒。主野鸡瘘疮，煮食之宜人。生山后草泽中，北人掘取以食，虽肥，煮则无油，汤无味。多食难克化，微动气。

皮 作番皮，不湿透，甚暖。

头骨 去下颏肉，令齿全。治小儿无睡，悬之头边，即令得睡。

獾

肉，味甘，平，无毒。治上气咳逆，水腹不差，作羹食良。

野狸

味甘，平，无毒。主治鼠瘘、恶疮，头骨尤良。

黄鼠

味甘，平，无毒。多食发疮。

猴

肉，味酸，无毒。主治诸风劳疾。酿酒尤佳。

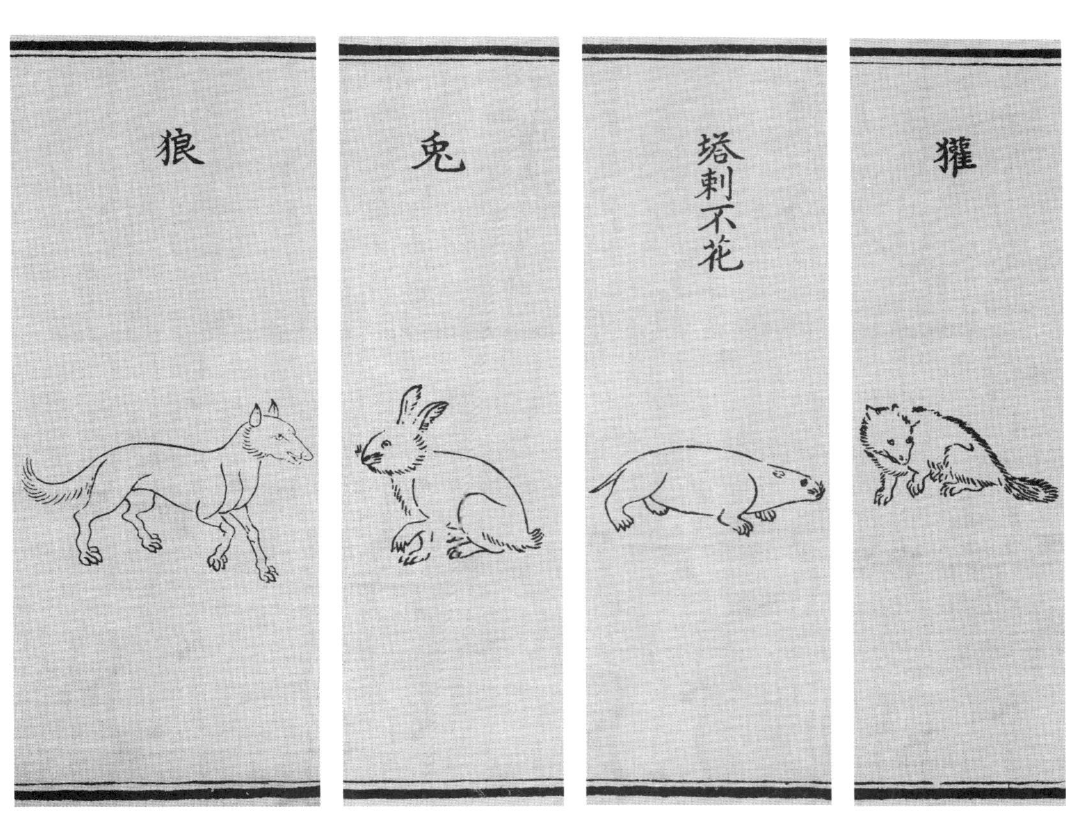

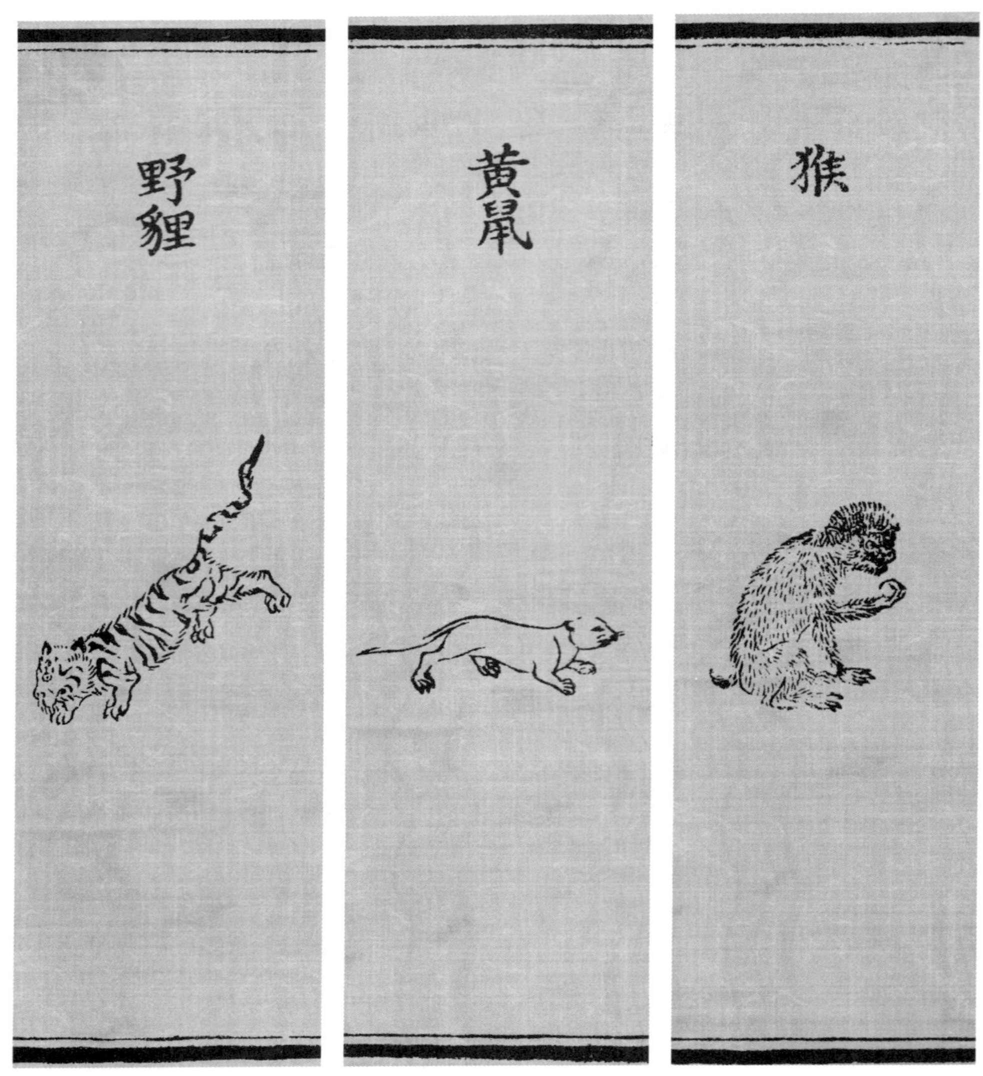

禽 品

天鹅

味甘，性热，无毒。主补中益气。鹅有三、四等，金头鹅为上，小金头鹅为次。有花鹅者。有一等鹅不能鸣者，飞则翎响，其肉微腥，皆不及金头鹅。

鹅

味甘，平，无毒。利五脏，主消渴。孟诜云：肉性冷，不可多食，亦发痼疾。《日华子》云：苍鹅性冷有毒，食之发疮。白鹅无毒，解五脏热，止渴。脂润皮肤，主治耳聋。鹅弹补五脏，益气。有痼疾者，不宜多食。

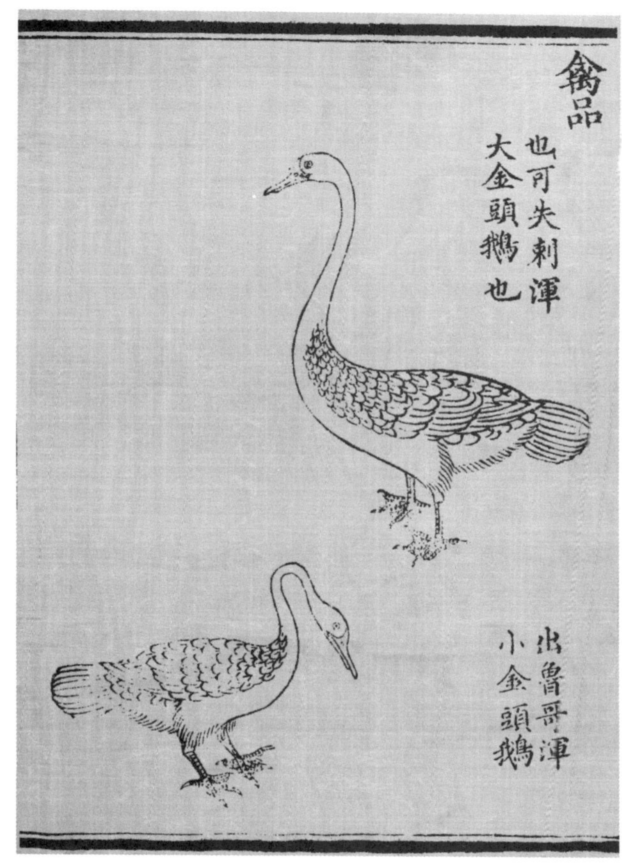

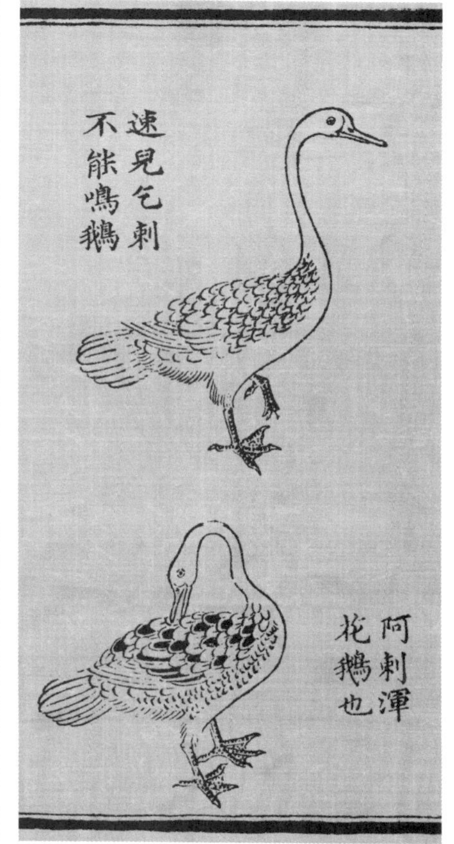

雁

味甘，平，无毒。主风挛拘急，偏枯，气不通利，益气，壮筋骨，补劳瘦。雁骨灰和米泔洗头，长发。

雁膏　治耳聋，亦能长发。

雁脂　补虚羸，令人肥白。

六月、七月勿食雁，令人伤神。

鸶鸨

味甘，温，无毒。补中益气，食之甚有益人，炙食之味尤美。然有数等，白鸶鸨、黑头鸶鸨、胡鸶鸨，其肉皆不同。

髓　味甘美，补精髓。

水札

味甘，平，无毒。补中益气。宜炙食之，甚美。

丹雄鸡

味甘，平，微温，无毒。主妇人崩中漏下赤白，补虚，温中，止血。

白雄鸡　味酸，无毒。主下气，疗狂邪，补中，安五脏，治消渴。

乌雄鸡　味甘、酸，无毒。主补中，止痛，除心腹恶气。虚弱者，宜食之。

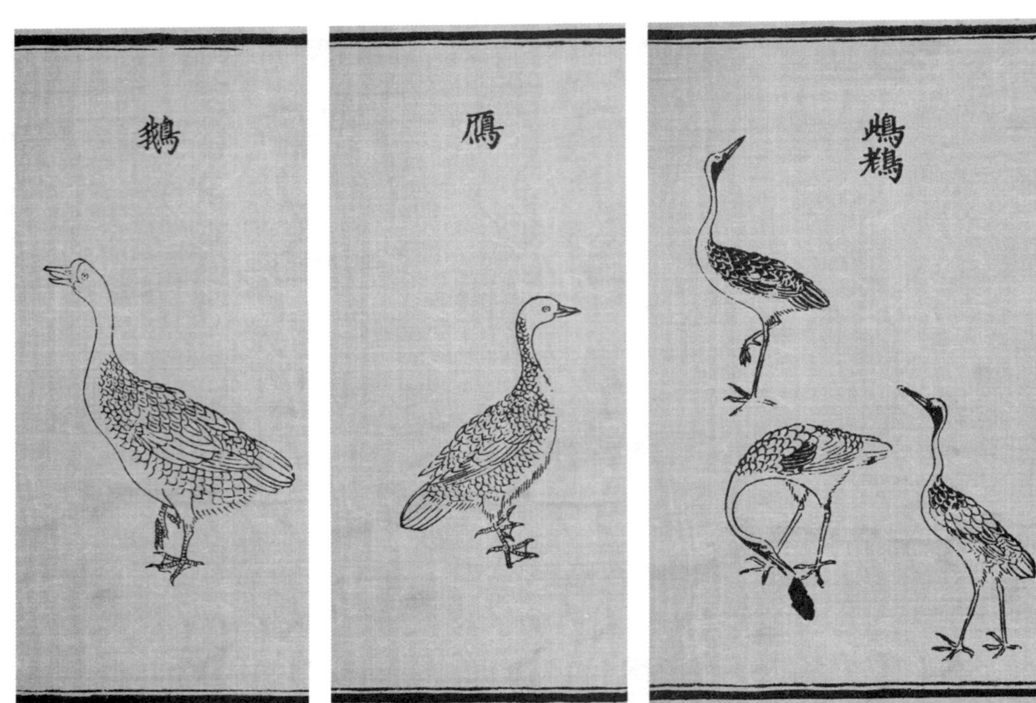
鵝
鴈

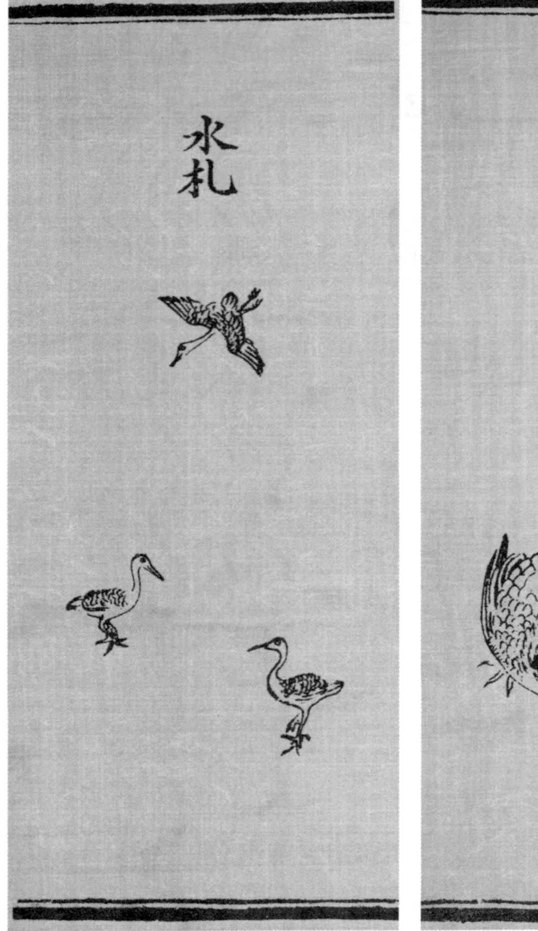
水札

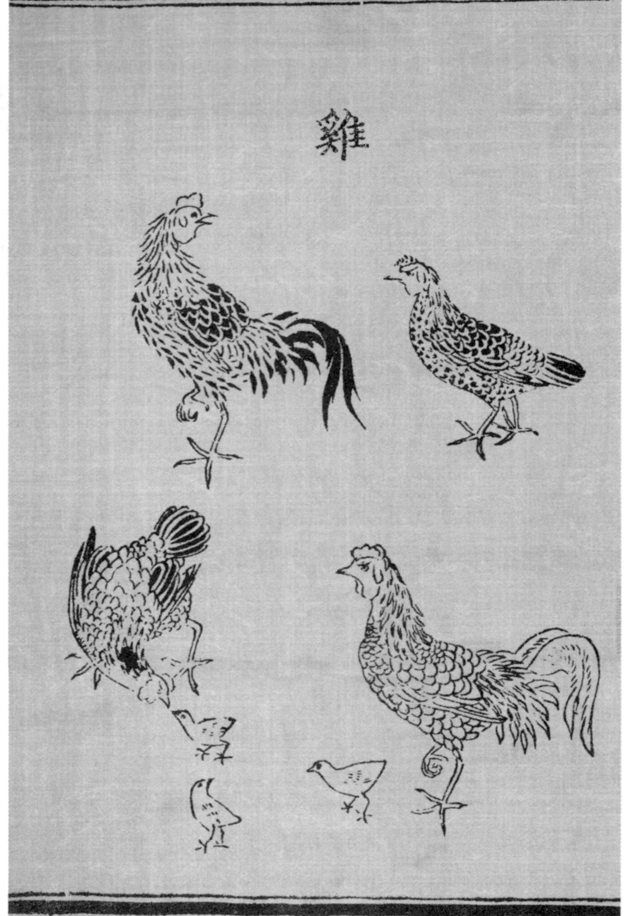
雞

乌雌鸡　味甘，温，无毒。主风寒湿痹，五缓六急，中恶，腹痛及伤折骨疼，安胎血，疗乳难。

黄雌鸡　味酸，平，无毒。主伤中，消渴，小便数，不禁，肠澼，泄痢，补五脏。先患骨热者，不可食。

鸡子　益气，多食令人有声。主产后痢，与小儿食之止痢。《日华子》云：鸡子，镇心，安五脏。其白微寒，疗目赤热痛，除心下伏热，止烦满、咳逆。

野鸡

味甘、酸，微寒，有小毒。主补中益气，止泄痢。久食令人瘦。九月至十一月食之，稍有益，他月即发五痔及诸疮，亦不可与胡桃及菌子、木耳同食。

山鸡

味甘，温，有小毒。主五脏气喘不得息者，如食法服之。然久食能发五痔，与荞麦面同食生虫。今辽阳有食鸡，味甚肥美；有角鸡，味尤胜诸鸡肉。

鸭

肉，味甘，冷，无毒。补内虚，消毒热，利水道及治小儿热惊痫。

野鸭[1]

味甘，微寒，无毒。补中益气，消食，和胃气，治水肿。绿头者为上，尖尾者为次。

鸳鸯

味咸，平，有小毒。主治瘘疮。若夫妇不和者，作羹，私与食之，即相爱。

鸂鶒

味甘，平，无毒。治惊邪。

鹁鸽

味咸，平，无毒。调精益气，解诸毒药。

鸠

肉，味甘，平，无毒。安五脏，益气明目，疗痈肿，排脓血。

鸨

肉，味甘，平，无毒。补益人。其肉粗味美。

寒鸦

味酸、咸，平，无毒。主瘦病，止咳嗽，骨蒸羸弱者。

〔1〕野鸭：无命名为“野鸭”的图，却有一幅命名为“速速儿”的图，或为一者，存疑。

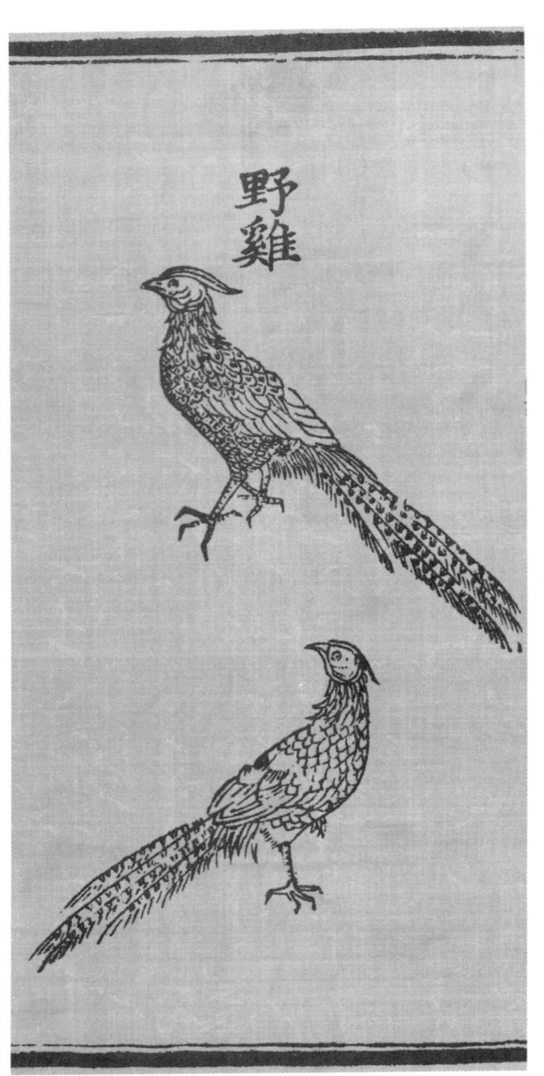
野雞

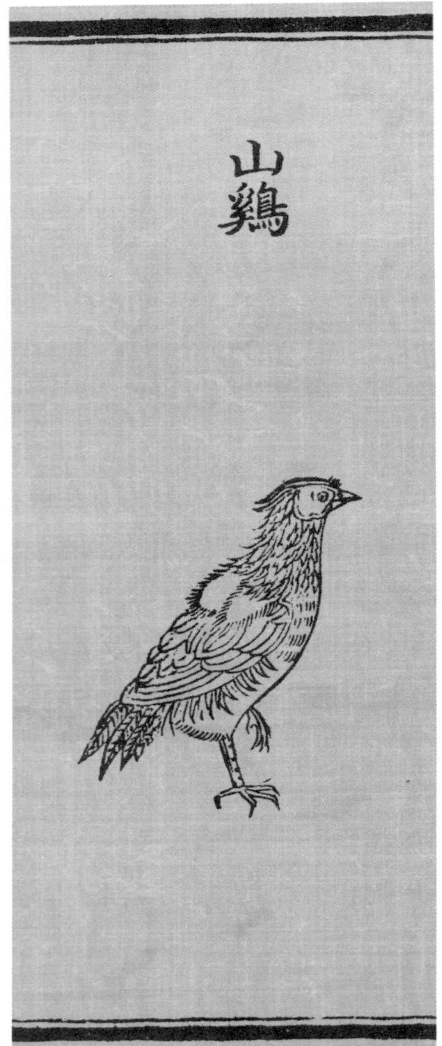
山鷄

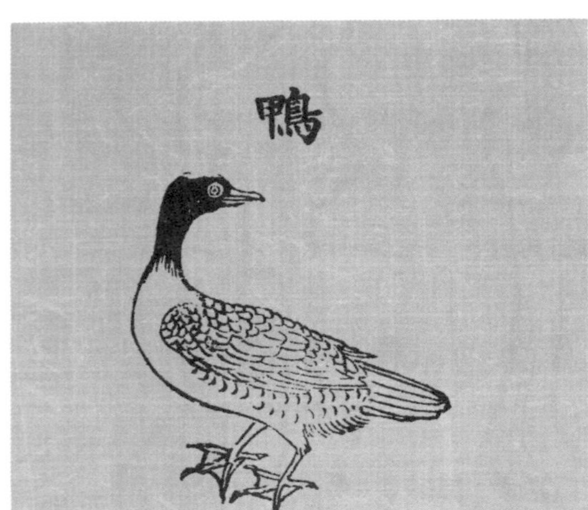
鴨

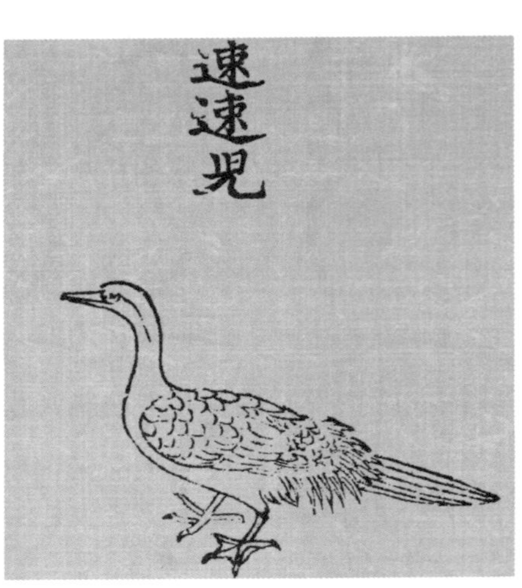
速速兒

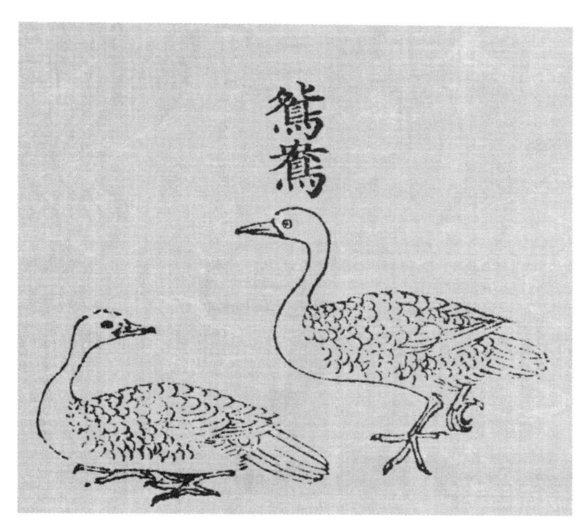

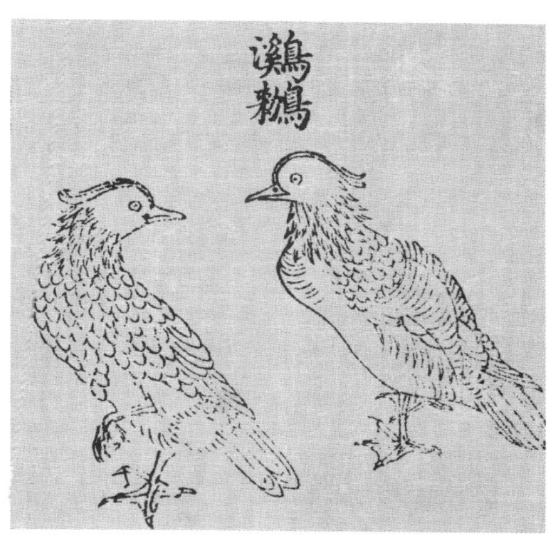

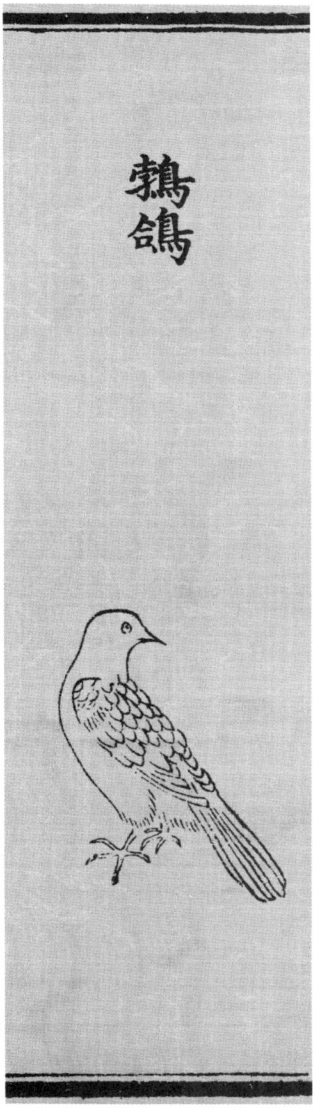

鵓鴿

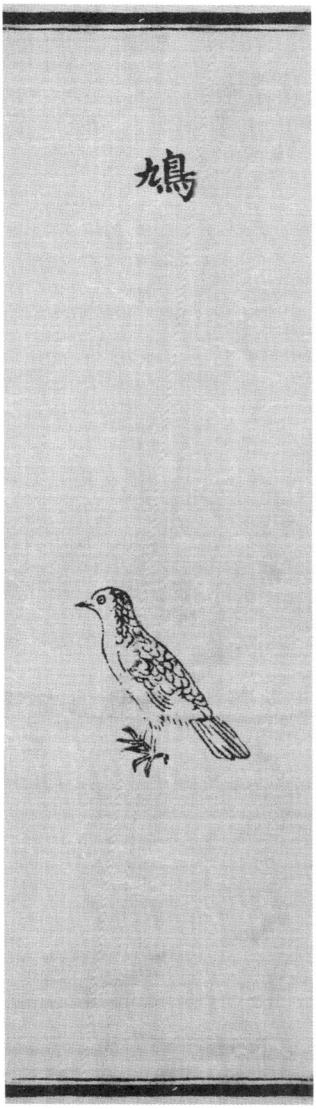

鳩

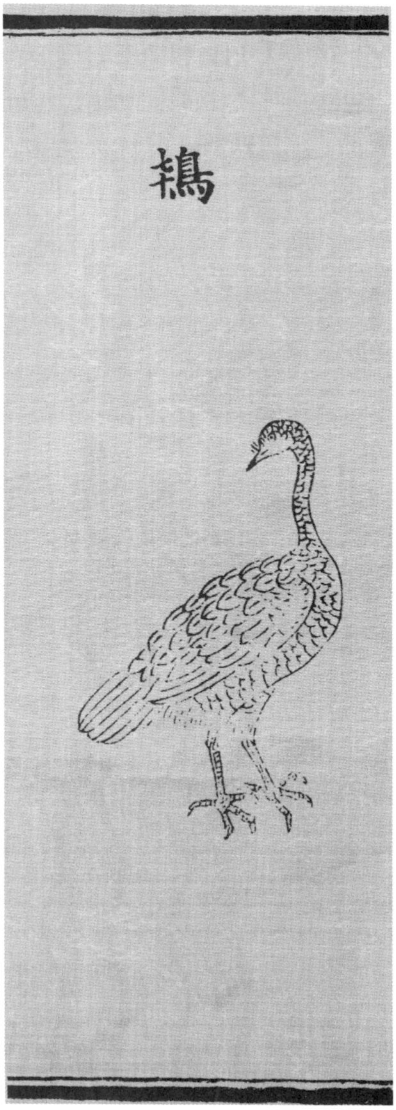

鴇

鹌鹑

味甘，温，平，无毒。益气，补五脏，实筋骨，耐寒暑，消结热，酥煎食之，令人肥下焦。四月以前未可食。

雀

肉，味甘，无毒，性热。壮阳道，令人有子。冬月者良。

蒿雀

味甘，温，无毒。食之益阳道，美于诸雀。

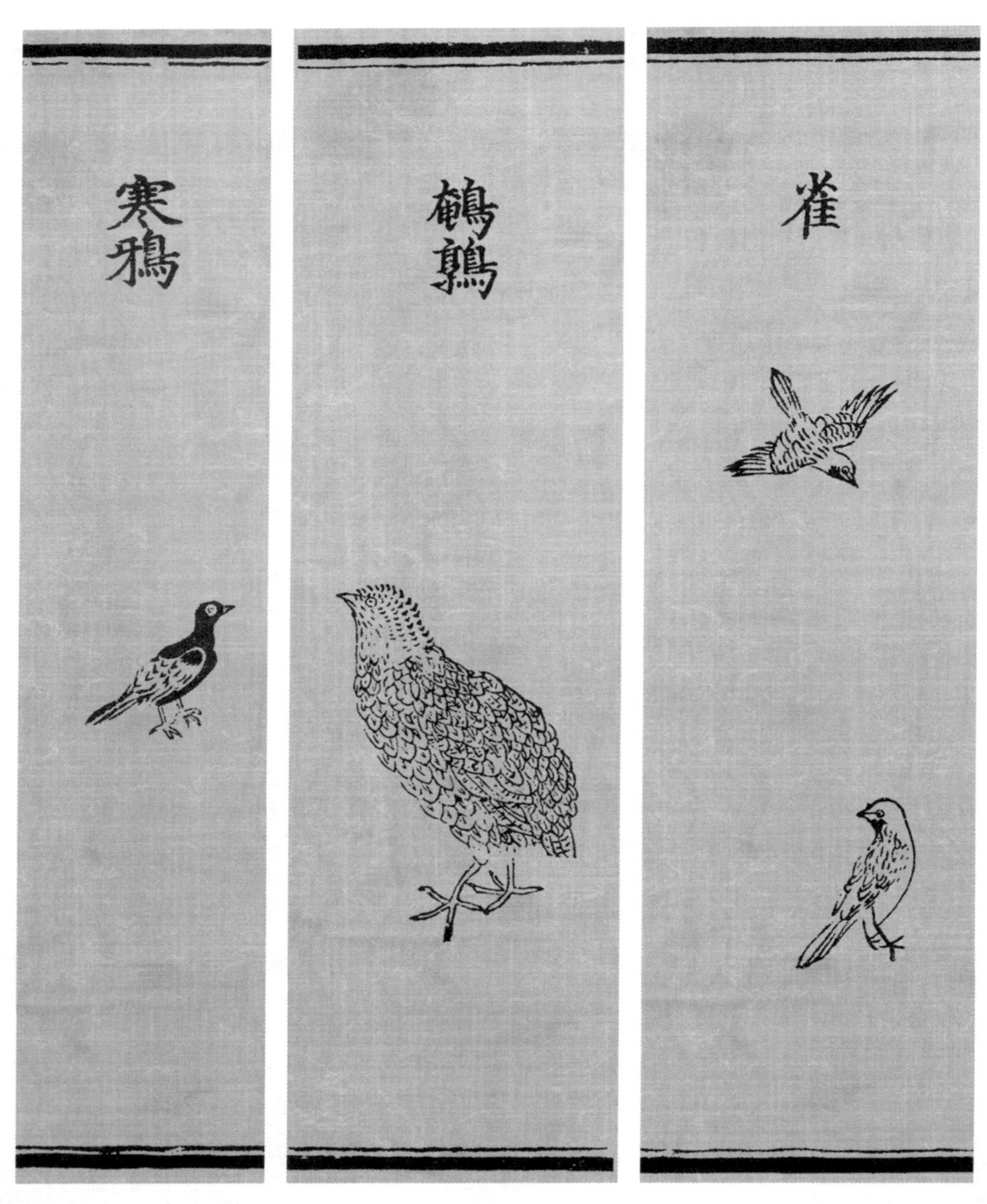

鱼　品

鲤鱼

味甘，寒，有毒。主咳逆上气，黄疸，止渴，安胎。治水肿，脚气。天行病后不可食，有宿瘕者不可食。

鲫鱼

味甘，温，平，无毒。调中，益五脏。和莼菜作羹食良。患肠风，痔瘘下血宜食之。

鲂鱼

甘，温，平，无毒。补益，与鲫鱼同功。若作脍食，助脾胃。不可与疳痢人食。

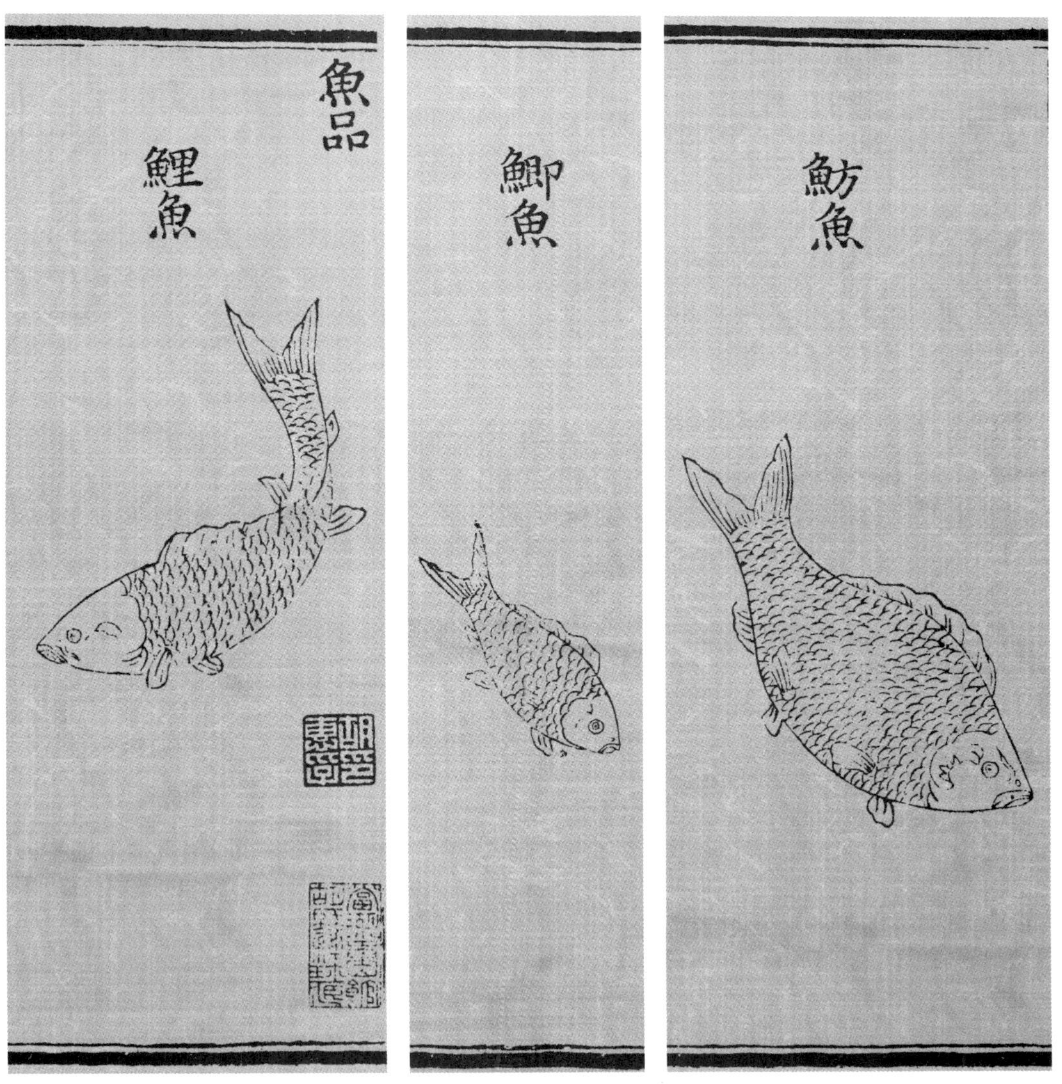

白鱼

味甘，平，无毒。开胃下食，去水气。久食发病。

黄鱼

味甘，有毒。发风动气，不可与荞面同食。

青鱼

味甘，平，无毒。南人作鲊。不可与芫荽、面酱同食。

鲇鱼

味甘，寒，有毒。勿多食。目赤、须赤者，不可食。

沙鱼

味甘、咸，无毒。主心气、鬼疰蛊毒、吐血。

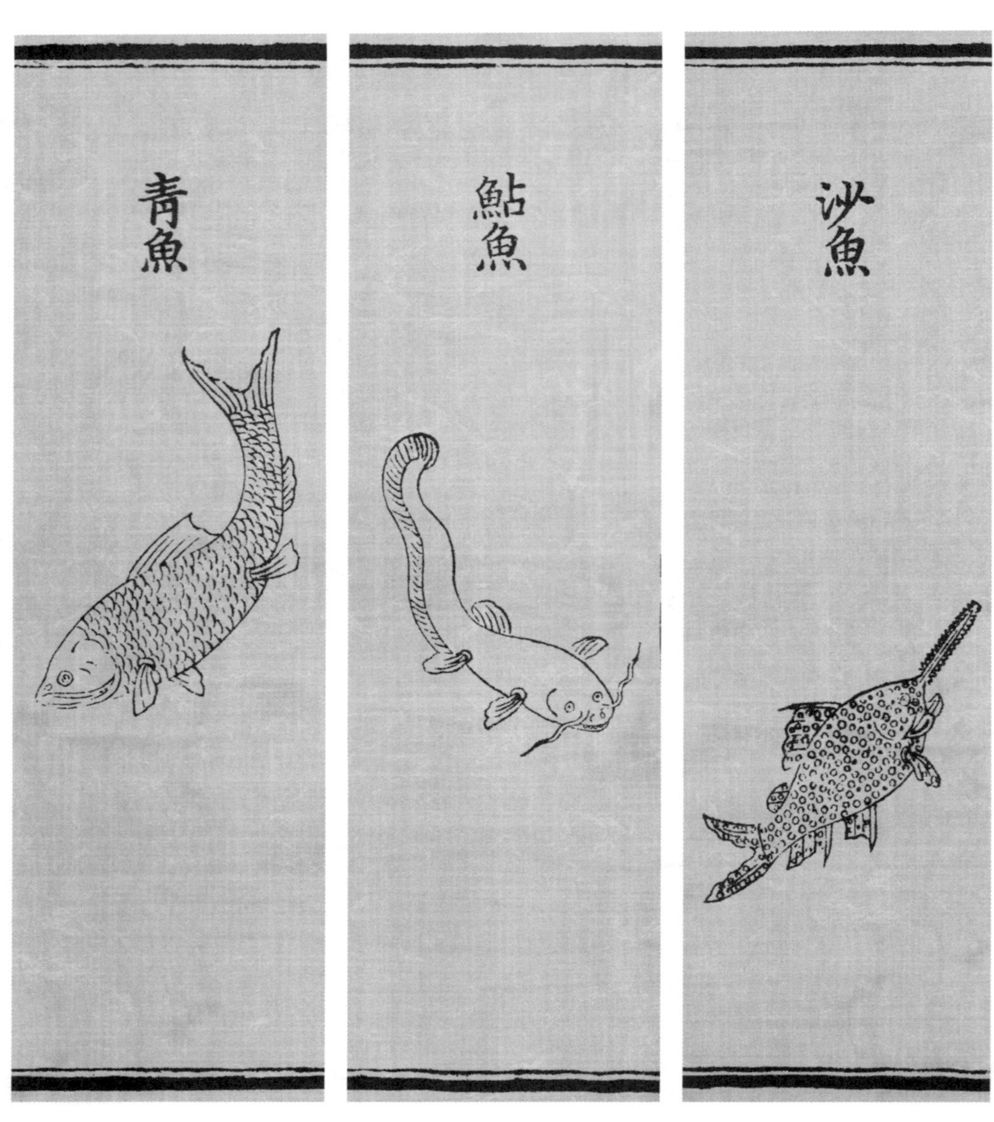

鳝鱼

味甘，平，无毒。主湿痹。天行病后，不可食。

鲍鱼

味腥臭，无毒。主坠蹶踠折瘀血，痹在四肢不散者，及治妇人崩血不止。

河豚鱼

味甘，温。主补虚，去湿气，治腰、脚、痔等疾。

石首鱼

味甘，无毒。开胃益气。干而味咸者，名为鲞[1]。

阿八儿忽鱼

味甘，平，无毒。利五脏，肥美人，多食难克化。脂黄肉粗，无鳞、骨，止有脆骨。胞可作膘胶，甚粘。膘与酒化服之，消破伤风。其鱼大者有一二丈长，一名鲟鱼，又名鳣鱼。生辽阳东北海河中。

乞里麻鱼

味甘，平，无毒。利五脏，肥美人。脂黄肉稍粗。胞亦作膘。其鱼大者，有五六尺长，生辽阳东北海河中。

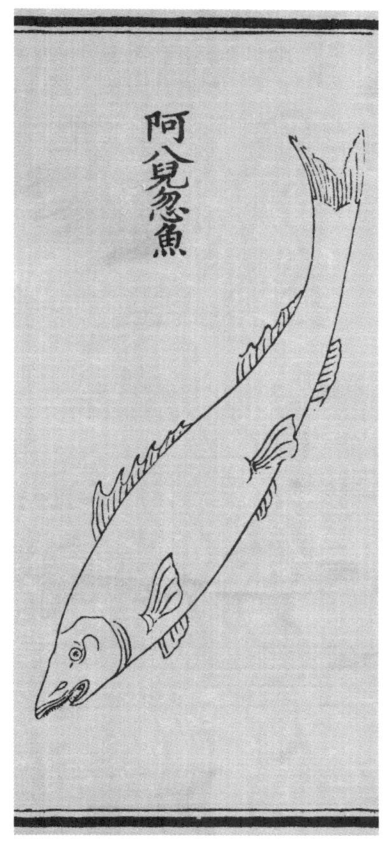

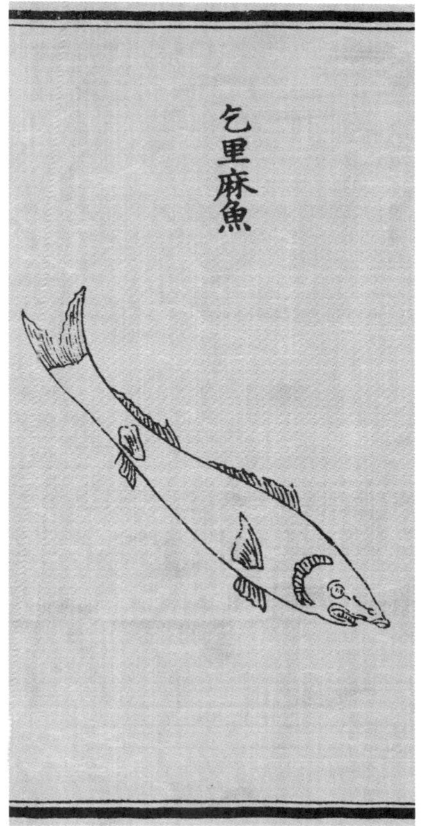

〔1〕鲞：原误作“鮝”，据文义改。

鳖

肉 味甘，平，无毒。下气，除骨节间劳热，结实壅塞。

蟹

味咸，有毒。主胸中邪热结痛，通胃气，调经脉。

虾

味甘，有毒。多食损人。无须者，不可食。

螺

味甘，大寒，无毒。治肝气热，止渴，解酒毒。

蛤蜊

味甘，大寒，无毒。润五脏，止渴，平胃，解酒毒。

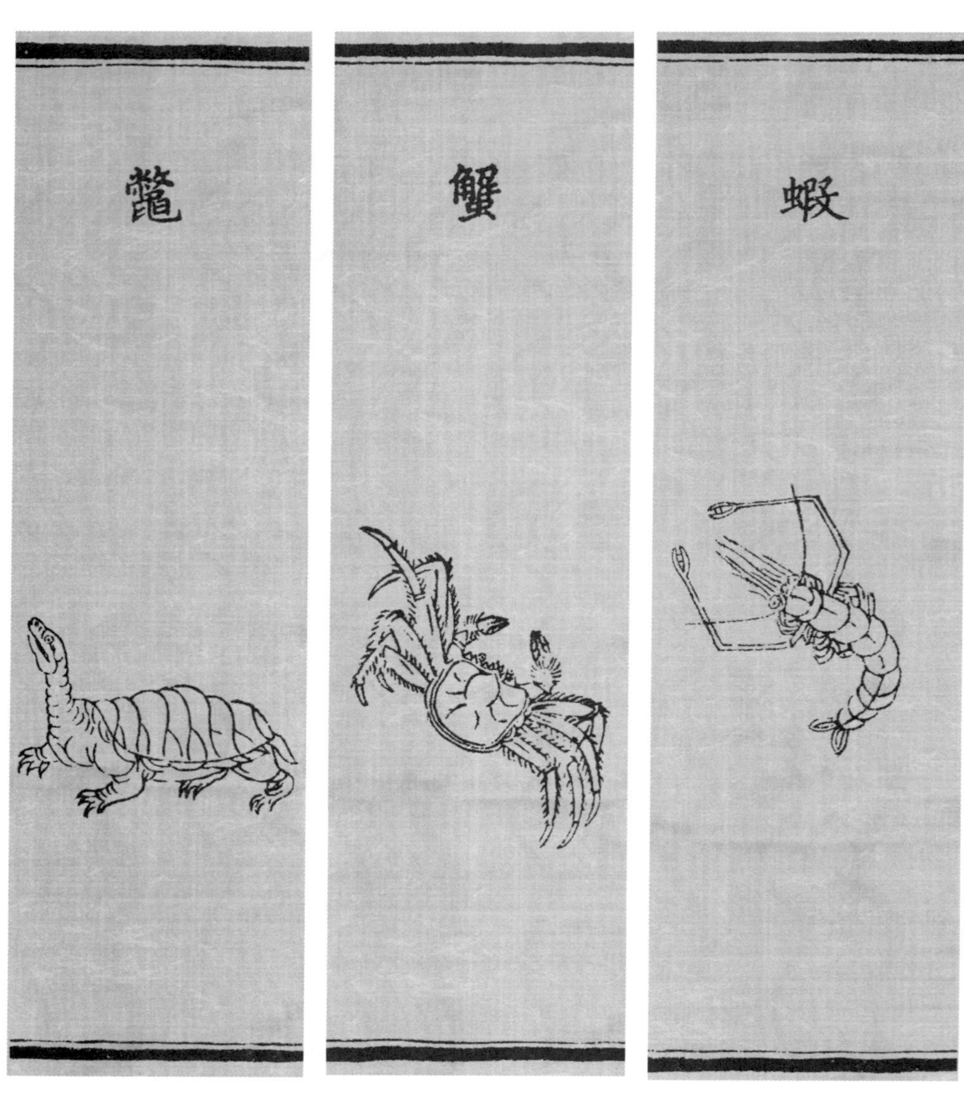

猬[1]

味苦，平，无毒。理胃气，实下焦。

蚌

冷，无毒。明目，止消渴，除烦，解热毒。

鲈鱼

平。补五脏，益筋骨，和肠胃，治水气，食之宜人。

果品

桃

味辛、甘，无毒。利肺气，止咳逆上气，消心下坚积，除卒暴击血，破癥瘕，通月水，止痛。桃仁止心痛。

梨

味甘，寒，无毒。主热嗽，止渴，疏风，利小便。多食寒中。

柿

味甘，寒，无毒。通耳鼻气，补虚劳，肠澼不足，厚脾胃。

木瓜

味酸，温，无毒。主湿痹邪气，霍乱吐下，转筋不止。

梅实

味酸，平，无毒。主下气，除烦热，安心，止痢住渴。

李子

味苦，平，无毒。主僵仆，瘀血骨痛，除痼热，调中。

柰子

味苦，寒。多食令人腹胀，病人不可食。

石榴

味甘、酸，无毒。主咽渴。不可多食，损人肺。止漏精。

林檎

味甘、酸，温。不可多食，发热涩气，令人好睡。

〔1〕猬：原繁体作“蝟”。据其性味“味苦，平，无毒”，与《证类本草·猬皮》相同；而其功效“理胃气，实下焦”则引自于《食物本草·猬》“食之肥下焦，理胃气”，说明，此“蝟”确系兽类之刺猬。因此，将猬放在“鱼品”中是一个分类错误，提请读者注意。

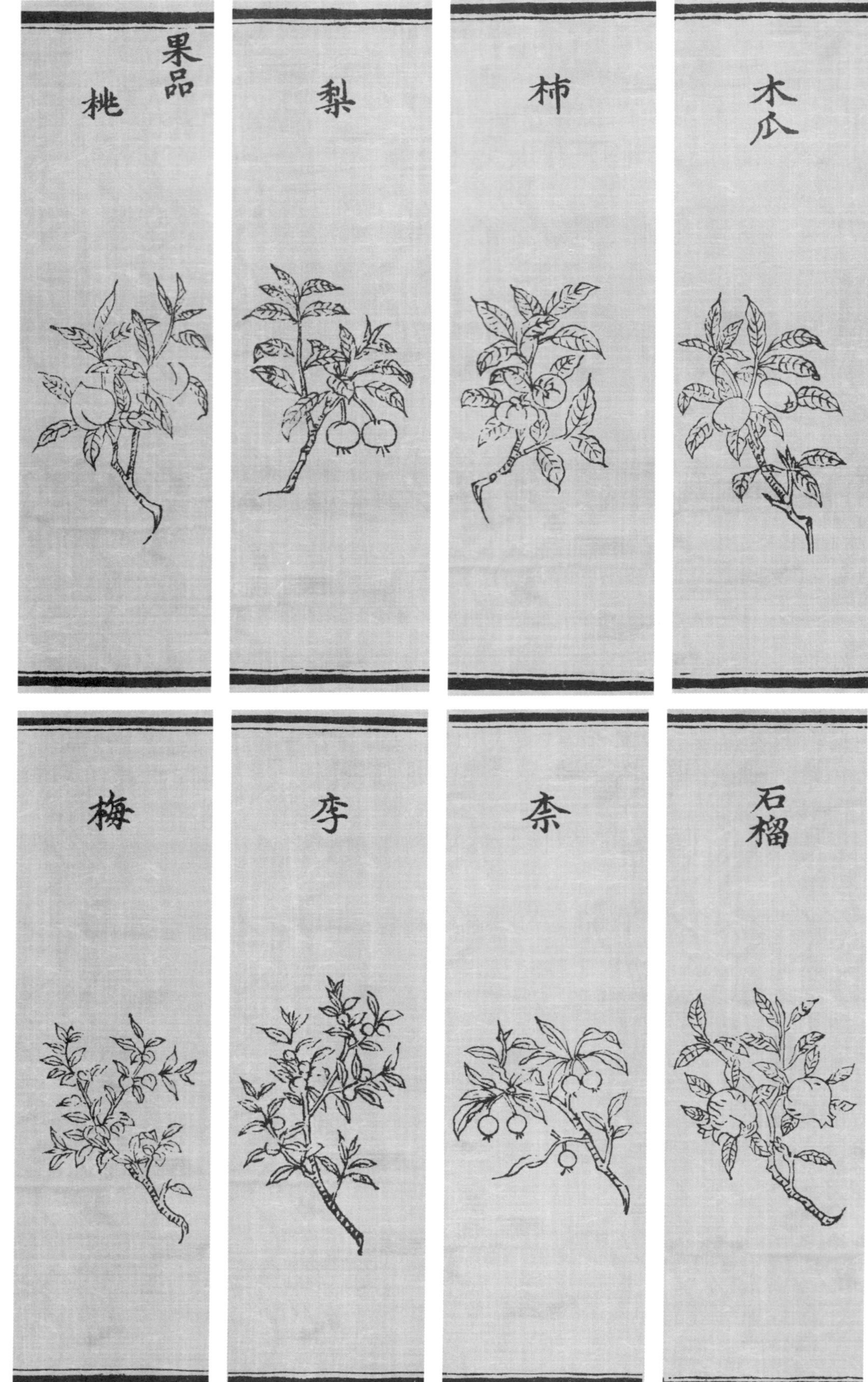
果品
桃
梨
柿
木瓜
梅
李
柰
石榴

杏

味酸。不可多食，伤筋骨。

杏仁　有毒，主咳逆上气。

柑子

味甘，寒。去肠胃热，利小便，止渴。多食发痼疾。

橘子

味甘、酸，无毒，温。止呕，下气，利水道，去胸中瘕热。

橙子

味甘、酸，无毒。去恶心。多食伤肝气。皮甚香美。

栗

味咸，温，无毒。主益气，厚肠胃，补肾虚。炒食，壅人气。

枣

味甘，无毒。主心腹邪气，安中养脾，助经脉，生津液。

樱桃

味甘。主调中，益脾气，令人好颜色。暗风人忌食。

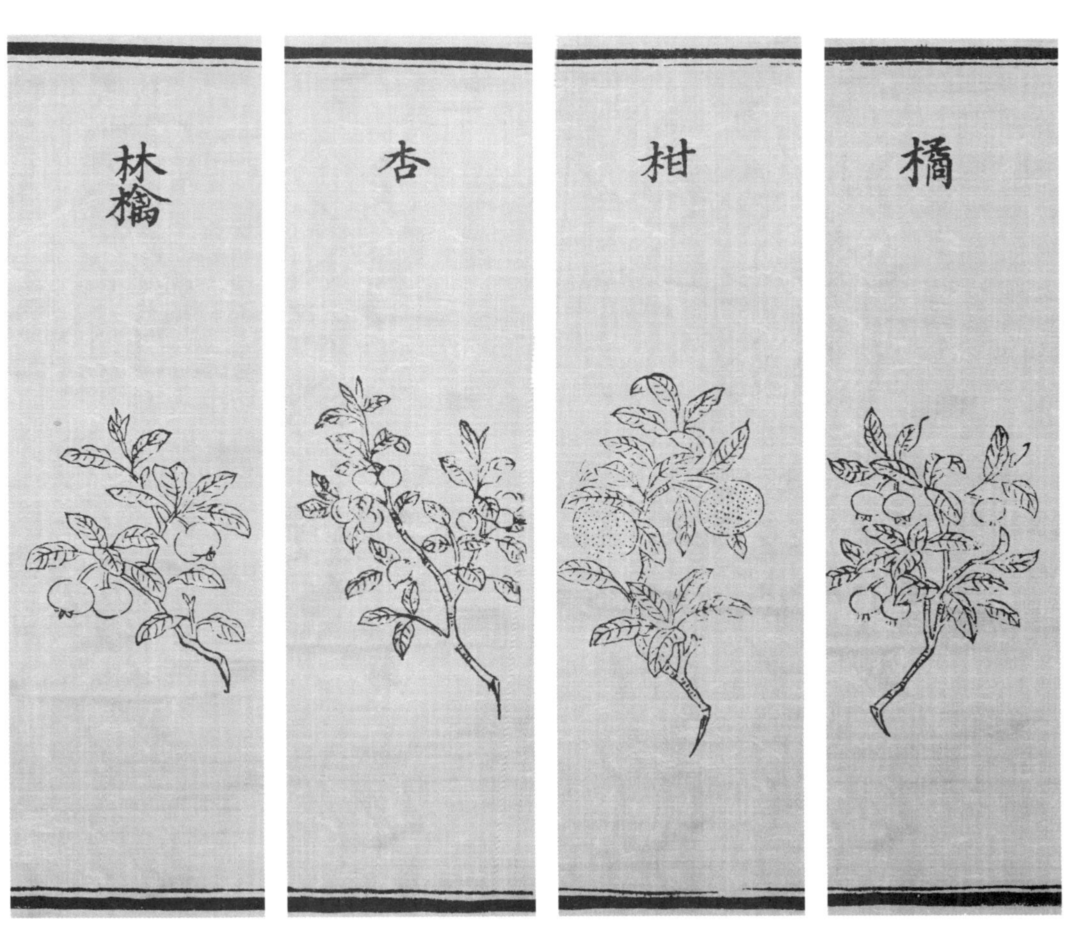

葡萄

味甘，无毒。主筋骨湿痹，益气强志，令人肥健。

胡桃

味甘，无毒。食之令人肥健，润肌黑发。多食动风。

松子

味甘，温，无毒。治诸风头眩，散水气，润五脏，延年。

莲子

味甘，平，无毒。补中养神，益气，除百疾，轻身不老。

鸡头

味甘，平，无毒。主湿痹，腰膝痛，补中，除疾，益精气。

芰实

味甘，平，无毒。主安中，补五脏，轻身不饥。

荔枝

味甘，平，无毒。止渴生津，益人颜色。

龙眼

味甘，平，无毒。主五脏邪气，安志厌食，除虫去毒。

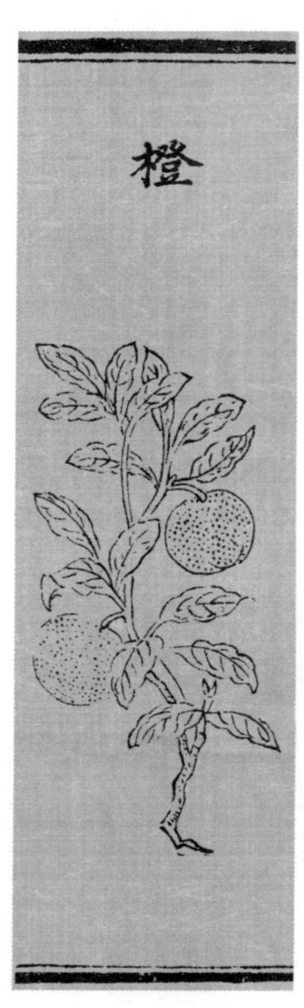

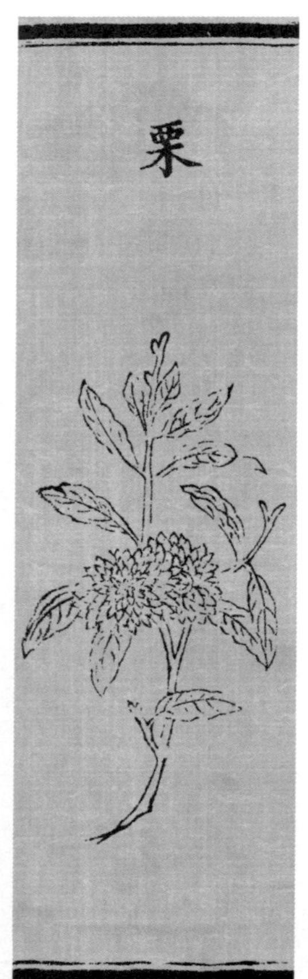

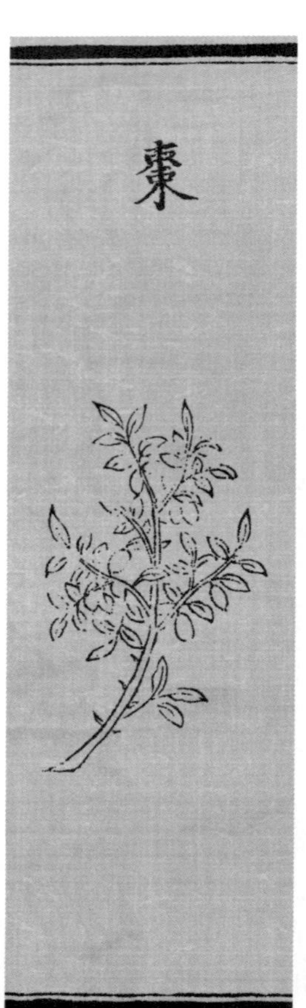

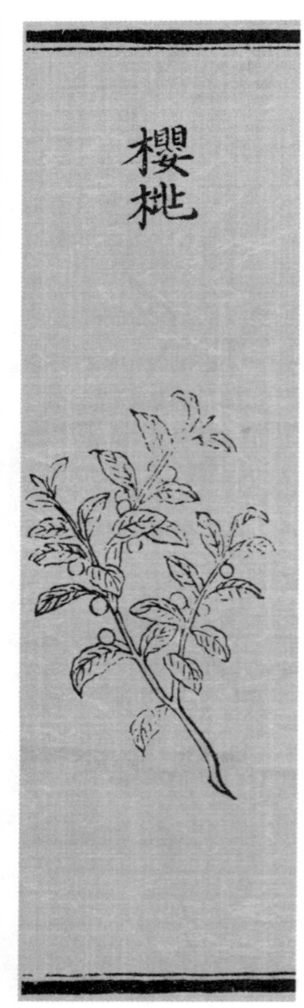

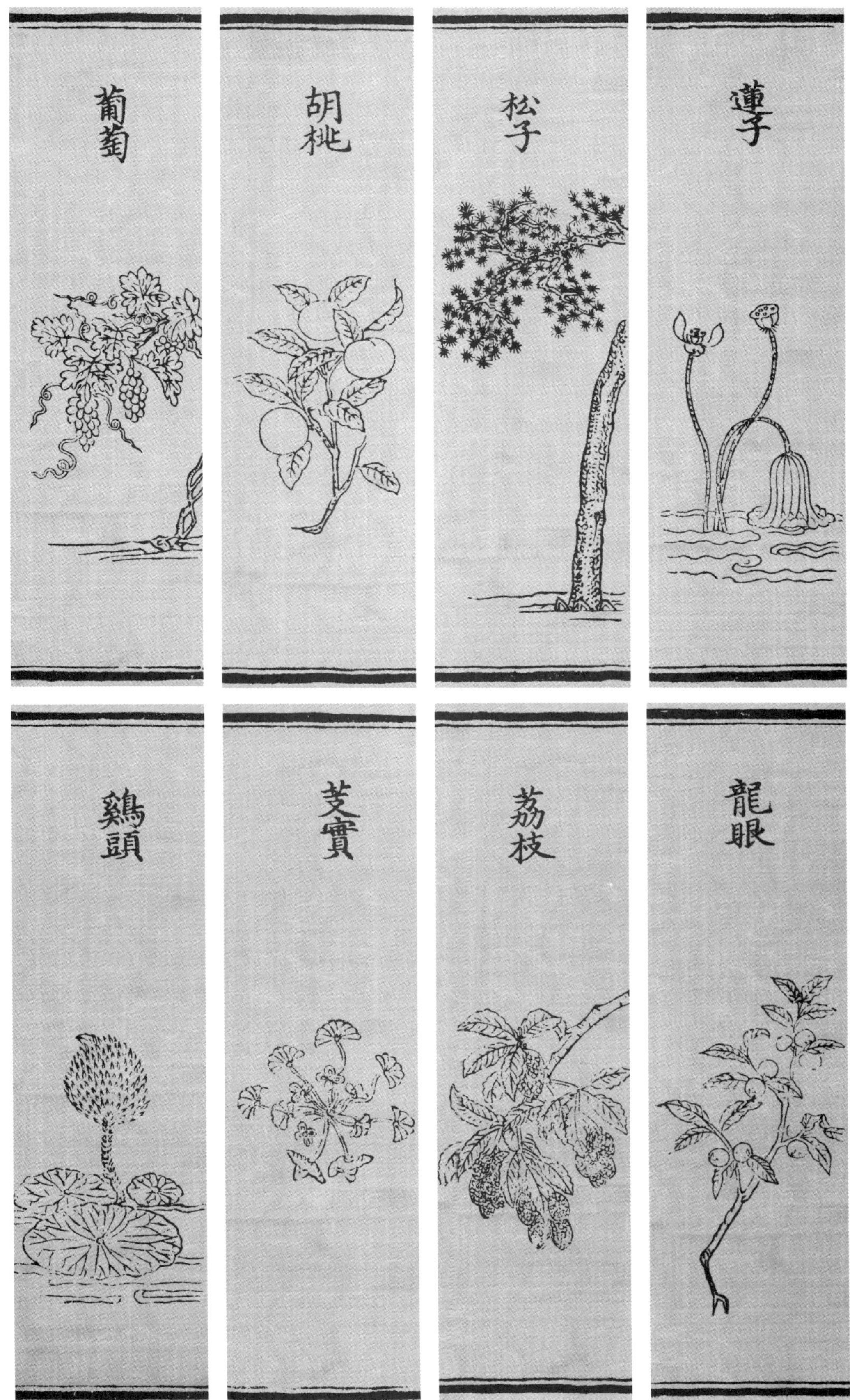
葡萄
胡桃
松子
蓮子
鷄頭
芰實
荔枝
龍眼

银杏

味甘、苦，无毒。炒食煮食皆可，生食发病。

橄榄

味酸、甘，温，无毒。主消酒开胃，下气止渴。

杨梅

味酸、甘，温，无毒。主祛痰止呕，消食下酒。

榛子

味甘，平，无毒。益气力，宽肠胃，健行，令人不饥。

榧子

味甘，无毒。主五痔，去三虫、蛊毒、鬼疰。

砂糖

味甘，寒，无毒。主心腹热胀，止渴，明目。即甘蔗汁熬成砂糖。

甜瓜

味甘，寒，有毒。止渴，除烦热。多食发冷病，破腹。

西瓜

味甘，平，无毒。主消渴，治心烦，解酒毒。

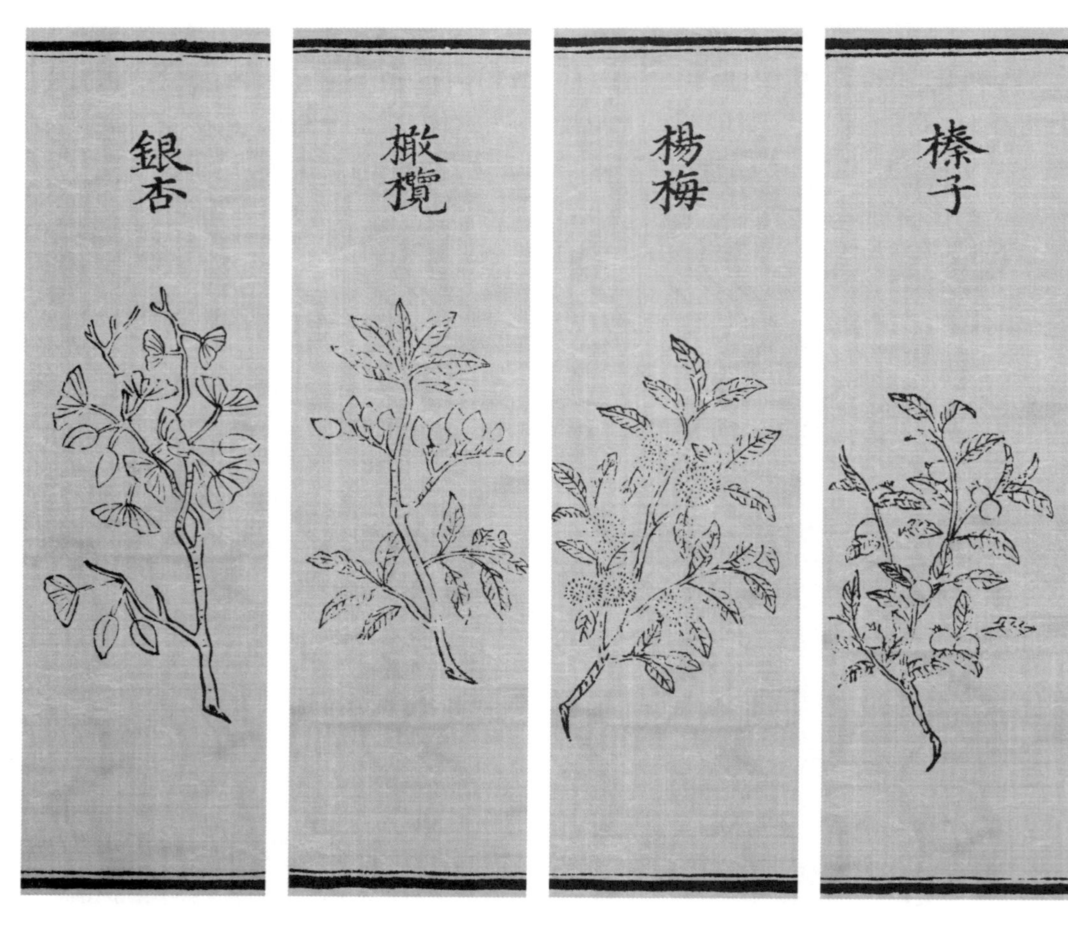

酸枣

味酸、甘，平，无毒。主心腹寒热，邪结气聚，除烦。

海红

味酸、甘，平，无毒。治泄痢。

香圆

味酸、甘，平，无毒。下气，开胸膈。

株子

味酸、甘，平，无毒，性微寒，不可多食。

平波

味甘，无毒。止渴生津。置衣服箧笥中，香气可爱。

八檐仁

味甘，无毒。止咳下气，消心腹逆闷。其果出回回田地。

必思答

味甘，无毒。调中顺气。其果出回回田也。

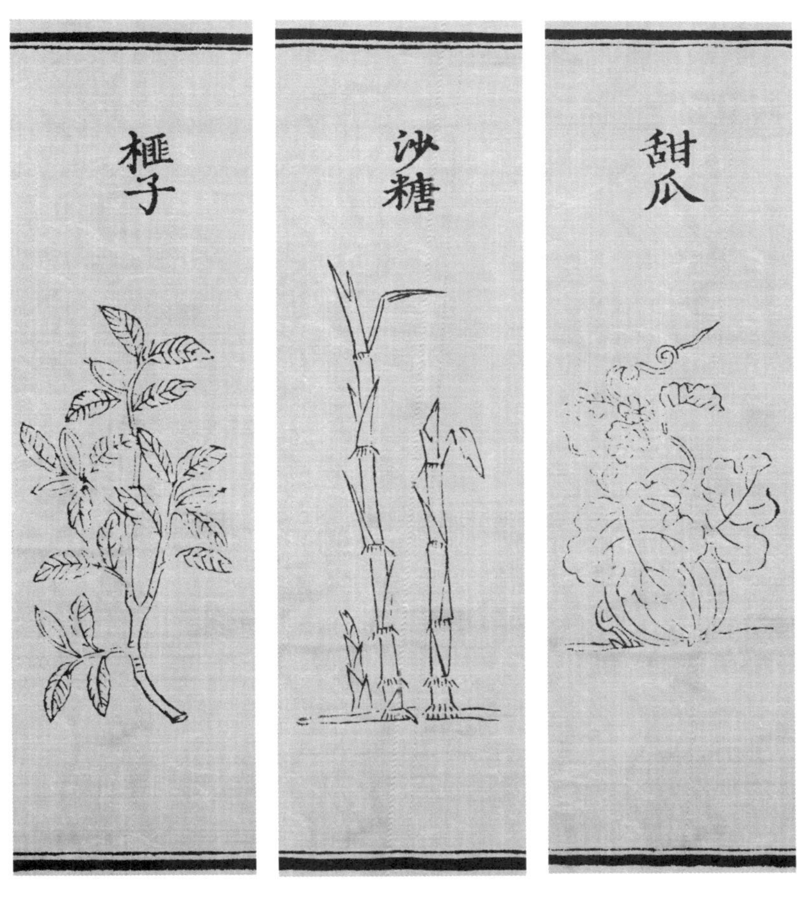

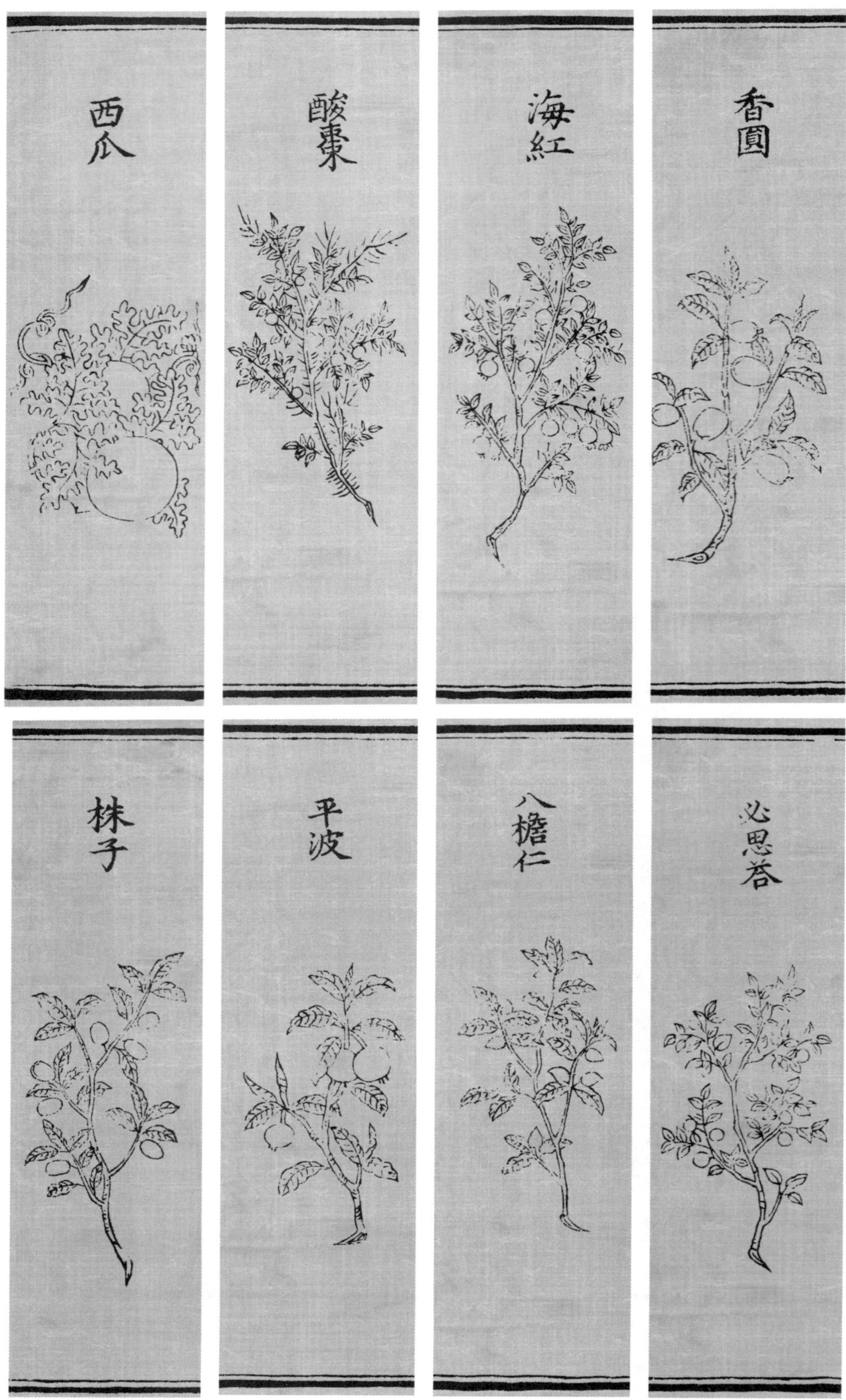
香圓
海紅
酸棗
西瓜
必思荅
八檐仁
平波
株子

菜　品

葵菜

味甘，寒、平，无毒。为百菜主。治五脏六腑寒热，羸瘦，五癃，利小便，疗妇人乳难。

蔓菁

味苦，温，无毒。主利五脏，轻身，益气。蔓菁子明目。

芫荽

味辛，温，微毒。消谷，补五脏不足，通利小便。一名胡荽。

芥

味辛，温，无毒。主除肾邪气，利九窍，明目，安中。

葱

味辛，温，无毒。主明目，补不足，治伤寒，发汗，去肿。

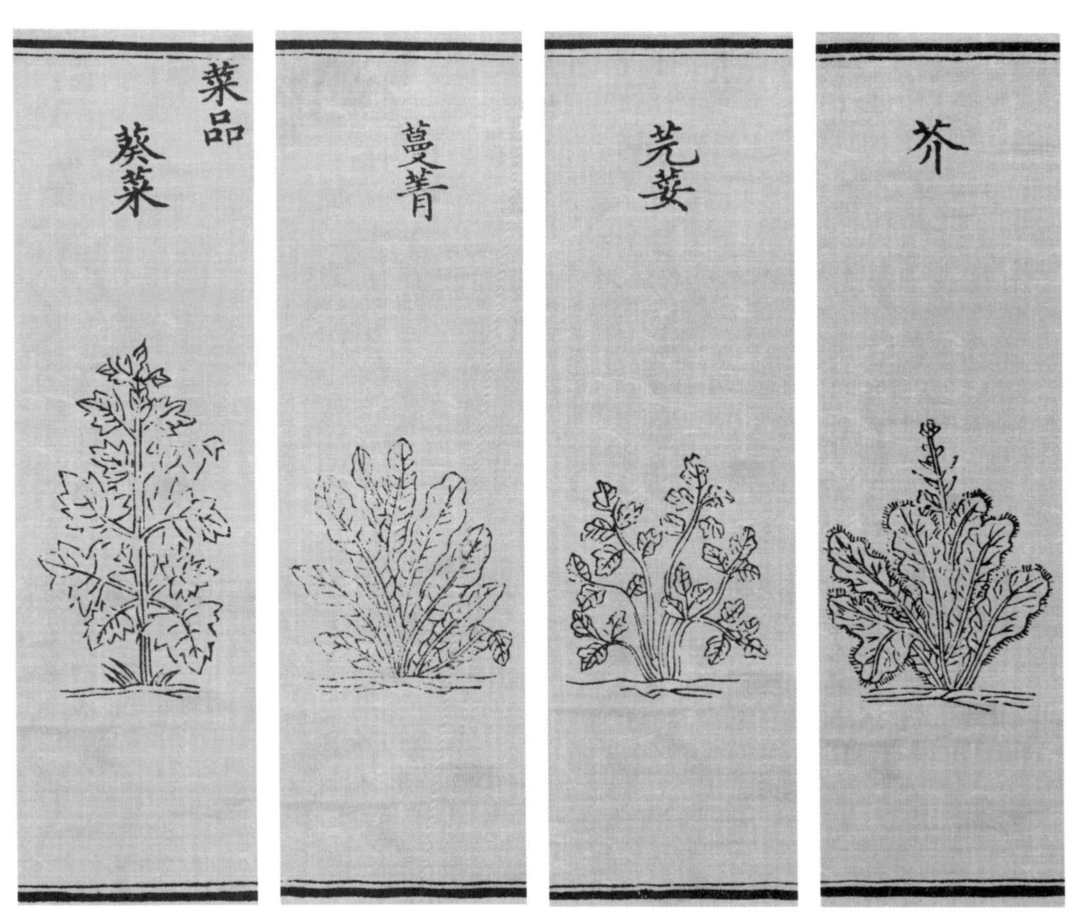

蒜

味辛，温，有毒。主散痈肿，除风邪，杀毒气。独颗者佳。

韭

味辛，温，无毒。安五脏，除胃热，下气，补虚。可以久食。

冬瓜

味甘，平、微寒，无毒。主益气，悦泽驻颜，令人不饥。

黄瓜

味甘，平、寒，有毒。动气发病，令人虚热，不可多食。

萝卜

味甘，温，无毒。主下气消谷，去痰癖，治渴，制面毒。

胡萝卜

味甘，平，无毒。主下气，调利肠胃。

天净菜

味苦，平，无毒。除面目黄，强志清神，利五脏。即野苦买。

瓠

味苦，寒，有毒。主面目四肢浮肿，下水。多食令人吐。

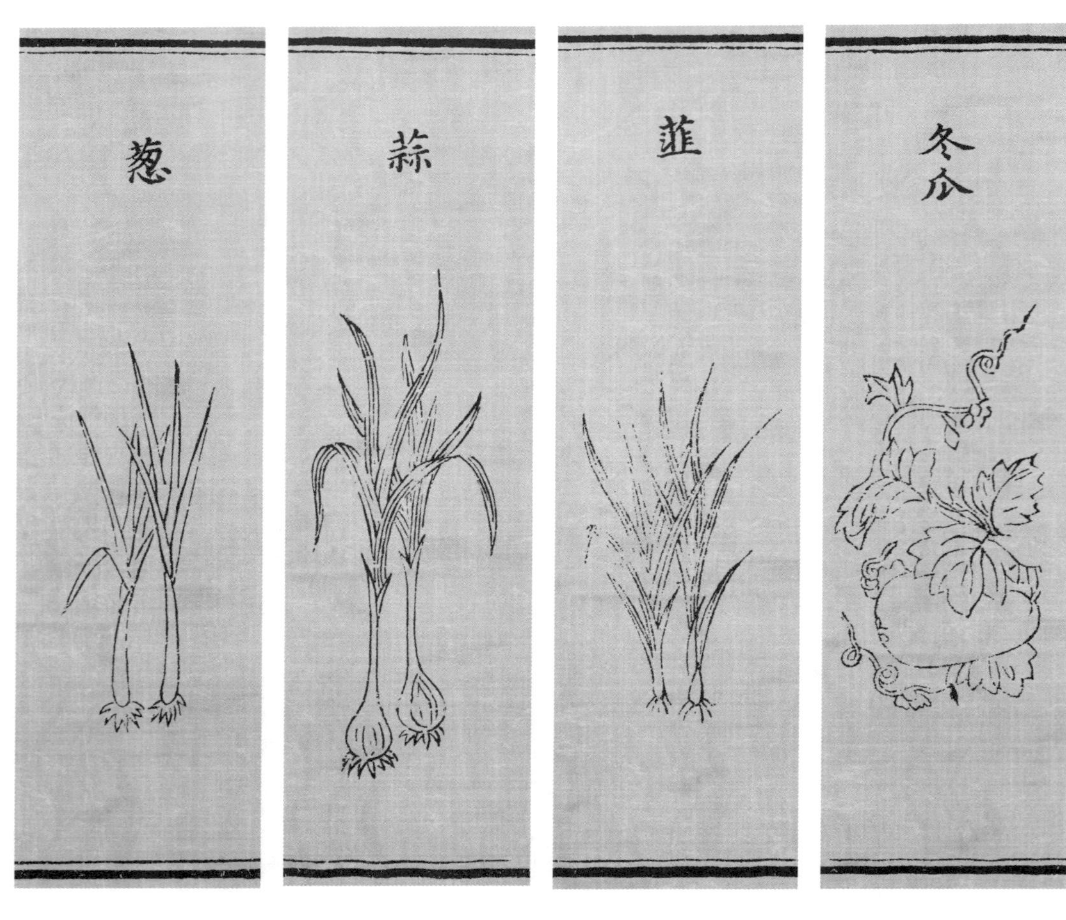

菜瓜

味甘，寒，有毒。利肠胃，止烦渴。不可多食。即稍瓜。

葫芦

味甘，平，无毒。主消水肿，益气。

蘑菇

味甘，寒，有毒。动气发病。不可多食。

菌子

味苦，寒，有毒。发五脏风，壅气，动脉痔，令人昏闷。

木耳

味苦，寒，有毒。利五脏，宣肠胃壅毒气。不可多食。

竹笋

味甘，无毒。主消渴，利水道，益气。多食发病。

蒲笋

味甘，无毒。补中益气，活血脉。

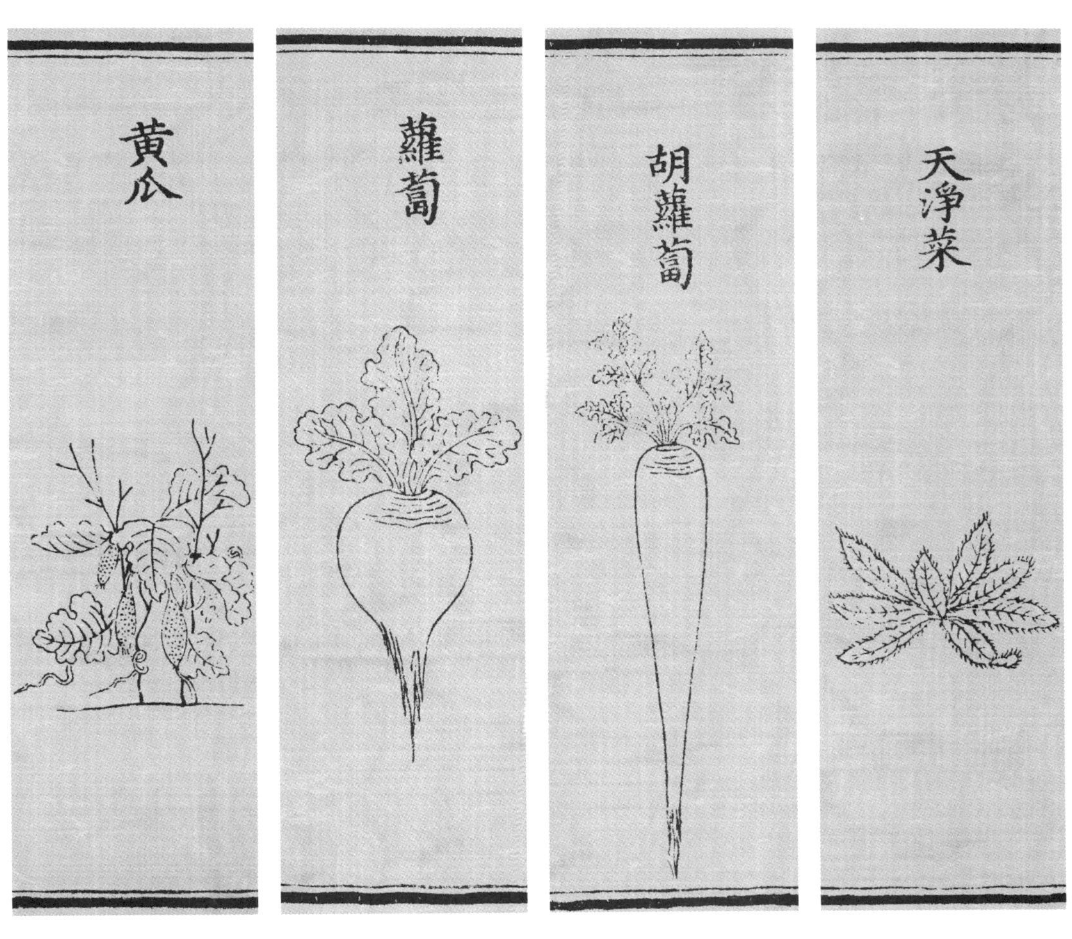

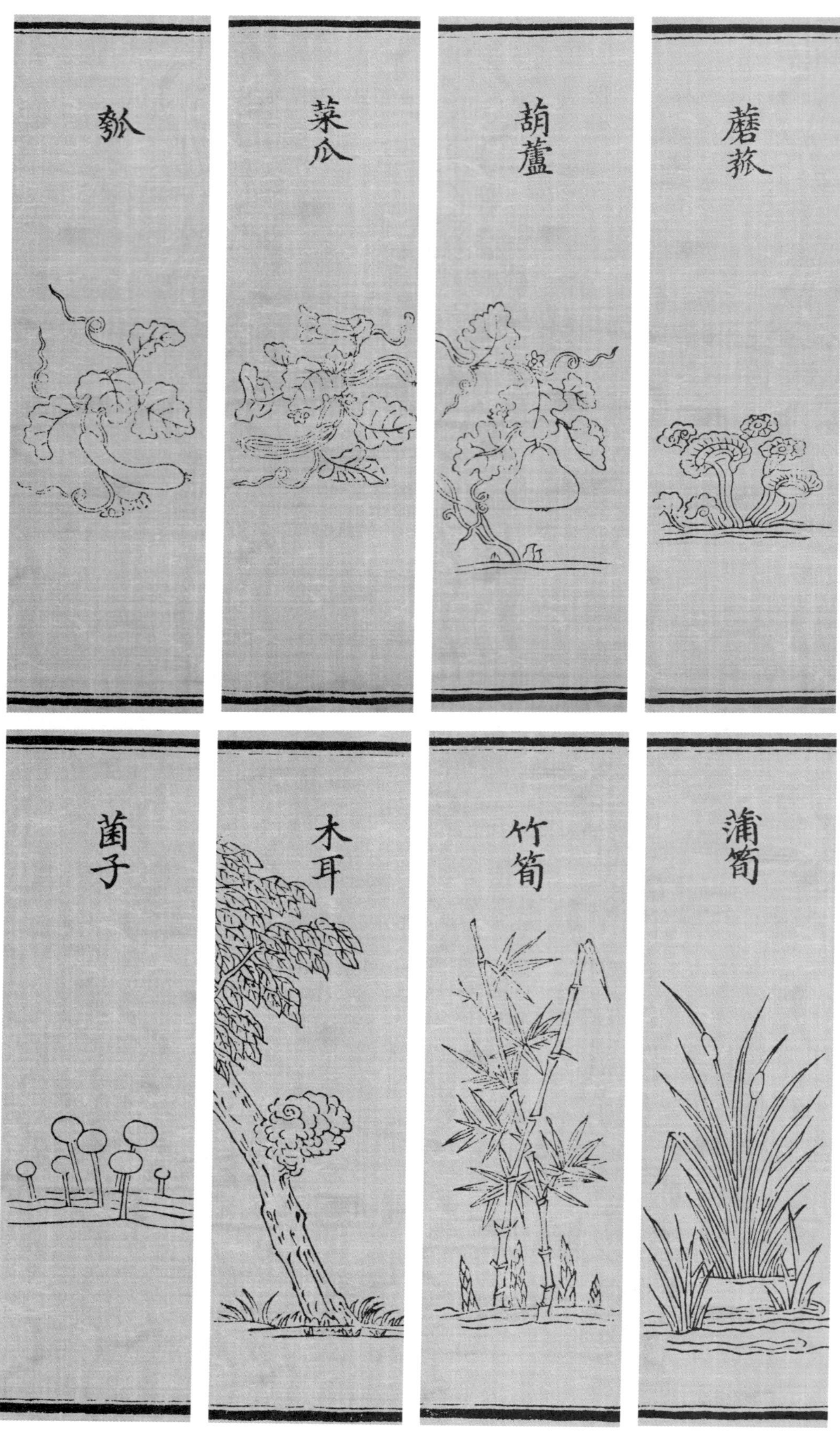
瓠
菜瓜
葫蘆
蘑菰
菌子
木耳
竹筍
蒲筍

藕

味甘，平，无毒。主补中养神，益气除疾，消热渴，散血。

山药

味甘，温，无毒。补中益气，治风眩，止腰痛，壮筋骨。

芋

味辛，平，有毒。宽肠胃，充肌肤，滑中。野芋不可食。

莴苣

味苦，冷，无毒。主利五脏，开胸膈壅气、通血脉。

白菜

味甘，温，无毒。主通行肠胃，除胸中烦，解酒渴。

蓬蒿

味甘，平，无毒。主通利肠胃，安心气，消水饮。

茄子

味甘，寒，有小毒。动风，发疮及痼疾、不可多食。

苋

味苦，寒，无毒。通九窍。苋子，益精。菜，不可与鳖同食。

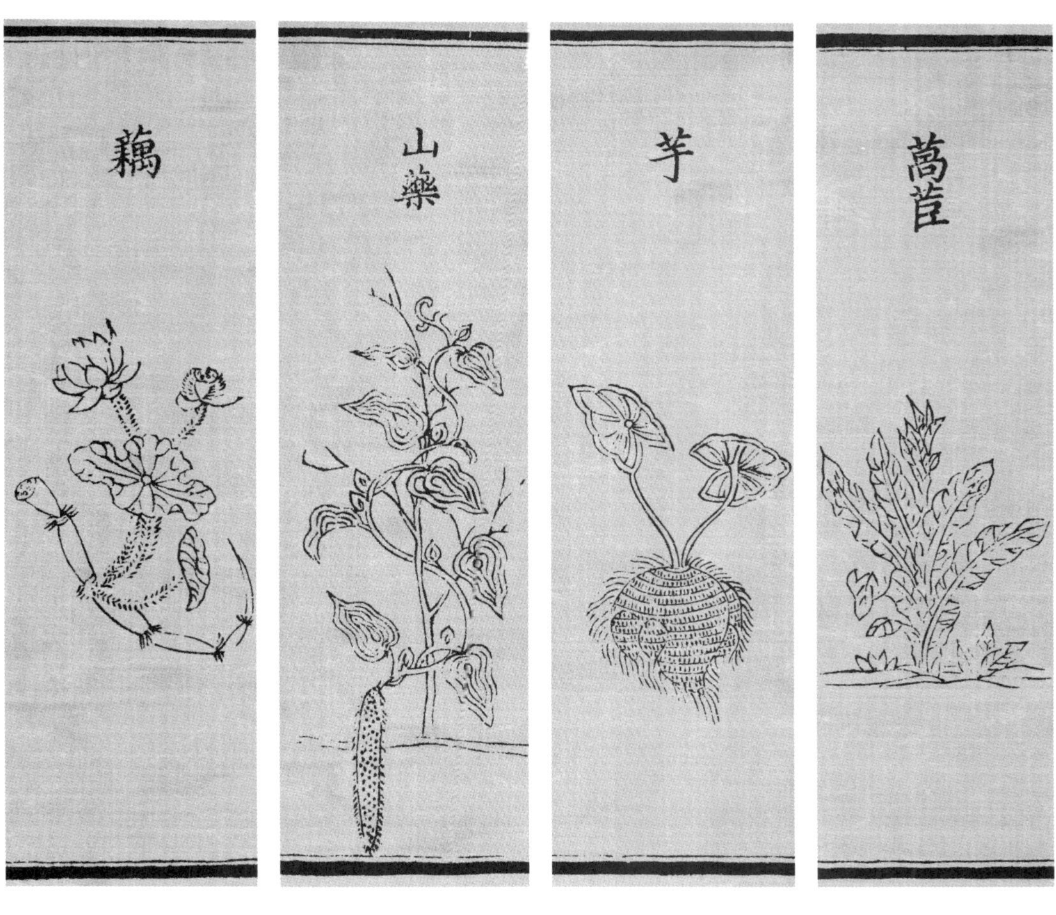

芸薹〔1〕

味辛，温，无毒。主风热，丹毒，乳痈。

菠薐

味甘，冷，微毒。利五脏，通肠胃热，解酒毒。即赤根。

莙荙

味甘，寒，无毒。调中下气，去头风，利五脏。

香菜

味辛，平，无毒。与诸菜同食，气味香，辟腥。

蓼子

味辛，温，无毒。主明目，温中，耐风寒，下水气。

马齿菜〔2〕

味酸，寒，无毒。主青盲白翳，去寒热，杀诸虫。

天花

味甘，平，有毒。与蘑菇稍相似，未详其性。生五台山。

回回葱

味辛，温，无毒。温中消谷，下气杀虫。久食发病。

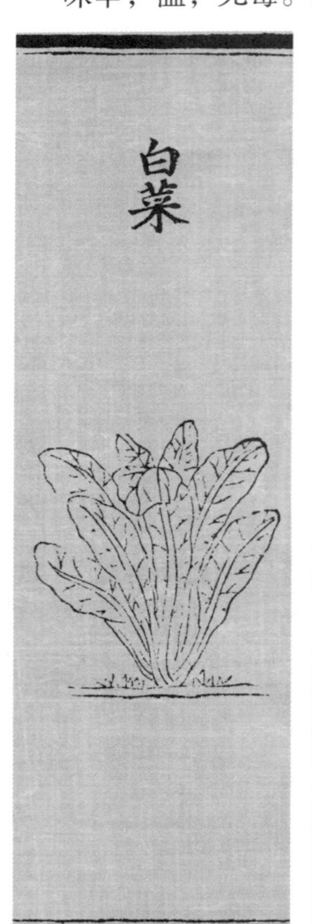

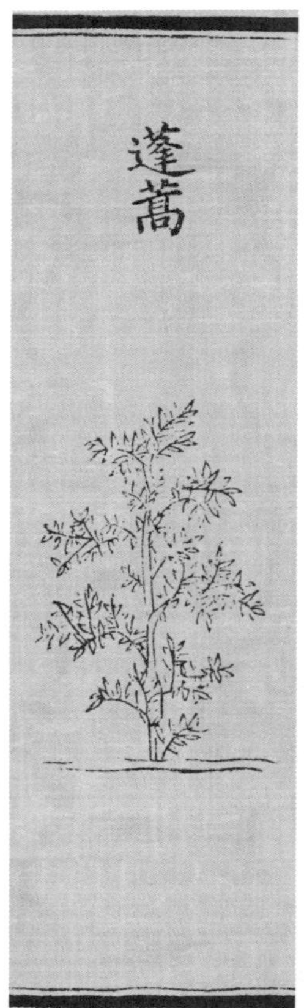

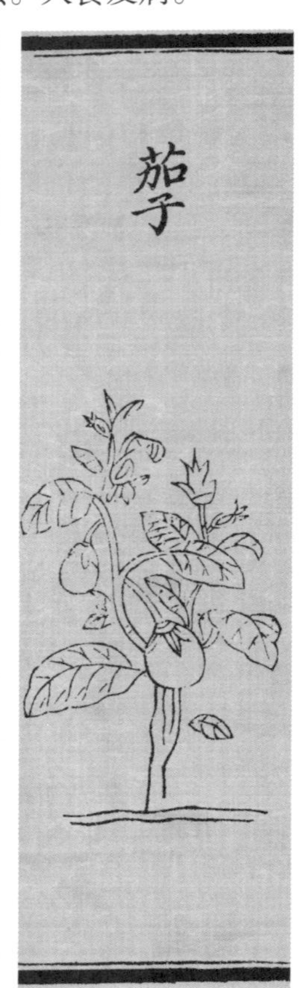

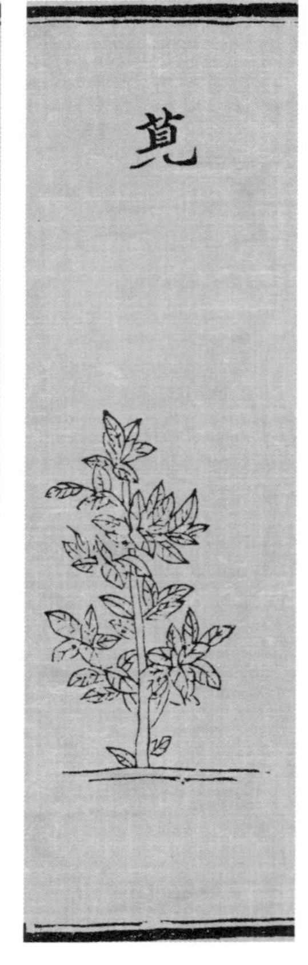

〔1〕薹：原作“臺”，据文义改。

〔2〕菜：原无，据药图加。

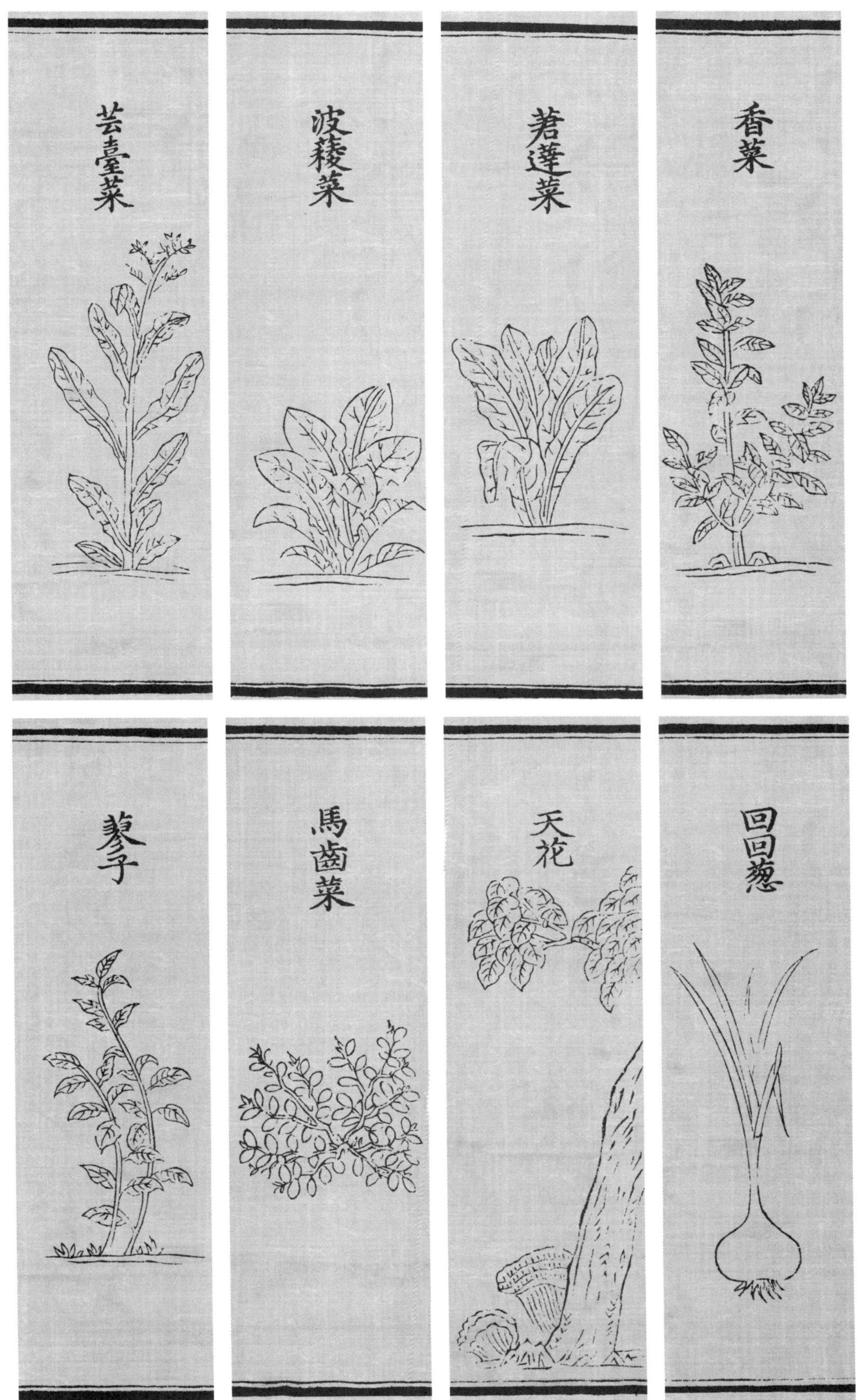
芸薹菜
波薐菜
莙薘菜
香菜
蓼子
馬齒菜
天花
回回葱

甘露子

味甘，平，无毒。利五脏，下气，清神。名滴露。

榆仁

味辛，温，无毒。可作酱，甚香美。能助肺气，杀诸虫。

沙吉木儿

味甘，平，无毒。温中益气，去心腹冷痛。即蔓菁根。

出莙荙儿

味甘，平，无毒。通经脉，下气，开胸膈。即莙荙根也。

山丹根

味甘，平，无毒。主邪气腹胀，除诸疮肿。一名百合。

海菜

味咸，寒，微腥，无毒。主瘿瘤，破气核痈肿。勿多食。

蕨菜

味苦，寒，有毒。动气发病，不可多食。

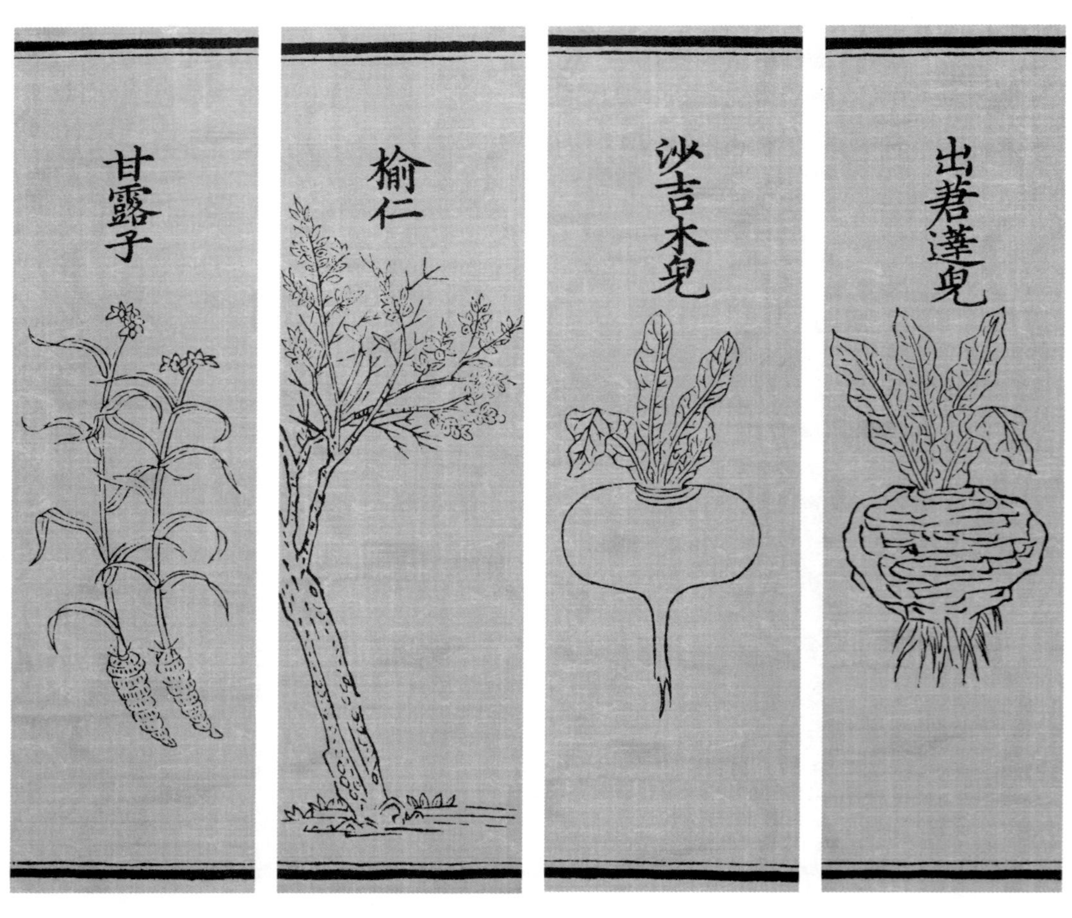

薇菜

味甘，平，无毒。益气润肌，清神强志。

苦买菜

味苦，冷，无毒。治面目黄，强力，止困，可傅诸疮。

水芹

味甘，平，无毒。主养神益气，令人肥健，杀药毒，疗女人赤沃。

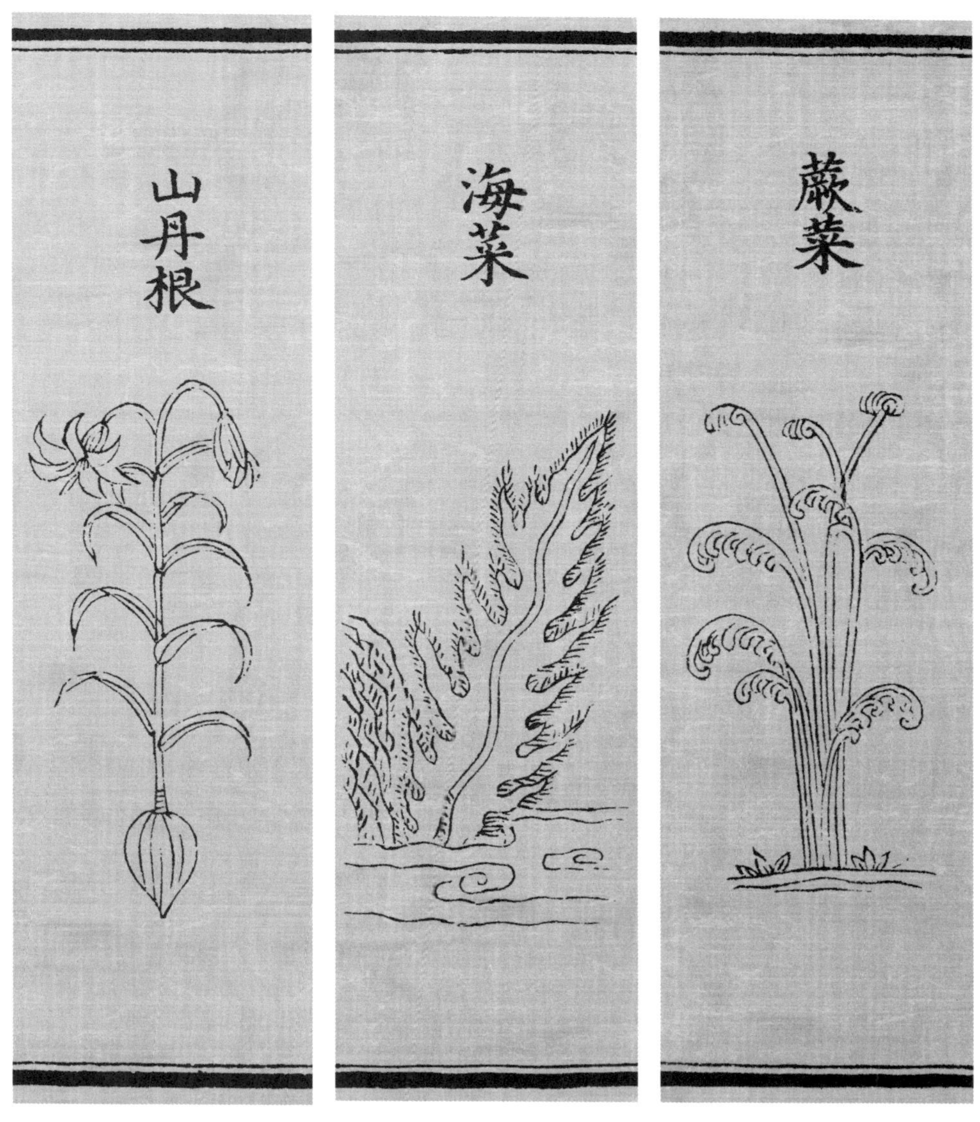

料物性味

胡椒

味辛，温，无毒。主下气，除脏腑风冷，去痰，杀肉毒。

小椒

味辛，热，有毒。主邪气咳逆，温中，下冷气，除湿痹。

良姜

味辛，温，无毒。主胃中冷逆，霍乱腹痛，解酒毒。

茴香

味甘，温，无毒。主膀胱、肾经冷气，调中止痛，住呕。

莳萝

味辛，温，无毒。健脾开胃，温中，补水脏，杀鱼、肉毒。

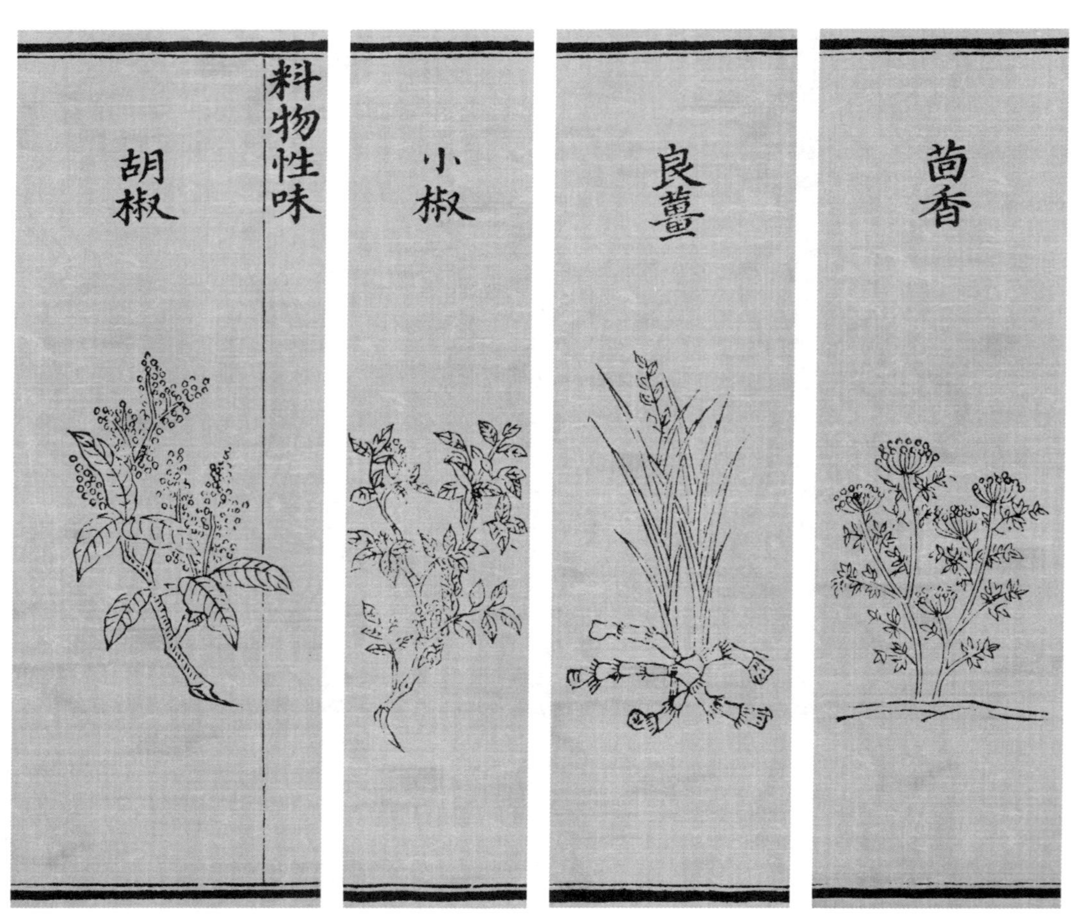

陈皮

味甘，平，无毒。止消渴，开胃气，下痰，破冷积。

草果

味辛，温，无毒。治心腹痛，止呕，补胃，下气，消酒毒。

桂

味甘、辛，大热，有毒。治心腹寒热，冷痰，利肝肺气。

姜黄

味辛、苦，寒，无毒。主心腹结积，下气破血，除风热。

荜拨

辛，温，无毒。主温中下气，补腰脚痛，消食，除胃冷。

缩砂

味辛，温，无毒。主虚劳冷泻，宿食不消，下气。

荜澄茄

味辛，温，无毒。消食下气，去心腹胀，令人能食。

甘草

味甘，平，无毒。和百药，解诸毒。

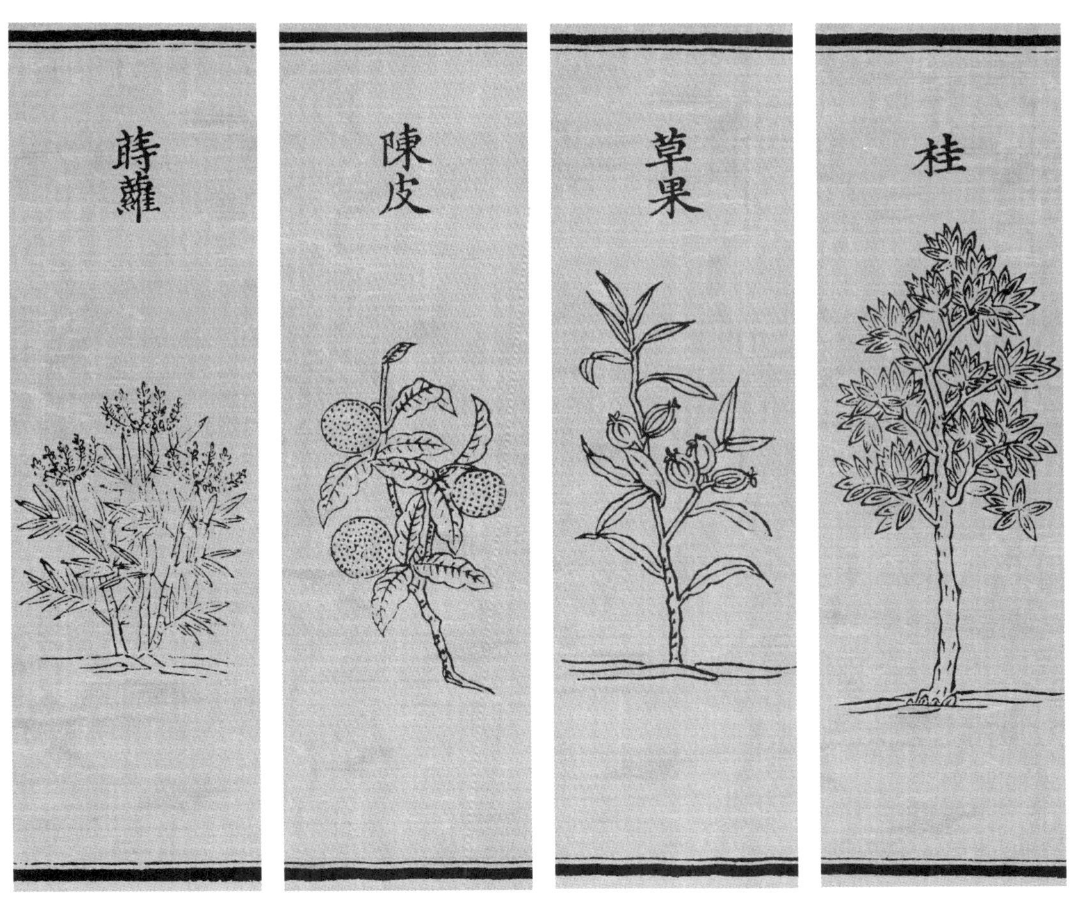

芫荽子

辛，温，无毒。消食，治五脏不足，杀鱼、肉毒。

干姜

味辛，温热，无毒。主胸膈咳逆，止腹痛霍乱，胀满。

生姜

味辛，微温。主伤寒头痛，咳逆上气，止呕，清神。

五味子

味酸，温，无毒。益气补精，温中润肺，养脏强阴。

苦豆

味苦，温，无毒。主元脏虚冷，腹胁胀满，治膀胱疾。

红曲

味甘，平，无毒。健脾，益气，温中。腌鱼、肉内用。

黑子儿

味甘，平，无毒。开胃下气。烧饼内用，极香美。

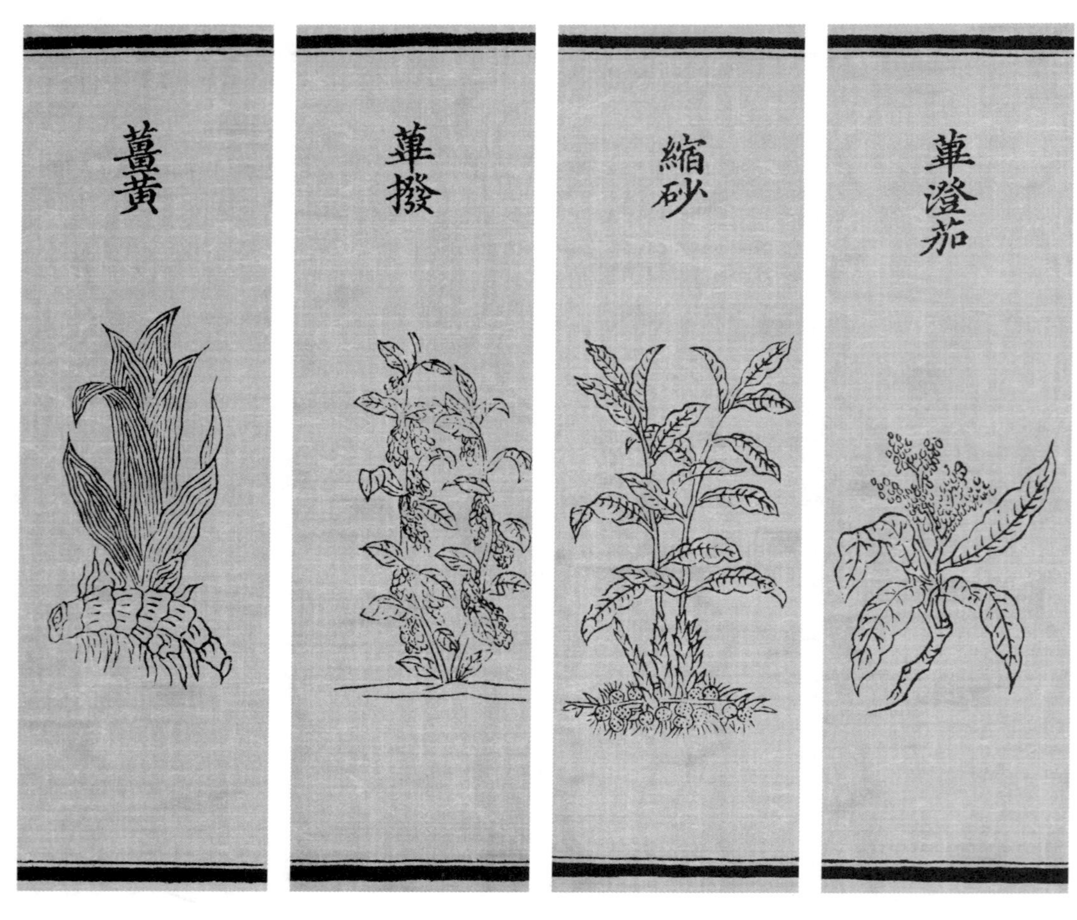

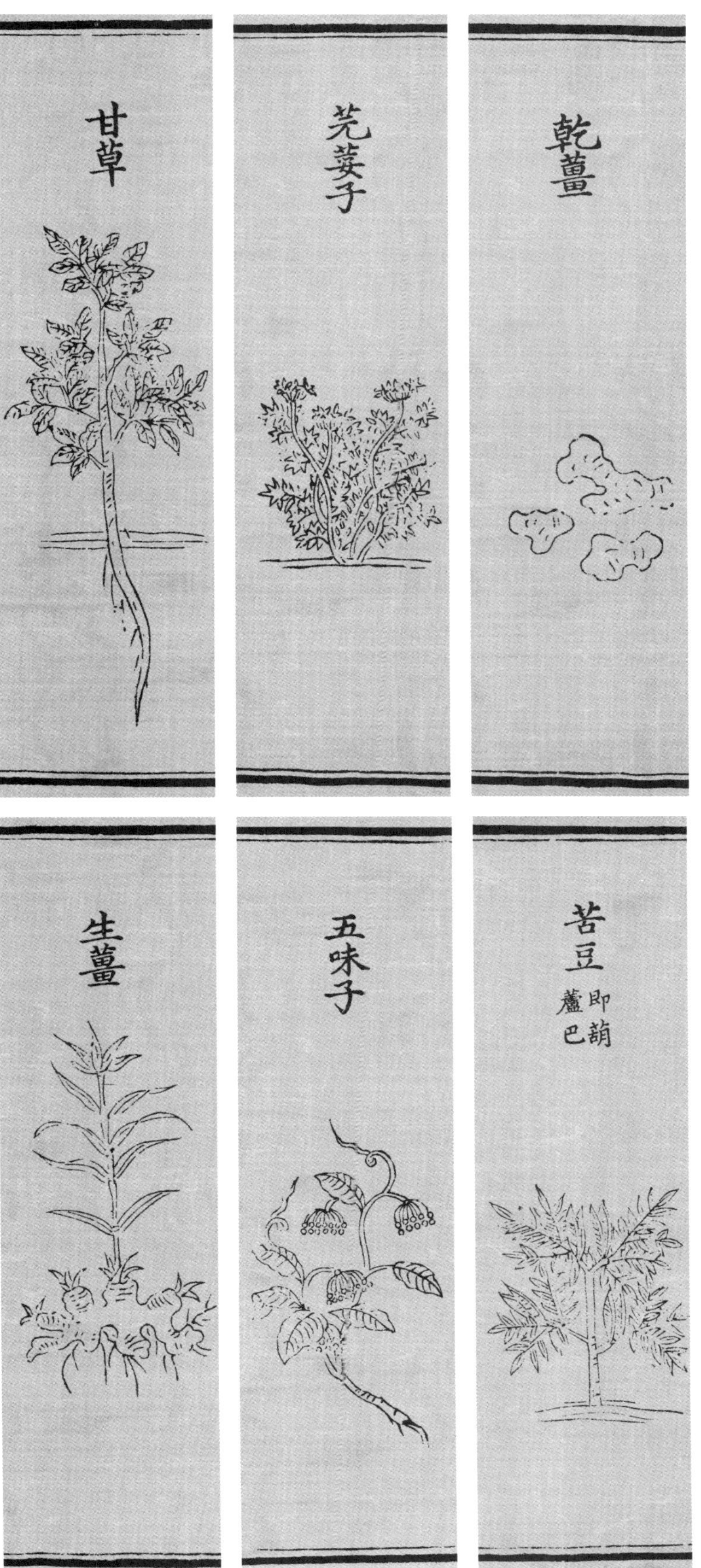
甘草
芫荽子
乾薑
生薑
五味子
苦豆
即葫蘆巴

马思答吉

味苦香，无毒。去邪恶气，温中利膈，顺气止痛，生津解渴，令人口香。生回回地面，云是极香种类。

咱夫兰

味甘，平，无毒。主心忧郁积，气闷不散，久食令人心喜。即是回回地面红花，未详是否。

哈昔泥

味辛，温，无毒。主杀诸虫，去臭气，破癥瘕，下恶除邪，解蛊毒。即阿魏。

稳展

味辛，温苦，无毒。主杀虫去臭。其味与阿魏同。又云，即阿魏树根。腌羊肉香味甚美。

胭脂

味辛，温，无毒。主产后血运，心腹绞痛，可傅游肿。

栀子

味苦，寒，无毒。主五内邪气，疗目赤热，利小便。

蒲黄

味甘，平，无毒。治心腹寒热，利小便，止血疾。

回回青

味甘，寒，无毒。解诸药毒。可傅热毒疮肿。

跋

《饮膳正要》三卷，元忽思慧撰。前有天历三年常普兰奚进书表，虞集奉敕序，盖元代饮膳太医官书也。明景泰间重刻于内府。此本《皕宋楼藏书志》作元刊元印。余向见常熟瞿氏铁琴铜剑楼藏本，同出一刻而楮印较逊，有景泰年序，知此为明本而非元本，特佚去景泰一序耳。其书详于育婴、妊娠饮膳、卫生、食性宜忌。诸端虽未合于医学真理，然可考见元人之俗尚。旧时民间传本极稀，近世藏目以钞本为多，究不若此刊本之可信。余求之有年，十七年冬始觏之于东京静嘉文库，因得借印流传，偿余夙昔之愿焉。

民国纪元十有九年十月盐海张元济

景泰一序，原书已佚，初版未获印入，殊为缺憾，嗣从瞿氏借得，今当重印，因以冠诸卷端，读者鉴之。

元济再识

校后记

《饮膳正要》三卷，元代忽思慧撰，成书于元天历三年（1330年）之前，并于此年进上此书。此书共载231个饮食处方（包括卷三的13个酒方），219种单品食物，并附有191幅带有图名的插图。

一、作者与成书

原书前有两个序，其一为翰林学士虞集序，其二为忽思慧的自序。其自序称："臣思慧自延祐年间选充饮膳之职，于兹有年，久叨天禄，退思无以补报，敢不竭尽忠诚，以答洪恩之万一。是以日有余闲，与赵国公臣普兰奚，将累朝亲侍进用奇珍异馔、汤膏煎造及诸家本草、名医方术，并日所必用谷肉果菜，取其性味补益者，集成一书，名曰《饮膳正要》，分为三卷。"这段话不仅明确表述了忽思慧编撰此书的目的，而且看来此书好像是忽思慧与普兰奚（又作常普兰奚）共同编撰。而在虞集序中又说："于是赵国公臣常普兰奚，以所领膳医臣忽思慧所撰《饮膳正要》以进。"如此看来，又当是忽思慧一人所作，而常普兰奚只是忽思慧的上司，并由他代替忽思慧将此书进呈给皇上。比较而言，当以翰林学士虞集之说为是。常普兰奚的官职是"集贤大学士、银青荣禄大夫、赵国公"，他既为忽思慧上司，可能为忽思慧编书提供方便，或者在编集方面给予指导与帮助。

忽思慧自"延祐年间"选任饮膳太医，"延祐"凡七年，即1314—1320年，至其于天历三年（1330年）进上《饮膳正要》，当有十年以上的时间。忽思慧正是在此期间，编撰此书。除了常普兰奚参与编集之外，还有中奉大夫太医院使耿允谦、奎章阁都主管上事资政大夫张金界奴从事校正。

二、主要内容与特点

此书分为三卷。在书前各序之后有一个无标题的短论，很值得注意。在这个短论中，作者论述饮食养生的重要意义。作者认为："保养之法，莫若守中，守中则无过与不及之病。调顺四时，节慎饮食，起居不妄，使以五味，调和五脏。五脏和平则血气资荣，精神健爽，心志安定，诸邪自不能入，寒暑不能袭，人乃怡安。"所谓"治未病，不治已病"的意义，就在于"重食轻货"。因此，饮食并不仅仅是饱口福、果肠胃之事，而且具有养气养体的重要性。"虽饮食百味，要其精粹，审其有补益助养之宜，新陈之异，温凉寒热之性，五味偏走之病。若滋味偏嗜，新陈不择，制造失度，俱皆致疾。可者行之，不可者忌之。"

卷一计有三皇圣纪、养生避忌、妊娠食忌、乳母食忌、饮酒避忌、聚珍异馔等6篇。前五篇相当于概论，是一些理论性的内容，大致取自于此前汉族的本草著作。此卷的重点在于最后一篇“聚珍异馔”。此篇收集了各式饮食名目95种，包括各种用动物和谷蔬制成的日常花色饮食，各条简介功效、配料及制作方法。这是本书中最具有北方民族，尤其是蒙古民族的饮食特色的膳食。这95款膳食处方中，只有一个“粱米淡粥”是真正的素食，三个饼方只加奶，其他91个均为肉类膳食。而这91个肉类膳食方中，除了部分直接以鸡、雁、兔、鱼等命名的16个方外，还有一个“山药面”以鸡肉为配料。其他74个膳食方，包括粉、面、汤、羹、粥、包子、馄饨、馒头、角儿、奄子、兜子等，全部都用羊肉作为主料。因此，笔者强烈认为，“聚珍异馔”所载，乃忽思慧作为饮膳太医最常使用的日常膳食处方。

卷二以诸般汤煎（收浆、汤、饼、煎、油、茶等56种）、诸水（3种）、神仙服食、食疗诸病（列羹、粥、汤、酒等61种）为名，收入各种饮膳方，写法与卷一相似。尚有四时所宜、五味偏走、服药食忌、食物利害、食物相反、食物中毒、禽兽变异等7篇概述性短论。其中关于茶、诸水、概述性短论、神仙服食，大致取自于此前的汉族医药古籍。如“茶”类方子凡19个，其中，仅枸杞茶、玉磨茶两个有配方及制作方法，其他只云产地而已。值得注意的是，此卷中的“煎”与“饼儿”。此处的“煎”，是指用水果与糖浓煎而成的膏剂，可耐久置，食用时用水兑开，有很好的口感。此前的饮食或医药书中，从未见到如此规范而成系列的“煎”剂，《饮膳正要》载木瓜煎、香圆煎等10个煎剂，可说开创了水果的系列“煎”剂。作为“诸般汤煎”属下的“饼儿”，是指将药末用药物膏剂和合，再用模子压印成的药扁圆形药丸。用时“徐徐噙化”，均具有生津止渴及止咳的作用。此卷中的食疗诸病，虽然所载也是膳食方，写法与卷一“聚珍异馔”相似。但强调的是它们的食疗作用，而不是作为家常膳食来记载。其中或有与卷一“聚珍异馔”中同名的方子，如葵菜羹、鲤鱼汤等，但处方或略有不同。此篇中的方子，不像“聚珍异馔”那样特色鲜明，但也有不少是北方民族的膳食。

卷三的内容和形式与前两卷不同，以单味食物为主，介绍诸品的性味、良毒、功效主治及宜忌等，其中大部分附有插图。分为米谷品（44）、兽品（34）、禽品（19）、鱼品（22）、果品（39）、菜品（46）、料物诸品（28），合为232种。其中除13酒方，其他均为单品食物。这些单品食物主要为北方所产，并有不少当时多用的外域或少数民族习用的物品。其中“米谷品”凡44种，包括饧、蜜、曲、醋、酱、豉、盐、酒等，以及13个药酒或果药方。显然，来自于北方大草原的忽思慧，对“鱼品”是最不熟悉的，他竟将应属“兽品”之“蝟”（刺猬），误入“鱼品”。

在本书中，忽思慧使用了许多本民族的特殊食、药物名称，如咱夫兰、哈昔泥、马思答吉、稳展、沙吉木儿、阿剌吉等，对蒙汉民族食药学知识的交流，具有很重要的意义。

三、本次校点的相关说明

《饮膳正要》虽然成书于元代，但现在已无元刻或元刊的本子存世。现存世除一个不知何年之明初本之外，最早的本子便是明景泰七年（1456 年）的内府刻本。由于这个本是为皇家内府所刻，故被认为是最好的版本。本中文字娟秀，插图精美。本次点校，以民国十九年（1930 年）涵芬楼影印日本静嘉堂文库所藏明景泰间刊本为底本。并按民国二十三年（1934 年）此影印再版，补入明景泰七年的序言。另外，在诸序之后，卷一正文开始之前，有一段无标题的短论，内容为作者对饮食养生意义的论述。本次点校为之加上“引论”二字。

本次点校中所遇到的比较难以处理的问题，就是书中“胸”字的处理。相关的字形有两个：“⿱亠⿱凶月”“胷”，出现的情况如下表：

	字形	卷次	方（药）名	内容
1	⿱亠⿱凶月	卷一	八不儿汤	宽胸膈
2	⿱亠⿱凶月	卷一	粆汤	熟干羊胸子
3	⿱亠⿱凶月	卷一	脑瓦剌	熟羊胸子
4	⿱亠⿱凶月	卷一	熬羊胸子	羊胸子二个
5	胷	卷二	人参汤	开胸膈
6	胷	卷二	杏霜汤	利胸膈
7	胷	卷二	破气汤	胸膈闭闷
8	胷	卷二	桃仁粥	胸膈妨闷
9	胷	卷三	盐	胸中痰癖
10	⿱亠⿱凶月	卷三	牛	胸中虚热
11	⿱亠⿱凶月	卷三	象	胸前小横骨
12	⿱亠⿱凶月	卷三	狼尾	马胸堂前带之
13	⿱亠⿱凶月	卷三	蟹	胸中邪热
14	⿱亠⿱凶月	卷三	橘子	胸中瘕热
15	⿱亠⿱凶月	卷三	香圆	开胸膈
16	⿱亠⿱凶月	卷三	莴苣	胸膈壅气
17	⿱亠⿱凶月	卷三	白菜	除胸中烦
18	⿱亠⿱凶月	卷三	出莙荙儿	开胸膈
19	⿱亠⿱凶月	卷三	干姜	胸膈咳逆

据上表看，“肓”当作“胸”字，而不作“脑”字。在本书中，脑字作“腦”，似无别的写法。故在本次校点中，凡“肓”字，均作“胸”字处理，而“腦”字，才作为“脑”字处理。所有“胸”字如上表所示。如有误，俟有识者指正。

张志斌

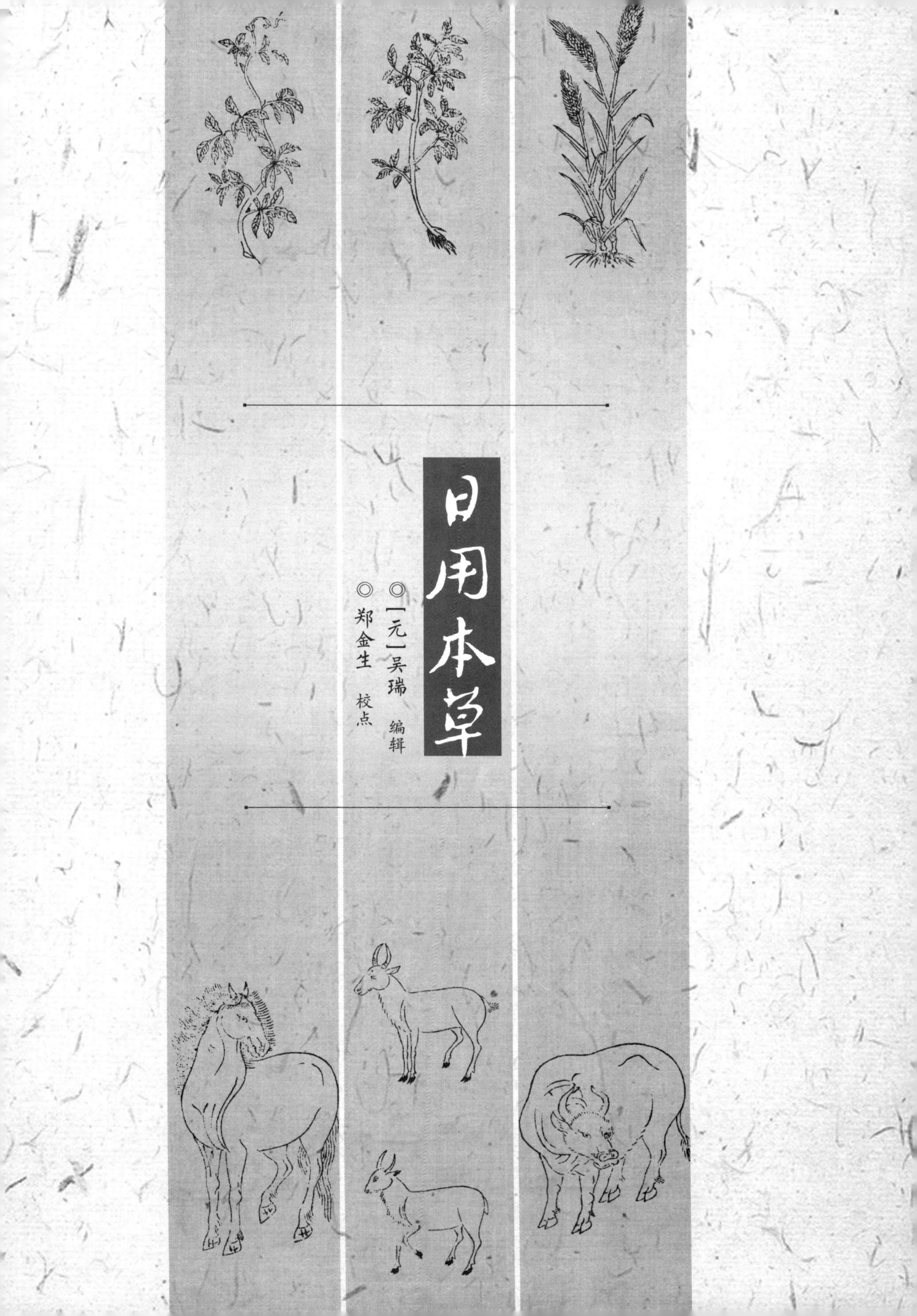

日用本草

◎［元］吴瑞　编辑

◎郑金生　校点

内容提要

元代吴瑞的《日用本草》8卷，每卷一类，次第为：诸水类、五谷类、五畜类、诸禽类、虫鱼类、五果类、五菜类、五味类。书末附有“察脏腑气候宜忌服食诀”，属于食疗总论性质。

必须指出的是,该书有2种分类在本草书中属于首创。其一是“诸水类”，其二是“五味类”。较该书晚出的《食物本草》（明代卢和撰）也设有“水类”“味类”，很明显是受了《日用本草》的影响。此后的《本草纲目》设“水部”“造酿类”，也可以说是一脉相承。

该书号称收食物药540种，这当然是按照所收药物的条数（中医习惯叫“味”）来计算的。吴氏并没有像《本草纲目》那样按物种的概念来设立药物的条目，而是将同一种饮食物按照它不同的食用部分分成许多条目。例如牛，在本书就有黄牛肉、水牛肉、牛骨、牛髓、牛肝、牛肠脏、牛心、头蹄、午茎、牛肾、悬蹄、牛脑、牛胆等条目。如果要按物种来计算，则该书充其量只收载了近300种饮食物。

每一味饮食物下，大致有3部分内容：①一般直接列在药名下，简要介绍此物的别名、种类、形态、采集、制作法等。这些项目有则述之，无则省之。②性味、良毒，配伍禁忌或副作用等。③主治功能，有时也包括用药法。这些内容都极为简要。由于该书药物下没有专设项目，因此，这三部分内容有时并没有很严格的区分。

本次校点采用现存日本龙谷大学图书馆的明嘉靖刊本为底本。

重刊日用本草序

此元天历中，海宁医学吴君瑞卿所编《日用本草》。是已岁久，旧板残缺殆半。其六世孙景，素有祖风，尝有志翻刻，未克而没。其子世显，继起卒事，而属予序。夫本草曰“日用”者，摘其切于饮食者耳。盖饮食所以养人，不可一日无，然有害人者存。智者察之，众人昧焉。故往往以千金之躯，捐于一箸之顷而不知。瑞卿悯之，于是类次食物，凡五百四十余品，共为八卷，曰《日用本草》，行于世。盖以往者不可追，来者犹可救也。其用心亦仁矣。然非上考神农疗疾本草，及历代名贤所著，与夫道藏诸方书，恶足以知之？虽曰四方之味，不止于此，而因是可推矣。抑观鲁记，宣父沽酒、市脯不食，饐餲馁败、色恶失饪、不时之物不食。则饮食固圣门所尝谨也，瑞卿可谓善学；继其考志，修复先世遗文[1]，俾二百余年残仁断惠，续行于世如一日，世显可[2]谓善绍，皆宜书此固然也。愚复窃谓是编，事虽近而利则远，文虽浅而意则深，不但泛泛误于饮食者可免而已，为人臣子而欲尽忠，爱于日膳者，皆不可以不知也。故为之序。

李汛[3]

〔1〕文：原作“父”，《中国医籍考》所引作“文”，于义见长，今从而改之。

〔2〕世显可：此下脱文，据《中国医籍考》所录补足李汛序。然此下脱去三页序文，均未见后人引录。

〔3〕李汛：此据《中国医籍考》，作序年及李氏字号、籍贯皆无可考。

家传日用本草序[1]

世之人养生也，莫先乎饮食。苟一物弗当，亦致使不寿。是故达者去浮华而从实理，却珍羞而甘淡薄，不为奢侈移志，与乐诸天然。昧者反是，斯又非养生之论。达可良相、良医者，不外乎此也。伟哉！海宁瑞卿吴君者，世医名家，著《日用本草》，明其养害避忌，见其情性善恶，使人知之，从而锓梓广之，夫岂不为良心也哉！才因稚茗赠之，次兼於临轩朱先生家，获观其书，征余言记之。夫志养生也，去其饮食有不善于人，谨其节而审其性，从而推之，此又非外乎修身治国之事也。

时至正三年岁癸未仲夏七日化庭阿思兰海涯子素识

〔1〕序：此序在原书第6页，前缺3、4、5页。故此序名系校者补。下文是否为序文开头，亦无可考。

自序[1]

瑞世家医学，医之于人，仅供方匕。谓之辅养，固不敢不审。为人之所以自养，莫切于饮食。或不审焉，如斛茶吐瘕[2]，醽醁伤血。生啖孳蝌蚪，劝学误蟛蜞[3]。类此者，多因阅《神农经》，汲诸方书，摭凡药物寻常可登觞俎者，水谷、禽兽、虫鱼、蔬茹、果蓏，分为六部。物之性寒温、良毒、主治，编为书，部各一卷，著之梓墨，以奉士大夫其览存之。淄渑之饮，期于昌才；日食万钱，谨于下箸。则饮食而寿康，将自得其医。惟曰天一生水，水生物。物之谷为养，肉为益，蔬为充，果为助。是编仿此也。亦闻儒者云：宣圣不饮沽酒，饐餲馁败、色恶臭恶、失饪不时，皆不食，饮食之所慎，岂但医云乎哉。

天历己巳中秋海宁医学吴瑞谨书

---

〔1〕自序：此二字原无，据内容补。

〔2〕斛茶吐瘕：典故。《搜神后记》卷三记载："桓宣武时，有一督将，因时行病后虚热，更能饮复茗，必一斛二斗乃饱。才减升合，便以为不足。非复一日，家贫。后有客造之，正遇其饮复茗，亦先闻世有此病，仍令更进五升，乃大吐，有一物出，如升大。有口，形质缩皱，状如牛肚。客乃令置之于盆中，以一斛二升复茗浇之。此物噏之都尽而止……此病名斛茗瘕。"

〔3〕劝学误蟛蜞：典故。《本草经集注》陶弘景云："彭蜞……似蟹而小，不可食。蔡谟初渡江，不识而啖之，几死。叹曰，读《尔雅》不熟，为劝学者所误。"或谓"劝学"乃《大戴礼·劝学篇》。此典旨在说明不能辨识食物良毒，就有可能致误。

目　录

家传日用本草卷之一

家传日用本草卷之二

家传日用本草卷之三

家传日用本草卷之四

家传日用本草卷之五

家传日用本草卷之六

家传日用本草卷之七

家传日用本草卷之八

家传日用本草卷之一

新安海宁医学吴瑞　编辑
七世孙镇　校补重刊

诸水类

天一生水，善利万物。人非水不能活，况疗病乎？辄取水之一条，冠于卷首。

半天河水

竹篱头及空树中所盛雨露水。味甘，性寒，无毒。

主鬼疰狂，邪气蛊毒，精神恍惚。槐树间者，主诸风疥痒。

春雪水

立春后雪消为水。味甘，性冷，无毒。食之令人牙蛀。

主生虫。其水易败，不堪收贮。

梅雨水

五月雨水。味甘寒，微毒。

主洗疮疥，灭瘢痕。沾衣便起青，以梅叶汤洗之便去。浣垢如灰汁。

秋露水

在百草头者。味甘，性平，无毒。

主愈百疾，主消渴。柏叶上露，主明目；百花上露，令人好颜色。

腊雪水

腊中所积之雪。味甘，性冷，无毒。淹藏一切果实，良。

主解一切毒，治天行时气，温疫，小儿热痫狂啼，大人丹石发动，酒后暴热，黄疸，温服之，可以涤热。

井华水

平旦第一汲者。味甘，性平，无毒。

主治人九窍大惊出血，以水噀面；亦治口臭，正朝含之，吐弃厕下即瘥；洗目去翳，及酒后热痢。

新汲水

凡用水疗病，必旋汲取之。味甘，平，无毒。

主解合口椒毒。下鱼肉骨鲠，取一杯水，合口向水，鲠当自下。

泉水

岩谷及石窟自出者。味甘，性平，无毒。

主消渴，反胃，热痢，热淋，小便赤涩，下热气。夏月行路，切不可饮，恐毒蛇在内。治坠损肠出，以冷水喷之立收。

屋漏水

主犬咬疮。甘烂，以水洗之。

地浆水

掘地作窟，用水浇沃其中，搅令浊，候澄清，取解诸毒。性寒，无毒。

主解中毒烦闷。山中有毒菌，人误食之，或误食枫木菌，令人笑不休，饮此可解。余药毒不能救矣。

浆水

煮粟米饮，酿令酸。若浸至败者，杀人。味甘、酸，性温，无毒。

主调中引气，开胃止渴，泄痢，消宿食，解烦。水浆至冷，妊妇不可食，绝子。

东流水

取其快顺，通关下膈。千里水即[1]长流水，解虚烦。

热汤

滚沸者佳。味甘，性平，无毒。热汤助阳气，行经络，主忤死，霍乱转筋，以衣着患人腹上，以热汤淋熨之，冷则再易，用醋煮汤更良。缲丝汤：无毒，服之杀蛔虫；㷕猪汤：无毒，主产[2]后血刺心痛欲死，取一盏温服之也。

〔1〕即：原作“则”，义晦，据文义，此乃“即”之形误，因改。

〔2〕主产：此下原脱文，据《证类本草》卷五“热汤”条补。

家传日用本草卷之二

新安海宁医学吴瑞　编辑
七世孙镇　校补重刊

五谷类

粳米

即晚米也。味甘、苦，性平，无毒[1]。生不益脾胃，熟，佳。

主益气，解烦，止泻，断痢，长肌肉，补中益肠胃，安和五脏。不可合苍耳食，令人卒心痛，或成走注；合马肉食，发痼疾。

稻米

即糯[2]米。性体多粘，可作酒。味甘、苦，性微寒，无毒。

主温中，令人多热，大便坚，益气，能行荣卫中血。米食不可与酒共食，醉难醒；妊娠与杂肉同食，不利子；久食人身软，四肢不收，昏多睡，发风动气，痈疽疮痛，拥诸经络气。解芫青毒。

陈仓米

军仓中陈赤者，用以酿醋为妙。味咸、酸，性温，无毒。

主下气，除烦渴，调胃，止泻痢，涩肠，补中益气。和马肉食发痼疾。和苍耳食卒心痛。

黍米

即丹黍也。浙人呼为红莲米。江南种皆白色。间有红色者，名赤虾米。

味苦，性温，无毒。又有六十日熟，喜动气。

主咳逆霍乱，除烦渴，下气止泻。不可合蜜、饴糖、葵食，生痼疾。

稷米

苗似芦，北人名为乌米，南人名除[3]，为五谷之长。

---

〔1〕毒：原作“喜热”，与体例不合，义亦不明。今据《证类本草》卷二十五“粳米”条改。

〔2〕糯：原作“栖”，未见此名。今参《证类本草》卷二十五“稻米”条，此当为“糯”之形误，因改。

〔3〕南人名除：《本草纲目》引作“南人呼为芦穄。孙淹正义云，稷即粟也”。

味甘，性冷，无毒。发三十六种冷气病，不可多食。发痼疾，以黍米酿酒解之。久食令人烦。不可同川附子食。解苦瓠毒。

主益气，补不足，治热，压丹石毒。

粟米

即籼粟也。

味咸，性寒，无毒。陈者味苦，解小麦毒。

主养肾，去脾胃中热，益气，解虚热，利大小便。与杏仁同食，令人吐泻[1]。煮粥性暖。

秫米

即糯粟也。

味甘，微寒，性平，无毒。不可常食。

主止寒热，利大小肠，杀疮疥。动风气，迷闷人，细嚼以涂漆疮及犬咬冻疮。

青粱米

其谷穗有毛粒，青粱皆粟米也。

味甘，性寒，无毒。

主胃痹热中，止泻痢，利小便，益气补中。煮汁饮之，能解消渴。

白粱米

穗大毛谷粗，扁长，不似粟圆也。米白，炊饭食之香美。

主除胸膈中虚热，益气止吐。

黄粱米

穗大毛长，谷米俱粗。

味甘，性平，无毒。

主益气和中，止泻痢，去当风卧湿，遇冷所中等病[2]，作饮食之。

荞麦

即乌麦也。

味甘，性寒，无毒。烧穰灰淋洗六畜疮。

主实肠胃，益气力，久食动风，令人头眩。和猪肉食之，患热风，脱人眉须。虽动诸病，犹挫丹石，能炼五脏滓秽，续精神。蒸使气馏，于烈日中曝，令口开，使舂取仁，作饭尤佳；取粉醋调，能治小儿丹毒赤肿。

大麦

粒长皮厚。

味咸，性温，无毒。爆[3]食之，令人脾弱。

---

〔1〕吐泻：《本草纲目》引时此下有“雁食粟，足（翼）重不能飞”。

〔2〕遇冷所中等病：原作“遇中冷病”。据《证类本草》卷二十五“黄粱米”条引《食医心镜》改。

〔3〕爆：疑当作“暴”。

主消渴烦热，益气调中，补虚，壮血脉，益颜色，实五脏，化谷食。熟则补益，生则损人。

麦蘖

用大麦谷水渍，候芽生，急曝令干，可作饧、饴糖用。

主消化宿食，破冷气，去心腹胀满，下气产胃。

小麦

味甘，性微寒，无毒。心之谷。受四时中和之气，兼有寒温。皮凉、肉热。作面，惟第三磨者凉。

主除热，止燥渴咽干，利小便，养肝气，止漏血，以陈者惯熟，能敛汗。麦，河北人正月种，形与大麦相似。即露仁麦，甘，寒。

面

味甘，性温，无毒。壅热动风气。生食颇利大肠，损脾胃。生嚼成筋，可以粘禽。冷水调面浆，服之止鼻衄。

主补虚，实人肤体，厚肠胃，强气力，补不足。作曲，温，能消谷。

麦麸

即磨麦之皮。味甘，性寒，无毒。今人用以罨麸豉。

主泻痢，调中去热，以麦皮洗成白炙，性味与面同，皆难化。

罂子粟

花有红白，实为罂子米，极细。一名御米。作粥极佳。

味甘，平，无毒。

主丹石发动，不下食，逐邪热反胃，治痢疾。

白油麻

人呼为脂麻。

味甘，大寒，无毒。生则寒，熟则热。取汁为麻饮。生嚼傅小儿头上诸疮。

主虚劳，滑肠胃，行风气，通血脉，去头浮风，润肌。

麻油

性冷，无毒。常食用者发冷疾[1]及脏滑。有汗、齿疾，忌食。

主滑骨髓，困脾，下三焦热气，通大小肠，治蛔心痛，敷一切疮疥癣，杀一切虫，治饮食物。须逐日熬熟用，经宿则动气。沐发去风。陈者煎膏，生肌长肉，止痛，消痈肿。

扁豆

白者温，名扁豆；黑者冷，名鹊豆。

味甘，性温，无毒。患气人及有寒热不可食。扁豆有黑、白、鹊三等。

---

〔1〕疾：原为墨丁，据《证类本草》卷二十四“白油麻”文补。

主和中下气、女子带，解一切草毒，生嚼及煎汤服。叶：傅蛇虫咬。吐痢后转筋，生捣叶一把，取汁饮之。

大黑豆

味甘，性平，无毒。煮汁，解鬼毒、乌头、丹石诸药毒，温毒，水肿。炒熟，热；作豉，冷；合酱则平。牛食温，马食冷。炒熟，小儿勿食，生拥气。熟豆与猪肉同食，令人闷。一体中，用之数遍。

主涂痈肿，止痛，逐水胀，除胃中热痺淋露，下瘀血，散结热。

稆豆音吕。

黑豆中最细者。

味甘，性温，无毒。堪作酱、豉。

主贼风湿痹，妇人产后冷血。炒焦投酒中，名豆淋酒，能舒筋。

大豆卷

即黄豆为糵，其芽出，曝干。令产妇药中用之。

味甘，性平，无毒。

主湿痹筋挛膝痛，胃气〔1〕结积，益气止毒。

白豆

味甘，性平，无毒。豆叶：利五脏，下气。嫩者可作菜食。

主补五脏，益中，助十二经脉，调中，暖肠胃，杀鬼气。

青豆

味甘，性寒，无毒。不可与鲤鱼、酢同食。

主热中消渴，止痢下胀满。产〔2〕妇无乳，煮三、五升，服之即下。

绿豆

圆、小、绿者佳，官绿、油绿，治疗则一。

味甘，性寒，无毒。

主丹毒，烦热，风疹，和五脏，行十二经络，治消渴，去浮风，消肿下气，压诸热，解食毒物。

绿豆粉

取豆浸，磨，滤过，澄清，逆干为粉。

味甘，性冷，无毒。

主益气，除热毒、发背痈疽、疮疖及汤火疮。解酒食毒。不可近杏仁粉，烂不能索。

---

〔1〕气：原为墨丁，据《证类本草》卷二十五“大豆黄卷”引《食医心镜》补。

〔2〕产：原为墨丁，据文义补。

赤小豆

豆小色红，如胭脂者。

味甘、酸，性平，无毒。解小麦毒。

主下水，排痈肿脓血，止泻，利小便，去胀满，除消渴。水肿从脚起，入腹则杀人，用赤豆一斗，煮令烂，取汁三、五升，服之则愈。久食令人枯燥；合鱼鲊食，令人消渴。

豌豆

一名蚕豆〔1〕。隔年种，初夏熟。

味甘，性平，无毒。能发气病。

主调顺荣卫，益中平气〔2〕。可作酱用。

豆腐

味甘，性寒，有毒。能发肾气、疮疥、头风，杏仁可解。

火麻子

绩麻子也。取汁为麻腐及为麻子粥。

味甘，平，无毒。

主补中益气，中风汗出，逐水，利小便，产后余疾，大肠风热结涩。补虚劳，下乳，催生，疏风顺气。多食损血，滑精气。

葛粉

即葛根捣洗，澄清成粉。

味甘，大寒，无毒。能解鸩〔3〕毒。

主压丹石，去烦热，利大小便，小儿壮热、呕吐、惊痫，靡饮下。饥年取此粉以代粮。

〔1〕蚕豆：此非豌豆别名。故《本草纲目》卷二十四李时珍曰："（蚕豆）吴瑞本草以此为豌豆，误矣。"

〔2〕平气：《本草纲目》卷二十四，此下有"煮食，下乳汁"，今本未见。

〔3〕鸩：原作"鸠"，不通。据《太平圣惠方》有葛粉解中鸩毒方，知"鸠"乃"鸩"之形误，因改。

家传日用本草卷之三

新安海宁医学吴瑞　编辑
七世孙镇　校补重刊

五畜类

黄牛肉

味甘，性温，无毒。牛者，稼穑之宝，不忍宰杀。而至自死者，血脉已绝，骨髓已竭，不可食，发痼病，令人成疾。牵坠崖死者良。疫死者，食之令人洞下。致积，宜利之。与猪肉合食及桑柴炙食，生寸白虫；同韭、薤食，染瘟黄。常食发药动气。黑牛终不如水牛佳。疟病瘥后，切忌食。

主消渴，益气养脾，消水除湿，补虚。

水牛肉

味甘，性平，无毒。食之不发病。主治与黄牛同。

牛骨

主吐衄血，崩中，带下，肠风。病后合羊髓食，成烦热。

牛髓

主温骨髓，补中续绝伤，益气消渴。

牛肝

和百叶作生食。主热气水气，压丹热，解酒劳，明目。

牛肠脏

合犬肉食成病，主补五脏。

牛心

主忧恚[1]虚忘。

头蹄　冷。不可多食。主下热风患。

〔1〕恚：原作“惠”，不通，据文义，或为“恚”之误，因改。

牛茎

主妇人漏下。

牛肾

主补肾气，益精。

悬蹄　主妇人崩中带下。

牛脑

主消渴风眩。

牛胆

阴干服之，主明目。

羖羊肉

牡羊也。有褐、黑、白色者。毛长尺余，亦谓之羖羊。北地来无角者最佳，余处都少味而发病，终不若无角、白色为上。味甘，性大热，无毒。反半夏、菖蒲。有宿热者，食之发热；共鲊食，伤人心；同荞麦面食，患大风。天行疫病、疟病后食之，发热困重致死。食牛、羊肉中毒者，甘草芦根汤解之。

主风眩瘦病，小儿惊痫，丈夫五劳七伤，脏气虚寒，小便数。

羊脑

男子食之，损精气，少子。主骨蒸、脑热、头眩，明目。

羊肝

味甘、冷，无毒。主肝风虚热目赤，热病后失明，解蛊毒。与生椒同食，伤人五脏；同苦笋食，患青盲。妊娠食，子多厄。

羊肾

补虚损耳聋，阴弱盗汗，壮阳益胃，止小便。为羹疗劳痢。

羊髓

味甘，温，无毒。主男子伤中，阴气不足，利血脉。

羊头

性凉，主肾虚劳损精竭。

羊肺

主补肺咳嗽，止小便。

羊肚

补胃虚损，小便数，盗汗。

羊心

主止忧恚，隔气。

羊骨

性热。主虚劳，寒中，羸瘦。

羊齿

主止小儿羊痫寒热。

羊血

主女人产后血虚晕倒，解诸物毒。

羊胆

味苦，性平。主赤障、白膜、风泪，可点眼中。

羊脂

治游风黑皯，疗劳痢，润肌肤。

马肉

味辛，性温，有毒。可煮食，馀食之难消。忌苍耳、生姜，同食，令人生气嗽；与仓米同食，必得卒患，十有九死。駹肉不可食，发百病。妊妇及患痢人并忌。除热下气，长筋强腰脊，壮健强志。作脯，治寒热痿痹。

马头

微寒，主好睡。骨[1]，令人不睡。

马鬃

主生发。

悬蹄 主惊邪瘈疭，辟恶鬼毒，止衄血。

马眼

主惊痫。

马心

主喜忘。患痢人忌食，误食心闷。

马齿

主马痫。

赤马蹄

疗妇人赤崩，辟瘟疟。

白马蹄

治妇人瘘[2]下，白崩。

马尿

味辛，微寒。主消渴，破癥坚，男子伏梁积疝，妇人瘕疾。铜器盛饮之。

黑马尿

乘热能洗诸恶疮。

〔1〕骨：下二字为墨丁。《证类本草》卷十七“白马茎”引《别录》作“头骨，主喜眠，令人不睡”。

〔2〕瘘：《证类本草》卷十七同。据上下文，似以“漏”字颇合文义。

马屎

名马通。微温。主妇人崩中、吐血、衄血、金疮。如患疔肿，中风疼痛，煼[1]粪熨之，不计遍数，极妙。

白马茎

理丈夫阴痿，坚长。阴干者为末，和苁蓉、茯苓蜜丸，空腹酒下四十丸。

鬐毛　主女子崩中，漏下赤白。

乳腐

酥酪、醍醐，煎牛、羊、马乳成酪、成酥、成醍醐。色白者甘美，性味则一。味甘，性寒，无毒。

主润五脏，利大小便，益十二经脉，润毛发。微动气，小儿患，服之尤佳。

牛乳

补虚羸，止渴。生饮令人利，熟饮令人口干。能治痢疾。

马乳

止渴，发痼疾。性冷，与驴乳性味同。合生鱼食则作瘕。

羊乳

性温。补虚，治卒心痛，温服之。

山羊肉

味甘，性热，无毒。角生极长，节生一边，与羚羊相似。有挂痕为羚羊，无者为山羊。色青利产妇，不利时患人。

主蛇咬[2]、恶疮，筋骨急强，中风虚劳，益气。

青羊肝

主眼赤障白膜、风泪，解蛊毒，明目，补肝。

胫骨　治筋骨挛急、屈伸不得、走疰疼痛，或浸酒饮。

羊蹄肉

并骨性平，无毒。主丈夫五劳七伤。

豚肉

味甘，微寒。纯黑而肥大，猿猪豢畜者为上。有足白色名蹢。或只蹄白皆可食，惟花猪或杂色者不可食，客来者次之。反黄连、桔梗，食之杀药、动风，雌者尤盛。秘血脉，虚人不可久食，能虚人肌肉。与牛肉合食，令人生寸白虫；与生胡荽合食，烂人脐；葵菜合食，令人少气；生姜同食，令人患风并发风；羊肝、豆黄同食，令人心闷。凡煮不可闭气，闭则发风动气，宜加皂角子同煮食。

主压丹石热毒，令人暴肥，疗热闭。

---

〔1〕煼：音chǎo，炒、熬。《齐民要术》载：“猪肪煼取脂。”此处有炒热之意。

〔2〕咬：原作“蛟”。据《证类本草》卷十七改。

猪头

主补虚，乏气力，去惊痫、五痔，下丹石。

脑子　主风眩脑鸣，冻疮，男子食之损精气。

悬蹄　主五痔，伏热在肠，及肠痈内蚀。

四足　主伤挞诸败疮，下乳汁。

猪心

主惊邪忧恚、颠疾，以雄猪心血调朱砂酒，空心服。

猪胆

主伤寒热渴，大便不通，用胆汁和蜜熬成枣子，纳入肛门内，须臾便通。

猪胰脾

主脾胃虚热。

猪肝

主脚气，冷泻，久滑赤白。乳妇若先下痢，则勿食。共鱼脍食作痈疽。同鲤鱼子同食伤人神。

猪肺

主气滞霍乱，补肺。得火麻仁良。不可与白花菜合食。

腰肾　主补肾气，利膀胱，温水脏，疗耳聋。久食令人少子。

猪石子

主惊痫、鬼疰、蛊毒，除贲豚邪气、五癃。

猪肚子

主补中益气，止渴，利小儿疳蛔〔1〕黄瘦。

猪膏

主煎诸膏药，治皮肤风。腊月者良，久留不败。解班猫、芫青毒。制硫黄，忌乌梅，不可合梅子同食。杀虫，傅恶疮。

肠脏　主虚渴，小便数，补下焦虚弱枯竭。

白胰　主肺痿咳嗽，痃癖羸瘦。

猪血

主奔豚瘴气，诸淋露，卒下血不止，解诸物毒。

猪粪

主寒热黄疸，湿痹，热病，以东行母猪粪一升，浸一宿，去滓顿服。有患血瘤出血不止，猪母新粪，压血立止。

---

〔1〕蛔：原误作“疣”。据《证类本草》卷十八“豚卵”条引“日华子”改。

野猪肉

野生成群，猎人射之。味甘，平，无毒。久食令人肥。肉色赤软胜家猪。食后忌服巴豆药。青蹄者勿食。主补肌肤，雌者补五脏，肠风泻血。

膏脂　炼以酒服，令妇人多乳。久服可供三四孩儿。

猪齿

烧灰服，杀蛇毒。

胆　治恶热毒邪气。

犬肉

味咸，酸，性暖，无毒。反商陆，忌蒜，畏杏仁。凡狗瘦者多是病，不堪食。热病差后，食之杀人，不可炙食，恐成消渴。同菱米食，令人生病癫；妊娠食之，令子失音。自死不出舌，食之害人。误食犬、鼠馀物，令人发瘘疮。牡者良。白狗肉温补，宜腰肾；黄者大补，余者微补。凡犬伤，研杏仁涂之。

犬肝

脚气攻心[1]。

犬心

主除邪，安五脏绝伤，益阳事，补血脉，厚肠胃，填骨髓。

犬茎

主伤中，阴痿不起，除女子带下十二疾。

犬血

主补中，安五脏，白狗血主痫疾。

犬骨

补虚，小儿惊痫。

犬胆

主明目，注目中良。

头骨　主金疮出血，烧灰止之。女人赤白带下久不止，烧灰为末，空心酒调服。

虎肉

味酸，无毒。食之入山，虎见有畏。辟三十六种精魅。

虎骨

除邪恶气，杀鬼疰。主恶疮鼠瘘，头骨尤良。

虎膏

主狗咬疮。

爪　辟恶魅。

---

〔1〕心：原脱，据《证类本草》卷十七“牡狗阴茎”条“今按”引“陈藏器本草”补。

胆 主小儿惊痫。

眼睛 主小儿惊。

虎威

长一寸，在胁两旁，破肉取之。尾端亦有，不如胁者。常者令人有威，药射杀者不可用。

熊掌

味甘，微寒，无毒。主风痹不仁，筋急，五脏腹中积聚，寒热羸瘦，头疡白秃。猪熊大耳，又如马状，常忧舐掌。肉发痼疾，终身不疗。食之令御寒，八珍数中一味。

熊胆

疗时气热盛，变为黄疸，暑月久痢。然亦多伪，欲试之，取粟颗[1]许，滴水，一道若线、不散者真。

脑髓 疗诸聋，炼作油，摩头，去白秃风屑，发不落。

熊脂

须背上者。冬月则有，夏月则无。腹中肪俱可煎炼。

鹿肉

味甘，性温，无毒。主补中益气，助五脏。服药后不可食，能杀药。合蒲作羹，发疮，令人患发背；不与雉肉同食。

头肉 治烦闷多梦、消渴，生血。

髓脂 主伤中绝脉，筋急痛。

鹿骨

妊娠食之，令子青盲，男子伤精。不可同梅、李食。

鹿茸

主益气，补虚羸，壮筋骨，暖肾虚冷，腰脊痛，小便浊。

鹿肾

主补肾气，壮阳，作酒及煮粥佳。

鹿角

主腰脊痛，折伤恶血，益阴气，疗恶疮痈肿热毒，醋[2]磨傅之。夜梦鬼交，水磨服之，女子胞中余血不尽，酒磨服之。

豹肉

味酸，平，微毒。多食伤神损寿。脂可涂发，朝涂暮生。

主安五脏，补绝伤，轻身益气。

〔1〕颗：原为墨丁，据《证类本草》卷十六“熊脂”条引“图经”补。
〔2〕醋：原字漫漶，据《证类本草》卷十七“鹿茸”条引“日华子”补。

獐肉

味甘，温，无毒。似鹿无角，黄褐色，种类颇多，麇是总名。

主补益五脏，能发痼疾。道家为白脯，惟獐、鹿是也。

麂肉

味甘，平，无毒。能堕胎，发疮疖。多食发痼疾。大者名麖，性味一同。

驴肉

味甘，凉，无毒。腹内物皆可食。同荸荠食之，患筋急。

主风狂，忧愁不乐，安心气，解烦。治一切风，妊妇食之难产〔1〕。

驴尿

主癥癖，反胃。

驴粪

主心腹卒痛，取新湿粪绞汁，顿服半斤。忌陈仓米。

驴头

煮汁服，治多年消渴。

狸肉

味甘，温，无毒。虎斑者佳，猫斑者不佳。一种风狸，江南有牛尾狸，额白，尾如牛尾，冬月极肥。糟以致远，能醒酒，即玉面狸也，性味则一。

主风疰，痔病，能润肌肤。反藜芦。

兔肉

大耳缺唇，世少雄者，相舐而有孕，生子从口出。娠妇勿食，恶其不顺。不可合白鸡肉食，令人发黄；合獭肉食，病遁尸；同干姜食，成霍乱；同胡桃食，患背疮；合芥菜食，成积。娠妇食之，令子缺唇。

主补中益气，味辛，平，无毒。

兔肝

主目暗，头眩眼疼。服丹石人上冲眼目，不见物，可食。

兔脑

腊月者，主催生落胎，产后余血不下。主冻疮。

兔毛

烧灰，主灸疮不差。亦煎汤洗豌豆疮。

獾豚肉

极肥，矮，嘴尖，脊黑毛短。味甘，性平，无毒。野味中最佳者。主上气虚乏，咳逆劳热。瘦人和五味煮食，令人长肌。

---

〔1〕妊妇食之难产：《本草纲目》卷五十“驴·肉”条引“吴瑞曰”还有两句，“食驴肉，饮荆芥茶，杀人”，“同凫茈食，令人筋急，病死者有毒”。此均不见于本书。

獭肉

味甘，性寒，无毒。主疫病相染，温气，及骨蒸劳。

獭肝

味甘，性温，有毒。诸畜肝皆叶数定，惟此肝一月一叶，十二月十二叶。其间又有退叶，用之须见形乃可，不尔多伪[1]。

主鬼疰蛊毒，上气咳逆，劳损疾，尸疰瘦病相染，一门悉患者，急以獭肝一具，火炙末，以水调方寸匕服之，日再服。又肠痔，大便常有血，烧肝服之。

粪　主牛马时有疫疾，煮灌之良。

獭爪

主鱼骨鲠不可出者，取爪于项下爬之。亦煮汁食之。

獭皮

西戎将以饰毳服领袖，能拭目尘，即出。

獭胆

分杯，尝试不验。惟涂盏唇，令酒稍高于盏面。分杯之事，古今误传，不可不正之。肝用之有验。

豹

味酸，热，有毒，不可食，消人脂肉，损人神情。

主疳痢、腹中诸疮，煮汁饮之。或烧灰和酒服之。灰亦可傅䘌齿疮。

豹皮

主冷痹脚气。熟之以缠病上，即瘥。

猯肉

味甘，平，无毒。主上气咳逆，水胀不差，垂死，作羹臛食。

胞　干之，汤磨，如鸡卵许，空腹服，吐诸蛊毒。

脂　主传尸鬼疰，销于酒中服之。亦治赤白痢，杀马漏疮。

骆驼

出塞北河西。今惟西北方皆有之。性平，无毒。能入药。主顽痹，风瘙恶疮毒肿，踠损筋骨，火炙摩之，取热气入内。又和米粉作煎饼食之。其脂在两峰肉间。粪：干为末，搐鼻衄。

猕猴

味酸，平，无毒。肉主诸风劳，酿酒弥佳。为脯，主久疟；皮，主马疫气；粪，主蜘蛛咬；头骨，烧，空心酒调，治鬼疟进退。

〔1〕用之须见形乃可，不尔多伪：本句中“见形乃可，不尔”原作“见形力不示”，不通。今据《证类本草》卷十八“獭肝”引“图经”改。

狐肉

味甘，无毒。补虚劳，治疮疥。

头尾 烧灰，治牛疫，水灌之。

五脏 味苦，微寒。主蛊毒寒热，小儿惊痫。

胆 主暴亡，死不移时者，温水微研，灌之即活。

肝 治风邪，作狐肝[1]散用之，生服治妖魅。

阴茎 有毒，主女子绝产阴痒，小儿阴癞卵肿。

麋

味辛，无毒。主补中益气，治腰脚风湿痹。不与雉肉、生菜、梅、李之属同食。能发病。

骨 除虚劳，可煮汁酿酒饮之。

茸 甚胜鹿茸，仙方甚重。麋茸利补阳，鹿茸利补阴。壮筋骨，助阳道。茄茸太嫩，长数寸，破[2]之如朽木，色如马瑙者最佳。

猬

味甘，有毒。主理胃气。

脂 治耳聋。

骨 食之令人瘦。

皮 主肠风五痔，阴蚀下血，赤白带下五色，阴肿痛引腰背，腹痛疝积，蛊毒下血，并皆烧灰服之。

羚羊

味咸，性寒，无毒。北人多食。南人食之，免为蛇虫所伤。

角 主中风筋挛，伤寒时气，寒热恶疮，血痢蛊毒，魇寐不祥，产后心闷，并以水磨服之，烧灰亦得。羚羊有神，夜宿以角挂树，不着地。取角弯中深锐紧小、有挂痕者为真，否则伪。

犀牛

味苦，寒，无毒。其角主百毒蛊疰，邪鬼瘴气。杀钩吻、鸩羽、蛇毒，除邪，不迷惑魇寐[3]。疗伤寒瘟疫、头痛寒热、诸毒气。

山犀

能去客热头痛，五痔，诸痢。若食太饱，令人烦闷，即取麝香少许，水研服之即散。

〔1〕肝：原脱，据《证类本草》卷十八“狐阴茎”引“图经”补。

〔2〕破：原作“敬”，不通。据《证类本草》卷十八“麋脂”条引“笔谈”改。

〔3〕魇寐：原作“厌魅”，可作驱除邪魅解。然其前后文均引自《神农本草经》和《名医别录》。此处《神农本草经》文原作“魇寐”，即睡中恶梦，为鬼魅所压。二者虽皆可通，当以《神农本草经》为是，故改。

肉　主诸蛊、蛇兽咬毒，功用劣于角。

水犀

其角两种，功用亦同。赤白痢、丹石痢，烧作灰治之。

麝

味辛，温，无毒。主辟恶气，杀鬼精、瘟疟、蛊毒、蛇毒、痫痓，去三虫，疗诸凶邪鬼气，中恶心腹暴痛，胀急痞满，风毒，妇人产难，堕胎，去目中肤翳，一切恶气，鬼疰百疾。一名遗香，是麝子脐闭满，其麝自于石上，用蹄尖弹脐。落处一里，草木不生，并焦黄。人若收得，此香价与明珠同也。

豺

味酸，热，有毒。不可食，消人脂肉，损人神情。主疳痢，腹中诸疮，煮汁饮之。或烧热傅诸疮及䘌齿疮。

皮　主冷痹脚气。消熟以缠脚上即瘥。

鲮鲤

味甘，凉，无毒。以鲤有四足，能水能陆，穿山。开甲如死，令蚁入甲中食其肉，闭其甲，蚁死而食之。

血　性味同。

甲　主诸痔漏，恶疮，疥癣，蚁瘘，惊啼，烧灰为末，酒调服。

诸脯腊

诸脯见水不动者，烧不动者；脯久而尘土不去者；诸腊藏五种米中食之人闷；羊脯三月后生虫者；市得野脯多有射罔，不可食；曝肉不燥，入腹不消；曝肉不干者；雨漏沾脯者；已上皆不可食。凡服药人不可食鹿肉，减药力，以鹿常食解毒九草，制散诸药故也。

九草：葛叶、鹿葱、白蒿、水芹、齐头蒿、甘草、鹿药、荠苨、苍耳。

诸血

味甘，平，解诸药毒、菌毒、丹石毒，即诸禽、诸兽之血。

主补人身血不足，或患血枯，皮上麸起，面无颜色，并生饮之。

诸肉

六畜肉热血不断者不可食。羊心，有孔者杀人。

自死及疫死有毒。肉落水浮不可食。犬悬蹄肉有毒。诸兽赤足不可食。乳酪煎鲙不可食。马悬蹄肉有毒。食生肉、饱乳，变成白虫、血虫。诸肉煮熟不敛水，食之成瘕。白马鞍下肉，食损人之五脏。诸肉落地不着土者，不可食。诸禽兽自死无伤处，不可食。诸兽自死、口不闭者，不可食。马蹄夜目，五月以后能杀人。凡祭祀肉动者，食之能杀人。秽饭、馁肉、臭鱼，食之能伤人。凡食肥肉热羹，不可饮冷水。诸肉中有星如米者，能杀人。兽歧尾杀人。鹿豹文杀人。

家传日用本草卷之四

新安海宁医学吴瑞　编辑
七世孙镇　校补重刊

诸禽类

丹雄鸡

毛紫赤色，味甘，温，无毒。

主女人崩中，漏下赤白，补虚，温中，止血。久伤乏疮，通神，杀毒，辟不祥。诸鸡有毒，发肠风，痔瘘痈疽疮疖。皆忌与胡蒜、薤同食，令人气滞。合牛肉同食，患心瘕。小儿未断乳食之，生中疰。病后忌食。妊妇食鸡及糯米食，子腹内多虫。

乌雄鸡

味甘温，主补中，止踒折，骨痛痿痹。

头　杀鬼魅。

胆　疗目不明。肌疮。

心　主五邪。

血　主踒折。

肪　主耳聋。

肠　主遗溺，小便不禁。

肝　及左翅毛，主起阴。

冠血　主乳难。

胜胵　里黄皮，微寒，主泻痢。

粪白　主消渴、伤寒、石淋，灭瘢痕。

白雄鸡

纯白毛、丹冠。味酸，微温。肉有五色，及生六爪者杀人。

主下气，疗狂邪，安五脏，伤中消渴。共獭肉食作鬼疰，不能治。

乌雌鸡

味甘，温，无毒。

主风寒痹，安胎益血，破宿补新血，产后虚羸乳少，并皆可食。头白者杀人。

黄雌鸡

味甘，无毒。先患骨热者，不可食。主伤中消渴，补益气。

鸡卵

即鸡子也。味甘，微寒。同葱、蒜食，令人气促生疮；同鳖食，患异病；韭子同食，患历节风。鸡子有毒，醋能制之。

卵白 疗目赤痛，止烦病，小儿下泻，产难，胎衣不下，安胎，血运。白：性冷，调赤豆粉涂疮疖。卵黄：除热，火灼烂疮，头疮。

诸鸡胜胵

即鸡肫内皮也。主泄精溺血，崩带，肠风，血痢。

丹雄鸡，赤鸡也，盖以毛色言之。巽为鸡、为风。鸡鸣于五更者，日将至巽位，感动其气而鸣也。

自缢死，安定心神，徐缓解之，慎勿割绳断，抱取心下犹温者，刺鸡冠血滴口中即活。

鹅肉

味甘，性凉，无毒。有苍白二色。白者食草，苍者食虫。

主利五脏，益气，止消渴，久食发痼疾、霍乱，发痼疾。服丹石毒。白者凉，解五脏热，止渴；苍者冷，有毒，发疮脓。

膏 可合面脂，润皮肤。蛇虫咬毒。

鹅卵

性温，补五脏，益气。多食发痼疾。

鹜肪

家鸭也。绿头者佳。味甘，冷，无毒。主风虚，寒热水胀。

白鸭

味甘，无毒。主补虚，消热毒，利水道及疮肿。

黑鸭

冷。不可多食，肠风下血、脚气者尤忌。子[1]：鸡、鹅、鸭，主滑中，发冷痢，下脚气。十种水病，以青头鸭，如法修食之。

鸭卵

微寒，发气，令背膊闷。合鳖肉[2]，令人短气；孕妇多食，令子不顺；盐淹者，疮家忌食。主治心腹胸膈热。

〔1〕子：此下有“鸡鹅鸭”三字，未见于《证类本草》卷十九“白鸭屎”条引“孟诜”黑鸭文，仅云“子，微寒，少食之，亦发气，令背膊闷”，录之备参。

〔2〕鳖肉：此下原为墨丁，据文义，当为“食”字。

野鸭

名凫，比家鸭能远飞。味凉，无毒。不动气，全胜家鸭。九月后、立春前采之中食。木耳、胡桃、豉不可[1]食。

主补中益气，消食，去热毒。患诸热疮，多年不愈，多食之则瘥。

力鸭

野鸭中最小者，呼为䴔䴖子，味最佳，食之补益。

雁

大曰鸿，小曰雁。似家苍鹅，冬则南翔，夏则北征。以其守节义，为天厌，人少食之。味甘，平，无毒。主风挛拘急，偏枯，气不通利。

膏 可合生发。仍治耳聋。六月勿食，伤人神气。

鹧鸪

状如麻母鸡。味甘，温，无毒。不可同竹笋食，令人小腹胀。

主岭南野葛、菌毒、生金毒、温瘴、蛊气、瘴，欲死者，酒溃服。此禽天地之神每月取一只飨至尊，所以自死者，人不食之。

雉鸡

身备五色，尾长垂地。其飞若矢，一往而堕。二种，一则尾长而小，则山雉；一则尾短，身出多斑，遇雨则叫泥滑滑，形虽殊，性则一，味酸，微寒，无毒[2]。九[3]月至十二月食之有补。他月则发五痔痼疾，诸疮疥。忌豉，不可与胡桃、菌、蕈、木耳同食，发痔下血。和荞麦食，生寸白虫。同家鸡子食，成遁尸。

主补中益气，止泄痢，除蚁瘘。则野鸡也。

山鸡

又名竹鸡。味甘，温，无毒，主五脏气喘不息，如常食法。频食发五痔，同荞麦面食生肥虫。

卵 同葱食，生寸白虫。痼疾人不宜食。秋冬有益，春夏有毒。食中之贵，小毒，不宜常食。

鸲鹆

身黑似鸲而有帻者是也。能乃叫，遇雪天则群飞。

味甘，平，无毒。

主五痔，止血。炙食或为散饮服之，治嗽及吃噫下气，炙食之。

眼睛 和人乳点眼中，甚明也。

---

〔1〕不可：此下原为墨丁，据文义，当为“合”或“同”字。

〔2〕毒：此字原为墨丁，据《证类本草》卷十九“雉”条补。

〔3〕九：此字原为墨丁，据《证类本草》卷十九“雉”条补。

鸂鶒

如小鸥鸭，五色有毛，如船柂[1]。

味甘，性平，无毒。

主惊邪，食之主短狐，可养，亦辟之。今短狐处多有，亦辟，无复毒。

鸳鸯

味酸，有小毒。主诸瘘疥癣，酒浸炙，热傅疮上，冷易之。食之令人患大风。

主夫妇不和，作羹臛私与食，立相怜爱。此禽雌雄暂时不舍。二失其一，则朝夕思慕，憔悴而死。

雀肉

雄者头小，左翼掩右。斑者，名麻雀；黄者，名黄雀。背上有脂如披绵，性味皆同。

味甘，性暖，无毒。不可与李子同食。孕妇勿食雀肉、饮酒，令子心淫乱。

主下气，男子阴痿不起，强之令热，多精有子。

脑　主耳聋。

头血　疗眼目黄昏不见人者，谓之雀盲。

雄雀屎

疗决痈疖，女子带下，溺不利，除疝瘕，五月取之良，其粪头尖者则雄粪，俗呼为青丹头，又名白丁香。

雄鹊

如鸦大，尾长、颈白、身青黑，左翅掩右为雄。

味甘，寒，无毒。

主石淋，消结热并消渴，烧鹊灰淋汁饮之。

练鹊

似鸲鹆而小，黑、褐、白色，尾长两倍。

甘，温、平，无毒。

主益气，治风疾，冬春间取炒香，浸酒饮之。

鹁鸪

灰色者性暖，无毒。调精益血，补气，解一切药毒。

啄木鸟

如鹊大，褐者是雌，斑者是雄。或身黑、头有红毛者，为山啄木。皆能穿木食蠹。味平，无毒。

主痔瘘及牙齿疳䘌蚛牙，烧为末，内牙齿孔中。久患疮疥，食之能愈；兼治白癜、历节风。

〔1〕柂：同“舵”。

斑[1]鷦

有二种，灰褐色，或项生斑点，名斑鷦，又名锦鸠，总名鸠子。春分后化为黄褐鸠，秋分后化为斑鷦、青鸠。味甘，平，无毒。

主安五脏，补虚，益阴阳，一切疮疖痈瘘。有斑者，能明目。久病虚损，令食之，补气。

鹘嘲

似鹊，尾短多声。北人名鹖鹒，又名嘲公。

味咸，平，无毒。

主益脾胃，疗头风目眩，煮炙食之。

慈鸦

群飞作鸦声，又名寒鸦。乌鸦比慈鸦稍大，有白颈。

味酸，平，无毒，腊月者去风，及治小儿痫疾鬼魅。

主补劳治瘦，助气，止咳嗽，骨蒸，和五味淹炙食之良。

白鸽

翔集屋间，滋生，易得成群，纯白色。

味咸，平，无毒。

主解诸药毒及人马久患疥。食之虽益人，缘恐食多减药力。

青鸠

春分后，鸠子化成名黄褐侯，绿色紫羽，声如小儿吹竽。好食桑椹、半夏苗。

味甘，平，极肥美。

主安五脏，助气，补损排脓，并疮疖。久病食之补虚。

鹑

如鸡雏大，褐色黑斑。畏寒，多以锦囊畜之。

味甘，平。同猪肉食，令人生黑子。和菌食，令人发痔。

主补五脏，益中，实筋骨，耐寒，消结热。小豆和生姜食之，能止泻痢。四月以前不堪食。

百舌

色褐，微有斑点。春作千百般巧声，今之莺，一名反舌。

主虫咬。炙食之，亦主小儿久不语。又取其窠及粪，涂虫咬处。

燕

味辛，有毒。有胡、越二种：胸斑黑身，声大者是胡燕，候其作窠[2]善长，可入

[1] 斑：原均作“班”，据文义，乃因有斑点得名，故均改作“斑”，以与今通行之名一致。
[2] 作窠：此二字处原为墨丁，据《证类本草》卷十九“燕屎”条“陶隐居云”补。下文“善”，陶作“喜”。

药用；紫胸轻小者是越燕，不入药用，不可食，令人入水则为蛟所吞耳。其燕亦不宜杀之。

主蛊毒鬼疰，逐不祥邪气，破五癃，利小便。

胡燕

卵：主水浮肿。肉[1]：出痔虫。

越燕

屎：疗痔杀虫，去目翳。取粪三合，熬令香，以独头蒜十枚，去皮，二件捣和为丸，每服七丸，日夜三服以利下，其虫从大便中出，可用灰水中看之。

鸱鸮

俗呼为老鸱者，一名鸢。又有雕鸮，并相似而大。虽不限雌雄，恐雄者当胜。今鸱头酒用，当微炙，不用蠹虫者。

味咸，平，无毒，主头风眩，颠倒痫疾。

杜鹃

初鸣先闻者，主离别。学其声，令人吐血。于厕上闻音，不祥。厌之法，当为狗声以应之。

布谷

江东呼为郭公，北人云拨谷。似鹞长尾，牝牡飞鸣，以翼相拂。五月五日收取脚胫骨，男左女右带之，令夫妻相爱。

鱼狗

小者名鱼狗，大者名翠奴。取毛为饰，亦有白者。味咸，平，无毒。

主鱼骨鲠，入肉不可出、痛甚者，烧令黑，为末服之。煮取汁饮亦佳。

百劳

味平，有毒。主小儿继病。继病，母有娠乳儿，有病如疟痢。他日亦相继腹大，或瘥或发。他人相近，亦能相继。北人未识此病。怀妊者取毛带之，取其蹋枝鞭小儿，令速语。

鹳骨

有二种，似鹄而巢树者为白鹳，曲头者为乌鹳。

味甘，无毒。主鬼疰，诸蛊毒，五尸心腹疾。

白鹤

有玄、黄、苍、白四色，取其白者为佳。

味咸，平，无毒。取血用。主益气力，补劳乏，去风益肺。

肫中沙石子　磨服，治蛊毒邪气。

〔1〕肉：原作“皮”，据《证类本草》卷十九“燕屎”条“唐本注”改。

孔雀屎

味咸，微寒，无毒。主女子崩中带下，小便不利。

血 解诸药及蛊毒，生饮良。可敷恶疮，不可入目。

诸禽有毒

白色玄首者。玄色白首者。卵有八字者。自死无伤者。鸭目色白者。有大爪者。死而不伸足者。死而不闭目者。已上皆杀人，不可食。

鸡具五色，食之必狂。妊娠食雀脑，令子雀目。凡鸟投人者口中，必有物，当拔毛放之吉也。

生葱同鸡、犬肉食，令人谷道终身流血。

家传日用本草卷之五

新安海宁医学吴瑞　编辑
七世孙镇　校补重刊

虫鱼类

蜜糖

味甘，平，微温，无毒。同葱食杀人。青、赤、酸者，食之心烦。有赤白二色，白者良，入药用。

主心腹邪气，诸惊痫痓，安五脏，诸不足，益气补中，止痛，解毒，除众病，和百药，养脾气。诸病津液内竭，大便秘，宜蜜熬。可丸，捻作梃子如指大，候冷，以内谷道中，须臾必通。

蜂儿

取树上蜂房，内如蛹，以头足不成者，盐淹暴干。

味甘，性平，微寒，无毒。冬瓜、苦荬、生姜、紫苏，以制其毒。

主风头痛，除蛊毒，补虚羸，及治大人小儿腹中五虫。

大黄蜂子

主心腹胀满干呕，益气。

土蜂子

主痈肿，嗌痛。

蚕蛹子

缫丝后，茧内蛹子，今人呼为小蜂儿。

味咸，性平，无毒。多食动风，则浑身搔痒成瘾疹。治风及劳瘦。

石决明

一名紫贝，如蛤，一片无对，内亦含珠，明耀五色。肉名鳆鱼。从海舶来，以竹木穿串。壳：磨水点外障翳。

味咸，性平，无毒。多食发风动气。

主目障翳痛青盲，益精气，能明目。

乌蠡鱼

一名鲖鱼。黑色无鳞，头有星，道家名水厌。

味甘，性寒，无毒。发痼疾，合小豆白煮，以疗肿满。

主湿痹，面目浮肿，下大水，疗五痔。有诸疮者，不可食。

鲖鱼

形小而寸长，正月便有。乌蠡下一名鲖鱼。宣人取干以寄远，云是琴高仙药祖化成，性治同乌蠡。

鲍鱼

冬后去肠，淡干者颇臭，盐淹者名咸鱼。汉阳来者极厚。《素问》有治血枯，饮汁以利肠中。

主坠堕、踒蹶、踠折，瘀血不散，女子崩中不止。

牡蛎肉

如决明，附石而生，亦一片，口向上，海族中惟此最贵。

味咸，微寒，无毒。人炙食，不择左右。

主虚损，妇人血气，带下赤白，伤寒寒热往来，留热在关节，荣卫虚损，除烦满，止汗，疗泄精。

鲤鱼

味甘，寒、平，无毒。可去脊上两筋及黑血。天行病后不可食。作脍，以蒜、薤食之。忌服朱砂之药。腹中有宿瘕者不可食。鱼骨鲠喉中，七日不出，鲤鱼鳞皮烧屑，以水服之即出。

主咳逆上气，安胎，止渴。生者主大腹水肿，脚满下气。

鱼鳞 破产妇滞血，火烧烟绝，研酒下方寸匕。

鱼子 不可合猪肝食，害人。

鱼鲊 不可合小豆藿食之。

鮧鱼

即鲇鱼也。有三种：口腹俱大名鳠，音护[1]；鱼背青、口小，名鲇鱼；背黄、腹白、口小，名河豚。又有鮠，音回，亦相似，黄而益美。凡鱼无鳞，多食则失人志。

味甘，平，无毒。合鹿肉食，杀人，鳠鱼同野猪肉食，令人吐泻。鮠鱼同野猪、鸡食，令患癞，能动痼疾。主百病。四种鱼，性味皆同，赤目、赤须者杀人。

河豚

江河淮海皆有之。遇触则怒，胀翻浮水。上舟人候之，能知风雨。一名吹肚鱼。以网撩之，如砂鱼无鳞，背黄腹白。

味甘，温，无毒。和秃菜煮食良。肝并子又大毒，误食用橄榄、芦根汁解之，调

〔1〕护：原字不清，此据《证类本草》卷二十“鮧鱼”条“图经”所注。

地浆解之。其味虽珍，然修治不如法，食之杀人。

主补虚，去湿气，理腰脚，去痔疾，杀虫。

鳝鱼

似鳗鲡而细长，似蛇而无鳞，腹中有青黄二色，生水岸泥窟中。发风动气，多食令人霍乱，鳝、鳝不可合白犬血食。

味甘，大温，无毒。头中无鳃，头有白色如连珠、至脊上，腹中无胆者，并杀人。五月五日取头骨烧之，能止痢。

主补中益气，湿痹，妇人产后淋沥，血气不调，羸瘦，逐风邪。

鲫鱼

味甘，性温，无毒。反天门冬，与芥菜同食，令人水肿。热疾不宜食。不可雉肉及猪肝食。或与鹿肉食，筋甲缩。食鲫后，食砂糖，令人生疳虫。和莼菜作羹服良。

主温中益气，补不足。胃弱不下食。作脍，疗肠癖、赤白痢。

鱼子　调中，益肝气，不可与猪、猴等肉同食。

鳊鱼

性味主治与鲫鱼同。

鳗鲡[1]鱼

身似鳝，头似蝮，背有五色。有金线，名金线鳗鲡。自海中来者，名海鳗鲡。大而腹下有黑斑者，其毒尤甚。

味甘，性温，有毒。治如食法，和五味，以米煮，空腹食之，甚补益。又湿脚气人服之良。不可与银杏同食，患软风。

主五痔疮瘘，杀诸虫。久病瘵疾，骨蒸劳，肠风下血。

鲈鱼

与鳜鱼相似，白色，疏有小黑点。子作鲊尤佳。

味甘，平，有小毒。不可与乳酪同食，发痃癖疮肿。

主补五脏，益筋骨，和肠胃。暴干，甚香美。

鲭鱼

味甘，平，无毒。忌同蒜、胡荽、生葵、麦酱食。

主脚气湿痹，闷烦，益心力。南人作鲊食之，与服丹石人相反。

头中枕　蒸干代琥珀。用醋磨服，治心腹血气痛。

胆　主目暗，滴汁目中。并涂恶疮。

白鱼

大者六七尺，色白，鳞细头昂，生江湖中。

味甘，平，无毒。鲜者为佳，经宿者令人腹冷生痰，与枣子同食患腰疼。患疮疖

〔1〕鳗鲡：“鲡”字原作“鳔”，今据通行之名改。

人不可食，发脓。令灸疮不发[1]。

主开胃下食，去水气，令人肥大，补肝明目。

石首鱼

头中有石如棋子大，故名石首。干者名鲞。

味甘，性平，无毒。一名郎君鲞，性味同。炙食之，消瓜成水。

主下石淋，和莼菜作羹，开胃益气，腹胀食不消，暴下痢。

鲨鱼

本名鲛鱼。其皮粗，可装饰刀鞘鞍剑。

味甘，平，无毒。切肉作丝晒干，食品中用为佳。善动风气。主治蛊气蛊疰。

鳜鱼

生江溪间。背有黑点，巨口细鳞。味甘，无毒。

主腹内恶血，益气力，令人肥健。去腹内虫，及肠风泻血。

鲎

音候。形如车文，青黑色，十二足，长五六尺，似蟹。雌常负雄，渔人取之，必得其双。

味平，无毒。子可为醢，名鲎酱。多食发嗽、疮癣，动风气。

主五痔肠风泻血，杀虫。

鲥鱼

似鲂肥美。江东四月有之。

味甘，无毒。主补虚劳，稍发疳疾及痼疾。

脐鱼

味甘，平，无毒。发疥，不可多食。

黄鱼

味甘，平，有毒。发诸气病，不可多食。亦发疮疥，动风。不宜合荞麦食，令人失音。

鲟鱼

味甘，平，无毒。背如龙，长丈余，鼻上有肉，作脯名为鹿脯。嫩骨如玉板。味虽美，久食令人卒患心疼，腰痛，发诸药毒，令人少气，发一切疮疥，发瘫痪，动风气。

主益气补虚，令人肥健。世人所重，尤不益人。服丹石人不可食。亦不可同干笋食。

鲩鱼

似鲤而背不高，池塘看养者。

---

〔1〕令灸疮不发：《证类本草》卷二十‘白鱼”条“日华子云”原文作“灸疮不发，作脍食之”。

味甘，性平，无毒。鳞细头大名鳙，头小名鲢，性味皆同。

主益人，疗喉闭、飞尸。

黄赖[1]鱼

一名䱀䲠[2]。身黄、头小、稍大，腮下有刺，尾如鲇鱼。

味甘，性平，无毒。反荆芥。主醒酒，不益人。能祛风。其涎疗消渴。

比目鱼

形如箬叶，一边有目，动则相比而行。

味甘，性平，无毒。多食稍动气。主补虚，益气力。

鲻鱼

生江海浅水中。似鲤，身圆头扁，骨软，与百药无忌。

味甘，无毒。主开胃，通利五脏。炙食，令人肥健。

海鳗鲡

比鳗鲡而大。淡干名风鳗、慈鳗，盐干名海鳗。

味甘，平，有毒。外有带。性味亦同，动风气。主恶疮疥痔瘘，治劳补虚，杀尸虫。有人得劳疾，传染死者数人。以病者活入棺中钉之，弃于江中，以绝此病。流至金山，有人引岸，开棺视之，见一女子犹活，留之渔舟，每多得鳗鲡，食之遂愈，后为渔人妻。

虾

大者名海虾，小者生水田中。无须者、煮之色白者勿食。

味甘，平，有毒。作鲊尤毒，发风之验甚捷，发疮疥。

主小儿患赤白游疹，捣研敷之。

螺蛳

生水田中及湖渎溪河岸侧。

味甘，性寒，无毒。煮而食之，其汁疗热，醒酒止渴，压丹石。

主利大小便，去腹中结热，目下黄，脚气上冲，脚手浮肿。热疮，生盐汁傅之。反胃、胃冷，壳烧灰为末，服之则瘥。治连饮酒，喉烂、舌上生疮，螺蚌肉、葱、豉、椒、姜，煮汁饮三两盏即瘥。

蛤蜊

白壳紫唇。蛤之大者，乃雀入大水化而为之。

味甘冷，无毒。服丹石人不宜食，令腹结痛，老癖，能为寒热，妇人血块。

主润五脏，止消渴，开胃解酒毒。汤火疮，壳烧灰，麻油调傅之。

〔1〕黄赖：此从《证类本草》。《本草纲目》作“黄颡”或“黄颊”，字形均与“黄赖”同。

〔2〕䱀䲠：原作“蛱北”，乃形误，今据《证类本草》卷二十所引“黄赖鱼”条改。李时珍注音为“央轧”。

蚶子

大者名蚶子，小者名瓦弄子。其味性同。味甘、温，无毒。

主益血，发风致痰，动肾气，心腹气，利五脏，健胃，令人能食。

蛏

生海中，长二三寸，大如拇指，两头开。

味甘，温，无毒。服丹石人相宜。

主补虚冷痢，妇人产后虚损，胸中邪热。天行病后不可食。

淡菜

又名壳菜。同萝卜、紫苏、冬瓜煮食之妙。

味甘，温，无毒。多食令人头闷，目暗。可微利则止。动风，脚痰[1]。

主补五脏，理腰脚气，益阳事，消食，除腹中冷气，消痃癖气，止下痢，妇人带下、漏下。

蚌

味甘，冷，无毒。螺、蚌同芥菜食，令人心气痛。主止消渴，除烦解热，补妇人虚劳下血，痔漏，血崩，带下。

壳 煅白，名蚌粉。无毒。治疳，止痢，并呕逆。痈肿，醋调傅之。

车螯

味甘，冷，无毒。同榅桲食，患大疝。三解酒毒，消渴，消痈肿。

蛤蟆

则水鸡也。味辛，寒，有毒。又一种长肱，石鸡也。亦名锦袄子。六七月山谷间有之，性味皆同。

主邪气，破癥坚血，消痈肿阴疮，食之不患热病。疗阴蚀疽癞恶疮，猘犬伤疮。端午日取，阴干，东行者良。烧灰水饮调下，可止小儿洞泄下痢。猪膏调敷背蚀疮。加朱砂，水调服，治风邪狂语。

黄蛤

正月出者，味辛，寒，有毒。或误食骨，则小便难而痛。孕妇多食，令子夭寿。主杀疳虫，治疳瘦。

蟾蜍

蚵蚾是也。形大背黑，多痱磊，行跳极迟，腹下有丹书八字者，真也。世人收三足枯蟾以罔众。但以水沃半日，尽见其伪。盖本无三足者。

味甘，性凉，微毒。五月五日取。眉间裂破，取汁，名蟾酥。以朱砂、麝香为丸，如麻子大，治小儿疳瘦，空心一元。如脑疳，以奶汁调鼻中。

---

〔1〕脚痰：原文如此。核之于诸本草，无此语。疑为“却痰”或“脚气”之误。

蟾酥

主牙蚛痛，杀疳虫，治鼠瘘恶疮，小儿面黄癖气。

蛙〔1〕

音蛙。背青绿色者名青蛙，背有黄纹者名金线蛙，腹大而脊青者名土鸭。其鸣甚壮，在水曰蛙者是也。则田中水鸡也。主补虚损气不足，杀尸疰病，解热毒，小儿赤气脐疮。

鳖肉

味甘，性平，无毒。不可与苋菜、蕨菜同食，令人生鳖瘕。目陷者，肉下有如〔2〕"王"字者、三足者、赤足者，皆不可食。又不可同鸡、鸭子食。孕妇食，令子项缩。同鸡肉食成瘕疾。同马肉食，令人心气痛。同芥菜食，生恶瘕。

主伤中，益气，补不足。妇人带下羸瘦，腰痛，除骨节间劳热。

甲 又九肋者胜。生取甲，剔去肉者，可入药用。

乌贼鱼

明鲞、明脯。柔鱼、章鬼、石距。味酸，性平，无毒。盐干为明鲞，淡干为明脯〔3〕。大而无骨名柔鱼。又章鬼、石距，二物相类。味珍美，动风气。

主益气强志，女子漏下赤白，经血闭，血崩。杀虫。心痛，醋磨服之。

蟹

八足、二螯，旁横者名旁蟹。一种壳阔者，多黄，名蠘。小者名彭蜞。性味一同，又有大者名蝤蛑，冷，无毒。解热气。

味咸，性寒，有毒。霜后食之益人，余月食之，发风动气，痼疾。与红柿同食，令人吐血，后生膈气病。与椑柿同食，患泄泻。同橘食，发风气，宜戒之。

主胸中邪气，热结痛。散血，养筋，益气。背上及头顶上有星点，爪不全，两目相向者，有大毒。误中毒者，急用大黄汁、冬瓜汁、紫苏汁解之，即瘥。

蟹脚爪

主疗孕妇僵仆，胎转上抢心，困笃，用蟹爪煎汤治之。金疮，用蟹黄及爪中肉为末，傅之，筋断亦可续。

蟹黄

主患漆疮，涂之即愈。

鲊

味甘，性平，无毒。凡肉与鱼皆可为之。稍生，不益脾胃，反致疾。

---

〔1〕蛙：原用繁体"鼃"字，故下注"蛙"音。今改简体。

〔2〕如：原脱。据《本草经集注》"鳖甲"条陶注补。

〔3〕明脯：《本草纲目》卷四十四"乌贼鱼"引"瑞曰"，"淡干者名脯鲞"。然本书两出"明脯"，当无误。

鲤鱼鲊

同青豆、小豆、藿食，令人成消渴。蜜瓶盛鲊，杀人。鲊内有虾，不可食。鲭鱼鲊不可合胡荽、葵、麦酱食。鲊不可同羊肉食，伤人心。鱼目赤，不可作鲊，害人，发疮疥。

鲙

味甘，平。能补。去湿痹，除疝气。

鲤鱼鲙

主冷气块在心，并蒜齑进之。

鲫鱼鲙

主肠癖下痢，大人丹毒。

蠡鱼鲙

治大肠下血。食鲙多不消，饮马鞭草可消。鱼目亦作鲙，食之成瘕病。家兽自死，共鲙汁食，作疽疮。鲙不欲近夜食，不消；兼饮冷水，腹内生虫。时行病起，食鲙，冷人胃弱。同乳酪食，令人霍乱。

诸鱼有毒

鯸、鳅、鼠尾、地青、邵阳等[1]鱼，尾刺人，有大毒。

鱼目有睫者，目能开合者、脑白连珠者、逆鳞逆腮者、二目不同者、腹下丹字者、有角白背者、目鳞须赤者，已上皆杀人。

无腮者、白鬣者、连鳞者、黑点者、鱼师大者、无胆者、全腮者，已上皆不可食。

患痢疾人不可食鱼。

一切鱼尾有勾骨着人，不可食。

食诸鱼中毒

生芦根汁、马鞭草汁、大豆[2]煮汁、橘皮煮汁、大黄煮汁、朴硝煮汁。

已上六味并解鱼毒。

〔1〕等：此下原有“处”字，易误解为邵阳（地名）之鱼。吴瑞引此前文字多有简略。《证类本草》卷二十引作“鯸鱼、鳅鱼、鼠尾鱼、地青鱼、鯆魮鱼、邵阳鱼，尾刺人者有大毒”。因删“处”字。

〔2〕豆：原为墨丁。据《证类本草》卷二“食诸鱼中毒”条补。

家传日用本草卷之六

新安海宁医学吴瑞　编辑

七世孙镇　校补重刊

五果类

葡萄

有二色，紫者名马乳，白者名水晶。北地来者名番蒲萄。又一种山蒲萄，名蘡薁，是千岁虆[1]。

味甘，平，无毒。七月、八月熟，收取汁，可酿酒，服之能逐水利小便[2]。

主筋骨湿痹，血气倍力。小儿疮疹不出，食之尽出。

根　浓煎饮之，能止呕哕，霍乱后恶心，孕妇胎上冲心，饮之即下。

鸡头实

一名芡[3]实。蒸之，日干，舂作粉，熬金樱子汁和丸，名水陆二仙丹。服之能补益人。

味甘，性平，无毒。生食动风冷气，根名蔆菜，可作蔬菜食。

主湿痹，腰脊痛，补中，除暴疾，益精气，强志，令耳目聪明。小儿食，不能长大。

芰实

一名菱角。有二种，一种四角，一种两角。有嫩者，皮紫色，谓之浮菱，食之尤美。江淮干以代粮。大者斫菱，小者碎菱。

味甘，平，冷，无毒。最不能疗病。多食生蛲虫，令人脏冷，损阳气，痿茎。或腹胀满，饮姜酒即消。

主安中补五脏。不可合蜜食，令人生虫。

---

〔1〕虆：原误作“果”，据《证类本草》卷二十三“葡萄”引“唐本注”改。

〔2〕小便：原脱，据《证类本草》卷二十三“葡萄”引“别录”文补。

〔3〕芡：原误作“英”，据《证类本草》卷二十三“鸡头实”引“别录”文改。

莲子

莲房内子，干，赤色者。生食微动气，蒸食之良。

味甘，平，寒，无毒。

主补中清心，养神，益气力，除百疾。

石莲

和壳干者。黑坚，又名瑞莲。取肉作串以荐酒。

主益气，止渴，助心，止痢。治泄精腰痛。

莲子心

一名薏也。其色青，味苦。多食令人呕吐。

主疗消渴及产后渴疾，益心气，为末，米饮调下。

藕

白莲为佳。节及皮能散血。蒸食之，补五脏，实下焦。

味甘，平，寒，无毒。同蜜食，令人腹脏肥，不生虫，解酒毒。产妇忌食生冷，惟藕不同，能破血故也。

主霍乱后虚渴，烦闷，不能食，口干。散血，止产后渴疾及吐血、衄血不止，生捣汁饮之。

荷鼻

乃叶中蒂也。味苦，平，无毒。主安胎，去恶血，留好血，及血痢者，可煮服之。

莲房

及叶，主血胀腹痛，产后胎衣不下，酒煮，服之愈。食野菌毒，水煮服之能解。

覆盆子

即莓也。一名蓬虆。蚕老时红熟于地中，空者名蚕莓，中实极红者名蛇残茆[1]，人不敢食，恐有蛇残。树生者名树莓，干之名覆盆子。秋熟沿堑多刺，味酸，名沿钧子[2]。

味酸，平，无毒。能缩小便，令发不白。

主益气轻身，安五脏，益颜色，男子肾气虚竭，女子食之有子，小儿食之功效同。

橘

味甘、酸，温，无毒。止消渴，开胃，除胸中膈气。不可同螃蟹食，令人患软痈。

皮　主宽胸膈，消痰止嗽，下气，破癥瘕，止泄痢、呕吐恶心、霍乱，开胃，进饮食。

核　治腰痛，膀胱气，肾病疼。

---

〔1〕茆：《本草纲目》卷十八“蛇莓”下引作“莓”。

〔2〕沿钧子：《本草纲目》卷十八“悬钩子”下引作“沿钩子”。

柚

似橙而大，不如橘味。皮不入药。能解酒毒。酸者聚痰，甜者润肺。

味甘、酸，温、平，无毒。治孕妇吃食少，口淡，去胃中恶气。

柑

树若橘形，亦似橘而圆大。色生青熟黄赤。皮厚似橘皮。味甘甜，炙炮作汤，可解酒毒。

味甘，大寒，无毒。多食令人脾冷，发痼疾，大肠泄，致痰。

主利肠胃中热毒，解丹石，止暴渴，利小便。

橙

其形圆如大橘。味苦、酸，无毒。多食伤肝气，作痰饮，发瘰疬。同槟榔食，发头风、恶心。

主行风气，止恶心，疗瘿气，杀虫鱼毒。

桃

桃者，五木之精也。今之作符着门上，辟邪气。

味甘、酸，热，无毒。生者损人，多食滑肠，令人热。服丹石及服术，忌食。同鳖食，患心气痛。

主益颜色，充饥。

桃仁

味苦、甘，性平，无毒。

主瘀血、血闭，破癥瘕，却邪气，杀三虫，止咳逆上气，消心下坚，通月水，疗妇人产后百病。

桃花

味苦、辛，无毒。

主除水气，破石淋，利大小便，下三虫，杀尸疰恶鬼。令人好颜色。

桃枭

一名桃奴。即树上经冬不落、自干者。正月采之良。

味苦，微温，无毒。

主疗中恶，杀百鬼精魅，五毒不祥。

桃叶

味苦、甘，平，无毒。主头风强，不得顾视。穿地作坑，烧令通赤，以水洒之令冷，内生桃叶，铺其席下，以患人卧之，令项在药上，以衣着项边，令[1]气上蒸，病

〔1〕令：此下脱去两页。据《证类本草》卷二十三“桃核人”引《千金方》补下文“气上蒸，病人汗出良”。另据目录，此下脱15条。所脱之药，鉴于明钱允治校注之《日用本草》实即宁源《食鉴本草》，故不能用以辑补。然《本草纲目》所引佚文，则予补入。

人汗出良。

桃毛（原脱）

桃蠹（原脱）

桃胶（原脱）

胡桃（原脱）

栗（原脱）花：主治瘰疬[1]。

栗楔（原脱）

茅栗（原脱）

柿（原脱）水藏者性冷，盐藏者有毒[2]。

乌柿（原脱）

青柿（原脱）

红柿（原脱）

软柿（原脱）丁香柿[3]。

椑柿（原脱）绿柿、花柿[4]。

木瓜（原脱）

榠楂[5]

平，无毒。消痰，解酒毒，及治因酸。煨食，止痢。煮汁服，治霍乱转筋[6]。

榅桲

一名查子。绿色多毛且香。多生虫，去臭，辟衣鱼。生北土，似楂而小。

味酸、甘，微温，无毒。多食聚胸中痰壅，涩血脉，发毒热，利大小肠。

主温中下气，消食，除心胸间酸水，解烦渴，不可与车螯食，患大疝。

龙眼

其实似槟榔而小，肉薄于荔枝，甘美堪食。

味甘，平，无毒。其味归脾而能益志。

主五脏邪气，安志，除蛊毒，去三虫。

---

〔1〕花……瘰疬：据《本草纲目》卷二十九“栗”条引“吴瑞”补。

〔2〕水藏者……有毒：此据《本草纲目》卷三十“柿”条引“瑞曰”补。

〔3〕丁香柿：据《本草纲目》卷三十“君迁子”条引“日用”补。

〔4〕绿柿、花柿：据《本草纲目》卷三十“椑柿”条引“日用”补。

〔5〕榠楂：原仅残留“食止痢”三字。今据《证类本草》卷二十三“木瓜”条引“日华子” 补齐此前文字。

〔6〕煮汁服，治霍乱转筋：原脱，据《本草纲目》卷三十“榠楂”条引“吴瑞”补。

荔枝

叶青阴，凌冬不凋。形如松子大，壳朱若红罗纹。肉青白若水精。

味甘，温、平，无毒。甘美如蜜，四、五月熟。如吃太多，生蜜一匙，新汲水化饮之。

主止渴，益人颜色。食多发疾。

松子

有北松、南松。华阴松，形小壳薄，有斑，极香。新罗者如小栗，三角，其中肉甚香美。

味甘，温，无毒。东夷人以代麻腐食。

主骨节风头眩，去死肌，变白，散水气，润皮肤，肥五脏，逐风痹〔1〕，虚羸少气，补不足。

榛子

似栗而圆小，亦充粮食之。生辽东山谷。多食令人胪胀。久病人不宜食。

味甘，性平，无毒。新罗榛子肥白人，止饥调中，开脾胃，甚效。

主益气力，宽肠胃，令人不饥，健行〔2〕。

柰子（原脱）

庵罗果（原脱）

槠子（原脱）嫩叶：贴臁疮，一日三换，良〔3〕。

甜槠（原脱）钩栗即甜槠子〔4〕。

梅实（原脱）

乌梅（原脱）

白梅（原脱）

樱桃（原脱）

甘蔗（原脱）多食，发虚热，动衄血〔5〕。

乌芋（原脱）小者名凫茈，大者名地栗〔6〕。

---

〔1〕逐风痹：“逐”原误作“豕”，“风”字原为墨丁，“痹”原误作“瘅”。今据《证类本草》卷二十三“海松子”条引“日华子”改。

〔2〕健行：此下脱去三页，据目录，脱去药物有十八药。明钱允治改编之《日用本草》虽有数味，然并非吴瑞书之旧文，乃出自《食鉴本草》，故不予缀补。

〔3〕嫩叶……良：据《本草纲目》卷三十“槠子”条所引“吴瑞”补。

〔4〕钩栗即甜槠子：据《本草纲目》卷三十“钩栗”条所引“瑞曰”补。

〔5〕多食，发虚热，动衄血：据《本草纲目》卷三十三“甘蔗”条所引“瑞曰”补。

〔6〕小者……名地栗：据《本草纲目》卷三十三“乌芋”条所引“瑞曰”补。

凫茨（原脱）

茨菰（原脱）

芋头（原脱）

芋叶（原脱）

山药（原脱）

杏实（原脱）

杏仁（原脱）

李（原脱）

梨[1]

捣汁服，解中菌毒。治心经留热，用紫花梨捣绞取汁服即愈。

主霍乱，吐痢不止，煮汁服之。汤火疮，不烂，止痛，削梨贴之。

林檎

其树似奈树，其形圆如奈。六、七月熟，干之入药用。

味甘、酸，温，无毒。早熟，味脆美；晚熟烂，乃堪啖。不可多食，令人发热，涩气。令人好睡，发冷痰，生疮疥，脉闭不行。

主下气，消渴，霍乱腹痛，消痰。泄痢，煮汁服之。

安石榴

有甜、酸二种，甜者名天浆，能理乳石毒；酸者能止痢。子白，名水晶[2]。

味甘、酸，无毒。多食损齿令黑。又损人肺腑，生痰涎。

主咽燥渴。皮酸者能治筋骨风，腰脚不遂，行步疼痛，涩肠，止赤白下痢，涩精。东行根：杀寸白、蛔虫。

橄榄

生岭南、闽、广、交趾、波斯。树大数围，实长寸许，八月熟，蜜藏，极甜。似诃子，无穰瓣。

味酸、甘，温，无毒。多食伤喉。味虽涩，食久则甘。

主消酒开胃，下气止渴。误食鯸鮧、河豚及诸物毒，煮汁服之必解。核中仁，研傅唇吻燥痛。

杨梅

有红、紫、白三色。会稽杨梅为天下之奇。

味甘、酸，无毒，熟热，微毒。多食损齿及筋骨，发疮致痰。忌生葱。干亦可作糖梅。

〔1〕梨：此下二方原脱。解中菌毒方据《本草纲目》卷三十补。治心经留热方据《传信尤易方》卷二补。

〔2〕子白，名水晶：《本草衍义务》原文作“又有一种，子白莹澈如水晶，味亦甘，谓之水晶石榴”。

主去痰止呕哕，消食下酒，止吐酒恶心。和五脏，除烦愦。烧灰服之止痢。

榧

土人呼之为赤果，又名玉榧。

味甘，平，无毒。多食不发病，令肠滑。同鹅肉食，生段节风，上壅人，忌食，有火气[1]。

主五痔，去三虫，鬼疰。消谷杀虫。

银杏

土人呼为白果，又名鸭脚。

味甘、苦，平，无毒。多食生痰动风，同鳗鲡食，患软风。惟炒或煮食之。生则戟人喉。小儿食之发惊[2]。

鼠楂子[3]

又名茅楂子。

味酸，冷，无毒，小儿多食无害。发疮疹。

主水痢，腰疼，小肠气。制脾[4]，消食，去积。

枳椇

名枝枸子，语讹为鸡枸子，又名木蜜。

味甘，无毒。以木造屋，屋中之酒则味淡薄。

主五痔，和五脏，头风，小腹拘急，醒酒。

椰子浆

壳圆而坚，外有皮，可为酒器。如酒中有毒，即酒沸起。

味甘，平，无毒。椰子中有浆如乳，饮之得醉。

主消渴、吐血、水肿，去风热。

大枣

日晒为干枣，又名美枣、良枣、牙枣。蒸熟为胶枣。

味甘，温、平，无毒。杀乌头毒。同生葱、蜜食，令人五脏不和。同白鱼食，患腰痛。牙齿有病忌之。生食令人腹胀、滑肠寒热；蒸熟食，充饥，补肠胃，肥中益气。

主心腹邪气，安中益气，养脾胃，生津液，除烦闷，润心肺，止嗽，和百药。小儿患秋痢。

---

〔1〕同鹅肉食……有火气：《本草纲目》卷三十“榧实”引“瑞曰”作“性热，同鹅肉食，生断节风。又上壅人，忌火气”。

〔2〕多食生痰动风……食之发惊：《本草纲目》卷三十“银杏”引“瑞曰”作“多食壅气动风。小儿食多昏霍，发惊引疳”。

〔3〕鼠楂子：即山楂。

〔4〕制脾：《本草纲目》卷三十“山楂”引作“补脾”。

枇杷

味甘、酸，平，无毒。多食发痰热，伤脾。和炙肉、热面[1]食，令人患热毒发黄。

主治脚气，润肺下气，止吐逆、渴疾，和五脏，疗妇人产后口干。

黄精

味甘，平，无毒。九蒸九曝为胜。

主补中益气，除风湿，益脾润肺。

甘蕉

即芭蕉根也。

味甘，大寒冷，无毒。南人多食动气疾。生者破血，合金疮，解酒毒。干者解肌热烦渴。

百合

根如蒜，数瓣似莲花。白花者名百合，红花者名强仇。

味甘，平，无毒。主邪气腹胀，心痛。补中益气，除浮肿，理伤寒。人多蒸食之。

强仇 凉，无毒。治疮肿，疗惊邪。

葛根

味甘，平，无毒。生者破血，合金疮，解酒毒及诸痛。

干者治伤寒头痛，解肌发散，开腠理，止烦渴，开胃下食，排脓破血。

金樱子

丛生于篱落山野间，类蔷薇，有刺，经霜后方红熟。

味甘，微涩。今村庄人采摘榨汁熬成糖。

主多小便，敛精气。

甘露子

一名地蚕。根如蚕稍长。

味甘，平，无毒。食之无害，可作煎用。

不食柘叶不食桑，何须走入地中藏。不能作茧不上蔟，如何也蒙赐汤沐？呼我果，谓之果；呼我蔬，谓之蔬。唐林、晁错莫逢他，高阳酒徒咀尔不摇牙。

五味子

皮肉甘、酸，核中辛、苦有咸味，此则五味是也。俗云赤葛，味酸，温，无毒。

主益气，咳逆上气，劳伤羸瘦，补诸虚，令人体悦泽，除热明目，暖水脏，消食，治霍乱反胃，心腹气胀。

甜瓜

暑月服之，永不中暑气。多食未有不下痢者。贫者多食，至深秋作痢，为难治。

〔1〕和炙肉、热面：“热”，原误作“无”。《证类本草》卷二十三“枇杷叶”条引“孟诜”作“若和热炙肉及热面食之”。据此改“无”为“热”，余皆录之备参。

味甘，寒，有毒。落水沉者不可食。双顶双蒂者杀人。

止渴，除烦热，多食令人阴下湿痒生疮，动宿冷病。少食止渴利小便，通壅气，发虚热，破腹，掇掇虚弱[1]，手足无力。子：主腹内结聚，破溃[2]，舒筋。

瓜蒂　主面目四肢浮肿，下水蛊毒及诸果。病在胸腹中，皆吐下之。杀虫，去鼻中息肉，疗黄疸及暴急黄，取瓜蒂、小豆、丁香各七枚为末，吹入鼻中，少时黄汁出，瘥。可吐痰用。

西瓜

色如青玉，子如金色，或黑麻色。北地多有之。契丹破回纥，得此种，以牛粪覆而种之[3]，大圆如匏。

味甘极淡，性寒，有毒。可生食。

主压烦渴，消暑毒。多食喜作吐痢。同油饼食损胃[4]。

越瓜

即梢瓜也。长青白色，越人当果食之。小者可糟藏用。

味甘，寒，有微毒。不可多食，极动气，发诸疮，令人虚弱不能行，不益小儿。天行病后忌食。空心食，令人心痛。不可与牛乳酪煎鲊同食。

主利肠胃，去烦热，解酒毒，止渴，泄热气。为灰，傅口吻疮及阴茎疮，立瘥。

胡瓜

色黄是黄瓜，色青是青瓜。

味甘，寒，有毒。多食动寒热，发疟病，积瘀血，发疰气，令人虚热，上逆，发脚气、疮疥，天行病后不可食。小儿滑中，生疳虫。俗云生熟食之，能解暑毒。

主水病腹胀、四肢肿，用胡瓜一个，破作两片，不出子，醋煮一半，水煮一半，俱烂，空心顿服，须臾下水。

土瓜

味苦、甘，寒，无毒。久食发脚气，不能行。

主消渴内痹，月闭。益气。妇人带下。行乳，止小便数。傅口疮。

藤梨

一名猕猴桃，一名杨桃[5]。

味酸、甘，寒，无毒。经霜始甘美。

---

〔1〕掇掇虚弱：原仅有一个“掇”，文义欠明。今据《证类本草》卷二十七“瓜蒂”条引“食疗”补。

〔2〕破溃：此处引之过简。《证类本草》卷二十七“瓜蒂”条引“今注”曰“主腹内结聚，破溃脓血，最为肠胃脾内痈要药”。录之备参。

〔3〕种之：《本草纲目》卷三十三“西瓜”条此下有“结实大如斗”一句。

〔4〕多食……损胃：《本草纲目》卷三十三“西瓜”条引“瑞曰”，“有小毒。多食作吐利，胃弱者不可食。同油饼食，损脾”。

〔5〕杨桃：《本草纲目》卷三十三“猕猴桃”引“日用”作“阳桃”。

主止暴渴，解烦热，冷脾胃，动泄澼，压丹石，下石淋。热壅反胃者，取汁合生姜汁服之。

槟榔

岭南人以为果味，食之谓能辟疫气。状如鸡心，尖长端正，中有紫纹者为真。

味辛，温，无毒。

主消谷逐水，除痰癖，杀三虫、伏尸，疗寸白虫，能宣五脏六腑壅滞，破坚满，下膈气，治水肿，心痛，风血积聚。一方：治痰涎，槟榔为末，白汤点服。又治胎动腰痛抢心，或有血下，用一两为末，浓煮葱白汁，调下一钱。

茺蔚子

一名益母草，一名贞蔚，一名大札。

味辛、甘，微寒，无毒。蒸令熟，烈日晒之，当口开，舂米食之，生食亦止渴润肺。

主补中益气，通血脉，填精髓，除水气，疗血逆大热，头痛心烦。

茎　主瘾疹，可作浴汤。捣傅疔肿，服汁使疔肿毒内消。下子死腹中，主产后血胀闷，诸杂毒肿、丹游等肿。妇人勒乳痛成痈，益母为末，水调涂乳上一宿，自瘥。捣汁每服小盏，入酒一合温服。

燕覆子

名木通实，亦名桴棪子。

味甘，寒，无毒。

主肠胃，令人能食。下三焦，除恶气，使语声足，气通十二经脉。

茎　名木通。主理风热五淋，利小便，开关膈，止渴退热，通小便，下水，破积聚，排脓消疮疖，止痛。

榆

味甘、辛，平，无毒。主大小便不通，利水道，除邪气，肠胃中热气，消肿。

白皮　滑利五淋，治不眠，疗齁疾，阴干为末，每服二钱，煎服。娠妇临月，日进三服，令产极易。胎死腹中或母病，欲下，煮汁服之。身体暴肿满，捣皮屑，新米作粥食，以利小便。

实　作酱食，甚香美。有辛味，能助肺，杀[1]诸虫，下气，令人能食[2]，消心腹间恶气。卒心痛食之良。陈者为佳。

桑椹

味甘，温，无毒。

主补五脏，明耳目，利关节，和经络，通血脉，益精神，休粮不饥。仙方及时取

---

〔1〕杀：原误作“发”，据《证类本草》卷十二“榆皮”条引“孟诜”改。

〔2〕食：原误作“长”，据《证类本草》卷十二“榆皮”条引“孟诜”改。

椹，曝干为末，蜜丸四十丸，久服良妙。

桑叶

主除寒热出汗，霍乱腹痛。炙煎饮之，止渴，一如茶法。又煎汤淋渫手足，去风痹。

桑耳

味甘，无毒。主女子崩中带下，月闭，产后血凝。一名桑黄，老桑树上生有黄熟陈白者，止久泄，益气不饥。又有金色者，治癖饮，积聚腹痛，金疮。

桑花

非桑椹花，即是桑树上白癣，状如地钱。刀刮取，炒干，止衄血。

桑白皮

味甘，寒，无毒。

主伤中，五劳六极，羸瘦，崩中脉绝，补虚益气，去肺中水气，唾血，热渴，水肿，腹胀，开胃下食，杀脏腑中虫，煮汁饮之。又入散用。亦主一切金疮及肠出者，以白皮作线缝之，更以乌鸡热血，涂上便愈。采时不可用土上者，只宜用以铜刀，剥去粗皮，取里白者，切，焙干。其皮中青涎，勿便刮去，药力即在其上。恶铁及铅。

使〔1〕君子

生交、广等州。形如栀子，棱瓣深而两头尖。

味甘，温，无毒。疗小儿多是独用。

主小儿五疳，小便白浊。杀虫，疗泻痢。

诸果有毒

桃、杏仁双者有毒。桃花食之令人患淋。五月食未成核果，令人发痈疖及寒热。秋夏果落地，食之令人患九漏。李仁不可和鸡子食之，患内结不消。

〔1〕使：原误作“史”，据《证类本草》卷九“使君子”条改。

家传日用本草卷之七

新安海宁医学吴瑞　编辑

七世孙镇　校补重刊

五菜类

白冬瓜

经霜后，皮白如粉涂。人家藏蓄弥年，作菜果及入药用。

味甘，微寒，无毒。热食之佳，冷食之瘦。

主小腹胀，利小便，止渴，益气，除胸满，治发背。方取冬瓜截去头，合在疮上良。久瓜烂，截去，更合之。瓜未尽，疮已敛小矣，即用膏养之。

练[1]　味甘，平。压丹石毒，止热渴[2]，利小肠。能除烦渴、五淋。汁：止烦躁热。

瓜仁　味甘，无毒。久服寒中，入茶、果中用。主益气，除烦满。

菘菜

夏月有之，名夏菘。夏至节前即发气动疾病，发脚气。服药有甘草，忌食之。

味甘，温，无毒。菜中有菘，最为常食，性利人。

主通利肠胃，除胸中烦热，解酒渴，消食下气。冬月作齑菹汁，辟瘴气，止热咳嗽。

芜青

叶即蔓青，根即莱菔，今呼萝卜。夏则枯，继种而生甲白[3]，名鸡毛菜。

味苦，温，无毒。多食令人气胀。四时皆有，春苗夏食。心亦谓之薹子。秋食茎，冬食根，多种可以备饥岁。菜中有益，可常食。

主利五脏，通中，益气，消食。

---

〔1〕练：李时珍作“瓜练，瓤也”。

〔2〕渴：原脱，据《证类本草》卷二十七“白冬瓜”条引“药性论”补。

〔3〕甲白：义不明。此句《本草衍义》原引作“蔬圃中复种之，谓之鸡毛菜”。录之供参。

菜子油

取芜青子压油，涂头变蒜发。入面脂去皱。研子，水和服，治热结不通，当泻下恶物，沙石草木并出。又利小便。

莱菔

今呼萝卜。嫩叶可生食，大叶宜熟啖。消食和中，夏生又名夏萝卜。夏至节前，则发气；冬月有益。一种形小而白黄，有根，多蒸食之，名蔓青萝菔。

味辛、甘，温，无毒。能制面及豆腐毒。凡饮食过度，生食一枚便消。煮食，大下气。和羊肉、鲫鱼煮食。治劳瘦咳嗽，宜久食之。同猪肉食，补益人。服地黄、何首乌，食之则须发白。

主消谷食，去痰癖，利关节，止咳嗽肺痿，补不足。生捣汁服，主消渴，吐血、衄血。

芥菜

似菘而有毛，极辛，味辣，名青芥。茎叶纯紫名紫芥，多作齑食之。粗大，色如白粱米，甚辛美，名白芥，入药最佳。花芥、石芥，皆菜品之美者。

味辛，温，无毒。香辣归鼻。多食动气，患心疼。生食发丹石。同兔肉食，令人生积病。同鲫鱼食，令人水肿。凡芥虽醒酒，能破血，发头风。

辣芥子

味辛，无毒。凡食之，不可无醋。治风及麻痹，扑损瘀血，腰痛，醋研傅。止鼻衄，贴顶心。

葱

有数种，山葱曰[1]茖[2]葱。赤皮名楼葱，冬即叶枯名汉葱，叶上生根名龙爪葱[3]。似大蒜而小，形圆皮赤，稍长而锐，名胡葱。经冬不死，分茎栽莳而无子，名冻葱。入药胡葱、冻葱最佳。和五味，大底发散为功。葱、薤有冷热，白冷、青热，伤寒中用，不得有青也。

味辛，温，无毒。多食昏人神，发疸疾，动气上冲，开关节，出汗。冬月不宜多食。虚人不可同菘菜及蜜食。服常山药人忌食。

主伤寒寒热、天行时气，头痛出汗，中风面目浮肿，骨肉疼痛，喉痹不通；安胎益气，除邪，利五脏，通大小肠，霍乱转筋，贲豚气，脚气心腹痛。益精明目，并连根用。杀一切鱼肉百药毒。

葫

大蒜也。园中以蒜种莳成。蒜子种名独蒜，五月五收之。

---

〔1〕曰：原脱，据《证类本草》引“唐本注”补。

〔2〕茖：原作“茗”，据《证类本草》引“唐本注”改。

〔3〕龙爪葱：《本草纲目》引此作“龙角即龙爪葱，又名羊角葱。茎上生根，移下莳之”。出入较大。

味辛，温，有小毒。其气性薰臭。和臭肉中食，掩臭气。不可久食，损目明〔1〕。

主散痈肿䘌疮，健脾胃，消谷食，止霍乱吐泻腹痛，除劳疟痃癖，中暑毒人烂嚼三两瓣，以温水送下。痈疽并用独蒜，切片，灸之三炷一换。初灸痛，灸至不痛住，不痛灸至痛住。鼻衄不止，左鼻出，用蒜研涂左足心；右鼻出，涂右足心；两鼻出，涂两足心。

蒜

即小蒜。生田野中，根苗皆如葫而极细小者是也。

味辛，温，有小毒。三月忌食，不可常食，损人。脚气风病人，忌食鱼、蒜、鲍等。

主归脾肾，霍乱，腹中不安，消谷，理胃，温中，除邪痹气。

韭

圃中种者是，山中生者名藿。叶名草钟乳。圃人种莳，一岁而三、四割之。春食则香，夏食则臭。多食则昏人神。

主归心，安五脏，除胃中热，补虚益阳，下气，利病人，可久食。热病后十日不可食葱〔2〕、韭，即发困。

子　主梦泄精，虚劳，肾损尿白，炒二两为末，食前酒调下。

薤

白者最佳，赤者次之。

味辛，温，无毒。白者最好，虽有辛，不荤五脏，学道人长服之，可通神，安魂魄，益气，续筋力。合牛肉食成瘕疾。

主除寒热，去水气，温中。散结气，调中，补不足，止赤白痢，下冷泻，诸疮中风寒，水肿，或卒死，常居寝卧，奄忽而绝，皆是中恶，取薤汁灌鼻中，能苏。

薤白

味辛、苦，温，无毒。《千金》治肺气喘急，用薤白，亦取其滑泄也。与蜜同捣，涂汤火疮，其效甚速。

茄子

又名落苏。

味甘，性寒，无毒。久冷人不可多食，损人，动气发疮及痼疾。熟者亦少食之，冷者损胃气。

主寒热，五脏劳。根及枯茎叶，主冻脚疮，可煮作汤，浸之良。肠风下血不止，用茄蒂烧灰存性，为末，每服一钱，食前米饮下。

---

〔1〕损目明：此下《本草纲目》引“多食伤肺、伤肝胆，生痰助火养（昏）神”。本书无此内容。

〔2〕葱：《证类本草》卷二十八“韭”引“孟诜”作“热”，录之备参。

莙荙

味甘，平，滑，微毒。多食动气。先患腹冷，食必破腹。茎烧灰，淋汁洗衣，白如玉色。

主补中下气，理脾胃，去头风，利五脏。

苦荬

野生叶大，其味不甚佳，主治一同。

味苦，冷，无毒。人家养蚕蛾，初出时，不可取拗，令蛾子赤烂。蚕妇亦忌食之。

主面目黄，强力止困，蛇虫咬疮及疔疮，取苦荬汁敷之。

鹿角菜

出海中石涯间。

味甘、酸，大寒，微毒。不可久食，损经络，能解面热毒。

主下热风气，疗小儿骨蒸热劳血气，令人脚冷痹，损腰肾，下丹石。

莼〔1〕菜

二月至八月，名丝莼，味甜体软；霜降后名瑰莼，味苦体涩。取以为羹。

味甘，寒，无毒。杂鲤鱼作羹，亦逐水。合鲋鱼作羹，主胃气弱，不下食；合鲫鱼作羹，下气止呕。多食发痔疾。虽冷而补，热食之，亦壅气损胃。和醋食，令人骨痿。少食补大小肠，久食损〔2〕毛发。温病起，食者多死。体滑，脾不能〔3〕磨，常食发气。

主消渴，热痹，热疸。解百药蛊毒。

胡荽

一名薰草。性颇薰烈，损人神。俗呼为葍子，苗如小蒜，根有小槌〔4〕。子味亦如蒜。一名香荽。

味辛，温，微寒，微毒。久食令人多忘，发脚气，腋臭，䘌齿，口气臭，金疮，及发痼疾。久食令人脚弱。

主消谷，治五脏，补不足，利大小肠气，拔四肢热，止头痛，疗沙疹。豌豆疮不出，作酒饮之立出。

苋菜

有数种：人苋叶小，白苋叶大，赤苋茎叶俱赤。

〔1〕莼：原作“薄”，据《证类本草》卷二十九，乃“蓴”之形误。下文径改。“蓴”，今简化统作“莼”。

〔2〕损：原脱，据《证类本草》卷二十九“蓴”引“孟诜”补。

〔3〕能：原脱，据《证类本草》卷二十九“蓴”引“今注，陈藏器本草”补。

〔4〕俗呼……小槌：此处所云根有小槌，俗呼“葍子”，均非胡荽所有。《本草纲目》卷二十六“时珍曰”已指出其误，云此乃薤也。

味甘，寒，无毒。多食动气，令人烦闷，冷中损腹。不宜与鳖肉同食，令人生鳖癥。

主青盲白翳，明目，除邪，利大小便，去寒热，杀蛔虫。

马齿苋

又名五行草。叶青，梗赤，花黄，根白，子黑。有二种，叶大者不堪食，小者为胜。

味甘，寒滑，无毒。主目明，利大小便，去寒热，杀诸虫，止渴，破癥结。小儿血痢，取齿苋绞汁一合，和蜜一匕，空心饮之。

菌奇陨反。

地生名菌，木上生名檽，音软。山东人呼为蕈。又有天花蕈、摩孤蕈。生桐、柳、枳椇木上，紫色者名香蕈，白色名肉蕈，皆因湿气熏蒸而成。生山僻处者，多毒，杀人。

味甘，寒。夜光者有毒。煮不熟者有毒。煮干照人无影有毒。冬春者无毒，夏秋者有毒，恐有毒蛇。有脚气、肾气人尤忌。误食枫木蕈，令人笑不休。中蛇菌毒者，以地浆解之。

主五脏风壅经脉，动痔疾，令人昏昏多睡，腹微痛。

香蕈

即肉蕈。

味甘，平，无毒。动风气、脚气，发痼疾、痔疾，令两肋下急痛，损经络，背膊痛。

主益气不饥，治风破血。

天花蕈

形如松花，大而香气足，如蕈，出五台山。

味甘，无毒。食之甚美，不入方用，时人珍重之。

木耳

此有五耳：槐耳疗痔，楮、榆、桑、柳，并以软者堪食。余木生者发痼疾、动风，不可多食。

味甘，寒，无毒。服丹石人发热，合葱、豉煮作羹，食之即止。

主利五脏，益肠胃，热壅毒气。

石耳

烟岚远望如烟。出河南、四明、天台、宣州、黄山、巴西，边陵[1]岩间有之。《灵苑方》中名曰灵芝。

[1] 边陵：《本草纲目》卷二十八“石耳”引作“边徼”。

味平，无毒。彼人不知其神，采为菜食，美。久服延年益色，至老不改。令人不饥苦，无大小便[1]。

子姜

即生姜之嫩者。秋社前，人收糟藏之。

味辛，性温。醋食之，发眼疾，上壅痔病，动脚气，发灸疮。

主调中开胃，止呕下气。

莴苣

菜心抽薹，名为莴笋，可糟食之。

味苦，冷，微毒，可常食。患冷气人不宜食。

主利气，坚筋骨，久食疏利脏腑。

白苣

叶如莴苣，主有白毛。

味苦，寒，无毒。忌与酪乳蜜同食，另人生䘌虫。产后不可食，食令人寒中，小腹痛。

主补筋骨，利五脏，开胸膈壅气，通经脉，止脾气，令人齿白、聪明。

苦苣

即田中野生者，又名褊苣。常食名白苣。外江、岭南、吴人无白苣，常植野苣以供馔厨。

味苦，平，寒，无毒。同血[2]食作痔疾。

主除面目及舌下黄，强力，不睡。折取茎中白汁，傅疔疮。茎、叶傅蛇咬。根主赤白痢及骨蒸，并煮服。

苦菜

村人以此当蔬，名苦藏。茎叶赤色如荞麦，冬不凋。

味苦，寒，无毒。主蠼螋溺疮。多食令人气喘，发虚弱，损阳气，消精髓。素有脚弱之病尤忌之。茸疮热肿，取汁盖之，至疮上开孔，以歇热毒，冷即易之，瘥。

荠菜

不可与面同食，令人背闷。服丹石人不可食。

味甘，温，无毒。发疮疥，动气。

主利肝气，和中，补五脏气不足。

实　主明目，目痛。

---

〔1〕无大小便：《本草纲目》卷二十八“石耳”引作“大小便少”。

〔2〕血：原误作“无”。《证类本草》卷二十七“苦苣”，“不可同血（一本作蜜）食，食作痔疾”，因改。

鸡肠菜

白花者是，黄花者名蘩蒌[1]。

味酸、苦，微寒，无毒。主毒肿，利小便、蠼螋尿疮，以生捋汁傅之。

水靳

音芹。即芹菜也。一名水英。

味甘，性寒，无毒。置酒酱中，香美。和醋食之，损齿生黑。

主女子赤沃，止血，养精，行血脉，益力，令人肥健。杀药毒。捣汁治热喉闭。

苏

纯紫者尤佳。

味辛，温，无毒。生者同鲭鱼鲊食，令人肠中生疮，成疝气。吴人用以煮鱼。

主补中益气，治心腹胀满；开胃下食，止霍乱转筋，一切冷气、脚气，通大小肠。

子　下气，除寒中，止霍乱、呕吐，反胃，五膈，止嗽，润心肺，消痰气，多服令人泄滑。与橘皮相宜。叶可泡汤。人家常用紫苏煮汁，能解蟹毒。

水苏

一名鸡苏，俗呼为龙脑薄荷。

味辛，微温，无毒。

主下气，杀谷，辟口臭，吐血、衄血、血崩，以鸡苏茎叶煎取汁饮之。鼻衄不止，以生鸡苏、香豉，合杵研，搓如枣大，内入鼻中即止。

菠薐

味甘，冷，微毒。不可多食，冷大小肠。令人脚弱，发腰痛。不与䱇[2]鱼同食，发霍乱吐泻。

主利五脏，通肠胃热，解酒毒。服丹石人食之佳。北人食肉、面即平，南人食鱼鳖、水米即冷。

芸薹

味辛，温，无毒。春食发痼疾，道家特忌。患腰脚，不可多食。损阳气，发口疮，齿痛。胡臭人不可食。又能生腹中诸虫。

主风游丹肿，乳痈，产后血风，瘀血腰痛。

薄荷

味辛、苦，无毒。新病瘥人勿食，令人虚汗不止。

主贼风伤寒，发汗，恶气，解劳乏。心[3]腹胀满，通利关节。宿食不消，煮汁服之。能引诸药入荣卫，疗伤寒头痛，风气壅，并攻胸膈，作茶服之立效。小儿惊风壮

---

〔1〕蒌：《本草纲目》则均改作“缕”。

〔2〕䱇：原作“蛆”，据《证类本草》卷二十九“菠薐”改。

〔3〕心：原误作“本”，据《证类本草》卷二十八“薄荷”改。

热，用金银器合薄荷煎服之。

蓼叶

生取汁以造曲。

味辛，温，无毒。食之多发心痛，令人寒热，损骨髓。

实 主目明，温中，耐风寒，下水气而目浮肿，疮疡。

叶 归舌，除大小肠邪气，利中益志。霍乱转筋，以蓼一手把，水二升，煮汁服之，即瘥。

马蓼

去肠中蛭虫。

水蓼

性冷，无毒。捣根茎傅蛇咬。

瓠子

似越瓜，长尺余，苗叶相似，实形有异。

味甘，寒，有毒。多食发痼疾、脚气。患虚胀冷气人忌食。今瓠忽有如胆苦者，不可食。

主大水，面目四肢浮肿，食之令人吐利。

匏子

形圆而扁者，夏熟。形长似葫芦者，近秋方熟。小而柄长者，名瓢，性味则一。

味甘，性冷，无毒。

主除烦止渴，去心热，利小便，润心肺，下水肿、石淋、脚气，诸风冷气，并忌房室、蒜、匏[1]等。

蕨菜

生山谷间，人作茹食之。

味甘，寒，滑，有毒。久食令人脚弱不能行，眼暗，鼻塞，发落。冷气人食之多腹胀。

主补五脏不足气，及壅经络筋骨间毒，去暴热，利水道，消阳事。《搜神记》曰：郗鉴镇丹徒，二月出猎，有甲士折一枚食之，觉心中淡淡成疾，吐一小蛇，悬屋前，渐干成蕨，遂明此物不可生食之。

蕨粉

即蕨根捣洗澄清成粉垽，可以克饥。性冷不可久食。

菰根

一名茭笋。江南人呼为茭首。生茭叶中，近根而白，间有黑点，生笋甜美堪啖。

〔1〕匏：疑为“葫”之误。

味甘，大寒，滑，无毒。多食令人下焦冷，发冷气，伤阳道。忌同蜜食。服巴豆药人不可食。

主五脏邪气，肠胃痼热，心胸浮热，消渴，利小便。

生头

即蒟蒻也。生戟人喉出血，毒猛不堪食。

味辛，寒，有毒。捣碎以灰汁煮成饼，五味调和如茹食。

主痈肿风毒，磨傅肿上及消渴肠风。

苦芙

音袄。村人捣去汁，和米为食，色青，久留不败。

味苦，微寒，无毒。

主面目通身漆疮，金疮，丹毒。

琼芝

有红、白色二，庖人用以助素食。

性味主治，本草失载。

紫菜

二者[1]皆生于海。味甘寒，无毒。凡食时，以油接开。多食令人腹痛，发气，吐白沫，饮醋少许即消。

主下热解烦。凡海中之菜皆性毒。

簟笋

音斤。味甘，寒，无毒。久食发动诸气及冷血，蒸煮弥熟为佳。

主消渴，利水道，去风热，益气力。

淡笋

即中母笋。

味辛，平，大寒，无毒。

竹根

疗丹毒，解热，浓煮汁饮之。

叶　主胸中痰热，嗽逆上气。

沥　大寒，无毒。主中风风痹，胸中大热，止烦闷，劳复。

茹　主呕啘，温气寒热，衄血、吐血，崩中下血。

苦笋

有二种，一种出江西、闽中，粗大味苦，不堪啖；一种出江浙近地，肉厚，味微苦，俗呼为甜苦笋，食茹中最贵者。

[1] 二者：指“琼芝”“紫菜”。

味苦，寒，无毒。不发病，多食动气，发冷癥，令人腹痛。同羊肝食，令人患青盲。

主不睡，去面目舌下热，止消渴，明目，解酒毒，利水道，下气，理风热脚气，蒸煮食之。

根 主心肺五脏热毒气，煮汁服之即瘥。

叶 主口疮，目痛，齿间出血[1]，浓煮汁，入盐少许，含之。烧灰，以鸡子黄调治一切无名恶疮。

茹 主下热壅，伤寒热毒。

甘笋、鞭笋、冬笋

皆可久食。

味甘寒，无毒。弥熟为佳。

主消渴，利水道，益气。

芦笋

味甘，寒，无毒。食芦笋羹者，勿食巴豆药。

主消渴客热，止小便利[2]，呕逆不下食，妊妇时疾热渴。

诸笋新者，不可多食；陈者尤忌食之。其余杂色竹笋，本草失载，性味不敢妄述，姑存此以待智者。

竹实

出蓝田，江东乃有花无实，顷来斑斑有实，如小麦。

主通神明，轻身益气，可为饭充饥。

牛蒡根

子可入药。

味辛、甘，平，无毒，作脯蒸食之，不尔令人吐。嫩叶可为茹。

主伤寒汗出，热风面肿牙疼，脚缓弱。捣叶傅诸热肿，金、杖疮。

香菜[3]

味辛，平，无毒。乃世之菜品，饮食所需，使人口爽。合诸菜，气香。

主辟飞尸、鬼疰、蛊毒，发脚气。

同蒿

开黄花，如菊大，一二寸，食其茎叶。又有累蒿，其味甚脆美，性味则一。

味辛，平，无毒。多食动风气，熏人心，令人气满。

主安心气，养脾胃，消水饮。

---

〔1〕血：原脱。据《证类本草》卷十三“竹叶”引“千金方”补。

〔2〕止小便利：原作“止利小便”，不通。据《证类本草》卷十一“芦根”条乙转。

〔3〕香菜：《本草纲目》卷二十六作为“罗勒”的异名，然却误作“纲目”所出。

邪蒿

似青蒿细软，但食其根。

味辛，温，平，无毒。生食微动气，作羹食良。同胡荽食，令人臭气。

主胸膈中臭烂恶邪气，利肠胃，通血脉，治脾胃肠澼，大渴热中，暴疾，煮令熟，和酱、醋食之。

雍菜

岭南人种，蔓生，花白，堪为菜。

味甘，平，无毒。南人先食雍菜，后食野葛，二物相伏，自然无苦。

主解野葛毒。取汁滴野葛苗，当时萎死。

冬葵菜

苗叶可食。秋种，经冬至春，故曰冬葵。

味甘，寒，滑，冷，无毒。叶为百菜主，其心伤人，动寒。多食令人饮食不化，发痼疾。天行病后食之，失目明。生食动五种留饮。叶背黄、茎赤者，勿食。能宣导积壅。服丹石人煮食尤宜。能解蜀椒毒。

主利小肠五淋，妇人临产，煮叶食则滑胎易产。若产时困闷，以葵子二合，水煎服，少时便产。若倒生，子死腹中，以葵子捣为末，酒服则顺。如无子即用根。

蜀葵

黄蜀葵花与蜀葵别种，非蜀种黄者。小花者名锦葵，一名茙葵，功用更强。

味甘，寒，无毒。久食钝人性灵。根及茎主客热，利小便，散浓血恶汗。

叶 烧为末，傅金疮。又炙煮与小儿食，治热毒下痢。

花、子 冷，无毒。治淋涩，通小肠，催生落胎，横生倒产，并为末，酒调服。疗水肿，一切疮疥，阴干为末食之。治痈疽肿毒，为末傅之。

马兰菜

味辛，平，无毒。

主破宿血，养新血，合金疮，止血痢，吐血衄血。

枸[1]杞

秋宜采叶，冬采茎、实。枸杞当用硬皮，地骨当用根皮。枸杞子当用红实者。

味苦，性寒，无毒。取叶合肉作羹食之，尤佳。白色无刺者良。

主五内邪气，热中消渴，风湿，下胸胁气，除客热，补益阳事。坚筋骨，散痈肿。渴疾，煮，代茶饮之。捣叶汁注目中，去风痒。煮汁可消热面毒。根为末，煎汤漱口，止齿血吃[2]，治上膈吐血为妙。

---

〔1〕枸：原作“苟”，下文同。按《证类本草》卷十二作“枸”，今通行用此，因改。

〔2〕止齿血吃：义晦。《证类本草》卷十二“枸杞”引“孙真人备急方”作“治满口齿有血，枸杞和根苗煎汤，食后吃”。疑“吃”前漏“食后”二字。《本草纲目》卷三十六“枸杞·地骨皮”此下引“治骨槽风”。

家传日用本草卷之八

新安海宁医学吴瑞　编辑

七世孙镇　校补重刊

五味类

酸味能入肝

醋

有米醋、麦醋、枣醋、糟醋。多年米醋良，可入药用，盖其谷味全也。大麦醋微寒，不益男子。

味酸，温，无毒。有苦味者，俗呼为苦酒。多食损人胃，不可与蛤肉同食。主消痈肿，散诸结气，破癥块坚积，消食化痰，杀诸邪气。除烦助药力。杀一切鱼肉菜毒，疗妇人产后血运，取清醋煎，稍稍服之。房内常以醋淬炭，使时闻醋气为妙。又方，以草乌磨酽醋，涂疮疖肿，立消。治妊娠月数未足，胎死不出，醋煮大豆服之，立下。未下再服。

矾

味酸，寒，无毒。

主寒热，泄痢，白沃，恶疮，目痛，消痰，治痹，解毒。

齑水

古以蒜作齑，名蒜齑。今以菜并面汤酿成之。

味酸，平，无毒。多食发肾气。

主润肺定喘，洗恶疮，制乌头毒。

苦味能入心

酒

糯米者为上，稷为中，粟[1]为下。入药疗病，当以清水白曲所造为正，或以麦糵造，名醴耳。

味苦、甘、辛，大热，有毒。凡酒照人无影者，不可饮。合乳饮，令人气结；同牛肉食，令人腹内生虫。黍米酿同猪肉食，令人患大风。凡饮酒人，不可食甜物，醉后不可便卧。多饮损人，杀蔬菜毒。服丹石药不可用酒服，逐引药气入四肢，滞血化为痈疽。主宣行药力，杀百邪恶毒气，通血脉，养脾胃，扶肝胆，软皮肤，散石气，消忧发怒，宣言畅意。可以祭天享地。炒鸡屎以热酒淋之，名紫酒，治角弓。卒中偏风，不能言者，服之甚妙。乌豆炒，以热酒淋之，名豆淋酒，疗男子、妇人诸风，产后一切恶疾。姜酒主偏风中恶。桑椹酒补五脏，明耳目。葡萄酒补气调中。狗肉酿酒大补。催产以铁器烧红，淬酒，名霹雳酒，吃便能分娩。

红酒

以红曲酿成者。

味苦、甘、辛，大热，有毒。发脚气，肠风下血，痔瘘，哮喘，咳嗽，痰饮诸疾。

主行药势，破血，杀毒，辟山岚寒气及治打扑伤损尤妙。

茶

诸处皆有，惟建安、北苑、武夷数处产者，性味独佳。若久食，令人瘦，肌肤消乏。春分以前采者为茗，已后采者为茶。凡饮者宜热，冷则聚痰。

主瘘疮，去痰热，止渴，令人少睡，除瘴气，消宿食，利大小肠。好茶炒煎饮之，治赤白痢及热毒痢。川芎、葱白，同茶煎服之，止头痛。茱萸、葱、姜同煎，能下气消宿食。

豆豉

黑豆罨成，食中常用。麸豉，性同。

味苦，寒，无毒。主伤寒头痛、寒热，瘴气，恶毒烦躁，满门虚劳，喘吸，两脚疼冷，调中，通利关节。薤白同煎服之，治伤寒冷痢肠痛。葱白同煎热服，治初病头痛寒热，四肢拘急。及治酒病。

菖蒲根

池沼生者名昌阳。端午以泛酒。生石涧，名石菖蒲。入药用。

味苦、辛，温，无毒。忌与饴糖、羊肉同食。

主风寒，湿痹，开心孔，出音声，去耳聋，止腹痛。

[1] 粟：原误作“木”，据《本草衍义》改。

菊花

花大而香者名甘菊花，花小而黄者为黄菊花，花小而气烈者为野菊。

味苦、甘，平，无毒。野菊去一切风，破血。

主头风，目眩欲脱，泪出，恶风湿痹，叶作羹，治四肢游风。

茴香

一名怀香子。

味苦、辛，平，无毒。得酒良，破一切臭气。

主霍乱，卒心腹痛，干湿脚气，膀胱阴癞、疝气疼痛及蛇伤。

乌饭叶

南烛枝叶也。

味苦，平，无毒。

主止泄，除睡，强筋益气力。

甘味能入脾

蔗糖

蔗汁煎成，干者为砂糖，球者名球糖，稀者为蔗糖[1]。

味甘，寒，无毒。多食令人心痛。同鲫鱼食成疳虫；同葵菜食生流澼；同笋食不消成癥。

主冷痢，润心肺，杀虫解酒毒。

糖霜

砂糖中凝结如石，破之如砂，透明、白。性味同砂糖。

蜜霜

蜜糖中凝结成块，色明白如水晶，性同蜜。

石蜜

即砂糖中乳煎炼成，俗呼为乳糖也。

味甘，寒，无毒。

主心腹热胀，口干渴。

饴糖

北人为饧。粳米、粟皆可造。入药当用糯米者，熬令稠厚如蜜，建中汤用之。

〔1〕蔗糖：此下《本草纲目》卷三十三“砂糖”条引“瑞曰”，“球者为球糖，饼者为糖饼”。糖饼原书无。

味甘，寒，无毒。稀者名饴，干者名饧。主补虚乏，止渴益气，消痰定嗽，健康脾胃。

甘草

味甘，平。安和乳石，解百草木诸物毒及海藻。主五脏六腑寒热，温中，下气，咳嗽，止渴，解烦闷。

甜茶

味甘，冷，无毒。夏月煎作汤，解渴除烦。

主肿烂恶疮，热结在肠胃。

麦门冬

叶可泡汤。

味甘，平，微寒，无毒。恶苦芙，畏木耳。

主伤中羸瘦虚劳，客热，口干燥渴，去烦闷，止嗽，去时疾热狂。

薏苡叶

味甘，微寒，无毒。采叶蒸过，泡熟水为汤。

主筋急拘挛，利肠胃，消渴，令人能食。

甜藤

其汁美。

味甘，平，无毒。主调中益气，解热，除烦，治肾气。

辛味能入肺

生姜

味辛，微温，无毒。

主伤寒头痛鼻塞，咳嗽上气，止呕吐，不下食，去风邪寒热，心下急痛，调中去冷，除痰，开胃，为诸药使，解菌蕈及诸物毒。捣姜汁和蜜水服之，能治中热不能食。

干姜

味辛，大热，无毒。

主胸满咳逆上气，温中消痰，止血，扑损瘀血，出汗，逐风湿痹，肠澼下痢，寒冷腹痛，中恶，霍乱。

胡椒

出摩伽陀国，呼为昧履支[1]。

〔1〕支：原脱，据《证类本草》卷十四“胡椒”引“段成式酉阳杂俎”补。

味辛，大温，无毒。多食损肺。用之味甚辛辣，杀一切鱼肉鳖蕈毒。

主温中下气，去痰，除脏腑中风冷，止霍乱心腹冷痛，壮肾气，疗冷痢。

汉椒

蜀中出，名蜀椒。淮地出，名淮椒。

味辛，温，大热，有毒。用之炒去汗。多食令人乏气。口闭者杀人。能杀虫鱼一切肉毒。

主邪气咳逆，温中，逐去骨节皮肤死肌，寒湿痹痛，下气，除六腑寒冷，伤寒温疟，大风汗不出，心腹留饮，宿食肠澼下痢，泄精，散风邪，黄疸，鬼疰，杀虫鱼毒。久服头不白，开腠理，通血脉。

榄子

味辛辣，平。杀腥物。

主游蛊飞尸、着喉口者，去暴冷腹痛，产后儿枕痛。

荜拨

生波斯国。

味辛，大温，无毒。杀腥气。

主温中，下气，补腰脚，消食，除胃冷，心腹痛，呕逆胀满，阴疝痃癖。

莳萝

味辛，温，无毒。杀鱼肉毒，和五味佳。多食无损，不可同阿魏食。

主霍乱吐逆，腹冷，食不消，健脾，治肾气，小儿气胀。

吴茱萸

味辛，温，大热，有小毒。

主温中下气，霍乱，咳逆去痰，中恶、腹内绞痛，诸冷食不消，心腹冷气。

荆芥

一名假苏。《夷坚志》云：食黄颡鱼不可食。

味温，无毒。煎茶治头风。

主寒热，鼠瘘，瘰疬，疮疥，下瘀血，理脚气，头旋眼晕，去贼风，口眼㖞斜，遍身风痒，虚劳血风。

咸味能入肾

盐

味咸，温，无毒。多食伤肺，水肿病忌食之。

主杀鬼疰下部䘌疮，止心腹卒痛，伤寒寒[1]热，吐胸中痰澼，霍乱，通利大小肠并肾气。小便不通，以盐安脐上，艾灸之即通。心腹疼冷者，清布包裹，炒盐熨之。

酱

味咸，冷利。小麦酱同鲫鱼食，令人咽喉疮。

主除热，止烦满，杀百药、鱼肉、菜蕈毒，及火毒、蛇、蜂、虿等毒。鱼肉为酱曰醢，不入药。飞蛾入耳，酱汁滴入耳即出。汤火疮，以酱傅之。

苔脯

以海苔为纸，名苔纸。色青黄，语讹为苔脯。石发菜粗涩，与菜无异。

味咸，温，无毒。多食可消茶积。痰饮、嗽，忌食。

主心腹大寒，温中强胃气，止泄痢。

海错

一应海味、鲞鱲之类是也。

味咸。凡血虚人、消渴、肺痿咳嗽、哮喘、产妇，并忌食之。

察脏腑气候宜忌服食诀

四时调神所宜

夫上古之人，知其饮食五味，各有所宜法则尔，自然神气宣畅，肢体通宜，三焦无关膈之虞，五脏有调和之候。肌肤悦泽，神志康宁。三尸永殄于三田，六贼长潜于六户。故养生者必敬顺于天时也。

春三月，此谓发陈。庶物陈其姿容，故曰发陈。

每于春三月，七十一日，减省于酸味饮食，增添甘味，以养脾气。此春气之应，养生之道也。

夏三月，此谓蕃秀。蕃谓万物茂盛也；秀谓华美也。故曰蕃秀。

夏三月，七十二日，减省苦味，增添辛味之物，以养肺气。此夏气之应，养长之道也。

秋三月，此谓容平。华实已成容状，至秋平而建也，故曰容平。

秋三月，七十二日，饮食减省于辛味，增添于酸味之物，以养肝气。此秋气之应，养收之道也。

冬三月，此谓闭藏。草木闭、蛰虫去也，户闭塞，阳气伏藏，故曰闭藏。

〔1〕寒：原脱，据《证类本草》卷四“食盐”条补。

冬三月，七十二日，饮食减省于酸味，增添于苦味，以养于心之气。此冬气之应，养藏之道也。

四季末一十八日皆主脾旺

每于四季末一十八日，合减省于甘甜之味，当增添于咸味，以养肾气，故以衰其所旺者也。谨依四时之食饮，则安有过犹不及之理欤？又其所以春宜食凉，夏宜食寒，以养于阳；秋宜食温，冬宜食热，以养于阴。故知圣人春夏养阳，秋冬养阴，以从其根。二气当存，盖由根固。百刻、旦暮食亦宜然。

五味所走所疾

黄帝曰：五味入于口也，各有所走，各有所病者。少俞曰：

酸走筋，多食则令人癃闭。

盖酸入于胃，其气涩以收也。上之两焦，气弗能出入也。不出即留于胃中，胃中和温，则下注膀胱，膀胱之胞薄以懦，得酸则缩绻，约而气不通，水道不行，故癃。阴者，积筋之所终也，故酸入而走筋矣。

苦走骨，多食令人变呕，何也？

答曰：苦入于胃，五谷之气，皆不胜苦。苦入下脘，三焦之道，皆闭而不通。不通则故变呕也。齿者，骨之所终也。故苦入而走骨，入而复出，知其走骨也。齿必离疏尔。

甘走肉，多食令人悗[1]心，何也？

答曰：甘入于胃，其气弱小，不能上至于上焦，而与谷俱留于胃中者，令人柔润者也。胃柔则缓，缓则虫动，虫动则令人悗心，其气外通于肉，故甘走肉，多粟起而眩也。

辛走气，多食令人洞心，何也？

答曰：辛入于胃，其气走于上焦。上焦者，受气而营诸阳者也。姜、韭之气薰之，荣卫之气，不时受之，久留心下，故洞心。辛与气俱行，故辛入而与汗俱出矣，故气盛也。

咸走血，多食令人渴，何也？

答曰：咸入于胃，其气上走中焦，注于脉，则血气走之。血与咸相得，则血凝，凝则胃汁注之，注之则胃中竭，竭则咽路焦，故舌本干而善渴。血脉者，中焦之道也，故咸入而走于血也。

黄帝问伯高谷之所主

黄帝曰：谷之所主，可得闻乎？伯高曰：

夫食水者善游而能寒；食木者多力而不理[2]；食草者善走而愚；食叶者有绪而蛾；食肉者勇敢而悍；食气者神明而寿；不食者不死而神；食谷者智慧而手巧。

---

〔1〕悗：原作“悦”，据《灵枢·五味论》改。下同。

〔2〕理：《孔子家语·执辔》作“治”。

五味五色相宜所合

青色属肝，合筋，其荣爪，故肝宜酸。

赤色属心，合脉，其荣色，故心宜苦。

黄色属脾，合肉，其荣唇，故脾宜甘。

白色属肺，合皮，其荣毛，故肺宜辛。

黑色属肾，合骨，其荣发，故肾宜咸。

五脏食忌

多食酸则肉胝䐢而唇揭，多食苦则皮槁而毛拔，多食甘则骨痛而发落，多食辛则筋急而爪枯，多食咸则脉凝泣而色变。

五脏所宜

肝病宜食小豆、犬肉、李、韭；心病宜食麦、羊肉、杏、薤；脾病宜食粳米、牛肉、枣、葵；肺病宜食黄黍米、鸡肉、桃、葱；肾病宜食大豆、豕肉、粟、藿。

所谓五味所宜，取酸、苦、甘、辛、咸味以祛邪疾。

经曰：五谷为养，五肉为益，五果为助，五菜为充，以安其正也。

饮食所宜所忌

夫人之所慎，切忌饱食便卧，终日久坐。食欲频而少，不欲频而多。只宜饱中饥，不宜饥中饱。且鱼脍生肉，甚宜忌之。

五行相生相克

木生火，主肝，火生土，主心，土生金，主脾，金生水，主肺，水生木，主肾。

木克土，土克水，水克火，火克金，金克木。

然五行之相生、相克，故不可以无胜复之道也。既有五行，则生于五气。五气化而以成五味。五味各有所走，故内合人之五脏。是以生克之由，皆在于五味。若夫善养生者，既明理之在物，又察理之在我。达气味所宜、所禁，尤为治病之要尔。

五脏六腑表里应候

夫圣人占候，视其五色，以立天地上下也。

五色生五方：东、南、中、西、北。

五方生五气：风、热、湿、燥、寒。

五行生五味：酸、苦、甘、辛、咸。

五味生五脏：肝、心、脾、肺、肾。

五脏生五养：筋腰、血脉、肌肉、皮毛、骨髓。

五养生五子：心、脾、肺、肾、肝。

五子生五神：魂、神、智、魄、志。

五神生五志：怒、喜、思、忧、恐。

凡此之道，乃五行造化之理，养生之道也。平则安宁，互相济养。过则失常，而祸患由生。若论养生之道，则当诚心避忌一切能为害者矣。

书家传日用本草后

饮食所以养生，乃日用之不可缺者也。世之人但知饮食为能养生，而不知饮食亦能伤生。故往往因饮食致疾而伤生者多矣。姑举一事之切见者言之：予近游宦沁水，学邻有王姓者，其子七岁，无疾遽亡，人皆惊之。后究其所以，曰曾食杏仁未制者一二枚，以致于此。戏一食之不谨而人之死生关焉。此吴氏本草之有益于世也大矣。瑞卿公之心，仁矣哉！瑞卿公以世医鸣家，尝著《日用本草》传世，年久字讹，不便观览。六世传至宗卫公，医道大行，活人莫计，郡邑之请药者，接迹其门。篁墩程先生尝服其药，屡疾屡瘳，乃书“景素堂”三字以颜其轩。公甚欲重刊是书，未就而卒。厥子世显，能继父志，命工锓梓，亦可谓能子矣！非绳祖武者，而能如是乎？昔人云：“莫为于前，虽美弗彰。莫为于后，虽盛弗传。”此予所以深嘉瑞卿之能作，而世显之能述也，于是乎书。

嘉靖四年乙酉春三月吉旦山西泽州沁水学教谕致仕企庵陈鳌书

吴镇题识[1]

上家传《日用本草》六部，凡八卷，乃七世祖瑞卿公编辑。梓行于世，历二百余年。版蠹，字多亥豕。先君景素公尝欲以校正重刊，未果而卒。镇不肖，恐先善弗传，无所逭罪，因正讹补逸，命工锓梓，以继先君之志，使养生修身[2]，老□□□□览之，不能无小助云。

嘉靖四年龙集乙酉夏四月之吉日七世孙镇谨识

〔1〕吴镇题识：此标题原无，今据内容拟，以便查阅。
〔2〕修身：原书此二字有缺损，根据残笔，疑为“修身”。

校后记

元代吴瑞的《日用本草》，对世人来说是既熟悉而又陌生的一部书。说大家熟悉它，是因为明代李时珍《本草纲目》中已经在76种药物下引用了该书近百次，且题为元代吴瑞编辑、明代钱允治校注的《日用本草》国内多藏，已经在1994年影印出版。但笔者仍然要说世人对它很陌生，因为在此书从日本回归以前，当今中国的本草界还没有人见过该书的庐山真面目。过去我们所了解的《日用本草》，实际上是支离破碎、甚至是冒名顶替的《日用本草》。本丛书校点的元代吴瑞《日用本草》，以今存日本龙谷大学的孤本为底本，该本提供了目前研究《日用本草》最可靠的底本。

一、作者、成书及重刊

本次校点所用的底本，是现存日本龙谷大学图书馆的明嘉靖刊本。20世纪末，日本医史学者真柳诚先生首次向学术界作出了发现此书的报道。此后真柳先生又促成此书回归中国，2001年在《中国本草全书》中首次予以影印。

该本题为"新安海宁医学吴瑞编辑，七世孙镇校补重刊"。有嘉靖四年（1525年）吴镇题识，由"歙西伍[1]川黄锭、黄铣刊"（此语原刻于正文之末）。

经检查该书全本，得知其仍有残缺。书前李汛序，残后半部分，所幸日本多纪元胤《中国医籍考》中引有佚文，故得以补齐此序。这也提示，多纪元胤所见之本是无残缺的，将来也可能在日本发现更为完整的《日用本草》。李汛序中提到吴镇（世显）重刊此书，则其序也当撰成于嘉靖年间。

该本李汛序后，原脱3页。其间有何人之序，已不可得知。残余之序有至正三年（1343年）阿思兰序、天历己巳（1329年）吴瑞自序。书后则有嘉靖四年（1525年）陈鳌"书家传日用本草后"及同年写成的吴镇题识。

综合以上诸序跋，可以对《日用本草》的编辑及重刊来历有完整的了解。

吴瑞，字瑞卿，新安海宁（今浙江海宁）人。家世医学。元天历中任海宁医学，也就是在当地的医学校担任教官。吴氏认为"人之所以自养，莫切于饮食"。如果不加审察，就会因为误食误饮而伤害身体。因此从《神农经》（实即当时传世的《证类本草》）以及方书中摘取材料，并其自身所见所闻，编成《日用本草》

---

〔1〕伍：原书此字有缺损，根据残笔，疑为"伍"字。

八卷，收药540味。约刊行于元至正三年（1343年）。

经历近200年后，《日用本草》的原刊本已经残缺殆半。年久字讹，不便观览。吴瑞的六世孙吴景（字宗卫），“素有祖风”，据称“医道大行，活人莫计。郡邑之请药者，接迹其门。篁墩程先生尝服其药，屡疾屡瘳，乃书‘景素堂’三字以颜其轩”。吴景曾有志于重刊先祖之书，未就而卒。其子吴镇（字世显），继承其父未完之志，终于于嘉靖四年（1525年），正讹补逸，命工锓梓，此即今所据的嘉靖版《日用本草》。

二、内容、资料来源及著录

该书八卷，每卷一类，次第为：诸水类、五谷类、五畜类、诸禽类、虫鱼类、五果类、五菜类、五味类。书末附有“察脏腑气候宜忌服食诀”，属于食疗总论性质。

必须指出的是，该书有2种分类在本草书中属于首创。其一是“诸水类”，其二是“五味类”。较该书晚出的《食物本草》（题明代卢和撰）也设有“水类”“味类”，很明显是受了《日用本草》的影响。此后的《本草纲目》设“水部”“造酿类”，也可以说是一脉相承。

该书号称收食物药540种，这当然是按照药物的条数（中医习惯叫“味”）来计算的。吴氏并没有像《本草纲目》那样按物种的概念来设立药物的条目，而是将同一种饮食物按照它不同的食用部分可以分成许多条目。例如牛，在本书就有黄牛肉、水牛肉、牛骨、牛髓、牛肝、牛肠脏、牛心、头蹄、牛茎、牛肾、悬蹄、牛脑、牛胆等条目。如果要按物种来计算，则该书充其量只收载了近300种饮食物。

今底本卷六由于原本脱去5页，以至于有34味药的原文散佚。这些药物是：桃毛、桃蠹、桃胶、胡桃、栗、栗楔、芧栗、柿、乌柿、青柿、红柿、软柿、椑柿、木瓜、榠楂、柰子、庵罗果、槠子、甜槠、梅实、乌梅、白梅、樱桃、甘蔗、乌芋、凫茨、茨菰、芋头、芋叶、山药、杏实、杏仁、李、梨。

每一味饮食物下，大致有3部分内容：①一般直接列在药名下，简要介绍此物的别名、种类、形态、采集、制作法等。这些项目有则述之，无则省之。②性味、良毒，配伍禁忌或副作用等。③主治功能，有时也包括用药法。这些内容都极为简要。例如：

“蔗糖　蔗汁煎成，干者为砂糖，球者名球糖，稀者为蔗糖。

味甘，寒，无毒。多食令人心痛。同鲫鱼食成疳虫；同葵菜食生流澼；同笋食不消成癥。

主冷痢，润心肺，杀虫解酒毒。”

但由于该书药物下没有专设项目，因此，这3部分内容有时并没有很严格的区分。

吴瑞在自序中已经提到了，该书的主体资料是从《神农经》等医书本草中摘取而来。在校点的过程中，笔者也认识到，该书的性味、功效主治，乃至某些畏忌，有很多是萃取《证类本草》诸家论说。因此，在缺乏《日用本草》其他版本可供校勘的情况下，该书中的错误有很多是可以根据《证类本草》予以订正的。由于吴氏编辑材料时，经常化裁组合，却不注明出处，因此在校勘过程中有时必须通读《证类本草》该药的全部内容，才能摸清其资料来源。

了解《日用本草》所用的原始资料，以及后人引用《日用本草》的资料，对于校勘来说都是至关重要的。《日用本草》首次刊行及重刻以后，明代高儒《百川书志》、明代朱睦㮮《万卷堂书目》、明代赵琦美《脉望馆书目》都已经著录。说明此书明代流传并非稀少。清以后书志也有著录者，但多是汇集前人书目而成的书志（如《补辽金元史艺文志》《补元史艺文志》等），唯清代陆漻《佳趣堂书目》载有八卷本，说明此书清代国内尚存。也不排除将来国内再次出现该藏本的可能。

明清书志的记载，仅书名而已。最近笔者发现明代何柬《医学统宗》附《医书大略统体》中有关《日用本草》的记载，是现知医药书籍中对其介绍最详者。其文云：

"《日用本草》：元天历己巳，海宁医学吴君瑞卿，知人生多以饮食致疾，而每珍其味而不顾其毒者，遂集是书，谓《日用本草》，盖摘其切于饮食者耳。夫饮食养生，而一日不可无，然物性悖戾伤生而不知者，一刻不可忽焉。往往误中，致戕于箸顷。相反相畏之说，集成一家。养生者便览，俾药食不相竞忤。瑞卿类次食物，凡五百四十余品，分为八卷。上考神农及历代名贤，《道藏》方论，意谓虽四方之味不止于此，而因是可推。卷末取《内经》切近类语，又谓四时调神，其用心仁矣。是书年久传没，世本纰缪零落，至明嘉靖四年，吴君七世孙吴镇，能绳祖武，取遗传原稿，重钉梓行。古谓仁者必衍厥后，瑞卿仁矣，二百年后而镇孙继之，不莫福仁之验乎！医能效瑞卿之心为心，子孙天必福以螽斯瓜迭。"

然而要谈到直接引用《日用本草》者，笔者现知唯《本草纲目》最为丰富。通过考察《本草纲目》所引《日用本草》，就可以得知《日用本草》并非单纯是《证类本草》饮食物资料的剪辑本，该书同样有许多新内容、新成就。

三、《本草纲目》引录《日用本草》考略

在现存的明清医药书中，直接引用《日用本草》最多的是明代李时珍《本草纲目》。李时珍在其书卷一"历代诸家本草"中专门介绍了《日用本草》：

"日用本草：时珍曰：书凡八卷。元海宁医士吴瑞，取本草之切于饮食者，分为八门，间增数品而已。瑞字瑞卿，元文宗时人。"

那么李时珍所说的"间增数品"是哪几种呢？据《本草纲目》卷一"采集诸家本草药品总数"所载，"吴瑞《日用本草》七种"属于新增。这7种是：

谷部一种（豆腐），菜部三种（香蕈、天花蕈、石耳），果部二种（银杏、西瓜），兽部一种（山羊）。

众所周知，这7种饮食在当今的饮食谱中，又都是常食或比较常食之品。因此，必须承认这新增的7种饮食的重要性。其实李时珍的统计也不是十分精确的。属于吴瑞首次载入本草的饮食物还不止上述7种。例如《日用本草》记载了“琼芝”一物，其文为：

“琼芝　有红、白色二，庖人用以助素食。

性味主治，本草失载。”

这本身就已经说明是《日用本草》首载。琼芝即石花菜科植物石花菜 *Gelidium amansii* Lamx.，红翎菜科琼枝 *Eucheuma gelatinea*（Esp.）J. Ag.。《本草纲目》虽有收载，但却注明首出明代宁原《食鉴本草》，以“石花菜”立条。李时珍还另载一别名“琼枝”，“枝”与“芝”音同，故“琼枝”当即“琼芝”。然而李时珍失察，并没有把这味药算成是吴瑞首次记载。还有红曲，李时珍认为首出于朱丹溪《本草衍义补遗》。《日用本草》成书于1329年，《本草衍义补遗》成书年代不明。如果参照朱丹溪的生卒年（1282—1358），《日用本草》的问世似乎应该更早。所以李时珍把“红曲”首见于本草算在朱丹溪头上，并非很准确。

笔者经查索，发现在以下76种药物中，李时珍引用了《日用本草》的某些内容：

腊雪、夏冰、水苏、菊、茺蔚子、甘蕉、悬钩子、蛇莓、菰、干苔、荞麦、稷、黍、绿豆、绿豆粉、豌豆、蚕豆、豆腐、曲、红曲、葱、蒜、葫、菘、芥、莱菔、生姜、葫荽、香菜、繁缕、苦菜、百合、草石蚕、笋、茄、香蕈、天花蕈、石耳、桃、栗、枣、梨、榠楂、榅桲、山查、柿、椑柿、君迁子、橘、杨梅、银杏、槠子、榧子、海松子、茗、西瓜、猕猴桃、甘蔗、砂糖、乌芋、枸杞、蚕、蛤蟆、蛙、白鱼、鳗鲡鱼、黄颡鱼、乌贼鱼、鱼鲊、鹜、鹧鸪、豕、羊、驴子、山羊、貒。

这些内容除新增药物之外，还包括旧有药物的别名、品种、制作法、功效、用法、禁忌等。从吴瑞全书的内容来看，最精彩的属于水产品、海产品，以及南方民间的一些山珍之物。这与作者生活于近海的浙江海宁，了解江浙一带的土产有很大的关系。从以上李时珍引用的76种药来看，就可以看出吴瑞对饮食疗法的贡献。

笔者逐一核对李时珍所引与《日用本草》原文的异同，总体印象是，李时珍所引与本次校点的底本基本相同。还没有见到李时珍引用了《日用本草》所没有的药物。但由于明代人引书的通病（好改前人书），李时珍也经常按自己的意思颠倒原文次序，改变字词，故有的引文不无出入。例如“茄”条主治多了“血痔”，“枸杞”用法多了“骨槽风”，“鱼鲊”改“稍生”为“鲊不熟者”，“猕猴桃”别名改“杨桃”为“阳桃”等。至于“笋”条，李时珍更是随意糅合吴瑞原文，兹不赘举。

对此现象的解释可以有两种：一是李时珍确实未能最大限度地忠实于原文，二是也可能李时珍所依据的是吴瑞最早的元代刊本，其内容与嘉靖本有所区别。但一般说来，后一种可能性极小。总之，李时珍所引的《日用本草》，不仅支离破碎，而且有一些地方欠准确。因此，校点《日用本草》，使世人知其原貌，的确是十分必要的。

尽管李时珍引用《日用本草》不够严谨，但对补辑该底本所缺的34味药佚文来说，李时珍所引却是目前所能找到的唯一可靠来源。因此在本校点本中，在佚散的34味药物下，辑入了少数李时珍所引的文字。

李时珍在引用吴瑞之文时，有赞许，有批评，有疑问，也有缺漏，有误引。

关于赞许，如“水苏”条，李时珍对吴瑞说龙脑薄荷即水苏，认为“必有所据也”。

关于批评，如“蚕豆”条批评吴瑞误以此作豌豆，“葫荽”条批评吴瑞把葫荽作为“蔃子”。吴瑞“谓黄花者为繁缕，白花者为鸡肠”，李时珍不以为然。

关于疑问，如吴瑞说百合中“红花者名强仇”，李时珍却说“不知何所据也”？其实《通志》中山丹就有别名为“川强瞿”，“强仇”乃“强瞿”之方音音转尔。

关于遗漏，如吴瑞在“甘露子”下引了一首歌，十分生动：“不食柘叶不食桑，何须走入地中藏。不能作茧不上蔟，如何也蒙赐汤沐？呼我果，谓之果；呼我蔬，谓之蔬。唐林、晁错莫逢他，高阳酒徒咀尔不摇牙。”但李时珍却只引了“地蚕”一个别名，忽略这首民歌，殊为可惜。其他如《本草纲目》“貒”条，漏收吴瑞本草“獾豚肉”别名等。

关于误引，除前提到的“杨桃”误作“阳桃”外，还将明脯误作“脯鲞”（乌贼鱼条），将“血瘤”误引作“血溜”（猪粪条）等。

以上所列，看似赘文，但笔者想借助这些证据，表达两层意思：一是说明《日用本草》对丰富《本草纲目》的内容发挥过重要的作用。二是提请学者们注意，《日用本草》原书的复出，不仅可以窥其全豹，拾其遗珠，而且可以纠正《本草纲目》的某些错误。而历来校《本草纲目》者，从来没有人用过《日用本草》原书。至于说参考过国内多藏的明代钱允治校注的《日用本草》，那实际上更是一大错误。

四、《日用本草》三卷本实即《食鉴本草》

在日本藏《日用本草》八卷本原书回归以前，国人所见，只有题为“元代吴瑞编辑，明代钱允治校注”的三卷本。明末钱允治，不是医生，却是一位改编医药书的老手。他曾经把明代李中梓的《药性解》增补改编成《雷公炮制药性解》，又有可能是22卷本《食物本草》的编订者（该书有其自序），还校订过托名李东垣的《药性赋》等。但其最让人迷惑的是用校注的名义出版了题为吴瑞编辑的《日用本草》。

这一《日用本草》只有三卷，并没有单行，而是与另一种《食物本草》七卷本作为一连体之书出版。据《全国中医图书联合目录》记载，该书明刊有4处馆藏。1994年上海中医药大学出版社影印的《历代本草精华丛书》第一册即包含了该书。

说此书与《食物本草》连体，是因为二者统一编定卷次（十卷），前七卷为《食物本草》（题为元代东垣李杲编辑，明代吴郡钱允治校订），第八卷到第十卷，则为《日用本草》，即前述三卷本，故云连体。前七卷《食物本草》，正文实际上是旧题卢和的《食物本草》，钱氏将其托名李东垣。那么，后三卷《日用本草》，是否真是将吴氏之作再加删节呢？

笔者在校点过程中对此反复进行了考察。因为如果是吴氏真作，只是加以删节，则仍不失为吴氏之书，就可以用来补缀八卷本《日用本草》的缺脱之药。这是一件大事，不可不考。遗憾的是，笔者考察后发现，钱氏校注《日用本草》三卷本，同样是托名之作。证据如下：

分类不同：

三卷本（7类）：米谷、瓜菜、果品、飞禽、走兽、鳞甲、五味。

八卷本（8类）：诸水、五谷、五畜、诸禽、虫鱼、五果、五菜、五味。

经比较，除"五味类"名称全同外，其余没有一类名称是与八卷本相同的。且缺少"诸水类"，各类药物顺序也相差很大。

药物种类和内容不同：

三卷本载药170余种，比八卷本少三分之二还多。如果真是节略本，药物数量少是可以理解的。但至少不能出现这种现象：很多药物名称与原本不同，甚至有不少原本所无的药物。然而三卷本恰恰存在这种现象。其药名不同者不胜枚举。连吴氏《日用本草》首次记载的银杏、香蕈、天花蕈、石耳、山羊诸药都没有，却多出像胡萝卜、生菜、青菜、落葵、石花菜等许多八卷本所没有的药名和内容。

就是名称相同的药物，其内容也完全不同。今取一物加以比较：

《日用本草》八卷原本：

"粳米　即晚米也。

味甘、苦，性平，喜热。生不益脾胃，熟佳。

主益气，解烦，止泻，断痢，长肌肉，补中益肠胃，安和五脏。不可合苍耳食，令人卒心痛，或成走注；合马肉食，发痼疾。"

钱允治三卷本：

"粳米　味甘、苦，平，温。即今之白晚米也，惟味香甘。与早熟米及各土所产赤白小大异族，四五种犹同一类也。皆能补脾，益五脏，壮力气，止泄痢。惟粳米之功为第一耳。"

比较到了这一步，就已经证实三卷本并非八卷本节略书，而是另一托名书。应该考虑的是：像钱允治这样的沽名钓誉者，会自己下功夫另编一本书来托名吴瑞之作吗？

笔者从这几部书中的一味药得到了启示，即三卷本《日用本草》有"石花菜"。该药名在《本草纲目》中是作为明代宁源《食鉴本草》首出者。《日用本草》此物名"琼芝"。那么，三卷本《日用本草》与《食鉴本草》有没有关系呢？

取胡文焕校《新刻食鉴本草》相对照，群疑顿释：原来钱允治借助的是《食鉴本草》内容来冒名顶替《日用本草》。

经过核对，可以认定钱氏书所有的药名及其内容都是出自《食鉴本草》，但略有删节。在分卷次及药物的排列方面，钱氏大做手脚，惑人眼目。今将其书分类与《食鉴本草》比较如下：

三卷本《日用本草》：（八卷）米谷、瓜菜；（九卷）果品、飞禽；（十卷）走兽、鳞甲、五味。

《食鉴本草》：（卷上）兽部、禽部、虫部[1]、果部；（卷下）果部、米谷、瓜菜[2]。

钱氏颠倒次序，然而其药名及内容却基本上不加大的改动。前引三卷本《日用本草》"粳米"条文字，与《食鉴本草》全同，惟《食鉴本草》还多出一句："有病者只可以此米早晚作糜粥食之，不可兼以杂物，病焉得不可？"其余条目，兹不赘述。

至此，笔者认定：钱允治校注的《日用本草》三卷本即明代宁源《食鉴本草》的改编更名本，托称元代吴瑞《日用本草》而已。钱氏当然知道吴瑞有《日用本草》，因为在他之前的《本草纲目》已经引用了很多《日用本草》的内容。但钱氏没有见到原书。他在目录前使用《吴太医日用本草》这样的名称，其伪托之面目意图，昭然若揭。吴瑞充其量是一个地方医学校的教官，何曾又担任过太医？因此，像钱氏冒名的书，在本次校点或补辑中，是完全不能采用的。

五、本次校点的相关说明

在经过对《日用本草》资料来源，以及后世引用情况的细致考察后，笔者将此书校点一过。虽说只是一本小书，但坊刻错误之多，难以枚举。有时笔者不仅遐想，号称下过"正讹补逸"功夫的吴镇，他到底是否通读过原书？如此多的笔误，作为子孙他又如何面对先祖？对这些笔误要逐一出注，无疑将增加很多篇幅。故对那些明显可见是笔误之处，笔者径改，免于出注，请读者鉴谅。本次校点所用的参校之书主要有宋代唐慎微《证类本草》（政和本）和明代李时珍《本草纲目》（金陵本）。

在该书校点出版之时，本人要深切地感谢日本茨城大学人文学部的真柳诚教授，是他为该书的回归立下大功。在辨识该书序中的行草时，得到了本所陶广正研究员的大力帮助。又学生欧阳志刚协助输入，一并致谢。在此真诚地希望《日用本草》再度问世，能为当代医药发展发挥它应有的作用。

郑金生

〔1〕虫部：实际鱼类食物亦在其中。

〔2〕瓜菜：其下有五味之类的药物，但没有专立"五味类"。

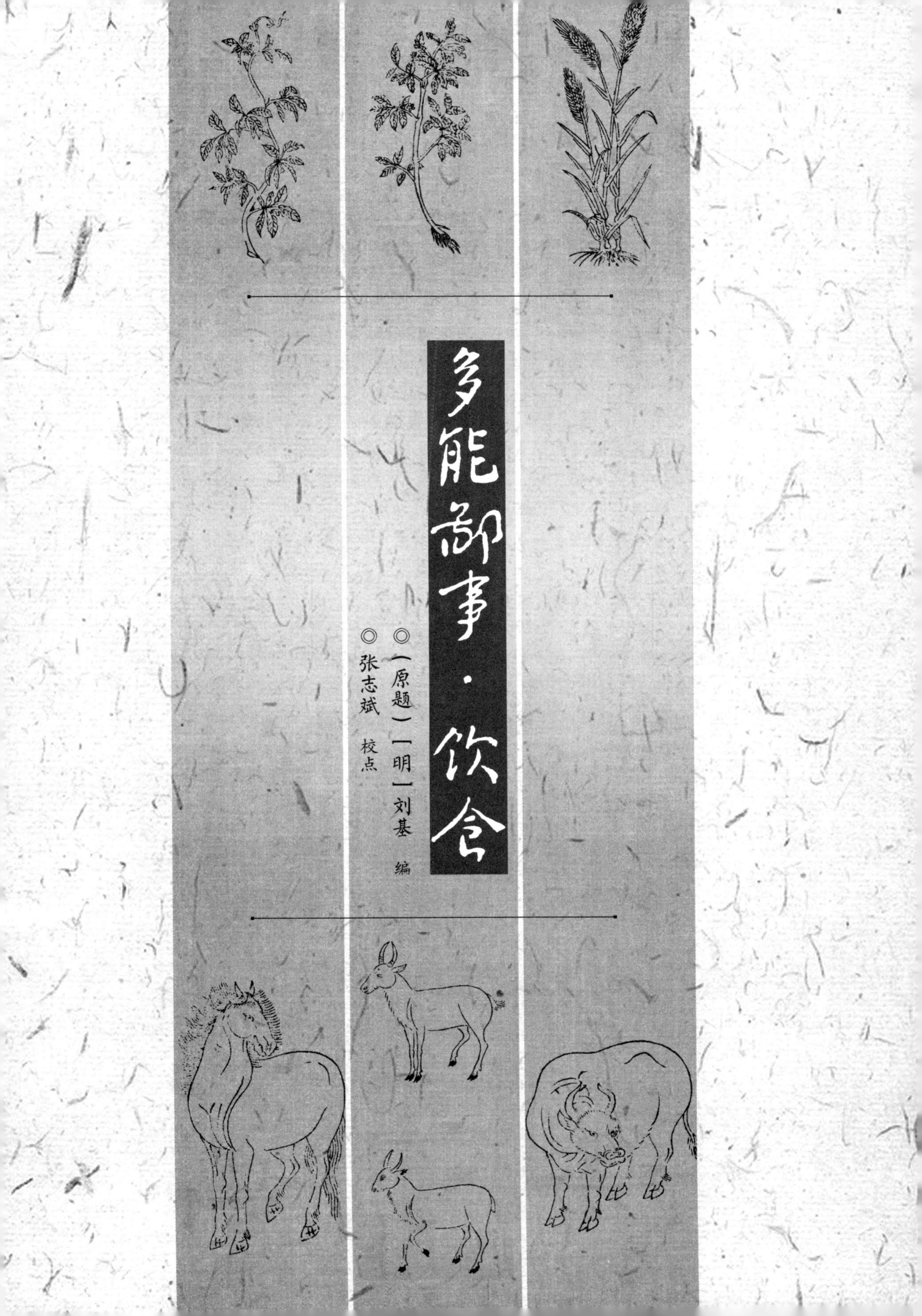

多能鄙事·饮食

◎（原题）〔明〕刘基 编

◎张志斌 校点

内容提要

《多能鄙事·饮食》是明代《多能鄙事》十二卷的前四卷。《多能鄙事》，原题刘基（1311—1375）所著，然而学者对此多有不认同，故作者名氏现仍存疑。此书是一部收录了日常生活中必备知识的类书，其卷一至卷四，作者为之加上“饮食”之标题，内容讨论的是日常饮食及食治老人病。卷一包括酒、醋、酱、鲊的各种配方及制作方法，以及食物的糟酱腌藏法。卷二包括煎酥乳酪品的配方及制作方法，一般烹饪法，主要是鱼肉类、饼饵米面食与回回女真食品，以及庖厨常用的四种调料。卷三记载了各种糖蜜果品、蔬菜，以及茶汤的配方及制作方法。这三卷中，尤以第二卷是为最基本的饮食烹调方法。卷四，虽然也在“饮食”标题之下，实际上记载的是老人疾病食治方，所治疗的病证包括老人虚羸、虚劳、眼暗、耳聋、痹痛、风瘫、脾胃虚弱、消渴、脚气、水气、淋闭、喘息咳嗽、噎气、下血痔病、下痢等。前三卷中的部分饮食处方来自于元代《居家必用事类·饮食》，第四卷的处方大多来自于宋代陈直的《寿亲养老书》。

本次校点，以日本内阁文库藏明嘉靖十九年（1540年）抄本为底本（此后称“十九年本”），上海图书馆藏明嘉靖四十二年（1563年）刻本为主校本（此后称“四十二年本”），以《居家必用事类·饮食》与《寿亲养老书》作为旁校本。

多能鄙事程[1]序

孔子曰：吾少也贱，故多能鄙事。是则孔子之谦，而兹录亦从之。夫宇宙内事皆本分内事，苟有能矣，而能弗多。何以尽宇宙之繁，能欲多矣，而不耳居。夫贱以为其鄙，则必有所妨者，岂多能之术哉？呜呼！显晦，时也；巨细，事也。而道则贯于显晦巨细之中，非显晦巨细所能夺焉者。是故周公在上而多能，凡《周礼》纤毫之事，区别错综，识者不以为鄙。在下多能者，无如孔子。其为委吏，乘田也，屈首降心，愿事其事，识者不以贱藐之，何也？亦惟以道也者，事之干也；道，吾性也；鄙与贱，性外物也。何是校哉？

大勋伯文成刘公，练达元老也，是为我朝第一流人物。百执事无能抗者，敢以贱目之？矧所编之录：有曰饮食，所以卫性也；有曰服饰，所以华躬也；有曰器用，赡日给也；有曰百药，防时虞也；有曰农圃牧养，则殖财之本根；有曰阴阳占卜与占断十神之类，则演易之支流。凡若此者，皆切于民生日用之常，不可一缺者。事虽微，而系甚大。苟斥曰鄙，吾岂敢哉？夫人各有能，有不能。其能者甚寡，而不能者何滔滔也。公编《多能》，录则开示儆觉间，贤愚皆获其益，凡不能者亦转而为能矣。

方今天下无不可化之人，亦无不可为之事。熙熙皞皞，相忘于无所不能之天，盖兹录迪之也。公次一人之能，迪千万人之能，使千万人咸不迷于日用。性以卫焉，躬以华焉，日给赡焉，时虞防焉，财之根本殖焉，易之支流演焉，此孔子簿书为兆之心，而周公之所以经图者也。迪天下以及后世，公之切其大矣哉。夫功本于道也，公之道周孔之道也。兹录特其绪余，展卷读之，周孔高才，宛然在目，千载之下，仰公为何如人！

嘉靖十九年季冬吉青田县儒学训导浮梁鲁轩程法拜撰序毕

〔1〕程：原无，点校者加入，以与后序区别。

多能鄙事范序[1]

《多能鄙事》十二卷，括苍文成刘公所编。公以鸿才硕画，与诸贤豪乘运并起，佐我高皇帝耆定大业，铭勋[2]旗[3]，常传爵，苗裔煌煌哉，上追周召太公之烈矣。且公于学无所不窥，自天文经史以到九流百家之言，罔不泛[4]猎其华而掇其指要，既有郁离覆瓿诸集行世。是书盖公微时手辑，因题《多能鄙事》。以自附于孔子少贱之义。今观其事，凡饮食、服饰、居室、器用、农圃、医卜之类，咸所营综。其事至微细，若无关于天下国家，然迹民生日用之常，则资用甚切而溉益颇弘。其义曷可少焉？嗟乎，夫宇宙内孰非吾人本分事哉。君子欲类物情达世，故通乎万方之略难矣。古之圣贤多能，无如孔子；其显达而经世，则莫有逾周公。以今考《周礼》一书，皆其治天下之具，闳传委琐，条列栉比，何其设也。谓曰：鄙事可哉。乃孔子教学者，畜德做业，当先其远者、大者，而不徒艺能之尚。故曰：君子不多也。刘公是书，业以多能自许而复目之为鄙事，意亦谓此能。余在京师，从友所偶见二册，非全书已。视学浙中，属青田尹购得之，然亦多错乱脱落，携到汝南，因稍为校订而刻焉。其说无考者，仍阙之。

嘉靖癸亥夏四月既望河南布政使司右参政吴郡范惟一撰

〔1〕范序：原无，此为《多能鄙事》嘉靖四十二年（1563 年）刻本之序，点校者补入此本。
〔2〕勋：原作“勲”，同“勋”。
〔3〕旗：原作“旂”，同“旗”。
〔4〕泛：原作“汎”，同“泛”。

目　录[1]

〔1〕目录：原无，据正文补出。

多能鄙事卷之二

多能鄙事卷之三

多能鄙事卷之四

概　目[1]

〔1〕概目：十九年本无此目录，四十二年本有此概目。今附出存考。

多能鄙事卷之一

括苍　诚意伯刘基　类编

饮　食

酒　法[1]

碧香酒方

白面一百斤　绿豆三斤，蒸烂　桂半斤，去皮　杏仁半斤，去皮，蒸烂　大麦干糵一斤　川乌半斤　甜瓜蒂四两

上五[2]件为末，和匀。先将辣蓼用缸浸六七日，汁浓臭乃好。临时取汁，和面、豆及糵末，干湿得中，入模紧踏，用楮叶及纸包，绳练累累相连，挂屋下过风不见日处。造酒，每米一准斗，用九两或十两。

酝法

江米一石为准，赤小豆则用四十两，绿豆则用六十两，洗淘。米六斗入缸。别淘米一斗炊作饭，以箩盛，安米缸中，以新汲水浸过米面二三寸。后三五日，箩内浮浆酸，取出箩，倾[3]浮饭入盆中，切不可带出一料生米，恐作酸。以曲六两，赤小豆四两，拌饭匀。却将所浸米六斗炊饭，冷，将元浆四斗，曲随米照前数，用绿豆三十六两蒸烂。如用赤小豆，则廿四两。将饭曲拌匀，不冷，有饭块，入缸中，拨开中心，倾箩内所拌之饭在中，平其面，以物盖覆。次日便看。如大发，即揩去缸边汗，失揩则味涩。搅令匀。三日晚，再用米三斗，淘浸一宿。次日早炊饭，摊极凉[4]，入盆中，拨开缸内酒面，取醅入饭，同曲拌匀，却倾入缸，再拌匀，平面。每日搅[5]动、揩汗两次[6]。冬一月，春秋廿日，可吃[7]。

〔1〕酒法：四十二年本此前有“造”字，据文义改。
〔2〕五：四十二年本同。据处方药数，当作“七”。
〔3〕倾：原作“顷”，据四十二年本改。下同。
〔4〕凉：底本、校本均误作“次”，据文义改。
〔5〕搅：底本、校本原均缺一字，文义不通，据《北山酒经》文义改。
〔6〕次：底本、校本此后原均衍“搅”一字，文义不通，据《北山酒经》文义改。
〔7〕吃：原作“契”，据文义改。

鸡鸣酒方

先将糯米三升淘净，用水六升，同下镏，煮成稠粥，摊冷，春秋温，冬微热。用细曲半斤，酵二两，麦蘖一抄，捣细，用饧餙[1]三两同下在粥内，拌匀。冬五日，春秋三日，夏二日成酒。或加桂心、胡椒、良姜、细辛、甘草、川葛、丁香，同酵曲一处和粥，亦可。

满殿香酒曲方

白面一百斤　糯米粉五十斤[2]　甜瓜一百枚，香熟者，去皮子，取汁　莲花二百朵[3]，去莲留须，捣取汁　白术十两　白檀香　缩砂仁　藿香　甘草各五两　木香半两　丁香　零陵香　白芷各三两半[4]

上药九味为细末，同面粉以莲、瓜汁和匀，踏作片，纸袋盛，挂通风处，五十[5]日可用。每米一斗，用曲[6]一斤。夏闭瓮。冬月待微发时，作糯米稀粥一碗，温投之。

蜜酒方

蜜二斤半，以水一斗，慢火熬百沸，鸡羽搅[7]出沫，再熬，再掠，沫尽为度。桂心、胡椒、良姜、红豆、缩砂仁各等分，为细末。先于器内下药末八钱，次下干面末四两，后下蜜水。用油纸封，箬叶七重密筒。冬二七日，春秋十日，夏七日熟。

地黄酒方

肥地黄竹刀剉细，一大升，捣烂　白糯米五升，熟炒　面一大升

须六月六日造。上三件于盆中，熟揉令匀，纳不津器中，泥封。春夏三七日、秋冬五七日满，开，有一盏绿水，是其精英[8]，宜先取饮之。余以生布绞取汁，贮之。若稀饧，极甘美，常服大能益人。

黄子酒曲方

糯米三斗为准，淘净，蒸饭八分熟，放温，用面斟酌多少，拌匀。置不通风室中，用麦秸或稻秆铺地上，又铺席一领于上，以米薄摊匀，上用苍耳草盖。时时看视，过成黑色，以黄衣上为度。每糯米一斗，用此曲一升，依常法酿之。初伏间造，中伏后则生虫不可久留。此可为常用曲。

羊羔酒方

精羊肉五斤，用炊单裹了，放糜底炊熟，干批作片。用好酒浸一宿，研烂。以鹅梨七个，去皮心，同羊肉再研，细纱滤过。再用浸肉酒研、滤三四次。以川芎一两为细末，入汁内，搅匀，泼在糯米脚，糜肉下脚[9]，用曲依常法。

---

〔1〕餙：各本均同。义不为“饰”，当作“稀”字义。下同。

〔2〕五十斤：《居家必用事类·饮食》同名方，糯米粉用五斤。

〔3〕二百朵：底本、校本原均脱，据《居家必用事类·饮食》同名方补。

〔4〕三两半：《居家必用事类·饮食》同名方作“二两半”。

〔5〕五十：《居家必用事类·饮食》同名方作“七七”。

〔6〕曲：原作“面”，据四十二年本改。“用曲”，四十二年本作“以曲”。

〔7〕搅：四十二年本作“掠”。

〔8〕英：《遵生八笺》同名方作“华”。

〔9〕糜肉下脚：原底本、校本均脱，据《居家必用事类·饮食》同名方补入，不下肉糜，恐不成羊羔酒。

花香酒方

凡有香之花，木香、荼蘼、桂、菊之类，皆可摘下，晒干。每清酒一斗，用花头二两，生绢袋盛，悬于酒面，离约一指计，密封瓶口。经宿去花，即作花香，甚美。

煮酒法

将窨下清酒装瓶满，以箬叶如法封扎口紧，锅内汤止浸瓶三分一，其罐须以物搁[1]起，勿着锅底，四边顶口以物衬压定，勿令透气。瓶头先放隔夜浸过糯米一撮，经后发火，但米熟为度。或只揭起所盖之物，一起，其瓶即干，是其候也。速用水浇灭火，然后起瓶离锅。火不灭，味必坏。火过则味狂，塘火不足则酸。或用黄蜡一小块入酒中，方泥起，酒冷蜡凝，味重而清也。

蜜酒又方[2]

蜜四斤，水九升，同煮，掠出浮沫。夏候冷，冬微温，入曲末四两，酵一两，脑子一豆大。纸七重掩之，以大针刺十孔。日出纸一重，至七日酒成。用木搁起，勿令近地气。冬月以微火温之，勿冷冻。

又方，沙蜜一斤炼过，糯米一升蒸饭，以水五升，白曲四两，同入器中，密封之。五七日可漉，极醇香。

止酸酒法

每酒一瓶，着生鸡子一个，石膏半[3]捣碎，缩砂[4]、杏仁各七枚，三日便佳。

又法[5]，每瓶以生鸡子一个，头上以针刺两三小孔，勿令汁，出投缸中煮之。

又法，每埕[6]以黑锡一斤，炙热投酒中。酸味去尽，其锡停半日，取出任别用。

又法，椒子一两，桂心二铢，白芷、缩砂各一铢，同为末，取三铢入酒，其酸即去。

造酒总法

要相时寒暖，寒甚则热拌，热则令饭冷，然后拌和为妙。

又腊酒法[7]

腊日[8]取水一石，置不漏器中，浸曲二斗，便下四斗米饭。至次年正月十五日，又下米饭三斗。二月廿日，又下米饭三斗。至四月一十八日，开之。其瓮但露着，不用穰、单盖，三伏停之不败。

〔1〕搁：原作“阁”，据文义改。

〔2〕蜜酒又方：四十二年本无此方与下一“又方”。

〔3〕半：底本、校本均如此，此后疑脱“两”字。

〔4〕砂：原作“汝”，据四十二年本改。

〔5〕法：四十二年本作“又方”，下两处同。

〔6〕埕：音 chéng，即酒瓮。

〔7〕又腊酒法：四十二年本无此条。此条酒法原放在“造醋法”末，疑为传抄错误，点校时移此。

〔8〕腊日：一般指十二月初八日。

造醋法

七醋方

以黄陈仓米五斗为准，不淘净，浸七宿，每日换水一次。至七日，做为熟饭，乘热入瓮，按平，封闭，勿令气出。第三[1]日翻动。至第七日开，再翻转，倾入井花水三担，又封。七日再搅[2]，再封。至三七二十一日，成好醋。此法简妙。

三黄醋方

三伏中，收陈仓米一斗，淘净，做熟硬饭，摊匀。候冷定，饭面上以楮叶盖，或苍耳、青蒿皆可。待黄衣上，去盖，翻转。至次日，暴干，簸去黄衣，净器收。再用陈米一斗，如前做饭暴收。至秋社日[3]，又以陈米一斗做熟饭，与上件饭黄干一处拌匀，下水，面上约四指高水，以纱帛蒙头。至四十九日方熟。慎勿[4]动着，待其自熟。此法极妙。

炒麦醋法

陈仓米或糯米一斗，水浸一宿，炊作饭，摊温冷。精曲二十两，捣细，火焙干，以纸衬地上出火气。拌饭匀，放净缸内，入新汲水三斗，又拌匀，捺平，用纸两三重密封缸口，勿见风，向南方安。候四十九日开，用小麦二升炒焦，投入缸内。少顷[5]，取醋于锅内煎沸，入缸，再入炒麦一撮，醋久不坏。取头醋了，再用水一斗半酿取第二醋。旬日可食，取了，又水七升半，取第三醋。更数日可食。取醋了，时须用炒焦麦半升入缸，至妙。

麦黄醋法

小麦不拘多少，淘净，以清水浸三日，漉出，干，蒸熟，于暖处摊开，放芦席上，楮叶盖之。三五日，黄衣上，去叶暴干，簸净入缸，用水拌匀，平平，上面可一拳高水。闭七七日熟。

大麦醋法

大麦米二斗，内一斗炊黄色，水浸一日夜，炒熟。以白面六斤拌和，于净室中铺席摊匀，楮叶盖。七日，黄衣上，暴干。将余麦一斗炒黄，浸一宿，炊熟，摊温，同麦黄拌匀，捺和缸内。以水六斗，搅，密盖。二十一日可熟。

粟米醋法

陈粟米一斗，淘净，水浸七日，候有酸气，淘净七次，上甑蒸熟。候如人体温，下蜜，封盖。直候发，每日早晚搅之，搅多为妙。五六日后，湛清香熟，撇取清者。

---

〔1〕三：《居家必用事类·饮食》同名方作“二”。

〔2〕搅：原缺脱一字，据四十二年本补入。

〔3〕秋社日：即古代秋天祭祀土神的日子，一般为立秋后的第五个戊日。

〔4〕勿：原脱，据四十二年本补。

〔5〕少顷：原作“小头”，据四十二年本改。

其脚再入温汤，搅匀。待五六日成醋，直至滓尽乃止。

糟醋法

腊糟一石，用水泡粗糠三斗，麦麸二斗，和匀，温暖处放，罨盖，勤拌捺。待气香，当有醋味，依常法淋之。按四时添减：春秋糠四斗半，麸二斗；半夏即原数；冬用糠五斗，麸三斗。看天气冷暖，加减用之。

饧糖醋法

饧餹一斤，水三斤。先以水入锅，煎数沸取出，和饧搅匀。伺温，入白曲末二两，同搅匀，装瓶内，纸封日晒。春秋一月、冬四十五日、夏廿日熟，极香美。下了，到廿日之上，有一重白醭，勿动，至自落时，乃成熟也。若不日晒，只放净暖处，勿动摇，任其自然，尤妙。

又方，腊月收净雪实内缸中，约五寸厚，入饧餹一层，再入雪，又浇[1]饧餹，至十斤为度。密封，泥固，至来年四月八日开。

糠醋法

每糟廿斤，以水一担，浸一宿，搅烂。或新糟用水一担半，糠皮随水拌糟，极匀。入瓮，将满，按令半，用稻糠盖。冷则加荐盖瓮。候热发，使倒入别瓮。热不得大过，未热勿动。但热，遂旋随次按匀，再腾入淋瓮中，踏实[2]，煎汤淋取头醋。又煎淋取二醋。要极酸，以二醋煎沸淋新糠。更要酸，头醋煎淋，恐大酸。造成，用川椒装入干瓶，泥起，勿近温处。煎了，候冷入瓶。造醋要酸，其法全在发[3]热时不可发过，化糟时短着水，淋下再淋，自然妙也。

收藏醋法

收醋，须用头出者，装入瓶。每瓶烧红炭一小块投之，加炒小麦一撮，箬封，泥固。或有入烧盐者，反淡了味。

糯米醋法

六月六日用[4]小麦二升，磨碎，不罗。是日浸早，以井花水和成饼，桑叶纸包之，悬通风处阴干，听其自发。八月社日，以糯米一斗蒸作饭，捣，煎曲末拌匀，入瓮。取蒸饭汤，候冷，量四斗入之，不及水凑。纸糊瓮口，针刺数孔于纸上。至一个月。先期荡洗瓦瓮，沥干，至日榨醋煮熟，窨之。或以早谷舂半，取半谷炒焦黑色，乘热投入醋中，封蒸，则醋黑色，酸味倍增，甚妙。

枣醋法

红枣煮烂，连汤放冷，入造酒曲少许，或用陈江米炊作饭投之，拌匀，入瓮，瓮面留小空，晒日中，候香熟用之。

干醋法

乌梅去核一升，以酽醋五升浸，晒干，为末。欲用，取少许投水中，即成醋。

〔1〕浇：原误作“洗”，据四十二年本改。
〔2〕实：原误作“安”，据四十二年本改。
〔3〕发：原误作“酸”，据四十二年本改。
〔4〕用：原作“泔”，据四十二年本改。

又法[1]，以蒸饼暴干，投醋中，浸透再暴，再浸。大约饼三枚，渗尽醋一斗，晒燥，收之。每行厨欲用，擘少许，以水研用。

又醋法[2]，仓米一斗，轻炒过，微焦亦不妨。取水浸一宿，上甑蒸熟，摊冷。捣麸曲末六升，冷熟水和匀，收入料样于瓮，令汁透饭内。候熟定，方以泥封口。半月后取吃，甚酸。

酱法

熟黄酱法

以豆拣净，炒[3]熟，去皮，磨细。每末一斗，入曲三斗，以汤和匀，切[4]片，蒸熟，摊芦席上，用麦秸、苍耳叶盦。发热作黄衣了，翻转，烈日晒愈好。每干黄一斤，用盐四两，井花水下，高于黄一拳，晒之。

生黄酱方[5]

三伏中，不拘黄黑豆，拣净，水浸一宿，漉出，入锅煮令熟烂。取出，摊令极冷。白面不拘多少，拌匀，摊在芦席上，用麦秆、苍耳叶盦。发热，作黄衣了，翻转，烈日晒愈好。每干黄一斤，用盐四两，井花水下，高干黄一拳，晒之。

小豆酱方

小豆不拘多少，拣净，磨碎，簸去皮，再磨细。水浸半昼，控干，擦去皮尽。至来早，水淘滓，控干，和面，捺作团，盆盖。候一月方发过，用大眼篮悬通风处。至来年二月中旬，用布擦去白醭，捣碎，再磨。每细曲廿斤，用盐六斤四两，以腊水化开，遇火日浸晨下，两月熟。

胡[6]面酱方

白面不拘多少，冷水和作剂，切作一指厚片，笼内蒸熟，摊晾三时许，候饼上干，以楮叶、苍耳盦盖，至黄衣上匀为度。去盖翻转，至次日即干，刷去黄衣，再暴，暴甚愈好。每斤用盐四两，捣令碎，贯众煎汤泡盐下。盦黄处，切忌通风及湿地上。

豌豆酱方

豌豆不拘多少，水浸，蒸软，晒干，去皮。每净豆一斗，小麦一斗，同磨作面，

---

〔1〕法：四十二年本作“方”。

〔2〕又醋法：四十二年本作“又方”。此醋法原误在“豉法”末，据四十二年本移此。

〔3〕炒：原脱，据四十二年本补。

〔4〕切：原脱，据四十二年本补。

〔5〕生黄酱方：原脱，据四十二年本补。《居家必用事类·饮食》亦有此方，与此文字略有不同。

〔6〕胡：四十二年本作“甜”，《居家必用事类·饮食》作“造”。

水和，作硬剂，切作片，蒸熟，罨。黄衣上，晒干，依造面酱法下之。

大麦酱方

黑豆去皮，净者五斗，炒熟，水浸半日，入锅，用浸豆水煮，令烂。倾出，候冷，以大麦粉百斤，拌匀。以筛筛下面，用大豆汁和搜作剂[1]，切作大片。上甑蒸熟，倾出，摊冷，楮叶罨盖。候黄衣上，汗干，再晒，捣[2]碎。每黄一斗[3]，同盐二斤，井花水八斤化盐，入缸。

造肉酱法[4]獐、兔、羊肉皆可造。

精肉去筋膜，四斤，切　酱曲一斤半，捣细　盐一斤　葱白细切，一握[5]　良姜　川椒　芜荑　陈皮各一两，为末

用酒拌匀如稠粥，小瓮密封。十余日看，若稠添酒，淡加盐，泥固。日中暴之。

造鹿醢法[6]

鹿肉八斤，去筋膜，细切如泥。用小豆曲、细酒曲、芜荑末各一斤，肉豆蔻二两，川椒末六两，葱白细切一斤半，盐二斤，红豆、荜拨、良姜、桂心各半两，茴香、甘草各一两，为细末，以酒同肉拌匀，稀稠得中，小口缸盛，密封之。三五日一搅匀，复附之，暴日中，夜置暖处，百日可食。搅视稀稠[7]加酒曲，尝肉淡加盐[8]。

造酱法[9]

凡造，先以水入缸，盐用梢箕盛，搅化土豆[10]。任其缸面久，捂罗撒去黑漂茸。仍留些白盐盖面[11]，又次莳萝撒面上，以鸡羽蘸香油抹酱面并缸，以御蠛蠓。

治酱瓮生蛆法

草乌六七枚，切作四半，撒酱中，打时取在缸[12]。

榆仁酱方

榆仁不拘多少，淘净，浸一伏时[13]，擦去浮皮。再以布袋盛，于宽水中洗去

---

〔1〕剂：原脱，据四十二年本补。
〔2〕捣：原缺一字，据四十二年本改。
〔3〕每黄一斗：四十二年本作“拣丁日或火日下之每斗黄子”。
〔4〕造肉酱法：底本原作“肉酱”，误在“腌藏法”中。据四十二年本及《居家必用事类·饮食》移此，二本文字与此略有不同。
〔5〕握：四十二年本作“碗”。
〔6〕造鹿醢法：底本原作“鹿醢”，误在“腌藏法”中。据四十二年本及《居家必用事类·饮食》移此，二本文字与此略有不同。
〔7〕稠：原作“糖”，据《居家必用事类·饮食》“造鹿醢法”改。
〔8〕盐：原作“之”，据文义改。
〔9〕造酱法：此后五方，四十二年本脱。
〔10〕土豆：指土块。
〔11〕仍留些白盐盖面：此前似有脱文。《居家必用事类·饮食》同名方有“缸中皆净咸水，盐如雪白，澄于缸底。别以器盛起，然后下酱。先用水逐旋入”等，请互参。
〔12〕打时取在缸：《居家必用事类·饮食》同名方作“其蛆自死矣”。
〔13〕一伏时：即一昼夜。

涎，控干。以蓼汁拌，晒干，再拌[1]晒七次。同发过面曲，依造面酱法用盐下。每用榆仁一斤[2]，发过面曲四斤，盐一斤。

便熟酱法

川椒三十个，荆芥、薄荷少许，豉十两。煎豉汤，滤过，用煮豆黄一斤，烂熟，入瓶内。以干油饼末六两，盐三两，别入葱白五十茎，杏仁二十个，热油一合，拌匀，搅。三五日遍封，一日便可用。

又方，酱黄一斤，面、曲各五两，杏仁、川椒各半两。用水煎煮酱黄，除面外余并入钵中，和黄子搅令匀。即以净瓶，先下曲末于瓶内，便入煮过等物，于锅底如人体，熟一饭顷，便香熟。

豉　法

豆豉方[3]

黄豆不拘多少，水浸一宿，蒸烂。候冷，以小曲掺豆上，拌匀，用麸再拌。扫净室，铺芦席，匀摊，约厚二寸许。用穰草、麦秆或苍耳[4]、青蒿盦盖。候黄衣上，搓挼，令净筛去麸皮，走水淘洗，曝干。每用豆黄一斗，物料一斗，预刷洗净缸候下。

鲜菜瓜切作二寸[5]大块　鲜茄竹刀劈作四块　莲子肉水浸软，作半刃　橘皮刮净[6]　生姜切作厚大片　甘草剉碎　紫苏叶　蒜瓣带皮　川椒去目　茴香微炒

上件，将物料拌匀，先铺豆黄一层，次下物料一层，糁盐一层。又下豆黄、物料及盐，层层相次，以满为度。纳实，箬密缚，泥封固，烈日曝之。候半月取出，倒一遍，拌匀，再入瓮，密封[7]口泥固。晒七七日为度。不可入水[8]，茄、瓜中有自然汁也。盐无分量，相度斟量用之。

咸豆方

黑豆一斗，蒸略熟，取起，晒一日。用瓜二十条、茄四十个，洗[9]，切，令小干。紫苏、陈皮各切碎，拌匀。用茴香四钱、炒盐四两，和得中，罨之三越[10]日。

---

〔1〕拌：原无，据《居家必用事类·饮食》同名方加。
〔2〕斤：《居家必用事类·饮食》同名方作“升”。
〔3〕豆豉方：四十二年本及《居家必用事类·饮食》均作“金山寺豆豉法”。
〔4〕麦秆或苍耳：原作“麦或耳”，文义不通，据四十二年本改。
〔5〕寸：原作“块”，据《居家必用事类·饮食》同名方改。
〔6〕刮净：此后原衍“□片”，据四十二年本删。
〔7〕封：原脱，据四十二年本补。
〔8〕入水：原误抄作“余”，据四十二年本改。
〔9〕洗：底本、校本原均作“先”，据《居家必用事类·饮食》同名方改。
〔10〕越：疑衍。底本、校本同，《居家必用事类·饮食》同名方无此字。

然后用好酒，遍洒令匀，再略蒸过。再盐四两拌之，又用好酒微洒之，日中摊晒一日。却入瓷[1]小缸内，护筑，以数重纸[2]封，烈日暴之。

淡豆豉方

大黑豆不拘多少，甑蒸香[3]为度。取出，摊置竹篮内，乘温热，以架子每一层盛一米篮，顿在不见风处，四围上下用青草穰紧护之。数日取开，见豆上生黄衣已遍，然后取出，晒一日。次日，温汤漉洗，以紫[4]苏叶切碎，拌和之。烈日曝至十分干。后用瓷罐收贮，密封泥固之。

麸豉方

小麦连皮磨为面，以水拌浥浥，入甑蒸。候气溜好熟乃取下之，摊令极冷。手挼令碎，芦席上，以苍耳之类盖。待七过，上黄衣，乃摊去热气，却装入瓮中，盆盖，口以草穰燠之。七日，黑色，气味香美，便乘热捻作饼。中作饼孔，以绳贯之，纸袋裹其外。用时，全饼着汤中煮，色足，漉出，削去外温皮。一饼可用数次。香美大胜豆豉。只打破，汤浸，研用亦可。然汁浊，不如釜煮汁清也。须七八月中造。

收腊豉法

取香好豆豉，于腊日，用芎头、橘皮、生姜丝，酒洒蒸晒，焙干，收贮净瓷器中，虽久如新。

瓜豉方

大菜瓜二十枚，去瓤，切作条，厚一寸，长二寸许，不可经水。用盐八两腌[5]二宿，漉出，暴干。用头醋五升，豆豉一升，用盐汁煎四五沸，去豆豉。以所煎之醋放冷，入糖四两。莳萝、茴香、川椒、紫苏、橘皮丝，同瓜儿并入于醋内，浸一宿，漉出，晒。待干，又浸晒，以浥尽糖醋干为度。造时须三伏中。

鲊[6]法

鱼鲊方

每大鱼一斤，切作脔，不得犯水，以净布拭去涎血干净。用盐一两半，冬月只一两，得片时，腌鱼出水，再漉干。次用姜、橘丝、莳萝、红曲、馈饭、葱油拌匀，入瓷罐捺实。箬盖，竹签插定，覆罐。去卤尽即熟。或用矾水淖[7]过，肉紧而脆。

〔1〕瓷：原作“磁”，通“瓷”，后同不注。
〔2〕纸：原脱，据四十二年本补。
〔3〕香：底本、校本同。《居家必用事类·饮食》同名方此后有“熟”字。
〔4〕紫：原作“茉”，据四十二年本改。
〔5〕腌：原作“淹”，四十二年本作“腌。淹”，同“腌”。下同。
〔6〕鲊：音 zhǎ，指用米粉、面粉、饭等加盐、各种料物拌制的鱼肉蔬菜。
〔7〕淖：据文义，疑为“焯”字。

玉版鲊

青鱼、鲤鱼，大者皆可。取净肉，随意切片。每一斤[1]用盐一两，腌过夜，控干。入椒、莳萝[2]、姜、橘皮丝、葱丝、熟油半两、橘叶数片、茴香少许、硬饭三两匙，再入盐少许，调和。入瓶[3]，箬封，泥固。

贡御鲊[4]

净鱼肉十斤，切脔，用酒半升，盐六两入，腌过夜，去卤汁。入姜、橘丝各二两，川椒、莳萝各半两，茴香二钱，红曲二合，葱丝四两，粳米饭一升半，盐四两，酒半升，拌匀。入瓷器内，箬盖，篾签。候卤出，倾去，入熟油四两浇[5]其面，泥封之。

省力鲊

青鱼、鲤鱼皆可。切作三指大，治净。每五斤，炒盐、熟用油各四两，姜、橘丝各半两，川椒末一二钱，酒一盏，醋半盏，葱丝两握[6]，饭糁[7]少许，拌匀，瓷罐内实捺。箬盖，竹签插。五七日熟。

海棠鲊

猪、羊肉皆可造，须尽出皮、骨，沸汤焯过，细切。每肉一斤，用盐一两，葱白五茎[8]，蒸为脔。香油半两，微煎炒之，入川椒、马芹各一两，红曲三两，小麦黄一两，并为末，酒醋各半盏，粳米饭三匙，一同拌匀，入瓷罐[9]封固之。冬半月，夏七日熟。

鲟鳇鱼鲊

鲟鳇鱼去皮、骨、尾、鬃，诸大鱼皆可。取净肉，洗去血尽，拭干。用红曲拌盐，每肉三十斤，腌七日夜，温水洗净，控干。入生香油一斤，炒硬米粉一升半，葱白二斤劈碎，川椒皮二两，茴香、莳萝各一两，桂皮、红豆各五两，杏仁一两，去皮陈皮，干、生姜各一两，为末拌匀。用木桶盛，荷、箬叶盖面，紧用石压之。卤汁上即熟。

黄雀鲊

每雀百枚，治净，用酒半升洗，拭干，不犯生水。用麦黄糵、红曲各一两，盐半两，葱丝拌匀。将雀逐个平铺罐，以料物糁一层，层层装满。用箬盖，竹篾插。候卤出，倾去。入醇酒，密封，泥固之。

---

〔1〕斤：原误作"片"，据《居家必用事类·饮食》同名方改。
〔2〕萝：原误作"一生"，据《居家必用事类·饮食》同名方改。
〔3〕入瓶：原脱，据《居家必用事类·饮食》同名方补。
〔4〕鲊：底本、校本均作"法"。据《居家必用事类·饮食》作"鲊"。当以"鲊"为是，故据改。
〔5〕浇：原脱，据四十二年本补。
〔6〕两握：底本、校本均无此二字，据《居家必用事类·饮食》同名方补。
〔7〕饭糁：底本、校本均无此二字，据《居家必用事类·饮食》同名方补。因如无饭糁，即不成鲊。
〔8〕茎：原脱，据四十二年本补。
〔9〕罐：底本、校本原均脱，据文义补。

鹅鲊

肥者用净肉，细切。每五斤入盐三两，酒一大碗，腌过宿，去卤。用葱丝二两，姜丝四两，橘皮丝一两，椒皮末半两，莳萝、茴香、马芹各少许，红曲末一合，酒半升，拌匀，入罐实捺。箬封，竹弥，泥固之。猪、羊精者，皆可依此。

金溪鲊

鹅、鸭肥者，皆可。治净肉，薄切，以四分为率，入猪脂一分。每斤炒盐八分，葱白十茎切丝，马芹、川椒末各半两，红曲二钱，粳米饭三匙，醋半合，同和匀，入瓶封之。

逡巡鲊

诸般皆可，但净肉，薄切，入圆椒、马芹、杏仁、姜、橘叶花、盐、米粉、红曲，拌匀，用笋箨[1]裹，入甑蒸半熟。取出，以醋少许，锅内炒过，可用。

羊肉鲊

精羊肉一斤，细切。用盐四两，红曲末一两，马芹、葱、姜丝随意多少，饭一掬，温浆水洒，拌匀。入罐紧捺，以箬笋箨盖。春夏日暴，秋冬火煨，五日熟。

蛏鲊

蛏肉治净，每斤用盐一两，腌一伏时。再净洗，控干，布裹，石压。入酒少许，拌。用熟油、姜丝各半两，盐一两，葱丝一两，饭一合，红曲、马芹、茴香少许，拌匀，入甑，泥封。十日熟。

蛤蜊酱

生蛤蜊一斤，将原卤洗去泥沙，布裹，石压一宿。入盐二两，红曲末一两，麦黄末二合，入罐装，酒少许，泥封固。

玉钩虾鲊

生大虾剥去皮、须、脚，布裹，压干。每一斤用盐一两，又者天气冷暖增减。生香油一两，蛤壳少许，椒三十粒，葱、姜各少许，饭半盏，令拌匀，入瓶实捺，封。候香可食。

清凉虾鲊

虾不拘多少，用盐水浸去咸汁，压干。入红曲、川椒、莳萝、茴香、葱白、糯米饭少许，盐拌和，入瓶紧捺。以好酒洒面上，箬盖密封。干则加酒，可留两月。

凡鲊若要急熟，则置灶头暖处，或日中曝之。

凡鲊中用茴香，夏月当勿用，此物要酸。

凡雀、鹅、鱼鲊过时，和猪肉作馄饨，甚妙。

〔1〕箨：音 tuò，即笋壳。

糟酱腌藏法

法鱼

大鲫鱼，先洗净控干，一宿，破去肠、肚、胆，留子、鳞、腮，腮下切一刀，再拭干。每十斤，用炒盐二十四两，麦黄末十五两，神曲末二十两，川椒二两，莳萝一两半，马芹一两，红曲八两。拌匀，入腮实满，更填鱼腹中，余者，糁鱼身。入缸罐中，排平，入好酒，浸没二指，泥封固。腊月[1]造。

腌鱼法

腊月，取大鱼去鳞、杂、首、尾，劈开，洗去涎血，布拭干，炒盐腌七日。就用盐水刷洗，用明净篮悬当风处。七七日，鱼极干，取下，割作大方块。用腊糟，以腊月酒脚和稀，相鱼多少，下炒茴香、莳萝、葱、油、盐，与糟拌匀，涂鱼。逐块入净坛中，一层鱼，一层糟，以满为度，泥封固。七七日开之。如遇南风，不可开。

红鱼方

鲫鱼去肠，每一斤净用盐一两，腌半日，净洗，去涎血，控干。每用盐一两糁鱼肉上，红曲末二两，葱白丝二茎，莳萝少许，川椒百粒，酒半盏，入罐封固。五日可食。

腌鱼又法

鳙、鲤、鳡鱼，皆可。腊月作干，至正月，切作段，洗净。每斤用盐二两，却以糯米白曲造成酒醅，以红曲入醅内，净油、莳萝、茴香、姜、椒拌和，一层鱼，一层糟醅。密封固[2]，可以交新。

鱼酱

每净肉切碎一斤，用盐三两，炒川椒末、干生姜末、马芹各一钱，神曲末二钱，细红曲半两，葱丝一握，好酒同拌匀，入瓶。

酒鱼脯

大鲤鱼治净，布拭干。每斤用盐一两，葱、椒、莳萝、姜丝，好酒同腌食。酒高鱼一指，逐日翻动。候滋味透入，取出，晒干，削食。腊月造。

酒曲鱼

大鱼治净，一斤[3]，切作手掌大片[4]，用盐二两，神曲末四两，川椒百粒，葱丝一握，酒一升，拌匀，密封。冬七日，夏一宿，可食。

鱼头酱

鱼头去眼睛及颊腮、硬骨，不拘多少，先用盐、酒、醋出水，控干，辟剉如骰子

---

〔1〕腊月：原误作“日”，据四十二年本改。

〔2〕密封固：《居家必用事类·饮食》同名方此前有“置瓷瓮中”四字。

〔3〕一斤：原脱，据四十二年本补。

〔4〕大片：此后原衍“每片”二字，据四十二年本删。

大。每斤用盐一两半，炒蘖曲末、姜、葱丝、椒、莳萝，捣肉拌匀，入瓶实捺，封固。

腌藏肉法

新猪肉切成段，用煮小麦滚汤淋过，控干。每斤用盐一两擦，置缸中，三日一翻。半月后，用好酒糟腌两宿，出缸。用原缸卤净洗，悬无烟处净室中。二十日后，半干。以故纸封裹，用淋过净灰于大瓮中，一重灰，一重肉，埋讫，盆盖，置之凉处，经年如新。煮时，米泔浸一炊时[1]，洗刷净，下清水锅中，合盆，慢火煮。候沸，即撤薪，停火一顷，再发火。煮滚，住火，良久，取出食。此法之妙，全在早腌。须腊月前旬日作，得腊气乃佳，迟则不佳矣。牛、羊、马、驴等肉皆可，同此法。

腊肉法

肉五斤作一块，每斤用盐一两，擦令匀。入缸腌数日，每日翻二三遍。却入酒、醋中停，再腌三五日，日翻三五次，取出，干。先备百沸汤一锅，真麻油一器，将肉逐块略入汤蘸，急提起，趁热以油匀刷，挂烟头熏之。日后，再用腊糟加酒拌匀，再腌十日。取出，挂烟上，当昼夜不绝，烟熏十日。羊肉并可，依此法。

四时腊法

腊月腌肉，卤净，器收，泥封之。要用时，则取一碗，腊水一碗，盐三两，和匀。将肉去骨，切三指厚、五寸阔，用盐料匀拌，半日，入卤水内浸一宿。次日，腊味与腊月者无异。

肉脯法

诸般兽肉皆可。一斤切作十六条，好酒一大盏，醋一小盏，净盐四两，马芹、莳萝各少许，慢火熬酒醋干，收之。

腌猪舌

猪舌一斤，盐半两，酒一盏，川椒、莳萝、茴香各少许，细切葱白，腌五日，日翻三四次。用细索挂当风处干，用纸袋盛挂之。

红羊脯法

肥羊肉十五斤，以半斤切作一条，用盐十五两，腌三伏时。取肉出，用糟三两拌匀，再腌三宿。取出，不去糟，于灶上猛柴烟熏干。次年五六月，洗剥净，煮食。

鹿獐羊麂等肉

作条或片，去筋膜、脂带[2]。每斤用盐一两，天气暖则加一分，腌半日。入酒一升半，醋一盏，经两宿取出，晒干。

牛羊肉

去骨，打作少长条，乘肉热，精肥相间三四条作一垛，布包石压，经宿。每一斤

---

〔1〕一炊时：指做熟一顿饭菜所需的时间。

〔2〕去筋、膜、脂带：十九年本作“筋膜带些”，文义不通，据四十二年本改。《居家必用事类·饮食》作“去筋膜，微带脂”。

用盐八钱，酒二盏，醋一盏，腌三五日，日翻。至十日后，日中晒之，晚复入卤汁[1]，但汁[2]尽为度。候干，挂厨烟上。腊月可造。

牛腊鹿修

好肉去筋膜，条切。每二斤，用盐六钱半，川椒三十粒，葱三茎细切，酒一大碗，同腌三五日，日翻五七次，晒干。猪、羊仿[3]此。

腌鹿脯

净肉十斤，去筋膜，打作条。用盐五两，川椒三钱，莳萝半两，葱白四两，好酒二升，和肉拌腌，日翻二次。冬二日，夏一伏时，取出。以线遂条穿，用香油搽，晒干为度。

又法，鹿、獐等肉，去皮膜，连脂细切。每廿斤用盐廿两，芜荑二合，拌匀。用羊大肚一个，装满缝合，用板夹定，当风日处曝干。

腌鹿尾

用刀剃尾根上毛，剔去骨，用盐一钱，芜荑半钱，填其中，杖[4]夹，风吹干之。

夏月收肉法

凡诸般肉，大片薄批，每斤用盐二两，细料物拌匀，勤翻转，腌半日许。榨去血水，以香油拌过，蒸熟，竹签穿，悬烈日中，干，收之。

又法，白面搜和，如捍饼面剂。肉去骨，切作块如盏大，面裹肉，油缸内浸，久留不坏，肉色如新。面仍可食。

夏月收熟肉法

收肉，切作大块，每斤用盐半两，腌片时，入橘皮、莳萝、川椒末、酒、醋，相肉多少，酱少许，同煮至酒醋干，以筛盛，烈日曝干。

又法，用瓷器盛肉，顿放锅中，少着水烧滚，冷则再烧，干则添水，常令[5]热气长不绝，可留二三日。

夏月煮肉停久法

每肉五斤，用胡荽子一合，醋二升，盐三两，慢火煮熟，透风处放之。加酒、葱、椒同煮，可也。

又法，橘花晒干为末，每暑月煮肉，抄一匙煮之，可半月不坏，甚妙。

又法，用白矾少许同煮，亦可留数日。

水晶䏲

精羊肉去皮脂，薄批片，以盐、椒、马芹，研，好醋澄去滓，腌一时久。摊筛上，烈日中曝干。精猪肉亦可。夏月肉宜用此法。

---

〔1〕汁：原误作“汗”，据《居家必用事类·饮食》同名方改。

〔2〕但汁：原作“泥”，据四十二年本改。

〔3〕仿：原作“放”，四十二年本作“仿”。

〔4〕杖：原作“枝”，据四十二年本改。

〔5〕令：原作“冷”，据四十二年本改。

鱼脯

鱼肉切作横条，盐、醋淹片时，粗布挹干。先以香料为细末，绿豆粉拌匀，却以鱼用粉为衣，轻手擀开，麻油煠，烈日曝熟[1]。无日，则急火焙之。

酒蟹方

九月中拣肥壮者十斤，用炒盐一斤四两，明矾末一两五钱。先将蟹净洗，用疎篓封紧，悬当风半日或一日，以蟹干为度。用好醅酒五升拌，匀和盐、矾，令蟹入酒内，良久取出。每一枚斡开脐，入川椒一粒，用罐捺实收贮。更以花椒糁其上了，以纸两三重盖口，纸中纳韶粉一粒如小豆大，箬封泥固。取时，勿见灯，则生沙而澀。或用好酒破开，腊糟五斤，拌盐、矾亦可。

酱醋蟹

团脐大蟹，麻皮扎定，于温锅内放，令吐出沫了。每斤用盐七钱半，醋半升，酒半升，香油二两，葱白五握，炒作熟葱油；榆仁酱半两，茴香、川椒末、姜、橘丝各一钱，与醋、酒同拌匀。将蟹排在净器内，倾酒、醋入，浸之半月[2]可食。底下安皂角一寸。

法蟹

大蟹十枚，洗净，经宿，用盐二两半，麦黄末二两，红曲末一两半。预置蟹在罐内，以好酒二升、白芷末二钱，川椒、莳萝、姜、橘丝、茴香等物，入罐，封。半月熟。

糟蟹

团脐蟹三十枚，净洗，布拭干。糟五斤，盐十二两，好醋半升，法酒半升，拌糟，依法收贮。七日可食，留至明年。

又法，蒸熟蟹糟之，甚妙。

酱蟹

团脐蟹百枚，净洗，控干。逐个脐内满填盐，用线缚定，即置瓷器中。法酱二斤，研浑，川椒一两，好酒一斗，拌酱、椒匀，浸，令过蟹一指，酒少再添。密封，泥固。月冬二十日熟。

肉豉法

猪肉精、肥逐项切小块，同羊脂微炒，以酒、醋水，用川椒、盐、杏泥、缩砂、木香、阿魏、甘草同煮，频焯去沫，候熟收。

又法，精肉一片，骰子块切，盐一两，拌匀，晒去腥。生姜四两薄切，煠，用猪脂烂剉，炒过淡豉一斤，取浓汁两碗，马芹半两，椒皮一钱。先下肉于锅内炒，次用豉、橘姜丝、马芹，候炒干，焙收。

又法，羊肉五斤，连皮脂皆可，醋三升，胡荽子一合绢袋贮，盐二两，酒三盏，蒜瓣三两，同煮，慢火养熟，压成块，切，晒干收。

---

〔1〕熟：底本、校本均作“熟”，疑为“乾”之误。

〔2〕月：《居家必用事类·饮食》同名方作“日”。

又法，精肉切块或条，每斤用盐半两，酒、醋各一碗，缩砂仁、良姜、椒、葱、橘皮各少许，慢火煮汁尽，晒干，可留三个月。

鹑雀兔鱼酱

上亦治净，每一斤用白盐、白曲末各四两，葱三根，切一寸长，酒三合，胡椒、莳萝、川椒、干姜为细末，各一钱，红曲末二两，同拌匀。每十斤，入熟油十两，再拌，入瓶，箬签泥封。腊月造，三月完者，四月熟。

惟鱼酱，加荜拨半钱〔1〕。

肉盐

牛、羊、猪肉共三斤，细剁，净虾米半升，捣细，川椒、马芹、茴香、胡椒、杏仁、红豆各半两，为细末，生姜细切十两，面酱一斤半，腊糟、盐、葱白、香油各一斤，芜荑细切二两。香油炼熟，将上件肉及料一齐下锅，炒熟。候冷，入瓷罐，封固。则取之以调和，汤汁亦佳。

〔1〕惟鱼酱，加荜拨半钱：四十二年本无此句。并无下方。

多能鄙事卷之二

括苍　诚意伯刘基　类编

饮　食

造酥酪法[1]

煎酥

羊脂一斤，猪脂四两，慢火熬，滤去滓。梨一个，去皮、心，薄切。栗肉十个，薄切。红枣十五个，去核，切。灯心一小把，皂角一寸，剉碎，瓜蒌子少许。熬至梨干为度。再滤，收之。

又法，羊猪二脂同煎，蜜二两，雪梨二个，油一两，不蛀皂角一个，剉碎，同熬缩。绢滤去渣，候冷，再熬。欲似北酥，则以郁金、栀子搭包，以绵羊脂翻裹在外，以光面盛，使凝满收之。北酥乃用驼脂峰骨煎成，故色黄。今只收诸兽骨髓作之，极佳。

造酪

牛乳不拘多少，于锅釜中慢火熬之，紧火则底焦，马粪火为上。常以杓扬，勿令溢出，时复彻底纵横摝之，勿圆搅。若断，勿以口吹，吹则解散。候四五沸便止。泻入别器中，乃真酥也。余者，生绢袋滤入干净瓷瓶中，收之。酪瓶须用火炙干，候冷，则无润气，亦不断。若酪断不成，其屋中必有蛇及虾蟆之故。宜烧人发，或牛羊角辟之。其熟乳待温如人体为候，若热入则酸，冷又难成。滤了，先以甜酪为酵，大率熟乳一升，用甜酪半匙，着杓中，以匙熟搅开散，入熟乳中，仍以杓搅匀，以毯絮之属覆瓶令暖。良久，换生单布盖之。明旦酪成。或无旧甜酪，则用浆水一合代之，不可多。六七月造者，只令如人体，置于冷地，勿盖焐。冬月造者，令热于人体。

晒干酪

七八月间造。烈日炙酪，酪上皮成，掠取。更炙，又掠，至肥尽无皮乃止。其乃

〔1〕造酥酪法：标题及此后的“煎酥”与“造酪”原脱，据四十二年本补入。原书卷二从“冬月造者，令热于人体”开始，此前有抄者注云“此处恐唐本磨灭也。叶数亦第二纸矣”。

于锅中炒少时，即出，盆盛，曝干。浥浥时作团如梨大，干收，经年不坏。

造乳饼

取牛乳一斗为率，绢滤，入锅煎三五沸，水解醋点入乳内，渐渐结，漉出，布裹，以石压之。

造乳团

酪五升，下锅烧滚。入冷醋浆水半升，自成块。如未成，更添浆水一盏。块成，滤滓，以布裹，团搦如乳饼样。春秋月，酪滚提下锅，用浆就之。夏月，置浆水盆中，酪滚，以酪置倾浆中。

糖霜法

造饧霜，用好糖三十斤为率。净水一桶，同入釜中煮沸，不要搅动，入鸡卵四个同煮，以顶过净，尽在面上。候冷，轻轻挹去之。先取净黄泥水和，置别所。用樟木作桶，桶底作一小孔，以木棉塞之。入糖其中，用绵布盖面，取所和黄泥水摊巾上，压七日。赤糖色如未凝未白，再压。直过四七日，其糖净白，始再熬过。分入小罐中，约一斤或半斤，以竹篦布罐内，于净地上平铺，以稻糠埋其罐，气热则成透白，可得霜十斤。

烹饪法

法煮羊头

羊头治净，下锅煮，入葱五根，橘皮一片，良姜一块，椒十余粒。滚数沸，入盐一匙尖。慢火煮熟，放冷，切作片。临食，以木碗盛，酒洒，蒸热，入碟供，胜烧者。羊棒臆、尾巴皆可制[1]。

法煮羊肺

羊肺切为数段，晾洗[2]，入砂罐煮。用生姜三片，良姜、椒、盐各少许，葱三握，湿纸包罐口，勿泄味，慢火煨[3]。候半熟，再切细，添些酒，再煮软供。羊肚、托胎、硬髓皆可。禁中谓之杂沤。

鸡子线

薄酒锅中煮沸了，以鸡子开窍，入盐，用箸搅匀，旋倾令如线，以酒供之。

肉鲊

每牛羊肉十斤，切作大片，细料物一两，盐四两，拌匀，腌过宿。次早翻转，再腌半日，控出。此是春秋腌法。夏伏腌半日，冬腌三日。控干，用香油十两，炼熟，

〔1〕皆可制：此后，四十二年本将“又烹调法”中两条误移此处。
〔2〕晾洗：底本、校本原均作“掠”，据《居家必用事类·饮食》同名方改。
〔3〕煨：原作“煨”，据四十二年本改。

倾肉下油锅，不住手搅，候油干，倾入腌卤，再炒，用醋浆倾入，上指半高，慢火熬三五滚，下酱些小，慢火煮，令汁干，漉出，筛中摊，晒干为度。若欲久留者，每斤用盐六钱，酒、醋各半盏，可留经年不坏。诸肉皆可造。

骨炙

带皮羊肋，每枚截两段。用硇砂末一捻，沸汤浸，放温，蘸炙，急翻勿令热，再蘸，再炙，如此三次。好酒略浸，上铲，一翻便可食。凡猪、羊脊膂，獐、兔精肉，用羊脂皮膜包炙之。

红熝[1]腊

精带肥肉，每段约三斤，凉水浸一二时，烧滚，下锅。用葱三根，川椒、茴香各三钱，煮两三沸，漉出。用石压去油水，切作大片，皂角汁合浆水洗，再以淘净。肉汁澄清，入酱，下锅。却放肉煮，勿盖，用大料物一两半，红曲半两，慢火熝软，掠去油沫。将肉漉出，盛器，调汁，滋味得中。下白矾末少许，去浑脚，别碗装肉汁，腌葱丝。

川炒鸡

每只治净，切作事件[2]。炼香油三两，炒肉，入葱丝、盐半两，炒七分熟。用酱一匙，同研烂，胡椒、茴香，入水一大碗，下锅煮熟，加好酒少许。

熝鹅鸭

每只治净，炼香油四两，煎变黄色。用酒、醋、水三件中停浸没，入细料物半两，葱三根，酱一匙，慢火养熟。

马驹儿

马核桃肠[3]洗净，翻过。将马肉、羊肉，同川椒、橘皮、茴香、生姜、葱、榆仁酱，一处剁烂，装入肠内。绵扎，煮熟，割块，入芥末，供之。

盘兔

肥者一只，煮七分熟，析开，细切。用香油四两，炼熟，下肉，入盐，葱丝一掬，炒片时。将汁澄清，下锅，滚二三沸，入酱些小，再滚一二沸，调面丝，更加活血两杓[4]，滚一沸，看滋味，添盐、醋。若用羊尾膘缕切同炒，尤佳。

罯兔

兔剥去皮及肠肚等。以成块良姜、茴香、川椒、橘皮、葱，并萝卜五七块，填腹中；朴硝一块，在[5]口内。以水一大碗，入酒、醋、盐、油各少许，于锅内，安杖子搁兔，勿令着水，瓦盆盖，纸糊合缝，勿走气，煮。觉水滚，扯火。溢过再烧一食

---

〔1〕熝：原作“漉”，据《居家必用事类·饮食》“红熝腊”改，此后文中亦作“慢火熝软”。熝，同“熬”。

〔2〕事件：即块。

〔3〕核桃肠：即大肠。

〔4〕两杓：原作“枸”，据四十二年本改。

〔5〕在：原作“生”，据四十二年本改。

久，即熟。

粉骨鱼

鲤鱼治净，勿切碎，盐腌得所，鱼腹内纳细料物、姜、葱丝。锅内着[1]水，入酒半盏，放下鱼，糁楮实末三钱，盆盖定，勿走气。慢火养一[2]日，或一夜，放冷。其骨皆烂如粉。

酥骨鱼[3]

鲫鱼二斤，治净，盐腌，控干，以葛姜酿抹鱼腹。煎令皮焦，放冷。用水一大碗，莳萝、川椒各一钱，马芹、橘皮各二钱细切，糖一两，豉二钱，盐一两，油二两，酒、醋各一盏，葱二掬，酱一匙，楮实末半两，搅匀。锅内用箬铺底，将鱼置上，又用箬盖，倾下料物，水浸没，盆合，封闭。慢火养熟，其骨皆酥。

生肺

獐、兔为上，羊肺次之。全无损者一具，使咂尽血水，用凉水浸，再咂，再浸，倒尽血水方可。用蒜泥、韭汁、酪、生姜自然汁，入盐，调味匀，滤去滓。以湿布盖肺，水洗，用灌[4]袋灌之。

酥油肺

獐为上，兔次之，羊又次之。依上去血水，用蜜、酥，加稠酪、杏泥、生姜汁同和，滤，纽去滓，布盖，水沈，灌袋灌之。

琉璃肺

羖羊肺，依上去血水。用杏泥、生姜汁、酥、蜜各四两，薄荷叶汁二合，酪半斤，酒一盏，熟油二两，和匀，滤二三次。依前法，灌之。

水晶鲙[5]

猪皮刮去脂，净洗。每斤用水一斗，葱、椒、橘皮少许，慢火煮皮软。取出，细切，却入原汁内再煮，稀稠得中。用绵滤。候凝，切之，醋浇食，甚美。

又法，鲤鱼皮鳞不拘多少，砂[6]盆内擦洗白，再换水濯净。看有多少添水，入椒、橘皮，熬至稠粘。绵滤净，入鳔少许，再熬，再滤。候凝，细切如线，用韭叶、生菜、木犀、鸭子、笋丝簇盘，芥辣浇之。

鱼鲙

鱼不拘大小，以鲜活为上。去头、尾，肚皮，薄切，摊白纸上晾片时，细切如丝。以萝卜细剁，布纽作汁，姜丝拌鱼，入碟，杂以生菜、胡荽、芥、辣，醋浇。

鲙醋用爆葱四根，生姜四两，榆仁酱半盏，椒末二钱，同研烂，入酸醋内，加盐

---

〔1〕着：原脱，据四十二年本补。

〔2〕养一：原脱缺二字，据四十二年本补。“一”字《居家必用事类·饮食》同名方作“半”。

〔3〕酥骨鱼：原误作“酥鱼骨”，据四十二年本乙转。

〔4〕灌：四十二年本作“罐”。下同。

〔5〕鲙：据文义，当为“脍”字。

〔6〕砂：原作“炒”，据四十二年本改。

乃糖，拌脍用之，或用胡椒，则减些姜为好。

生肝肚

精羊肉并肝，薄批，摊纸上，挹尽血水，切如丝。羊百叶又一般切取□[1]。炒葱油抹肉，不腥。

聚八仙

熟鸡为丝。衬肠焯过，剪为线。无，亦可熟羊肚细切。熟虾肉并熟牛舌，片切。生菜、油、盐、揉糟、姜丝、熟笋丝、藕丝、香菜、胡荽，簇碟内。鲙醋，或芥辣醋，或蒜酪，浇之。

水晶冷淘脍

猪皮三斤，刮净，入锅，用水高皮三指，急火煮滚，却以慢火熬。俟耗大半，即以杓撇清汁，浇大漆盘内，如作煎饼，乘热摇荡，令遍满盘底。候凝，揭下，切如冷淘。簇生菜、韭、笋、萝卜等，辣醋浇之。

锅烧肉

猪、羊、鹅、鸭等，先用盐、酱、料物腌二时。将锅净洗，烧热，用香油遍浇，以柴架起肉盆，合纸封之，慢火焐熟。

铲[2]烧肉

诸般肉，批作片，捶过，滚汤蘸布纽干，入料物拌，上铲不住手翻，烧熟之。

烧肉事件

羊膊煮熟烧，羊肋生烧，黄牛肉煮熟烧，獐鹿膊煮半熟烧，鹌鹑去肚生烧，野鸭雁熟烧，羊脂肪半熟烧，腰子、水扎兔[3]、苦肠、蹄子、火燎肝、黄雀、砂雀、膂肉、羊耳舌生。

上俱用签子插于炭火上，蘸油、盐、酱、料物、酒、醋调薄糊，浇，不住手翻[4]转至熟，剥去面皮供。

酿[5]烧鱼

鲫鱼大者，肚脊批开，治净，酿打拌，肉杖夹，烧熟。

熟灌肺

羊肺洗净，用生姜六两，取自然汁。麻泥、杏泥各一盏，白面三两，豆粉、熟油各三两，拌匀，灌满，煮熟。

汤肺

肺一具，生切作条或块。用姜四两取自然汁，杏泥二两，酱一匙头，盐一钱半，

〔1〕□：原书空缺一字。《居家必用事类 · 饮食》同名方作“羊百叶亦缕细”。

〔2〕铲：原作“剗”，同“铲”。

〔3〕扎兔：原书空缺两字，据四十二年本补。

〔4〕翻：原书空缺一字，据四十二年本补。《居家必用事类 · 饮食》同名方作“勤”字。

〔5〕酿：原作“穰”，据四十二年本改。

腌。下滚肉汁内，两滚，便熟。

灌肠

肥羊盘肠并大肠，洗净。每血杓半，凉水称之，搅匀，依常法灌满。活血则旋旋对，不可多，多则凝，灌不入。

红绿馎饦

生虾研自然清汁和面，依常法搜造馎饦。别用鸡白肉研烂和丸，虾曲煎汁，合汤浇食。

红丝

活血两碗，凉水碗半，对搅，须臾凝，削开，入汤煮。

油肉酿茄

茄十个，去蒂，切开顶，剜去瓤。更用茄三个，切破，与空茄一处，笼内蒸熟，取出。将空茄油内煠得明黄，漉出。破茄三个，研作泥。用精羊肉五两，作臊子[1]。用松仁五十个，初破，盐、酱、生姜各一两，葱、橘丝拌葱醋浸。用油二两，将料物、肉一处炒熟。再将茄拌匀，装入空茄中，蒜酪食之。

假香螺羹

田螺，清水养三日，以鸭子黄洒上，令食，洗净。匀排笼内，放冷水锅上，蒸。其肉尽出，去肠靥，以盐、酱、椒末、橘丝、茴香末拌匀。笼内先铺粉皮一个，洒生粉[2]，匀排螺头肉，再洒粉，再盖用粉皮盖上。蒸熟，以鲙醋碗内装浇，或用清元汁浇，作羹亦可。

油肉豉茄

茄十个，去蒂，切作两半，钱厚油煠黄，漉出。用精羊肉四两，切碎，油二两[3]，将肉炒熟。用生姜一两，橘皮三片，各切丝，葱丝二掬，盐、酱各一两，醋少许，将料物、茄、肉同拌，蒜酪食之。

蒸时鱼[4]法

时鱼去肠，不去鳞，以江茶糁，去腥，洗净，切作大块。汤锣盛，先铺薤叶，或菜，或笋片，用酒、醋和一碗，化盐、酱、姜、椒，放滚汤内顿熟。

夏冻鸡法

鸡依法治净，切大块，微焯过，净羊头一个，同入釜煮熟，入盐，笔去羊头，漉出，于瓷器内以油纸再重封密，沉井底如冬月者。

夏冻鱼法

蹄上筋煮熟，研如膏。后取鱼治切了，同煮熟，漉入盆，扇冷。

---

〔1〕臊子：臊，音 sào。即肉末。

〔2〕粉：四十二本年同，《居家必用事类·饮食》同名方此后有“丝”字。后一“粉”字同，不另注。

〔3〕两：此后原衍“酱”字，据四十二年本删。

〔4〕时鱼：今多作“鲥鱼”。然《证类》卷二十亦作“时鱼”。

干肉醢

精肉沸汤焯过，切骰子块。犹以猪羊脂煎，令微熟，别换汁[1]，入[2]酒、醋、椒、杏、葱料、盐、酱煮干，取出焙燥，久留不坏。

煮诸肉法

老羊肉同瓦片煮，即易烂。羝羊，以胡桃数枚钻孔煮之，不臊[3]。凡煮羊，以酱略浸了，白茯苓末同煮，极妙。

胡[4]狸肉，以胡桃煮之去臊。

淡蛤蜊之类，以灯心五七茎同煮，则挂不鲐[5]。

败肉，以胡桃，或稻草入，阿魏同煮亦可。

老鸡，以楂子煮之。

鱼用楮实者则骨酥，以葱叶入鱼腹煮亦可。

素羹入榧子肉煮之甚妙。

牛羊肉，须滚汤下，盖定，慢火养熟。

马肉冷水下，不盖，入酒煮。

獐、鹿肉，冷水下，煮八分热，煮过则无味。

熊掌，用石灰沸汤挦净，布缠，煮熟，或糟之亦佳。

熊白，批小段，焯过，微熟，同蜜食。多食破腹。

鹚、老雁、鱼鹰之类，滚汤慢火养，八分熟。

虎、獾肉，土埋一宿，盐腌半日，下冷水煮半熟，换水，加葱、酒同煮。

煮硬肉，用缩砂、桑白皮、楮实同下锅，立软。

肥肉，先以芝麻、茄花，同料物调稀糊，涂肉，火炙干，却下锅煮。

煮驴、马肠，候半熟漉出，同香[6]油、葱、椒、麸，盆内入胡桃二个，换水煮，则无臭气。

饼饵米面食法

烧饼

每白面一斤，入油一两半，炒盐一钱，净水和搜，轱轳槌[7]打砑[8]开，鏊上

〔1〕换汁：原书缺脱二字，据四十二年本补入。

〔2〕入：原书缺脱一字，据四十二年本补入。

〔3〕臊：原书缺脱，据四十二年本补。

〔4〕胡：疑为“狐”之误。

〔5〕鲐：指干鱼久置变质而产生的一种令口腔咽喉不适的味道。

〔6〕香：原书空缺一字。据《居家必用事类·饮食》同名方补。

〔7〕轱轳槌：轱轳，原作“骨鲁”，通“轱轳”。轱轳槌，一种形似车轱轳的擀面用具。下同。

〔8〕砑：音 yà，碾压，与“擀”同义。

熥，得硬煻火内烧熟，极脆羨。

白熟饼

鸡、鸭子清皆可，和蜜作汤搜面，依常法擀造，取旧细布紧绷，笼面蒸。

山药胡饼

熟山药二斤，面一斤，蜜一两，油一两半，和搜，擀为饼。

肉油饼

白面一斤，熟油二两半，猪、羊脂各二两，剁碎，酒一小盏，与面同和。如硬，入羊骨髓。分作十剂，擀开包馅，用托子印，入炉熥熟。

酥蜜饼

面十斤，蜜三两半，羊脂油春四、夏六、秋冬三两，猪脂油春半斤、夏六两、秋冬九两。溶开，入蜜和匀，浇面，搜匀，任意印造，入炉熬。纸衬底，慢火熥熟。

七宝卷蒸饼

白面二斤半，冷水和成剂，旋旋水调作糊，铫盘上用油摊薄煎，以饼包馅如卷饼样，再煎。

馅用羊肉炒燥子[1]，蘑菇、熟虾、松子仁、白糖末、姜米，入炒葱、干姜末、盐、醋调得中，用之。

金银卷煎饼

乌鸡卵打破，青黄各放，添水调开，加豆粉再调，摊作煎饼，包馅再煎。

驼峰角儿

面二斤半，溶化酥十两，或猪羊油各半代之，冷水和盐少许，搜成剂。用轱轳槌擀作皮，炒熟馅子，捏[2]成角儿，入炉熥熟。

烙面角儿

面二斤半，烧汤升半，候滚，倾面八停，留二停作粹[3]。用汤搅，烙熟取出，晾冷，搜剂，擀皮，包炒熟馅子，捏作角子，入盏脱，下炉熬熥熟。素馅皆可。

盏酪焦油饼

以面调作稠糊，摊作厚饼，煎，翻转，慢火熥熟，勿焦。取出，入蜜和为剂，擀为厚饼，蒸，包熟馅子，印脱，深油煠黄色，或以手按圆煠之。

圆焦油饼

面二斤半，内六分熟水和，碱、酵各一合，水化，入面调，打泛为度。馅用熟者，丸如弹子大。将面馅上手包裹了，于虎口即出，滚深油煠熟。

醍罗角子

面一斤，香油一两，倾入面内，拌以滚汤，斟酌逐旋倾下。用杖搅匀，荡作熟

〔1〕燥子：同“臊子”。
〔2〕捏：原作“捍”，据四十二年本改。下同。
〔3〕粹：擀面时所用的干粉。

面，挑出锅，摊冷。擀作皮，入生馅包，以盏脱之，作娥眉样，油煠熟。

白熟饼

头面三斤，内一斤作酵面，一斤作荡，一斤饧。蜜水和三件面，一处和匀，揉二百余拳，再放暖处停二时许。伺面性行，暄泛[1]，再揉一二百拳，逐旋取作剂。用轱轳槌擀开，入红炉或鏊上煿熟。擀饼入些少蜜，则不硬。

甘露饼

面一斤，上笼，纸衬蒸过。先以油，水中停搅如饧汁，倾入面，拌和。豆粉为粰，擀作薄饼，细攒褶儿，两头相衔住，手按开，再加粉粰，轱轳槌擀圆。油煠，控起，蜜浇。

回回油蜜膏

二件逐旋下锅，勤搅，令胶黏得中，候欲凝，水中浸过，又凝成膏。

翠缕面

槐叶嫩者，研自然汁，依常搜和白面，擀切，滚汤下。候熟，过水，腥素汁汤皆可。

山药拨鱼

白面一斤，豆粉四两，水搅如稠煎饼面。入擂烂熟山药，一处搅极匀，用匙拨入沸汤。候熟，燥、汁任意。

玲珑拨鱼

白面一斤，调如稠糊。以肥牛羊肉半斤，切如豆大，入糊搅匀。用匙拨入沸汤，面见汤开，肉见汤缩。候熟，面浮肉沉，如玲珑状。下盐、酱、椒料，调和食之。

玲珑馎饦

冷水和面，羊肾生脂剉碎，入面同插，擀匀，切作阔面，下锅煮，自然满明。

馄饨皮

白面一斤，用盐半两，凉水和如落索[2]状。频入水[3]，搜和如饼剂。一时，再搜，撧[4]为小剂，豆粉为粰，轱轳槌擀开，厚中薄边。入馅，蘸水合缝。馅随意。下锅时，将汤搅转，逐个下，频洒水，长要鱼津沸[5]。浮者为熟，先漉取之。

馒头皮

每白面二斤半此是十个料，先以酵一盏许，于面团一小窝，倾入酵汁，就和一块软面覆之，放温暖处。伺泛起，将四边就面加温汤和，再覆之。又候泛起，再添干面、温水和。冬月用熟汤和干，不须多揉，再放片时，揉成剂则已。若揉过则不肥泛。其剂放软，擀作皮，包馅，排无风处，温布巾盖之。候面性来，乃入蒸笼。

馅每十分用羊肉二斤半，薄切，入滚汤焯过，细切，入半斤生姜，四两陈皮，二

〔1〕暄泛：即松软。

〔2〕落索：又作“落苏”，即茄子，形容将面和成粗条状。

〔3〕水：原脱，四十二年本同，据《居家必用事类·饮食》同名方补。

〔4〕撧：音 jué，折断，扯断。原底本、校本均作“拙”，据《居家必用事类·饮食》同名方改。

〔5〕鱼津沸：原作“鱼腹沸”，据《居家必用事类·饮食》改。“鱼津沸”指小火候少泡沫的沸腾方式。

钱细切一合，葱四十茎，细切，香油炒熟，杏仁五十个，松子仁二掬，剁碎拌匀。

猪肉馅，入羊脂四两，橘皮一个，椒皮一钱，杏仁十个，茴香半钱，葱十茎，须细切，香油二两，酱一两，擂细。先将油炼热，下葱、酱炒，别入醋二合，调面一匙作芡，倾锅内同炒熟，与生馅调。

包羊肚馅，用软肚二个，熟软肺一个，熟羊舌五个，乘热切细。精生羊肉半斤，脂四两，细剁。葱十五茎，醋三合，生姜四两，陈皮、茴香、川椒皮各一钱，细剁，炼熟香油炒葱，入面作芡，入盐拌匀，滋味适中，依前包之。

薄馒头皮、包子、水晶角儿等皮

白面一斤半，滚汤逐旋糁下面，不住手搅，作稠糊，挑作一二十块，于冷水内浸至雪白，取在案上，摊去水。以细豆粉十三两，和搜作剂。再以豆粉〔1〕作粹，作皮，包馅上笼，紧火蒸熟。洒两次水，方可下灶。临供时，再洒些水，便上碗为矣。

鱼包子

鲤、鳜皆可，每十分用净鱼肉五斤，柳叶切。羊脂十两，骰子块切。猪膘〔2〕八两，切。盐、酱各二两，橘皮二个，细切，葱十五茎，切丝，香油炒之，姜丝一两，川椒皮末半两，细料物一两，胡椒半两〔3〕，生杏仁五十个，研细，醋一合，面芡之，用上项皮。

鹅鸭兜子

鹅、鸭、鸡、雉之类皆可。每净肉半斤，细切。猪膘一两，缕切。羊脂二两，切如指面大。葱、姜、橘丝共一两，川椒、杏仁、细料物各少许，盐、酱各二钱，酒、醋一合，面糁同。

蟹黄兜子

熟蟹大者三十个，研取净肉并膏。生猪肉一斤半，细切。香油炒鸭卵五个。以细料物一两，川椒、胡椒共半两，研。姜、橘丝各少许。葱十五茎，切碎，香油炒。面酱二两，盐一两，面芡同。上以粉皮一个，切作四片，每盏先铺一片，放馅，折掩〔4〕盖定，笼中蒸之。

荷叶〔5〕兜子

羊肉二斤，焯去血水，细切。粳米饭半斤，香油二两，炒葱一掬，肉汤三盏，调面三两，作丝橘皮一个，姜〔6〕末一两，椒末少许。倾一处拌匀。每粉皮一个，切作四片，每盏内先铺一片，装新莲肉去心、鸡头肉、松子肉、胡桃肉、梅仁、乳米、木耳等，并肉馅，掩折定，蒸熟，匙翻在碟内，麻泥和酪浇之。

---

〔1〕豆粉：底本、校本均作“粉豆”，据《居家必用事类·饮食》同名方乙转。

〔2〕膘：原作“臕”，同“膘”。

〔3〕半两：原脱，据《居家必用事类·饮食》同名方补。

〔4〕掩：原书缺脱，据四十二年本补。

〔5〕叶：四十二年本同，《居家必用事类·饮食》作“莲”。

〔6〕姜：原作“细”，据四十二年本改。

水晶醍饹

精羊肉半斤，奶肪羊肚、羊尾子膘、羊皮、竹笋、决明各四两。羊舌五个，煮熟，细切。橘丝半两，姜丝、香油各二两，炒葱五茎，面酱[1]半两，研。盐量酌用。姜末半两，调粉芡四两，打拌匀。粉皮用熟油抹过，切作四片。依上用盏盛，装馅[2]，蒸熟，匙翻碟内，麻泥酪浇之。

素酸馅

馒头皮依前法，馅用栗肉、松子、胡桃肉、姜米、面筋、熟菠菜、杏、麻泥，入五味，面芡作之。

菜馅，用黄齑碎切，豆粉皮、山药、栗黄、木耳，五味和之。

水滑面[3]

头面，春、夏、秋用新汲水，入油、盐，先搅作拌面羹样，渐渐入水，和搜成剂，用手拆开，作小块。再用油水洒和，以拳揉二三百遍，如此三四次，微软如饼剂。就案上，用扨棒纳百余扨，无扨棒，只揉数百拳，至面性行，方搓作面指头，入新凉水内，浸时[4]许，却下锅。冬月，用温水浸。

索面

与水滑面同，只倍用油，搓如粗箸细，要一样大小长短，用油纸盖，勿令皴散。停两时许，上箸杆缠展细，晒[5]干为度。

经带面

头白面一斤，碱、盐各一两，研细，汲新水破开，搜，比擀面剂微软。以扨棒扨百余下，停一时许，再扨百余下，擀至极薄，切之。

托掌面

白面，凉水入盐、碱和成剂，停一时，再搜和，至面性行。搓成弹子，米粉为粰，以轱轳槌碾如盏口大，以薄为佳。煮熟，入冷肉汁浸拔。换汁，加黄瓜丝、鸡丝、蒜酪，食之。

红丝面

虾，鲜者二斤，净洗，烂抄。以川椒二十粒，盐一两，水五升，同煮熟，拣去椒，滤汁澄清，入白面三斤二两，豆粉一斤，搜和成剂，布盖一时，再搜擀开，用米粉为粰，阔细任意切。煮熟，自然红色。汁随意，只不可用猪肉食，动风。

米心棋子

头面以凉水入盐，和成剂，棒扨过，擀薄，切细。以筛隔过，再用刀再切千[6]

〔1〕面酱：原作“酱面”，四十二年本同，据《居家必用事类·饮食》同名方乙转。

〔2〕馅：原作“折”，四十二年本同，据《居家必用事类·饮食》同名方改。

〔3〕水滑面：四十二年本缺此下九方。

〔4〕时：据《居家必用事类·饮食》同名方作“两时”。

〔5〕晒：原误作“物”，据《居家必用事类·饮食》同名方改。

〔6〕千：原作“入”，据《居家必用事类·饮食》同名方改。

百下，再隔，粗者再切。簸去粉末，晒干。下汤煮熟，连汤起，入水盆内，搅转。捞起，控干，麻汁加碎肉、糟姜、酱瓜、香菜、笋簟之类皆可。

勾面

萝卜一斤，切碎，煮三两沸，入韶粉一匙头，匀糁于上，搅匀，煮至烂，漉出，擂，以布纽去滓。和面一斤，擀切，阔细[1]任意。

凡作馄饨皮，须以齑汁和面。

凡打面，用白沸汤荡入盐少许，面和熟，捏下汤，才浮，以水洒三次，用箸夹一条，投于壁上，粘即熟。

造酸浆水凡人用此水吃[2]面做汤当酸

以面汤十来旋[3]，放一缸内，加米清饮十旋，腐泔五六旋，盖了缸，以五七日过。要用，拨开皮，淘[4]清汁用。

计奶酪法

以黄水牸牛连子者，晚净洗牛母奶，草去子。次日，以手捺乳汁在器，一夜可得二酒旋子。牛多，拨去毛在镬中放温汤，沸，用浆水些少漏汁中，待沸，如腐儿米一般，收起瓶中，自硬。

回回女真食品

设克儿疋剌

胡桃肉，温水退皮，二斤，洗净，控干。下擂盆捣碎，入熟蜜一斤，曲律车烧饼揉碎一斤，三物拌匀，揉作小团。用曲律车烧饼剂包馅，捏作糁孛沙样，入炉，贴熟为度。

卷煎饼

摊薄煎饼。切胡桃、松子、榛子肉、荷莲、干柿、熟藕、银杏、熟栗、芭榄仁，俱细切。用蜜及糖霜和匀，作馅，卷入煎饼，油煤熟之。

糕糜

羊头烂极，去骨。元汁内，下回回豆，候软。下糯米粉，成稠糜[5]，下酥及胡桃、松仁肉，和匀供之。

酸汤

乌梅不拘多少，用醋煮烂，去核。再入砂锅，下蜜，尝酸甜得中。下擂烂松子、

---

〔1〕阔细：原脱，据《居家必用事类·饮食》同名方补。

〔2〕吃：原作“乞”，据文义改。

〔3〕旋：音 xuàn，也作镟，一种装酒的器具，相当于“壶”。

〔4〕淘：原作“讨”，据文义改。

〔5〕糜：原作“磨”，据四十二年本改。

胡桃肉、酪熬之。胡桃见梅、醋必黑。此汁须用肉汁，再调味，同煮烂羊肋寸骨肉丸、回回豆供。

秃秃[1]麻失

如水滑[2]面，和圆小弹剂，冷水浸，手掌按作小薄饼儿，下锅煮[3]熟，别用肉汁食之。

八耳搭

水一大碗，烧滚，下蜜半斤，去沫。用豆粉六两，调糊下锅，看稀稠添水。熟，用盘子香油抹底盛，油刀裁片，酥浇食。

哈儿瓦

干面炒熟，罗过，再炒。下蜜，加少水，搅成，按作片，刀裁之。

古剌赤

鸡子清、豆粉、酪，搅匀，摊煎饼。一层白糖末、松子、胡桃肉，一层[4]又饼，又料，如此三四层，上用回回油调蜜浇之，甚好。

海螺厮

鸡卵二十个，打破，搅匀。以羊肉二斤，细切，入细料末半两，碎葱十茎，香油炒作肉臊[5]。搅入卵汁，令匀。用酒半盏，豆粉二两调糊，同前肉臊再搅匀。倾入瓶内，箬扎口，滚汤内煮熟。伺冷，破瓶取出，切片，酥、蜜浇食。

哈里沙

小麦一碗，捣去皮。牛肉四五斤，或羊肉，同煮极糜烂。入碗，摊开，加松子仁，羊尾油浇，同黄烧饼供。

河西肺

连心羊肺一具，浸净。以豆粉四两，肉汁破开。面四两，韭汁破开。蜜三两，酥半斤。松仁、胡桃去皮，净十两，研细，滤去滓，和匀。灌肺满，下锅煮熟。单盘托，至筵前割。碟内先浇灌肺余汁，入麻泥煮熟，作受赐。

蒸羊眉突[6]

羊一口，挦净，去头、蹄、肠、肚，打作事件。用地椒、细料、酒、醋调匀，浇肉上，浸一时许。入空锅内，柴棒架起，盘合，泥封。发火勿紧，候熟，碗内别供原汁。

柿糕

糯米一斗，干柿五十，同捣为粉．干则煮枣泥拌捣，马尾罗罗过，甑蒸熟，入松仁、胡桃肉，再捣成团，以蜜浇食。

---

〔1〕秃秃：四十二年本无此二字。

〔2〕滑：原作“活”，据前文方名“水滑面”改。下同。

〔3〕煮：原脱，四十二年本同，据《居家必用事类·饮食》同名方补。

〔4〕层：原脱，据四十二年本补。

〔5〕肉臊：即肉末。

〔6〕蒸羊眉突：从此开始，为女真食品。此前，为回回食品。

玉叶羹[1]

每十分用乳团二个，薄批，入豆粉拌。煮熟蘑菇、桑莪、半熟去皮山药各四两。笋四两，糟姜三两。碗装，热汁浇之。

乳羹

牛乳一升，银石器熬，候凝，入碗，用姜，可作两分。

假灌肺

蒟蒻切作片，汤焯过。用杏泥、椒、姜、盐、酱腌两时许，揩净。先备[2]葱油，然后用乳及椒、姜和蒟蒻，煠，合汁供之。

山药面

每面一斤，熟山药一斤，姜汁一两，豆粉一合，入水搜和如水滑面，以轱轳槌研开，切作筹子，入豆粉卧案上，搓长尺许，下锅煮熟，合汁浇之。

两熟鱼

每十分，熟山药二斤，乳团一个，各烂研。橘皮三片，生姜二两，各剁碎，姜末半钱，盐少许，豆粉半斤，调糊，一处拌匀，再加干豆粉调稠，作馅。每粉皮一个，粉丝抹湿，入馅，折掩，捏鱼样。煠熟，再入蘑菇汁内煮，碟供。洒以姜丝、菜头丝、笋丝，皆可。

酥煿鹿脯

每十分，以生面一斤四两，细[3]料物二钱，韭三根，盐一两，红曲末一钱，同剁[4]烂，如肉色。温汤浸开，搓作条。煮熟，丝开，酱、醋合蘑菇汁，腌片时，控干。油煎，却下腌汁同炒干。

面豉

熟面筋[5]丝，碎。笋片、木耳、姜片，或加蘑菇、桑莪、香菌之类，下油锅炒半熟。倾入，研烂。酱、椒、砂糖，少许粉芡，炒熟，候汁干供之。

三色汇[6]

熟面筋一埚，碎酱瓜儿两个，糟姜半斤，各细切，下油锅，葱丝炒熟食。姜只用生者亦可。

炙脯

熟面筋随意切，油锅掠炒。以酱、醋、葱、椒、盐、料物研烂，调味得所，腌片

〔1〕玉叶羹：从此开始并非回回女真食品，但底本、校本均无标题或说明，提请读者注意。

〔2〕先备：原作“洗”，四十二年本作“洗备”，据《居家必用事类·饮食》同名方改。

〔3〕细：原作“丝”，据四十二年本改。

〔4〕剁：原作“煿”，四十二年本同，据《居家必用事类·饮食》同名方改。

〔5〕筋：原作“茄”，据四十二年本改。

〔6〕三色汇：此方名原误作“玉叶羹”，与上文“玉叶羹”重复，四十二年本同。核实《居家必用事类·饮食》，此乃“三色汇”方。本书误在“大料方”下，又将其“天厨大料物”方的配方误在“三色汇”下。

时。用竹签擢，慢火炙干，又蘸炙，汁尽为度。

酒焐菌

干香菌逐根栽真沙土内，米泔泼，经宿，令鲜润，丝开。用炒葱油、姜、橘丝、盐、酱、料物、酒，搅匀，焐熟。

假蚬子

鲜莲肉不切，菱肉剉骰子块，焯过，物料腌，油煎熟。

煠骨头

乳团、豆粉、生面一斤，以[1]盐、酱、茴香、橘皮、椒末和匀，蒸熟，切作骨头样，油煠，却入酱清汁。擂炒熟大麻子，加砂糖合汁，慢火熬，入面芡，不用油。

假鱼鲙

薄批熟面筋，用薄粉皮两个，芡抹湿，上下夹定，蒸熟，薄切。别染红粉皮，细切，笋丝、蘑菇丝、萝卜、姜丝、生菜、香菜，间装如春盘样，用鲙醋浇。

水晶鲙[2]

琼芝菜洗去沙，频换米泔，浸三日。略煮一二沸，入盘，研极细，下锅煎化，滤去滓。候凝结，缕切如上，簇盘，以鲙醋浇食。

假水母线[3]

蒟蒻切丝，滚汤焯，如上，鲙醋浇之。

庖厨杂用

大料方[4]

芜荑仁、良姜、荜拨、缩砂仁、红豆、川椒、官桂皮、干姜、莳萝、茴香、杏子仁、橘皮[5]。

调和省力物料

马芹[6]、胡椒、茴香、干生姜、官桂、川椒各等分，碾为末，滴水随意丸[7]之。用则捻破入锅。

---

〔1〕一斤，以：原作“筋”，据四十二年本改。

〔2〕鲙：据文义改，当为“脍”。

〔3〕假水母线：原书脱，后有校者加入方名。核《居家必用事类·饮食》，后一句内容，正是此方。

〔4〕大料方：此方名下内容，乃前文“三色汇”方。从此方开始抄衍七方，即三色汇、乳虀、假灌肺、山药面、两熟鱼、酥煿鹿脯、面豉，校点时予以删除。四十二年本，脱“大料方”与“调和省力物料”二方。

〔5〕橘皮：《居家必用事类·饮食》“天厨大料物”方此后有“各等分为末水浸蒸饼为丸如弹”十三字。

〔6〕马芹：原书缺脱两字，据《居家必用事类·饮食》同名方补出。

〔7〕丸：原书缺脱一字，据《居家必用事类·饮食》同名方补出。

造麦黄

六月内，取小麦淘去浮者，水浸，烈日晒七日，每朝换水。至七日漉出，控干，蒸熟，盖覆盆上，晒干，造鲊用。

造芜荑

榆钱不拘多少，暴干。于瓷器内，铺榆钱一层，撒盐一层，一层相间，以酱水[1]浇。候软，控起。芜荑滚拌，盖覆盆，令黄上为度，暴干收之。

〔1〕酱水：四十二年本同，《居家必用事类·饮食》作“浆水”。

多能鄙事卷之三

括苍　诚意伯刘基　类编

饮　食

造糖蜜果法

蜜煎诸果

凡果酸者，用朴硝破水。大段硬酸者，用汤化朴硝，放冷，浸去酸味。漉出，淘过，控干。炼蜜，放冷，水再入旧蜜，煎如琥珀色，却收去净器中，炼蜜养之。其果软嫩[1]者，只炼蜜放冷，浇，腌一宿，换蜜煎。煎不用铁器。

又法，应干煎果，先用汤泡白梅肉，候冷浸之，却控干，炼蜜浸。

冬瓜煎

经霜老冬瓜，去青皮，近青边肉切作片子，沸汤焯过，放冷，以石灰汤浸一宿，去灰水。以蜜放银、石器内煎熟，下瓜汁煎数沸，漉出。别用蜜，蜜煎使瓜色微黄，倾出，候冷，以瓷器收，炼蜜养之。

生姜煎

社前[2]嫩姜，不令见水，用生布拭净，用蜜煎去头水，换蜜煎令金色，净瓷器收之。

笋煎

笋新本[3]，和壳煮七分熟，去皮，随意雕切。每十斤以蜜半斤，浸半日，漉干。则用蜜三斤，煎成收之。

蜜梅杏亦可。

梅子青者，或去核，或不去核，或金镂花，或切片皆可。先用盐水浸一宿，次日漉干。用蜜浸之，日中以盆贮晒，日愈烈愈佳[4]。但尝蜜酸苦即换，以甜为度，收

〔1〕嫩：原作“硬”，据四十二年本改。
〔2〕前：原作“煎”，据四十二本改。
〔3〕本：四十二年本作“米”。
〔4〕愈烈愈佳：原作“愈佳愈烈”，据四十二年本改。

之。至来年，换蜜又晒。或经一两月开者，但觉略有酸变，即换蜜晒收，久藏弥佳。有用铜青入蜜浸者，色虽有青，亦味不佳，不必用也。

糖醋梅

青梅但核已坚硬使可，虽苦者不妨，只不要[1]黄熟。切去两头，以刀直劈作细路，每个用故[2]粉少许，手指蘸抹切处不漂去。以糖和醋，每梅一百，用好糖一斤半，极可久藏。周年一换糖醋，半处一开视之。略有动作，便换糖醋，不动作不必换。

糖椒梅

梅子半青黄者，捶破核，以盐腌一日。瓦罐中，铺梅一层，入砂糖，用椒、姜丝和匀一层，重重铺罐内。八分满，以物盖，蒸一遍。再用生纱蒙罐口，暴十日，可用。

椒梅

黄梅一百个为率。用盆硝少许焯过，漉出，控干，打碎。入生姜丝一斤，甘草四两，川椒皮一两，瓷盆拌匀，又入炒盐半斤，同晒。如欲作梅汤，晒，放稀；如欲作饼子，晒，放干。晒时，两三日搅一[3]次。

糖烧李子

李子一斗，盐三两，糖三斤。先将李子用盐水浸一宿，晒干。先以盐泥泥罐四面，炙令干，入糖拌李在内，以瓦片盖，泥封，用糠皮烧一宿，开收之。

烧栗子

栗肉一斗，盐水浸一宿，晒干。入新瓮内，用白蜜五斤，椒皮一两，文武火烧一夜，明日早收，入糖二斤，再烧，候善，别器收之。

烧木瓜一法：木瓜薄切，拖面酥煎

木瓜去皮、瓤，用盐腌，钱草少许作色，控干，入瓶，以糖层层间，烧一宿，取之。

糖煎藕

大藕五斤，切二寸长，又碎切之。日晒，出水气，以沙糖五斤，藕茎米一两，全入瓷器内，又入蜜一斤。用泥封瓷器口，慢火煮一伏时，待冷开用。

糖苏木瓜

大者一个，去皮，切作瓣。白盐一两，新紫苏叶二两，净洗，晒干，切细，同腌少时。再入生姜丝四两，糖二十两，拌匀，瓷器贮，日中暴之，时时抄匀，为度。

五味酱

五味子一两为率，滚汤浸一宿，取汁。黑豆浓煎汁相和，取色恰好，炼熟蜜合和，尝味甘酸适中，慢火同熬，收之，凉热任用。

香糖酱

好糖一斤，水一盏半，藿香半两，甘松一块，生姜十斤，同煎，以姜熟为度。

---

〔1〕要：原作“贾”，据四十二年本改。

〔2〕故：四十二年本作“胡”。

〔3〕一：原脱，据四十二年本补。

滤，净瓷器收之，入麝末一绿豆大，白檀末半两。入井沉或冰水尤佳。

治蔬菜法

菜脯

盐、韭菜去梗用叶，铺开如薄饼大，用料物糁之。料物用陈皮、缩砂、杏仁、甘草、莳萝、茴香、川椒、炒米，同为细末，糁菜上，更铺叶一重，又糁料物。如此铺糁五重，以平石压之，笼汤蒸过。切作小块，调豆粉稠水蘸之，入油煠熟[1]，冷定，瓷器收之。

香瓜

菜瓜薄切，盐腌[2]一宿，漉起，用元卤煎汤焯过，晾干。用好醋煎滚，候冷，调砂糖、姜丝、紫苏、莳萝、茴香，拌匀，用瓷器贮，日中暴之[3]，候干收贮[4]。

糖醋茄

新嫩茄切三角块，沸汤焯过，粗布包，压干。盐腌一宿，暴干。用姜丝、橘丝、紫苏拌匀，煎滚糖醋浇，暴干，收贮。

香萝卜

萝卜根切骰子块，盐腌一宿，日中晒干。用姜丝、橘丝、莳萝、茴香拌匀，煎滚醋浇，瓷器盛，曝干，收之。

干菜

大窠菘芥菜洗净，略晒过，沸汤内煠五六分熟，晒干。用盐、酱、莳萝、花椒、陈砂糖同煮熟，晒干，再蒸少时，收贮。用时，以油拨，微入醋，饭上蒸熟。

糟菜瓜

菜瓜用石灰、白矾煎汤，冷，浸一伏时。用煮酒、泡糟、盐，入铜钱百余文，拌匀，腌十日，取出，拭干。别[5]换好醋，入盐，尝味适中，煮酒泡，再拌，入坛收贮。箬叶扎口，泥封坚之[6]。

糖糟茄

八九月嫩茄，线抽去蒂。用活水煎汤，冷定，糟、盐拌匀，入坛，泥封之。每糟一斤，茄一斤，用盐二[7]两造。

〔1〕熟：原作“熬”，据四十二年本改。

〔2〕腌：原脱，据四十二年本补。然彼本脱“盐”字。

〔3〕暴之：此二字，底本、校本原均脱，据《居家必用事类·饮食》“食香瓜儿”补。

〔4〕候干收贮：此四字，底本、校本原均脱，据《居家必用事类·饮食》“食香瓜儿”补。

〔5〕别：原在前文“干”字前，据四十二年本乙转。

〔6〕之：此后原有“日每十斤用要钱百文”九字，据四十二年本删。

〔7〕二：原空缺，据四十二年本补。

鹌鹑茄

嫩茄切两半，以刀缕细，勿令透，沸汤焯过，控干。用盐、酱、花椒、莳萝、茴香、甘草、橘皮、杏仁、红豆，研细，并入缕缝，晒干，蒸过，收贮。用时，以沸汤蘸过，香[1]油煤熟。

脆姜

嫩生姜去皮，以甘草、白芷、零陵香少许，同煮熟，切片食之，真极美。

烧通草

通草实者，割作物样，以柴灰淋汁煮，用水浸去灰脚，以砂糖，瓦器煎之。

炒栗

栗不拘多少，砂铫或熨斗中，入细油纸捻一个同炒，极美。

木香饼

木香二两，为极细末，用水三升，煎至二升。入牛乳半斤，蜜二两，于银器内煎为稀糊，即入罗过粳米粉半合，又煎，候米熟稠硬，擀作薄饼，切成棋子，晾干收之。

烧杏仁

杏仁用香油煤焦胡色为度，用铁结络兜出，候冷定，极肥美。

法制柏枝[2]

嫩柏枝洗净，控干，入梅卤，干。以甘草、桂心为细末。于净器中，一层药[3]柏枝，一层药末，紧封藏之。久不用，则上盐花，花小一枝，可玩可食。

法制杏仁

杏仁一斤，用滚灰水焯过，曝干。面炒熟，炼蜜拌匀，下项药末拌之：缩砂、陈皮、茴香、人参、薄荷、白豆蔻、檀香各二钱[4]，粉甘草三钱，炙过，同为细末，以拌杏仁。食之，治肺气喘促，心腹胀闷。

水杨梅法[5]

先和盐水浸梅于盆，盐多则净，盐少则沉着，中则味佳留之。若要妙不损，连瓶贮盐水，于树上摘，入瓶中浸，甚妙[6]。

蜜藕法蜜煮藕，先用盐水浸去黑汁，煮入则白

初秋新藕，沸汤焯过，五分熟，去皮，切作条子或片。每一斤，用白梅四两，汤浸取汁一大碗，候冷，浸一时许，漉出，控干。用蜜六两，浸去卤水。别以蜜十两，慢火煎令琥珀色，放冷，收之。

---

〔1〕香：原在前文“过”字前，四十二年本同，据文义乙转。

〔2〕法制柏枝：四十二年本脱此方。

〔3〕药：疑为衍文。

〔4〕各二钱：原作“二两”，据《居家必用事类·饮食》同名方改。后文甘草同改，不另注。

〔5〕水杨梅法：此方始至“白梅”，四十二年本脱六方。

〔6〕甚妙：此后原衍“细同腌少时入生姜去皮切丝四两砂糖二十两拌匀瓷器中日暴之时时抄匀以干为度”三十五字。因无实义，姑且删之。

糖杨梅

以梅三斤为率，用盐二两，腌半日，涝汤浸一宿，控干，糖二斤，轻手拌匀，日曝，汁干收。

蜜煎金橘

金橘以刀匀分细路，法酒煮，候冷，以针挑去核，捏遍酒汁。冬每一斤用蜜半斤，煎去酸苦水，再以蜜半斤煎，入器收之。

法制木瓜

取初收木瓜，经汤内焯过，令白色，取出，放冷。于头上开盖，尖刀取出瓤净，便入盐小匙，使水出。即入桂心、白芷、藁本[1]、细辛、藿香、川芎、胡椒、益智仁、缩砂等分，细末，一个木瓜入药一小匙，以木瓜内盐水调匀。日曝，候木瓜干，入熟蜜令满，又曝，直以蜜干为度。

白梅

梅子择肥大红脸者摘下，匀掐损。每一百个，用盐汁三四碗浸，过两宿，漉出，控干。别用盐一百两重，滚汤泡开，薄绒滤取清汁，宽浸，日中晒之，候盐汁凝霜为熟。又不如炉灰粥浸一宿，洗，晒干，腌，晒，汁干为度。

五齑姜[2]

嫩姜一斤，切作薄片。用白梅半斤，打碎去仁，入炒盐二两，拌匀，晒三日。取出，入甘松三钱、甘草五钱、檀末二钱，再拌匀，晒三日。后收贮。

糟姜

嫩姜，天晴时采去叶，阴干五日，以粗布拭去红面。每一斤用盐二两，糟三斤，腌七日，取出，再以布净拍。别用盐十二两，拌姜匀，法糟五斤捺之，随意作几瓮。先取核桃两枚，搥碎，安下底。然后入姜，平糟面，以小熟栗末糁上，如常法封固泥之。如要色红，入牵牛花拌糟内。栗末则姜无香，胡桃则姜不辣。

醋姜

姜不以[3]多少，盐腌一宿。用卤入米醋，同煮数沸，候冷，入姜。箬扎，泥封之。或用糖醋亦可。

蒜醋茄

秋小茄擘去蒂，抹净。用常醋一碗，水一碗，合煎微沸，将茄焯过，控干。捣蒜并盐和，冷定醋水，以浸着为度，内瓶中，小黄瓜依法熬过，好醋浸之。

蒜黄瓜法[4]

深秋摘小黄瓜，醋水焯，用蒜如前法。

〔1〕本：原书空缺一字，据文义补。

〔2〕五齑姜：四十二年本作“五味姜法”。

〔3〕以：此前原衍“可”字，据四十二年本删。

〔4〕蒜黄瓜法：及其下“蒜冬瓜法”，原脱，据四十二年本补入。

蒜冬瓜法

拣大者，留至冬至前后，去皮、瓤，切作一指阔条。以白矾、石灰煎汤焯过，漉出，控干。每斤用盐二两，蒜瓣二两，同捣碎，拌匀，装入瓷器，添熬过好头醋浸之。

腌韭花[1]

韭花半结子时收，摘去蒂梗，每一斤用盐三两，同捣烂，入瓶中。或就中腌小茄、小黄瓜。先别用盐腌去水，时三二日，入韭花中拌匀，用铜钱三四枚着瓶底，却入韭花。

盐韭

霜前无黄稍肥韭净洗，控干。于瓷器内铺韭一层，糁盐一层，腌二三宿，翻数次，装入瓶。用元卤加些香油浸之。

酱瓜茄[2]

面酱、黄瓜、茄不拘多少，先以酱黄铺在瓷缸内，次以鲜瓜、茄铺一层，糁盐一层。又铺酱黄一层，瓜茄一层，盐一层。如此层层相间[3]，腌七日夜，烈日曝之。欲作干瓜，取出曝之，不必用水。

胡萝卜菜

胡萝卜切片，同芥菜入醋内略焯，食之美。仍用川椒、莳萝、茴香、姜、盐，拌匀。

假莴笋法[4]

金凤花梗大者去皮，削令干净。早入糟，午供食之。

胡萝卜鲊

胡萝卜切片，略焯过，控干。入葱丝、莳萝[5]、茴香、花椒、红曲，研烂，并盐拌匀，腌一时，食之。

茭白、鲜笋鲊

如胡萝卜法。

蒲笋鲊

生蒲笋一斤，寸截，沸汤焯过，布裹压干。姜丝、熟油、橘丝、红曲、粳米饭、花椒、茴香、葱丝同拌匀，入瓶，一宿可食。

藕稍鲊

生藕稍寸截，沸汤焯过，盐腌去水。葱油少许，姜丝、莳萝、茴香、粳米饭、红曲，研细，拌匀，荷叶包之，隔宿。

---

〔1〕腌韭花：四十二年本无此方，其“腌韭花法”实为“盐韭”方。

〔2〕酱瓜茄：四十二年本脱此方。

〔3〕间：原脱，据《居家必用事类·饮食》“酱瓜茄法”补。

〔4〕假莴笋法：原脱，据四十二年本补入。

〔5〕萝：此后原衍“过”字，据四十二年本删。

齑菜[1]

先将菜去黄者，净洗，控去水。每菜一科，用盐十两，汤化，候温，逐菜洗过，就入缸。看天色温凉，温则来日即倒，下者居上，以原盐水浸之。一层菜，一层捣碎老姜，或剉碎片亦可。约菜百斤，老姜二斤。天寒，迟一日倒。倒了[2]，以石压，令水渰过菜。

萝卜齑

萝卜切作片，莴苣条，或嫩蔓菁白菜，切如大小同，各以盐煞之。良久，用滚汤焯过，入新水中。然后，煎酸浆泡之，以碗盖，入井中浸冷。

芥末茄

嫩茄切作条，不须洗，便晒干。多着油锅内，加盐炒熟，入瓷盆中摊开。候冷，用干芥[3]末掺，拌匀，瓷瓶收贮。

瓜齑

甜瓜生者，用竹篾穿透。每瓜十枚，用盐四两腌，沥去瓜水令干。用酱十两拌匀，烈日曝，翻转又曝，令干。入新瓷器内收之。用盐、用酱，又看瓜大小，斟量用之。

烧茄

干锅内浇香油三两，茄儿去蒂十个，排锅内，盆炰，发火烧。候软如泥，研盐、酱、料物、麻香泥、蒜酪食。

收干药苗作菜

枸杞、地黄、牛膝、青襄、甘菊、槐芽、椿芽、白术、车前、黄精、合欢[4]、商陆、决明、黄连树芽之类，皆可。

上各取嫩心，煠之，浆水泽[5]了，以盐汁浸，握去汁，暴干，收于竹器中，以纸包之，勿令风尘入中。欲用，以暖汤渍令软，净泽去恶汁，更以别汤中煮熟。随意调和。

蕨干

嫩蕨蒸熟，以干灰拌，同晒干，洗去灰，又暴干收。欲用，以汤浸软，调物料炒之。

干蒜薹

肥嫩蒜薹，用盐汤焯过，暴干。用时，以汤浸软。

干藤花

藤花未盛开者，去枝蒂，盐汤洒，拌匀，入甑蒸熟，暴干收。用作面食馅，荤素皆可。或以盐、醋浸，作菜亦佳。

〔1〕齑菜：标题原脱，据四十二年本补。
〔2〕了：原脱，据四十二年本补。
〔3〕芥：原作“菜”，据四十二年本改。
〔4〕合欢：此后原衍“知”字，据四十二年本删。
〔5〕泽：此后原衍“水”字，据四十二年本删。

干笋

鲜笋去皮，切，沸汤焯过，晒干，收贮。以米泔浸用，或盐汤焯亦可。

红花子膏

红花子淘去浮者，捣碎，入汤泡汁，更捣，更煎汁锅内沸，入醋点，绢挹之，似肥肉。

豆芽菜

绿豆拣净，用水浸两宿。候涨，以新水淘，控干。扫净地，水湿，铺纸一重，匀掺豆，用器覆盖，一日二次洒水。候芽长寸，淘去皮，为佳。

赤小豆亦可。

糟瓜

糟瓜每五斤用盐七两，和糟匀，腌，用古钱五十，遂层顿，十余日取出，去钱，并旧糟，别换糟，依前用盐，入瓮收之。

法制姜

制姜之法，先预酿花，其法隔宿煎沸汤八升，入盐三斤，打匀。次早别取清水，以白梅半斤搥碎，和浸，用前盐来合和，贮顿。逐日采牵牛花，去白蒂，随多少，投水中。候水色深浓，尽去其花。

取嫩姜十斤，拭去红壳，随意切块、片。先用白盐五两，白矾五两，沸汤五碗化开，澄清。以姜浸之，微向日影中晾二日。将姜搋出，入花汁中浸至透红，搋出，晾干。再入小盐拌和，置烈日中晒，以姜上白盐凝燥为度，入器收之。

琥珀瓜

五甘瓜随瓣切开，去瓤，不去皮，于百沸汤中焯起，每十斤用盐五两，碗翻转至数。米半斤，麸酱一斤半，马芹、川椒、橘皮、姜、茴香各半两，芜荑二两，并为细末，同瓜拌匀。入瓮腌压，放冷处半月，候熟，色如琥珀而味美。

黄葱齑

葱多采，积顿阴室中，根须靠内，候根畔迸出嫩黄，摘取寸截，盛以瓯钵之属，覆小器盖之，令可透水。将沸汤从盖上浇下，急淋下，急漉起，以卤汁供之。

糟茄

茄子天晴时亭午摘，去蒂，用麦麸煮粥浸一宿，夜取出。以软布拭干，每十斤，用盐二十两，飞过白矾末一两，法糟十斤，拌匀，如常法收之。久而茄色愈黄透不黑。

青白菜齑

大菘菜如十字劈裂，择紧小萝卜破作两片，日月中晒[1]去水。将二物具切作薄方片，入净罐中，以马芹、茴香、杂酒、醋、水调白盐浇。手举之，随手举罐撼摇五六十次，密盖罐口，置灶上温处。仍日一次依上摇之，五日可。菜色青白相间，

〔1〕日月中晒：指日晒夜晾。

尽佳。

糟藏法

凡糟藏，腌时先用盐糟过，十数日收。须别用一项盐糟，其先次所腌糟须尽拭去，不犯生水。大抵花醭，多因初糟内腌出宿之故[1]。

香苏

紫苏嫩心长三寸许来，择洗净，控干。每实捺一中筲箕许，用盐三两，腌一宿，再用梅卤浸三宿，晒干，入甘草、甘菘、白芷、桂末，洒糁收之。

藏芥菜

芥菜择肥盛者，亭五午采[2]，勿见水，干，沸汤焯过，控干。将元汤煎煮沸，杓置缸中。候冷，内菜浸，冷过，紧封缸口。用则旋开，还封之，可经年。

糟笋

笋大者五十茎，带皮，用盐三十斤，沸汤化，浸笋三日。取出晒干，入瓷钵内，用糟五斤，以盐拌匀，糟之。以盐化水二碗，藏于盆内。

腌萝卜

萝卜采来，停数日。以乌豆一升，炒，舂去黑皮了。相内水约高三指，封，候熟取用。

醋蒜

净蒜瓣一斤，用石灰、矾汤焯过，拭干。用盐三两，腌一宿，漉出，再拭干。用盐七两炒干，以头醋投入炒盐内，煎一二沸。候冷，入瓶，泥封，经年不坏。

糟蒜

每一斤，亦用灰、矾沸汤轻焯过，晾去水痕，盐一两半，糟一斤半，拌匀，入瓶内，泥封，两月后方可食。

冬瓜脯

好冬瓜切用片子，滚汤焯过，盐、醋同生芥末拌匀，同三两次，漉出冬瓜，入煮熟，冷定，内罐贮，紧封闭十日后可食。

橄榄煎

用水于瓦上擦去厚皮，铜刀界破，入蜜一半，沸汤浸了，煮一饮时，自然去核，候干，炼蜜再煎数沸，收之。

收藏果物宜忌[3]

凡收梨、橘、柑、橙，切不可近酒及糯米。近之，必烂金橘、金柑。

凡收茶，不可与川椒相近。椒极能夺茶味。

生姜与大蒜俱晒，令断湿，铜器收之，姜、蒜具可芽，可久留。

〔1〕之故：此后原衍“面平其糟上作一次穴贮以清水则菜熟透明”十八字，据四十二年本删。

〔2〕亭五午采：四十二年本作“停五午菜”。

〔3〕收藏果物宜忌：由于十九年本此处两页字迹散漫不清，本段据四十二年本。

松子以布袋挂起，与防风同收，松子不油，其防风亦不坏。以粗布作袋，盛挂当风处，不腻。

冬瓜置芥子中不坏。

桃仁、松子仁、瓜仁之类，以灯心剪碎杂和，置净瓷罐中，安燥处，不蒸。

榧子，以蓄贮茶瓮盛之不损。

糖霜，以新罐收，箬封口覆，悬灶上，虽久不坏。

又法，用灯心寸剪，重重相间。

瓜茄，取染切淋退灰，晒干，埋中，其至冬如新。

栗霜后老者，水泛去浮者，漉出，新布拭干，日晒片时，令全无水脉，用新瓷罐先入沙炒干，冷定，将栗装入。一层栗，一层沙，约九分满，以沙盖上。每瓶只可三四百枚，不可满。用箬一重盖之，竹篾按定，扫一燥净地，覆瓶，以黄土封之，逐旋取用。不可近酒气，得留至夏。

又法：栗一石，用盐二斤，水泡，浸栗一宿，漉出，晒干，用油麻二石，拌匀，草囤，贮久不坏。

又法，取火竹刳开，一片盛沙，一片盛栗，仍旧合上，竹篾紧扎，排放干地上，可经年。

又法，连外皮内瓮缸中，覆置地上，不坏。

红枣，以大缸一只，刷洗净，拭干。烧热米醋浇缸内，荡令匀，拭干。用熟香油匀擦缸口。于缸底铺粟秆一重，下枣一重，中心、四围亦以草盖。枣晒干了，须于甑上略炊。盖枣虫在肉中，炊之则死。然复更晒干，新罐亦可。

生枣侵晨采入瓶中，逐层隔淡竹枝数根，古钱数枚，白矾少许，新汲水浸，密封瓶口，悬之井中，可留经年。

诸般青果，用十二月收贮，下盐水，入些少铜青末，与果间入水收之，颜色不变。凡有青梅、枇杷、林檎、小枣、萝卜、菱、芡、甜瓜、橙、莲、橄榄、李、杏，皆可。

石榴，连枝摘下，用新瓦罐安排在内，用纸十余重密封之。

又法：取未裂者，以米泔煮沸汤焯过数次，逐个排竹篮中，勿用相挨，挂当风，可经夏。

梨，拣不损者，取不空心大萝卜，以梨柄插上，纸包放暖处，春深不坏。带枝柑橘同。

橄榄，用锡打有盖罐，择完好者装满，纸封缝，置净地上，至五六月不损。

笋菜未出土者，日晒去湿水，勿去壳，逐个切去老根，融黄蜡[1]封之，顿新缸中，以根向上。煮糯米粥饮，漉去米糁，每斗米粥，入炒盐半两，枯矾三钱，和匀，浇浸令满。融蜡盖面，以油纸厚箬紧封之，石灰涂，置净燥不见日处。至秋冬取，出之如新。

茄，择肥美者，亭午摘下，剥去蒂，融蜡蘸剥处。先于密篮中，用箬藉底，厚

〔1〕蜡：原作“腊”，同音通假。下同。

铺炭灰，二层茄，一层炭灰，再用箬盖面，悬当风处。候月余，再别取炭灰换铺。至春，取之如新。

干荔枝，以新瓷缸贮，每放一层，即取白梅三五个，以箬包如粽，置其中，封缸口。至交新，不蛀坏。

干卤，晒燥，纳箬篮中。每放一层，即剪碎箬叶铺一层，随多少积压收之，可留经年。

桃，取未大熟者，用小麦连麸煮粥，入盐少许，候冷，倾入新缸，以桃入其中，密封缸口，至冬如新。

林檎，每百颗内，取二十个捶碎，入水煎，候冷，入缸中浸，以之林檎满浸者为度，密封缸口，久留尽佳。

柑、橘、橙，铺松毛间收顿，不近酒处，多不坏。

又法，柑、橘、橙、金柑，藏绿豆中，不近酒米，不坏。

又法，顿银锡器中，以油麻埋之，佳。

梨、栗、橘、柑等果，取三石缸，实以河泥井水，撒绿豆于上，用竹篾安缸内，内去泥二寸，以果置上，密盖封，泥固之。豆芽长，果子经年色味如新。

梨，用纸包，同北枣置腌中，可到远。

桃、李、杏，用生竹凿一孔，投其户，以木塞孔，泥封之，久留不坏。

红柿未熟者，以冷盐汤浸之，可周岁。

乳饼，用置盐瓮盛，不拘年月，欲用则取出，洗净蒸软，用之如新。

小麦，晒、簸了，置缸中或桶，以辣蓼和，并取虾蟆二三只，可作干入其中，盖封之，蛾不蛀。

江茶，用硫黄一块安在其中，即不蒸，亦不药气。

治坏果物法

柑橘久留中干者，以针刺十许孔，取沸汤化蜜，候冷，浸一宿，如新者。

松子仁之类整坏，摊竹纸上焙之，还好。

煎蜜果经酸者，置其器于湿沙中，则味自正。

糖霜溶而味变者，以洗水浸洗之，焙干。

榧子陈者，水浸一宿，烈火焙之，皮皆贴其壳，食之如新。

陈荔枝、胶枣，净洗之，焙干蒸之。

银杏干坏者，净洗，以粉酱，色如新。

荔枝干变者，用蜜水，先于壳上刺十许孔，而后浸之，银盂盛于汤罐头上蒸透，即肉满。

又烹饪法[1]

煮猪、羊，以故竹篱上篾一把同煮之，立软。

煮腊肉过梅后，必尘，可隔箬以田中泥盦一宿，次日净洗而煮，味美而色白。

〔1〕又烹饪法：四十二年本脱此段下八条内容。

老鸡，以赤锡两块安锅内，立软。

炒肺，入糖少许则无味。

煎栗，用干面少许糁皮上，自然黄焦而皮不破。

洗猪头肥腻，割耳尖，以皂角米洗之自净。

洗猪、羊肚，以茶少许搽洗，无臭气。

煮鸭子饼，调时着少冷水，煎不粘。

茶汤法

煎茶法〔1〕

先用有焰炭火滚起，便以冷水点住，伺再滚起再点，如此三次，色味皆进。

枸杞茶〔2〕

深秋摘红枸杞子，同干面拌和成剂，捍作饼，暴干，研细。每末二两，用江茶一两，和匀，入炼化酥油三两，旋添汤搅成稠膏，入盐少许，入锅煎熬。饮之久，明眼〔3〕目。

枸杞菊花茶〔4〕

枸杞子一两，净　甘菊花一两，净　川椒皮三钱八分　胡桃仁一两五钱八分　细芽茶五两，或用江茶亦可　甘草炙，一两　油麻去皮，炒，一升五　滷细白米一升，作粉

上为细末，拌匀，煎熟汤点服。

擂茶

芽茶用汤浸软，芝〔5〕麻炒熟，去皮，同擂极细。入川椒末、酥、盐、油饼，再擂。如干，旋添浸茶汤。无油饼，则以干面代之。入锅煎熟，随意加松子、胡桃、栗皆可。

脑麝香茶〔6〕

脑子随多少，用薄藤纸裹，置茶合上，密盖定，点供，自然带脑〔7〕香。其脑又可移别用。取麝香壳安罐底，自然香透，尤妙。

百花香茶

木犀、茉莉、橘花、素馨等花，又依前法熏之。

---

〔1〕煎茶法：原无，据四十二年本补。

〔2〕枸杞茶：此方及后二方，四十二年本脱。

〔3〕明眼：原作“眼明”，据文义乙转。

〔4〕枸杞菊花茶：此条底有文字缺损，均据四十二年本补。

〔5〕芝：原作“脂”。

〔6〕脑麝香茶：此方及后二方，原无，据四十二年本补。

〔7〕脑：原作“麝”，据《居家必用事类·饮食》同名方改。

煎香茶法

上春嫩茶芽每五百钱重，以绿豆一升，去壳蒸焙，山药十两，一处细磨，别以脑、麝各半钱重，入盘同研约二千杵。罐内密封，罯三日后，可以烹点。愈久，香味愈佳。

兰膏茶

以上等江〔1〕茶研细，一两为率。先将好酥一两半溶化，倾入茶末内，不住手搅。夏月，渐渐添冰水搅，决不可多添，只一二匙尖足矣。频添无妨，务要搅匀，直至雪白为度。冬月，渐渐添滚汤搅。春秋，添温汤。入盐些少。

酥签茶

好酥于银石器内溶化，倾入江茶末，搅匀，旋旋添汤，搅成稀膏。散在盏内，却以汤浇，供之。茶与酥，看客多少用，但酥多于茶为佳。四时皆用汤造，冬月在风炉上。

脑子茶

好茶研细，以薄纸包梅花片脑埋茶中，经宿，则有脑子气味，极妙。

孩儿香茶〔2〕

细孩儿茶一斤，研细，罗过用　白豆蔻仁四钱，研细末　荜澄茄三钱，研为细末　百药煎半两，研细末　粉甘草炙，三钱，碾为细末，已上各收，封固，勿令泄味　沉香半两，劈成一片插入鹅梨花内，用纸裹，水湿过，灰火内煨，梨熟为度，取出沉香，晒干，为细末，其梨取汁制麝香用　梅花片脑三钱，与制过寒水石同研，米脑亦可　寒〔3〕水石半斤，炭火煅红，先将薄荷叶四两水浸湿透，铺纸上，将煅过寒水石放在叶上，裹了，放冷，取出秤五钱，与脑同研，余者收后次用，其叶弃去不用，此脑子法也　麝香二钱，拣去毛净，研开，用先制沉香梨汁和为泥，摊瓷盏内，或银器内，用纸糊盏口，针钻十数孔，慢火焙干，研细末，再于盏内焙热，合和前料

上用上等洁白糯米一升，煮极烂稠粥，擂细，冷定，用绢绞取浓汁和剂。须要硬，于净槌帛石上槌数千下，槌不厌多。却用白檀裹油抹印，脱造成，悬于透风处二十二〔4〕日。刷光瓷器收之。

堇花茶

用锡打连盖四层合一个，上一层装上等高江茶半合；中一层钻箸头大孔数十〔5〕个，薄纸衬，装花；次上一层亦钻小孔，薄纸衬，松装茶，以盖盖定，纸封。经宿开，去旧花，换新花，如此三度。四时但有香无毒之花皆可，只要晾干，不可带湿。

足味茶

干叶茶十斤，半生半蒸，磨细末，甘草三两，苦参四两，炒绿豆四斤，磨细粉，合和之。

〔1〕江：原作“缸”，据《居家必用事类·饮食》同名方改。四十二年本作“高”。

〔2〕孩儿香茶：此方及其后共三方，原在易在“浆水”中，据四十二年本前移于此。

〔3〕寒：原脱，四十二年本同，据《居家必用事类·饮食》同名方补。

〔4〕二：四十二年本作“三”。

〔5〕十：原作“乙”，据四十二年本改。

天[1]香汤

白木犀盛开时，清晨带露，用杖打下花，以布被盛之，拣净，倾瓷器中，候积多少了，用砂盆研烂如泥。每一斤，入盐一两，炒，粉甘草二两，炙，为末。拌匀，置瓶中，密封，暴七日。沸汤点服。

暗香汤

梅花将开时，清旦摘取半开花头，连蒂置瓷瓶内。每一两重，用炒盐一两洒之，不可用手触坏，以厚纸数重密封，置阴处。次年取开。先置蜜于盏内，然后取花二三朵置于中[2]，滚汤一泡，花头自开。

杏汤

杏仁三两半，用百沸汤二升浸，盖之。候冷，又换沸汤，如是五度了。逐个掐去皮尖，细研。用蜜一斤，炼三两沸，看涌即掇退，候半冷，旋倾入杏泥，又研。如是旋添入，研极细，汤成。

凤髓汤　理肺。

松子仁　胡桃肉各一两　炼蜜半两

上研[3]烂二味，次入蜜，和匀，沸汤点服。

醍醐汤

乌梅一斤，槌碎，水[4]四碗熬一碗，澄清，不犯铁器　缩砂半斤　白檀香二钱　麝香一字　蜜五斤

上将梅水及蜜、缩砂细末于银石瓦器内熬，赤色为度。候冷，入[5]白檀、麝香。

水芝汤　可常。

干莲子[6]一斤，带皮捣罗极细　粉甘草一两，微炒

上为细末，入盐，沸汤点服。过饥气乏服之最良[7]。

香橙汤

大橙三斤，去肉　生姜五两　粉甘草一两　檀香末半两

上将橙、姜各烂研，绢捩取细膏，入甘草、白檀细末，和作饼，暴干。用时，研细，入盐点服。

解酲汤　治中酒。

白豆蔻半两　白茯苓一钱半　木香一钱　陈皮去白，一钱　青皮三钱　泽泻二钱　缩砂仁半两　神曲一钱，炒黄　葛花半两　干生姜二钱　猪苓去黑皮，一钱半　白术二钱　人参去芦，一钱

〔1〕天：原作“禾”，据四十二年本改。
〔2〕中：原脱，四十二年本同，据《居家必用事类·饮食》同名方补。
〔3〕研：原脱，据四十二年本补。
〔4〕水：原脱，四十二年本同，据《居家必用事类·饮食》同名方补。
〔5〕入：原脱，据四十二年本补。
〔6〕干莲子：《居家必用事类·饮食》同名方炒用。
〔7〕乏服之最良：五字原脱，据四十二年本补。

上为细末，和匀。每服二钱匕，白汤调服。但得微汗，酒病便去。

木瓜汤〔1〕

干木瓜去皮、瓤，一斤，蒸熟，细研泥　蜜二斤，炼

上杵，同和，入砂石器内，熬数沸，尝之如蜜。如久贮，则加姜汁，候匀适，再熬，收之。加白檀、脑、麝诸香，亦可。

熟梅汤

黄梅十斤，肉　盐一斤　青椒四两　甘草末六两　生姜汁一碗

上拌匀，日晒半月，收之。

梅汤又方，黄梅不拘多少，先将二三十枚于瓮铛内煮，令卤汁出，逐旋添梅，不添水，只干煮熟，净罐收之，不犯铜铁。用时，旋切细，姜丝、花椒、甘草、盐，随意入之。

荔枝香

乌梅半斤　砂糖二斤　桂末三钱　丁香末一钱　干生姜末半两

上将乌梅洗净，熬，滤去滓。砂糖热水化，滤去滓。合和，入砂石器，熬令耗一半。然后，入丁香、桂末三钱，再熬成膏，收之。

温枣汤

枣一斤，去核，　生姜汁　蜜

上先将枣用水五升熬，滤去皮，绞取膏，合姜、蜜和调，尝味得中，收贮。沸汤点服。

香苏汤

干枣一斗，去核，擘碎　木瓜五个，去皮瓤，捣碎　苏叶半斤

上件一处再捣匀〔2〕，内将一分匀摊在竹箩内，烧滚汤泼，淋汁，尝瓜、枣无味，再换一分，依上泼之，淋至味尽为度。将所淋汁银石器内慢火熬成膏，候冷收之。

地黄膏〔3〕

生地黄秋暮冬初采，净洗，入石臼中捣烂，榨取汁。砂石器内熬，有浮沫，候掠去。煎至三分一，别换银石小器，慢熬，以滴入水不散为度。瓮瓶收，随意取药末，以酒及汤调服，不可以见铜铁器。

沃雪汤

鸡苏叶三两　缩砂仁二两　甘草半两　荆芥穗一两半　天花粉甜者二两半

上为细末，和匀，汤点服。

一枝花

木犀花及诸有香无毒之花皆可。

上用新瓮器，下着炼蜜一层，入花一层去枝，白梅肉一层，上又浇蜜一层。层多

---

〔1〕木瓜汤：四十二年本同名方的组配与此不同，而与《居家必用事类·饮食》木瓜汤方同。

〔2〕再捣匀：《居家必用事类·饮食》同名方此后有“分作五分”四字。

〔3〕地黄膏：此方及五方，四十二年本脱。

不拘，封泥之。欲用，取一枝入盏，轻轻以汤浇之。其花采时，须取半开者，带露煎，少枝去。

青梅汤

青梅杏，小满前采，不犯手，以竹夹之。破核去仁，摊筛中，令水气略干。甘草生用，不见火。生姜去皮，不见水，一半切成丝，一并研碎，不犯水干搅。青椒不带叶，绝采，晾干。炒盐待冷，以竹箸拌匀，抄入瓮器内收。以少炒盐糁面，用油单夹厚纸一层封扎，收之。不可用大器，不便取用。

造浆水法

熟炊粟饭，乘热倾在冷水中，以缸盛浸五七日，酸便可饮。夏[1]月，逐日看，才酸便用，过酸用不中。

齑水

菘菜净洗，略汤中焯过，入极清面汤内，以小缸盛。看菘菜、面汤，多少相称，菜不必多。候五七日，酸可吃。如有齑脚一小碗，只一日便可用。冬日略近火易熟。菜皆可造。

香水

沉香水 用净瓦片烧煅，安置平地上，焙香，以瓶器盖定。约香气竭，即翻瓶，以沸汤倾入，盖之。

香水 用丁香五个，竹叶七片，炙，同投沸汤中，密封片时，可用之。

豆蔻水 用白豆蔻壳，净，投入沸汤瓶中，密封少时，用之。每次只用七个，多用则香不清。

紫苏水 取苏叶，用纸隔焙，勿翻，候香，泡一次，急倾再泡，合和用之。

凡造熟水，须先倾百沸汤在瓶内，然后以所用物投之，密封其口。若先置物，以汤泡[2]之，则不甚香。

茗、木[3]犀叶、苏叶，隔年者，须略炙用之。

荔枝浆

乌梅半斤，煎汁　浙桂去皮，三两　丁香二分　缩砂仁三两，捶碎，煎汁一升　生姜汁半盏

上件澄清，相和，入糖二斤半，银石器熬。滤去滓，令稠浓用。

木瓜浆

木瓜一个，切下顶，去心瓤，入蜜，仍以顶盖竹签。入甑上蒸软熟，倾去蜜，削皮。用蜜炼过半盏，入生姜汁，同研如泥。以熟水三大碗，调匀，滤去滓，瓶贮，入井底沉冷，用之。

---

〔1〕夏：此后原衍“用”字，据《居家必用事类·饮食》“浆水法”删。

〔2〕泡：原书空缺一字，据四十二年本补。

〔3〕木：原作“水”，据四十二年本改。

多能鄙事卷之四

括苍　诚意伯刘基　类编

饮　食

老人饮食疗疾方

制猪肚〔1〕**方**〔2〕　补老人虚羸乏气。

猪肚二枚，洗如常法　人参去芦，半两　糯米三合　干姜二钱　泡川椒去目及不开者二两，微炒　葱白七茎，去须

上诸药捣细末，入米和合，入猪肚中缝合，水五升，铛中慢火煮熟，空心食已，饮酒一杯。

枸杞煎　治老人虚弱。

生枸杞根细剉一斗，加水五斗煮取一斗五升，澄清　白羊脊骨一具，剉碎，煮，去滓

上用枸杞汁煮羊骨，水煎至五升，乃滤去骨，以瓷盒盛。每用一合，食前温酒一盏，调服。

制羊头　治老人劳伤虚损。

白羊头蹄一具，草火烧令黄色，刮去皮〔3〕　胡椒　荜茇各半两　干生姜半两　葱白切　豉各半升

上用水先煮头蹄半熟，入药更煮令烂，去骨，空腹适性食之。日一具，满七具止。禁生冷、醋滑、五辛、猪、鸡、陈臭物七日。

煎猪肪　治老人虚羸。

上用猪肪半斤，入葱白一茎，煎令葱黄即止，候冷温如人肌，空腹顿服令尽。暖盖覆，卧至日晡后，乃食白粥调之。过三日后，宜服羊肝羹。

羊肝羹方

羊肝一具，去筋膜，细切〔4〕　脊膂肉二条，细切　曲末半两　枸杞根五斤，剉，水一斗五升煎取四升，去滓

〔1〕肚：原作“肝”，据下文“入猪肚中”改，《寿亲养老书》“法制猪肚方”同此。

〔2〕方：原在句末，据本卷体例提前至此。

〔3〕皮：四十二年本同。《寿亲养老书》“煮羊头方”作“灰尘”，当为是，头蹄去皮则无肉矣。

〔4〕细切：原作“膳细”，据四十二年本改，《寿亲养老书》同名方也作“细切”。

上用枸杞汁煮肝、肉令烂，入豉一小盏，葱白七茎，切碎，用五味调和作羹，空腹食令饱，三日止。慎食如上。

油面馎饦 治老人虚劳。

生胡麻油一斤 粳米泔清者一升

上以微火煎尽泔清乃止，出，贮之。取合盐汤，和面作馎饦，食之。

猪肝羹 治肝虚弱不能远视。

猪肝一具，细切，去皮膜筋胆 鸡子三个 葱白一握，去须切

上用豉汁煮作羹，临熟下鸡子，食之。

羊肝粥

羊肝一具，去筋膜，细切 葱子半斤，炒熟为末

上先用水煮葱子熟，去滓，更入水，下米煮粥食。

马齿实粥 治老人青白翳[1]，常服明目。

上以马齿实一斤，为末，每用一匙，煮葱豉粥，搅和食之。马齿菜作羹食，亦能明目。

乌鸡肝粥 治老人肝虚目暗。

上以乌鸡肝一具，细切，用豉汁和米，作羹粥食之。

苍耳子粥 治老人目暗。

上以苍耳子半两，捣烂，用水二升，绞滤取净汁，和粳米半升，煮粥当服。

莲子粥 益心神，明目聪耳。

莲实去壳，半两 糯米三合[2]

上先以水煮莲实熟，漉出，入糯米煮粥，候熟，入莲实搅匀食。

竹叶粥 治老人膈上风热，目赤疼，视不见物。

竹叶五十片，净洗 石膏三两 砂糖一两 粳米三合

上以水三大盏，煎竹叶、石膏，去滓，取一盏，澄清，煮粥熟，入糖食。

磁石猪肾羹 治老人耳聋。

磁石捣碎，一片，水淘去赤汁，绵裹 猪肾一对，去脂膜，细切

上以水五升，煮磁石，取二升，去石。入肾，以葱、豉、姜、椒、盐、酒，调和作羹，空腹食。作粥亦可。

鹿肾粥 治肾气虚损耳聋。

鹿肾一对，去筋膜，细切 粳米三合

上以豉汁煮作粥，五味和，空腹食之。或羹，或酒，皆可。

鲤脑粥 治老人耳聋。

〔1〕青白翳：原作“昏白”，据四十二年本改，《寿亲养老书》亦作“青白翳”。

〔2〕三合：原脱，据四十二年本补。

鲤鱼脑二两[1]　粳米三合[2]

上以五味和作粥，空腹食之。

猪肾粥　治老人虚耳。

猪肾一对，去膜，细切　葱白二根，去须，切　薤白七茎，去须，切　人参二分，去芦，为末　防风一分，去芦，为末　粳米二合

上先以米及药物，着水下锅煮。候粥熟，拨[3]开中心下肾，莫打动，慢火更煮良久，入五味，空腹下服。

壮阳暖下药饼　治五劳七伤，遗精数漏。

附子一两，炮，去皮脐　神曲三两　干姜三两，炮　枣三十枚，去皮核　桂心一两　五味子二两　肉苁蓉一两半，酒浸一宿，刮去皱皮，炙干　川椒半两，去目及闭口者，微炒出汗　菟丝子一两，酒浸二宿，暴干为末　羊髓三两　酥二两　蜜四两　黄牛乳一升半　白面一升

上以药作细末，入面，用酥、髓、蜜、乳相和，入枣熟搜，于盆中盖覆，勿令通风。半日顷，即取出，再搜令熟。擀作胡饼，面上以箸琢之，入炉鏊中，上下以火煿熟。每日空腹食一[4]枚。一方入酵，亦佳。

雌鸡粥　治老人五劳七伤，益下元，壮气海。年少虚损者，亦宜服。

黄雌鸡一只，去毛、脏　生薯蓣一两　粳米二合　肉苁蓉一两[5]，酒浸一宿，去皱皮　阿魏少许

上先将鸡烂煮，去骨取汁，下米及肉、药同煮，下五味，空腹食。

羊肾苁蓉羹　治劳伤衰弱。

羊肾一对，去筋膜脂，细切　肉苁蓉一两，酒浸二宿，刮去皱皮

上和作羹，着葱白、盐，如常法煮食。

雀粥　治脏腑虚羸，阳气乏弱。

雀五枚，治如常，细切　葱白三根，去须，切　粟米一合

上将雀炒，入酒一合，煮少时，入水一大盏半，下米作粥，欲熟下葱及五味，空腹食。

骨汁煮饼　治虚损昏聋。

大羊尾骨一条，水五大盏煮取一半　葱白五茎，去须，切　荆芥一握　陈皮一两，汤浸去白　羊肉四两，细切　面三两

上以骨汁煮药去滓，用汁搜面作索饼，却以羊肉入汁煮，和以五味，食之。

羊肉粥　治羸瘦，壮筋骨。

羊肉二斤　黄耆生剉　人参　茯苓各一两　大枣五个　粳米二合

上以肉去皮，留四两细切，余肉用水五大盏，并药同煮至三盏，去滓。用汁入米

[1] 二两：原脱，四十二年本同，据《寿亲养老书》同名方补。
[2] 三合：原脱，据四十二年本补。
[3] 拨：原脱，四十二年本作“入”，据《寿亲养老书》同名方补。
[4] 一：四十二年本同，《寿亲养老书》“暖腰壮阳道饼子方”作“五”。
[5] 一两：原脱，四十二年本同，据《寿亲养老书》同名方补。

煮粥，临熟，下切了生肉更煮，入五味，调和食。

鸡子索面 治虚损瘦弱。

鸡子清四两 白面四两 羊肉四两，炒作臛

上以鸡子清搜面，作索饼，于豉汁中煮熟，入五味，调和食。

石英水粥 治虚损风湿，肢节痹疼。

白石英二十两 磁石三十两

上并捶碎，瓮盛，以水二斗浸，露天安置，夜暗则揭去盖。每日取水作粥，取一升，则加新水一升。服之经年，气力强盛，颜如童子。

羊肉索饼 治老人脾胃气弱，不多食，四肢困乏无力黄瘦[1]。

羊肉四两 白面六两 生姜汁二合

上以姜汁搜面，入豉汁煮，和以五味、椒、葱，以肉作臛，一日一食。

藿菜羹 治胃虚不进食。

上以藿菜四两，鲫鱼肉五两，同作羹，常食。

酿猪肚 治胃弱食少乏力。

猪肚一枚 人参末 橘皮末各半两 饭半碗 猪脾二枚，细切 葱白半握，切

上总入猪肚中，和以五味、椒、酱，缝合，烂蒸，空腹食。三五料见效。

曲末索饼 治脾虚，少食多卧。

细曲二两，捣为面 白面五两 生姜汁三两 羊肉二两，炒臛

上以姜汁搜面并末，同作索饼，五味和椒、酱，每日空腹一食。

羊脊骨粥 治老人胃弱，不进饮食。

羊脊骨一具，捶碎 青粱米四合

上以水五升，煎骨，取汁二升，下米煮粥。空腹常食，甚效。

粟米粥 治老人胃弱，呕吐不可食，渐瘦。

上以粟米四合，淘净，白面四两，和匀作粥，空心食，日一食。

黄鸡馄饨 治老人胃弱，不进饮食，痿瘦。

黄雌鸡肉五两 白面七两 葱白切细，二合

上同作馄饨，如常法煮食。

鲫鱼熟脍[2] 治老人胃气不和，冷痢。

鲫鱼肉九两，切作脍 豉汁七合 干姜末 橘皮末各半两

以五味、椒、酱调和，豉汁沸即下鱼，煮熟下二味，空心食，一日一服。

石脂馎饦 治老人虚冷气痢。

赤石脂五两，水飞 白面六两

上合和作之，煮熟，下葱、酱、五味臛头，空心食之。三四遍即愈。

〔1〕羊肉索饼……无力黄瘦：原脱二十二字，四十二年本同，据《寿亲养老书》补。

〔2〕鲫鱼熟脍：此方及后七方，原脱，据四十二年本补。

雌鸡炙 治老人脾胃虚冷下痢。

以黄雌鸡一只，净如常法，以五味、椒、酱刷炙令熟。空心渐食，极补脏腑。

薤白粥 治老人胃冷泄泻，不分水谷。

薤白细切，一升 粳米四合 葱白细切，三合

和作羹，下五味、椒、酱、姜。空腹常食之。

曲末粥 治老人脾虚，食不消化，泄痢不定。

神曲炙，捣末，二两 青粱米四合

和作粥，空心食之，常服，温中极佳。

车前子饮 治老人赤白痢。

车前子五合，绵裹，用水二升，煎汁一升半 青粱米三合

上汁煮作饮。空心食，日二服。

枸杞饮 治老人烦渴口干。

枸杞根白皮一升 小麦一升 粳米三合，研

以水一斗煮前二味，取汁七升，下米作饮，渴即服之。

大麦汤 治老人烦渴。

寒食残大麦二升 赤饧二合

上以水七升，煎取五升，去滓，下饧调之，渴即服。

黄鸡羹 治老人烦渴，小便黄，无力。

黄雌鸡一只，治如常 粳米二合 葱白一握

上项同煮作羹，下五味，以着盐，空心食之。

软猪肚 治老人消渴热中，饮水不止，小便无度。

猪肚一具，净洗 葱白一握 豉五合，绵包

上煮烂，下五味和，空心，切，渐食之。渴饮汁，亦治劳热。

兔头饮 治老人烦渴，饮水不足，日渐羸困。

兔头一个，洗净 豉心五合，绵包

上以水七升，煮取五升汁，渴即饮之。

冬瓜羹〔1〕 治老人〔2〕烦热躁闷。

冬瓜半斤，去皮 豉心一合，绵裹 葱白半握

上煮作羹，下五味和，常食。作粥尤佳。

煮鹿头 治老人消渴。

上以鹿头一个，燎去毛，刮净，洗，烂煮，和五味，空心食，以汁咽之。

鲤鱼臛 治老人水气病，肿胀气急，不食，皮肤满，四肢痛，不可屈伸。

鲤鱼肉十两 葱白一握 麻子一升，细研

---

〔1〕冬瓜羹：三字原脱，据四十二年本补。

〔2〕治老人：三字原脱，据四十二年本补。

上以水滤麻子汁，和煮作臛，入五味、椒、姜和，腹空时，徐徐食之。

煮水牛肉　治老人水气病，四肢肿满，喘息不宁。

上以水牛肉鲜肥者，蒸令极熟，空心，切，以姜、醋、五味调和，任意食之。

麻子粥　治老人水气肿满，肢体疼痛，不能食。

冬麻子一升，熬研滤汁　鲤鱼肉七两，切

上取麻子汁，下米四合，和鱼煮作粥，以五味、葱、椒，空心食。

煮赤豆　治老人水肿急胀。

赤小豆三升，淘净　白樟柳根细切，一升

上和煮烂，空心常食，渴即饮汁，勿杂食物。三服取效。

郁李仁粥　治老人水气，面肿腹胀，气喘身困或疼。

郁李仁二两，研，水滤取汁　薏苡仁五合

上以汁作粥，空心食，日再服。

桑白皮饮　治老人水气，面目浮肿，足跛〔1〕胀满，喘急。

桑白皮切，一升，以水五升，煮取汁三升半　青粱米四合，研细

上以汁煮米作饮，常服。

鲤鱼煮豆　治老人水肿，手足俱胀。

大豆二升　白术一两　鲤鱼肉二升

上以水煮，令豆烂熟，空心常食，以汁咽之。

猪胰酒　治老人上气喘息，坐卧不安。

猪胰三具，细切　大栗三十枚

上以酒三升浸，秋冬三日，夏一日，春二日，密封，以布绞去滓。空心温服，忌咸热物。

枣煎　治老人上气喘急，胸满，饮食不下。

大枣去核　土苏三两　饧二合

上相和，以微火温令消，即下枣搅之，相和，以微火煎，令苏、饧泣尽即止。每食上即啖一二枚，渐渐咽汁。忌咸热、炙肉。

姜糖煎　治老人上气咳嗽，气急烦热，不下食，食即呕逆，腹内胀满。

生姜汁五合　砂糖四两

上和，微火煎一二十沸止。每含半匙，渐渐咽之。

桃仁煎　治老人上气，热，咳嗽，引心腹痛。

桃仁二两，去皮尖，炒，末　赤饧四合

上和，微火煎三五沸即止。空心每含半匙，徐徐咽汁。

猪肚生　治老人脚气，烦热，脚〔2〕肿入膝，满闷。

---

〔1〕跛：四十二年本同。《寿亲养老书》桑白皮饮中作“手足”。疑为“跖”之误。
〔2〕脚：原脱，据四十二年本补。

猪肚一枚，细切作[1]生

上以水洗，布绞令干，以蒜、醋、椒、姜、五味，空心常食。亦治热劳。

鲤鱼臛 治老人脚气逆心，烦躁。

鲤鱼肉一斤 莼菜四两 粳米二合，研 葱白一握

上切了，以葱和煮臛，下五味、姜、椒调，空心常食。亦治水气。

麻子粥 治老人脚气烦闷，吐逆痹弱。

麻子一升，炒，研，水滤取汁 粳米四合

上以麻子汁作粥，空心，日一服。

乌鸡羹 治老人脚气攻心，腹胀满。

乌骨鸡一只 葱白一握，细切 米二合，研

上煮熟，和五味作羹，常食之。

猪肾粥 治老人脚气痹弱，不能行步。

猪肾一只，去膜，细切 粳米四合 葱白半握，细切

上和煮作粥，下五味、椒、姜，空心，日一食。

豉心酒 治老人脚气痹弱，烦躁不安。

豉心三升，九蒸九晒 酒五升

上同浸二日，空心，任意温服。

制青豆 治老人五淋痛涩。

青豆二升 橘皮二两[2] 麻子汁一升

上先以水煮豆，临熟却下麻汁。空心渐食，并饮其汁。

小麦汤 治老人五淋，身热腹满。

上以小麦一升，通草二两，水三升，煮一升，去滓，渐渐服，即愈。

酥蜜煎 治老人淋漓，小便痛涩。

藕汁五合 酥蜜五合 生地黄汁一升

上相和，微火煎之[3]，令[4]如饧，空心含半匙，渐渐咽之。忌热及炙物。

酥粥 治老人五淋，燥痛，小便不通。

上以青粱米四合，煮作粥，临熟下土酥二两，空心服。

车前饮 治老人淋病，小便下血，身热。

车前子五合，绵包煮汁 青粱米四合

上汁煮米作饮，空心食。兼能明目，去热毒。

羊肉索饼 治老人胸满痞塞，食饮不下。

〔1〕作：原缺脱一字，据四十二年本补。

〔2〕两：原缺脱一字，据四十二年本补。

〔3〕之：原缺脱一字，据四十二年本补。

〔4〕令：原缺脱一字，据四十二年本补。

羊肉四两，切作臛[1]　白面六两　橘皮米一两

上以姜汁搜面，作如常法，入五味、葱、椒、盐、姜、豉，日一食，大效。

黄鸡馎饦　治老人噎气痛，食不下，胸满。

黄雌鸡四两，切作臛　白面六两　茯苓末二两

上以茯苓同面搜作之，豉汁中煮，空腹食之。

蒜煎　治老人中风毒[2]，脏腑闷塞，手足缓弱。

大蒜一斤，去皮，细切　大豆黄二斤，炒

上和匀，以水一升，微火煎稠即止。空心，每服二三匙。兼补肾气。

补肾地黄酒

生地黄切，一升　大豆炒，二升　生牛蒡根切，一升

上以绢袋盛，以酒一斗，浸之五六日，空心温服，任意多少。勿太醉，则无益。

雁脂酒　治老人风痪，偏枯不利。

上以雁脂五两熬化，每日空心，温酒化半合服。

巨胜酒　治老人风痹虚，四肢乏力，骨节疼痛。

巨胜一升，炒　薏苡仁二升　干地黄切，半升

上以绢袋盛，无灰酒一斗渍之，勿令泄气，满七日，空心，任意温服之。

苍耳茶　治老人风痹，筋脉缓急。

上以苍耳子炒为末，入茶同煎，每日常服。

槐茶　治老人热风下血，兼治齿疼，明目益气。

槐叶嫩者，五斤，蒸令熟，为片，曝干，作茶，捣罗为末

上每日煎如茶法，服之恒益。除风尤佳。

鳗鲡鱼臛　治老人痔病久不愈，肛门肿痛[3]。

上以鳗鲡鱼治如常，切作片，炙熟，着椒、盐、酱调和，空腹食。

鼠粥　治水蛊，腹胀身肿。

上用肥鼠一枚，剥去皮，细切，入粳米四合煮粥，空心，服一二度即瘥。

黄鸡炙　治脾气虚，肠滑下痢。

上以黄雌鸡一只，治净，炭火炙，捶过，以盐、醋刷，又炙，令熟燥，空腹食之。

雌鸡面　治赤白痢，不下食。

上用肥雌鸡一只，细切作臛，汁作面，或馄[4]饨，空心食。

酥蜜煎[5]　治老人噎，吐逆不能食。

上以土酥二两，白蜜、生姜汁各五合，和，微火煮稠，空心服半匙，细咽之。

---

〔1〕臛：原缺脱一字，据四十二年本补。

〔2〕毒：原缺脱一字，据四十二年本补。

〔3〕槐叶……肛门肿痛：凡五十字，原脱，四十二年本同，据《寿亲养老书》补。

〔4〕馄：原脱，据四十二年本补。

〔5〕酥蜜煎：此方与前一“酥蜜煎”方名重出，配方主治均不同。

桃仁粥　治老人冷气心痛，不食。

上以桃仁二两，去皮尖，研，水解滤取汁，入青粱米四合煮粥，空心食之。

茱萸饮[1]　治老人冷气心痛，腹胁胀满。

用茱萸末二分，以水二升煎取一升，外将青粱米一合，研碎，入作饮，日进三服。

椒面馎饦　治老人冷气心痛，呕吐不下食，烦闷。

以用蜀椒一两，和白面五两，搜水煮，入葱白三茎，切，下五味调和食之。

鲤鱼鲙　治老人病痔，下血。

用鲤鱼肉十两，切鲙如常，入蒜、醋、五味，每日空心食之，忌鲊及甜食。

野猪羹　治老人五痔。

以野猪肉一斤，细切，粳米二合，研，煮作羹，以葱白切，五味调椒、姜，空腹食之。

鲇鱼汤　治五痔下血。

用鲇鱼肉一斤，葱白半把同煮，空心以蒜、醋徐徐食之。

麻子饮　治老人中风顽痹。

麻子五合，炒，细研，水淘取汁，入粳米四合，煮作饮，常时服之。

大豆酒　治老人中风口噤，身体反张。

用大豆二升，炒令声绝，即以清酒二升投之，候一二沸，去滓，顿服，覆卧，汗出即差。口噤者，拗开灌之。亦能治阴证急伤寒，服之神效。

乌鸡臛[2]　治老人冷气心痛，腹胀胸满，坐卧不宁。

乌鸡半斤，细切　麻子汁五合　葱白半握

上煮作臛，次下麻子汁、五味、姜、椒，空心食之。

鸡肠酒[3]　治小便数。

上以鸡肠一具，洗治如法，剉碎炒作臛，以酒着椒、葱、五味食之。

鹜粥　治十肿水气，不差尽死。

上用青头鸭一只，治如法，细切，煮极熟[4]，入粳米，加五味，作粥食。

酿蒸鸭　治水气，胀满浮肿，小便涩少。

上以白鸭一只，去内外，洗净，用馈饭半斤，加姜、椒、葱、酿，腹中缝定，烂蒸熟，食之。

野鸡馄饨　治脾胃气虚，下痢，日夜不止。

上以野鸡一只，治如食法，细研，入橘皮末、椒、盐、葱、酱调和，以面作馄饨，熟煮食之。

〔1〕茱萸饮：此方及其后共九方，原脱，据四十二年本补。

〔2〕乌鸡臛：此方主治与《寿亲养老书》同名方有较大的不同。

〔3〕鸡肠酒：自此方之后十五方中有十三方为《寿亲养老书》所不载。

〔4〕熟：原脱，据四十二年本补。

野鸡汤　治消渴，舌焦，口燥，小便烦涩。

上以野鸡一只，治如法，入五味，煮令极熟，取汁二升半，渴即饮，并其肉食之。

白鸽煎　治消渴，饮水不知足。

上以白花鸽一只，治如法，切作小块，以土酥煎，含而咽其汁。

鸳鸯羹　治五痔瘘疮。

上以鸳鸯一只，治如法，细切，煮极熟，以五味入醋和羹，空腹食。

桃仁粥　治传尸鬼气，咳嗽痃癖，日渐羸瘦。

上以桃仁一两，去皮尖，捶碎，用水三升煮，去滓，着粳米三合，作粥食之。

杏仁粥　治上气喘促，浮肿，小便赤涩。

上以杏仁一两，去皮尖，研，入水，同粳米作粥，每食二合，空心食。

杏仁粥　治五痔，下血不止。

上以杏仁一两，治如前，用水三升淘滤，煎一半，入粳米作粥，得冷，空心食之。

豆花羹　治寒热泄痢，兼治病酒头痛。

上用小豆花入豉汁煮，以五味和作羹食。

罂粟粥　治反胃，不纳饮食。

白罂粟米二合　人参末三两　生山芋五寸，切

上项以水一升二合，煮取六合，姜汁并盐少许和匀，作二次服之。

葱子粥　治目睛补虚。

上以葱实为末，每用一匙，以水二升，煮取一升半，滤去滓，入粳米，煮粥食之。

马齿粥〔1〕　治青盲白翳，除邪气，利大小肠，去寒热。

上马齿苋子同粳米为末，每用一匙头〔2〕，煮葱头粥，和搅食之。

煮小蒜　治心痛不可忍。

上以小蒜去须皮及青叶，用酿、醋煮，顿服取饱，勿用盐，久年不瘥者服，永不发。

---

〔1〕马齿粥：与前“马齿实粥”，看似主治不同，实为同一方。《寿亲养老书》主治症较多，此书分为两处，但配方与制法仍同。

〔2〕一匙头：此后原衍“煮葱豉”三字，据四十二年本删。

校后记

《多能鄙事·饮食》乃明代初期类书《多能鄙事》十二卷本之前四卷，是一部关于食养食治的专著。

一、作者与成书

本书作者原题为明代刘基类编。刘基（1311—1375），字伯温，浙江青田人（旧称括苍）。元末进士，明初重臣。曾于至正二十年（1360 年）到应天（今江苏南京）劝朱元璋脱离韩林儿，并为其筹划用兵次第，参与机要。对明朝有创业之功，被人喻为明朝的“诸葛亮”。明初，任御史中丞兼太史令，封诚意伯。故本书书首有“括苍诚意伯刘基”字样。书前的两个序中，也均借刘基的显赫身份而褒扬此书。但实际上，刘基的存世著作大约仅《清类天文分野》。此书所录均日用技艺，凡饮食、器用、方药、农圃、牧养、阴阳、占卜之法无不备载，虽适于用，然近琐碎。《四库总目提要》认为：“若小儿四季关、百日关之类俱见胪列，殊失雅驯……殆托名于基者也。”此说得大多数学者认可。故此书作者无考。

书名《多能鄙事》，来自于《论语·子罕》中的一句话：“吾少贱，故多能鄙事也。”因作者托名，成书年亦已无考。据日本内阁文库所藏明抄本，书中所附青田县儒学训导程法的序，撰于嘉靖十九年（1540 年），其书可能成于明代中期。

二、主要内容与特色

此书是一部收录了日常生活中必备知识的类书，其卷一至卷四，作者为之加上“饮食”之标题，内容讨论的是日常饮食制作及食治老人病。

卷一包括酒、醋、酱、鲊的各种配方及制作方法，以及食物的糟酱腌藏法。卷二包括煎酥乳酪品的配方及制作方法，一般烹饪法，主要是鱼肉类、饼饵米面食与回回女真食品，以及庖厨常用的四种调料。这卷三记载了各种糖蜜果品、蔬菜，以及茶汤的配方及制作方法。这三卷中，尤以第二卷是为最基本的饮食烹调方法。而在第三卷中，第一次将茶与汤合为一词，用“茶汤法”为名，归纳茶与各种保健植物性饮品的内容。卷四，虽然也在“饮食”标题之下，实际上记载的是老人疾病食治方，所治疗的病证包括老人虚羸、虚劳、眼暗、耳聋、痹痛、风瘫、脾胃虚弱、消渴、脚气、水气、淋闭、喘息咳嗽、噎气、下血痔病、下痢等。前三卷中的部分饮食处方来自于元代的《居家必用事类·饮食》，第四卷的处方大多来自于宋代陈直的《寿亲养老书》。

书中有较多的同名方，如两个白熟饼方、两个醋蒜方、四个水晶脍方等不下十余对。其中有的确为重复的处方，如两个醋蒜方，均为蒜瓣用矾灰水焯过后用盐醋泡制，两个杏仁粥均用杏仁与粳米煮粥。但多数同名方的组成、制法与主治均不同。如水晶脍有用猪皮为主料、有用带鳞鱼皮为主料，有用琼枝菜为主料，各不相同。又如两个酥蜜煎，一个用地黄汁、藕汁与酥蜜同煎，一个是用生姜汁与酥蜜同煎。所以一方治老人热淋，小便涩痛；一方治老人冷噎，呕逆不能食。故在使用本书食方时，要注意不同组成与功效的同名方不能混淆。

三、本次校点的相关说明

本次校点，得到了现存的两个明代版本：一是日本内阁文库藏明抄本嘉靖十九年（1540年）序刊（此后称“十九年本”），一是上海图书馆藏明嘉靖四十二年序刻本（此后称“四十二年本”）。这两个本子各有优劣。首先，它们大致来自于同一底本，常有相同的错误与缺漏，而十九年本显然更早。但是，十九年本为抄本，四十二年本为刻本，前本字迹显然远不如后本清楚，且错讹脱衍字也多于后本。其次，在前三卷中，十九年本脱二方，四十二年本脱二十二方及“又烹饪法”一段八条。在第四卷中，十九年本脱十七方。所幸，二本正好可以互补。对照二本所脱各方：十九年本所脱，大多为《居家必用事类·饮食》与《寿亲养老书》所存之方；而四十二年本所脱，大多为其书新方。故再三斟酌，还是选择十九年本为底本，以四十二年本为主校本。另外，再以《居家必用事类·饮食》与《寿亲养老书》作为旁校本。

在本书中，有一些方子明显有错位，如“又腊酒法”放在“造醋法”之末，“又醋法”放在“豉法”之末，本次校点，将之分别移回“酒法”与“造醋法”。

十九年本无目录，四十二年本有概目无细目。现为了方便读者检索，根据正文补出目录，并附出原四十二年本目录，以备考。

张志斌

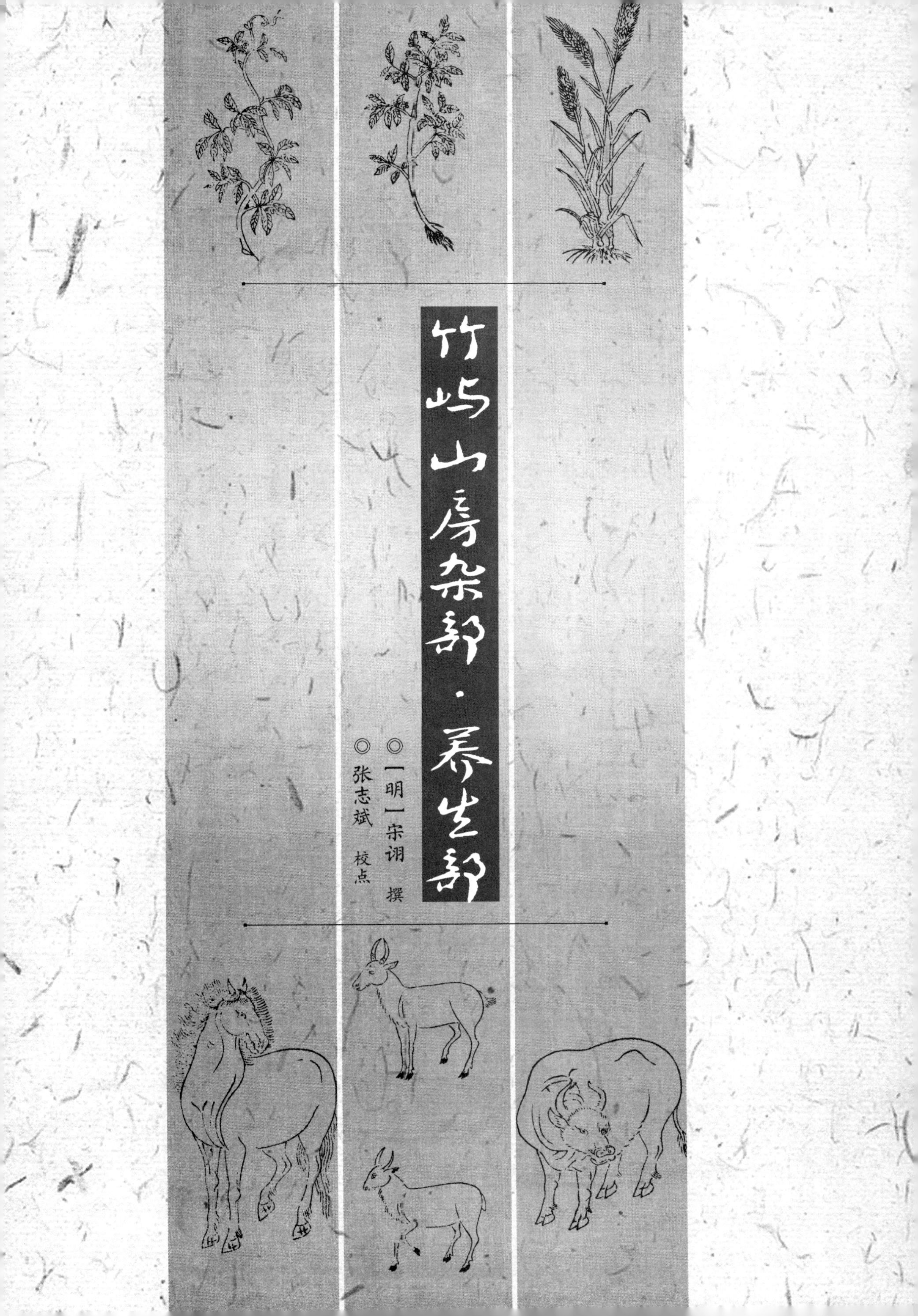

竹屿山房杂部·养生部

◎［明］宋诩 撰
◎张志斌 校点

内容提要

《竹屿山房杂部·养生部》六卷，为竹屿山房杂部的前六卷，明代宋诩所著，是一部内容十分广泛的食养专著。全书六卷分为茶制、酒制、酱制、醋制、面食制、粉食制、蓼花制、白糖制、糖缠制、蜜煎制、糖剂制、汤水制、兽属制、禽属制、鳞属制、虫属制、菜果制、杂造制、食药制、收藏制、宜禁制等21个部分。其分类与各食养食物书有较大的不同，在以制作方法、食品原料分类的基础上，吸收了本草著作的分类方法，以禽属、兽属、鳞属、虫属，将一般食养食物著作归于肉食类的原料进行再次分类，并因此而收入了大量的鱼肉类食谱。此外还将面食与粉食分开，前者以麦粉为原料，后者以米粉为原料。值得注意的是，此书提出了“食药制”一类，既收入像桂花饼、橙糕、查糕、紫苏糕这样具有药效作用的食物，又收入像法制陈皮、法制生姜这样可供食用的药物，还收入像丁香饼子、曲糵枳术丸这样具有化食消酒、和胃导气而药性平和的常用药方。

本次校点以文渊阁四库全书本《竹屿山房杂部》为底本。

目　录

竹屿山房杂部卷一

竹屿山房杂部卷二

竹屿山房杂部卷三

竹屿山房杂部卷四

竹屿山房杂部卷五

竹屿山房杂部卷六

竹屿山房杂部卷一

［明］宋诩　撰

养生部一

茶　制

产地甚多，名者为胜。

煮茶《茶经》云：一曰茶，二曰槚，三曰蔎，四曰茗，五曰荈。

取垆炼火，汲清甘之水，注铛煎之。如蟹眼者，正熟汤也。至鱼眼则过熟，不堪用矣。先以汤洗茶投壶，方酌以汤，仍以壶隔汤煮，其色青黄可就供也。然茶多则味浊，茶少则味清。《茶经》云：茶少汤多，则云脚散；汤少茶多，则乳面聚。

涤器不洁，而杂以油腻等物，皆能败味。或多用茶内小器少沃以汤，再隔汤微煮甚浓，随多寡滴入于汤壶中[1]亦佳。苏子瞻《汲水煎茶》诗云：活水仍须活火烹，自临钓石取深清。谢宗可《咏茶筅》诗云：万缕引风归蟹眼，半瓶飞雪起龙芽。按《茶品》：岕第一，虎邱二，松萝三，伏龙四。

汲水《茶录》云：水泉不甘，能损茶味。

天下之水，扬子江心金山中泠泉为上，南零水次之，井水又次之。《茶经》云：水恶停浸而喜泉源。江水为众水杂，井取汲多者。《一统志》云：中泠泉在金山寺内，江心水谓之南零水。欧阳永叔《大明水记》：张又新云刘公伯刍较水，又载陆羽为李季卿论水，全不合。人亦少遇水之所出。今各乡土有井水，渐至渫而甘香，皆可繘汲之也。渫，七洽切；繘，音橘。按：《水品》，更有尧封第一，慧泉第二，梅雨最上。

茶香

凡桂花、茉莉花、片脑香物类，惟用轻绡或薄纸苴子鱼切纳茶中，香自裛化，润则纸藉炼火上焙燥而收。不宜散和于内，混淆其味，致茶香不分。茶蓉坋[2]房吻切之每茶一壶，入匕许，甚协茶味之甘美。倪云林云：凡有香无毒之花皆可入茶。

---

〔1〕中：原作“巾”，据文义改。

〔2〕坋：音 bèn，即粉末。

茶果

栗肉炒熟者、风戾者，皆去皮壳。胡桃仁钳去壳，汤退去皮。榛仁击去壳，汤退去皮。松仁击去壳，汤退去皮。西瓜子仁槌去壳，微焙。杨梅核仁槌去核。莲心去壳，微焙。莲菂鲜者剖去皮壳；干者水浸去皮；薏或煮熟。菂，音的；薏，音亿。乌榄核仁汤退去皮。人面核仁、椰子剖，用肉，切。橄榄《太平广记》曰：南威，银石器捣取汁。银杏烧熟，去皮壳。梧桐子仁剪去壳。芡实煮熟，钳剥其肉。菱实鲜者去皮壳；风戾者煮熟去皮壳。

茶菜

芝麻水浸，捣去皮，焙燥，扬洁汤煮。胡荽用头腌泡。莴苣笋干宜芝麻。豆腐干煮软，宜芝麻、胡荽。芹白腌，宜胡桃仁。竹笋豆豉、蒌蒿干宜芝麻。木蓼干宜芝麻，微芼〔1〕。香椿芽宜芝麻，干同。竹笋鲜者带箨，芼，加少盐。《笋谱》曰：脱壳煮则失味。咸干者，宜芝麻。同蒿芼，宜芝麻，干同。鸡棕宜胡桃、榛、松仁。龙须菜微芼。笔管菜微芼。扁豆芼，熟，去皮壳，宜芝麻。豇豆肥稚者兼壳，微芼，干。羊角豆稚者兼壳，芼，熟。刀豆老者，芼，熟，去皮壳。天茄稚者，芼。萱用芽跗，同少盐，芼。跗，音附。箭干菜腌，胡桃仁宜。丝瓜劙去皮，同少盐，微芼。金雀蕊同少盐，微芼，干。胡萝卜宜胡桃仁、熟栗肉、熟葱白、腌胡荽、芝麻。乳饼热汤泡，刀切，咸以淡酒少渍，宜胡荽。

饮茶

清者为上，内果、菜为次。物之甘者，忌置于内。若荔枝、龙眼、枣、柿之类，大不宜投之也。其他巴茶、枸杞茶等，又非此茶之制而论。《茶录》云：建安民间，试茶皆不入香，恐夺其真。若烹微之际，又杂珍果香草，其夺益甚。

酒　制

酝法不同，各出方土，惟不用灰者为佳。

传醇酒杜工部诗曰：浊醪有妙理，信然。

自七月间，先造其曲。每小麦细面二百五十斤，则以绿豆三斗，煮熟之杏仁二斤，去尖，击碎之擨辣蓼枝叶水煎为汁，溲〔2〕前三味，不宜过润，置箱中压实，厚盈寸，界盈尺，每片以稻秆护，悬无风处干醒。昼暴夜露，足七日收，至腊月乃造酒。凡白糯米一石计曲二十斤。先释米，浸半月或二旬，炊浸内一斗米为饭。俟寒，捣曲十余斤，挹其潘澜清，合橘皮、葱花、椒过煎，冷，泔传浮醇酒和匀，酝为酵。停二三时，则沥浸米，尽炊饭。取寒饭一斗米许者投内，候发一二时。又取寒饭一斗米许者，又投内。并其发甚，则尽寒饭于缸，通和酵及所余之曲。上置无曲饭几寸，遂泻清水，杂其潘澜，高过三寸为止。视近周时，酒面水收开裂，将杷器探讨酒底，

〔1〕芼：音mào，即用水煮。

〔2〕溲：音sǒu，即和，用水调和。

觉空，则通和，或渐通。停一二时，又通一次，不过四五次，酒味全矣。酝已熟，醧音师清煎之。然酝此酒，亦视天时，寒宜覆，热不全覆。不及俟周时，通曲减一二斤或三四斤，后酝酒又皆传此以为酵也。曲美遂取，不以一例。稿人注曰：潘澜，浸米水也。内酒曲方：小麦面二百斤，红豆蔻一斤，藿香一斤，香白芷一斤，草果仁四两，杏仁斤半，俱为末，竹叶十斤，白莲花二百朵，辣蓼草十斤，苍耳草十斤，俱捣糜烂，绿豆二斗，煮熟，加水溲和，布苴压实饼，纸封之，约绳络空室中，干晒，须六七月造。

浮酵酒杜工部诗曰：鹅儿黄似酒。杨廷秀诗曰：煮酒赤如血。酝若二色者佳。

腊时，用七月中以小麦细面百斤、绿豆一斗，煮熟，同汁溲为饼，悬室中风戾之曲，传酵酒曲、内酒曲皆宜。凡白糯米一石，取二十斤为率。释米，注水宽浸，内分一斗煮饭，平置水米之上。半月一旬，饭浮即酵也。笊尽沥干，则将所浸米炊饭。俟寒，捣曲与浮饭，匀溲于缸上，积无曲饭仅寸，挹其潘澜清泻至高三寸已。饭底置原酒老糟少许，其酒发速。视天冷，周上下护覆；天热，微覆一日。后酒发，以杷器直探酒底，已热，已虚，乃开通，少顷再通。一日数次，三四日后，其势渐消缓，俟酝熟，醧而煎之也。

无酵酒二制。

曲米数同前数，一以曲多半与先炊饭少半预和片日，入余曲后蒸饭，煎潘澜清，并匀于缸为酒，一先炊饭，即以炊汤释清，并曲溲匀于缸，不用水浆，至为酒，皆俟寒而酿之也。凡煎泔，宜煎去过半则良。

雪香酒杨诚斋曰：生酒清于雪。

九月中，先造其曲。每白糯米粉五升，细白小麦曲六斤，清水匀和，不宜过润。计一升，布苴压实为一饼，置干稻秆中，上下铺覆。热已七日，又暴，又露，皆七日。收至腊时，凡白糯米一石，以曲一剂，贮潘澜一百二十斤，少则汲清水足之。照浮酵制酝，成味甚香烈，色清如水，曲多味尤重也。

栀曲酒

六七月间造曲。用白糯米二升，绿豆一升，释之，水渍七日。每日易水一番，沥起，以小麦面八斤，匀和，铺苇箔上，稻秆覆黄。俟七日后，暴干。腊时，每白糯米一石，此曲一剂，酿酒味美而色清洁。传酵、浮酵皆宜。

金盘露此酒自然香甘，故名。韩子苍曰：饮惯茅柴谙苦硬，不知如蜜有香醪。

八月间，取小麦细面，清水溲匀，布苴压实为曲。每斤成一饼，绵纸护封，约绳悬络风中戾之。腊月，凡白糯米一石，释之使洁，内遗一斗煮饭，平置米上，计米一斗，水一斗，浸于器。十五日或连旬，饭浮则通沥起，储其潘澜于内，器外缠护通暖。始炊前米为饭，先一甑稍待其气微入于中，后一甑必用熟投水，温则宜冷投，皆以捣曲、浮饭齐下。每米一石，曲二十斤为中制。欲酒性醇，曲十五斤止；欲酒性烈，二十五斤止。溲匀余曲升许，藏于饭底，覆暖。发则渐彻器外缠护，发甚则将杷器通，一日六七次，二日三四次，三日一二次。酒酝成七日后，又炊米一斗，或二斗，或三斗，投入匀和。待再发，再通。其水预在煎，计投米一斗，水亦一斗，曲二斤。再七日后，又视前投入。如不加水，酒亦浓厚。至月余，酒熟。逾四十日，醑清煮之也。

省曲酒

先擷辣蓼草，注水煎汁，溲小麦面为曲。每斤分为四处，每处内端午所收大艾茎三寸，生姜一两切片，又四分之。布苴压实，采楮叶封护，悬无风处。已干，须暴，须露，四十九日数足而收。七月造，腊月酿酒，传醇、浮醇皆宜也。凡白糯米一石，曲五斤。

凡酝酒，伤热则酸，伤冷则甜，俱在六物咸备，冷热适调，通早通晚停当。其初通尚可候，而续通不可误也。治酸酒方：凡米一石造酒，用炼火灰三升匀入，少顷醑之，其酸皆去。《礼》云：兼用六物，秫稻必齐，曲蘖必时，湛炽必洁，水泉必香，陶器必良，火齐必得。湛，音尖；炽，昌志切。

凡煮酒，入釜煎及少沸，速令炀音阳者息火，遂贮瓮，以箬、以纸、以泥重固，须密。有贮锡瓮中，隔汤煮，候酒方热沸，即携起转贮于瓷瓮，不得过煮也。

清酒二制。

一酿之同，传醇、浮醇制，惟白糯米一石，曲十斤八斤也。一取热汤泡米，随浸一宿，至诘旦，每石水淋一二斗炊饭，传醇，而后尽炊饭，溲匀酿酒，加木香、官桂、缩砂仁各一两，匀和饭中，味尤香美。米一石，曲十五斤，成酒甚速，皆酿于冬。

碧清酒即缥醪。

凡白糯米一石为率，释洁，取一斗炊饭，加曲四两，分盛箩器，同浸于九斗米上。见饭浮，遂悉炊饭。曲亦每斗四两，先以瓮底置前浸曲饭，以后冷饭溲后曲，同潘澜贮瓮中，厚纸密封数层，置僻所。俟四十日熟。

分春酒

每白糯米一石，释之，炊饭。俟寒，匀以细面曲百斤，贮瓮泥封。腊时留至春启，凡一斗取释米九斗，炊饭内曲十斤，照常制泻水酿酒。

生酒三制，即白酒。杨廷秀曰：煮酒不如生酒烈。

春秋时先造酒药，擷虾蟆草，或香薷煎汁，溲秔米粉，捻若栗大之剂。不可过润，上下铺覆，以稻秆置之于中。五日七日，以一丸投水试而即浮者，则为轻美。暴之，露之，各以七日。用筐收，悬于通风中。每白糯米一石，释之，蒸之。视天气寒暖为节，暖则冷，寒则温，以水更释饭，清洁入缸，坋药和匀。计米一斗，天寒则四丸，或加小麦面曲四两。天暖惟三丸。按实，中开一井，径盈尺，直见缸底。天暖不宜入水，天寒以水少润井内。浆至时，天甚热，则用酒壶注凉水纳其井中，温则复易，不令浆酸。大寒，则用通护其缸上，又覆盖，不令浆甘，常以浆润饭上。浆味老烈，则通酌起，预作熟水，令冷，量多寡泻于浆粕中。俟三二日酿之。酒成则酾起，取前所酌起之浆和入，复令酿味浓厚，以二三器翻，澄去其浊者，贮之于瓮，久不伤败。有以糯米一石，内取一斗炒熟，作沸汤泡，俟冷，同炒米入于浆中成酒。有以糯米一石，取秔米一升炒焦黑，煎汤俟冷，泻浆中成红色。若煮酒，药亦多制胜者可取。元大禧白酒曲方：木香、沉香各一两半，檀香、丁香、甘草、缩砂仁、藿香各五两，槐花、白芷、零陵香各二两半，白术一两，白莲花一百朵，取须研碎，甜瓜五十枚，去子，捣滤取汁用。药俱为末，溲小麦面六十斤，糯米粉四十斤，甚匀，不宜太润，挼无凝滞，下箱履七八分厚，为七八寸阔。每片纸封，悬当风处戾之。经四十日取晒，三两日收。每米一斗，曲十两，水八升，此曲宜如雪香酒制。或别药致浆，量加此曲，惟醸亍冬月。官料酒药：香薷、野菊花、荼蓼各一斤，官桂、木兰皮、天花粉、巴豆、白芷、良姜、青皮、草乌各四两，杏仁、甘松、抚芎各二两，焙为细末，每斤对滑石八两，合和，每二升糯米粉，五升清水和丸，余如前制。挼，奴禾切。

熟酒

生水入浆，酒成入坞，火煨，釜煮俱熟。投以竹叶酒清。

醴酒今曰蜜[1]林檎，三制。《礼》注曰：再酿为醴。《汉书》注曰：三酿为酎。酎，除又切。

一用糯米酿生酒浆注腊酒内，复酿熟，酾之煮。一用腊酒清者，再注于腊酒内，酿熟，酾之煮。一用糯米酿生酒，俟浆老烈，每斗注熟水三升，复酿一二日，酾酒注于瓮煮熟，俟冷，又澄其绝清者，和以烧酒二斤，蜜一斤，停至数年不酮。酮，酢欲坏也。徒董切。

烧酒

用腊酒糟或清酒糟，每五斗杂砻谷糠二斗半，内甑中，以锡锅密覆，炀者举火聚其气，从口滴下，即烧酒也。锡锅上储以冷水，太热必耗酒，遂宜泻去而复易之，视酒薄则止。

菖蒲酒《寿亲养老书》云：通血脉，调荣卫，主风痹，治骨立痿黄，医所不治者，服一剂，经百日，颜色丰足，气力倍常，耳目聪明，行及奔马，发白更黑，齿落再生，昼夜有光，延年益寿，久服之得与神通。

用白糯米炊饭，酝生酒醅，撷蒲捣汁注之，有以菖蒲煎水，冷注之，有屑菖蒲溲煮，酒曲饭内成之。菖蒲去叶。

豨莶酒本草云：治湿痹诸风。

同菖蒲酒制。去根。

苍耳酒本草云：治挛痹湿风寒。

同菖蒲酒制。去根。

天门冬酒本草云：久服轻身，益气延年。

同菖蒲酒制。去皮须。《饮膳正要》云：捣汁滤清，于银瓷器慢火熬膏，酒调下。

地黄酒本草云：凉血生血，补肾水真阴不足，泻脾中湿热。

同菖蒲酒制。《四时纂要》地黄酒变白速效方：肥地黄切一大斗，捣碎，糯米五升，烂炊，曲一大升。上三味揉匀，内不津器中，泥封。春夏三七日，秋冬五六日。日满，有一盏渌液，是其精华，宜先饮之。余以布绢酾之，如稀饧。不过三剂，发当如漆。若杂以牛膝汁拌[2]炊饭更妙。

五加皮酒《寿亲养老书》云：张子升、杨建始、王叔才、于世彦皆服此酒，得寿三百年，有子二十人。今名野椒。

同菖蒲酒制。

〔1〕蜜：原作“密”，据文义改。

〔2〕拌：原作“伴”，据文义改。

片脑酒本草云：通九窍，除恶气，治心胸。

先纳片脑于瓮，后煮腊酒注下，以纸、以箬重幂莫历切，又泥涂封之。

木香酒《寿亲养老书》以此为荼蘼酒。本草云：久服不梦寤魇寐，轻身致神仙。

取木香切片，瓮中先贮沸腊酒，瓮口蒙以轻縠[1]，上置木香，绵纸、竹箬重幂，又泥涂之，香自下走。

白豆蔻仁酒本草云：除冷气，和脾胃，消谷食。

同木香酒制。用白豆蔻仁粗屑。

缩砂仁酒本草云：下气消食，暖胃温脾。

同木香酒制，用缩砂仁粗屑。

苏合香丸酒《墨客挥犀》曰：宋真宗谓王文正公曰，调五脏却诸疾。

用苏合香一丸，先内于瓮，后注以沸腊酒。其蜡经热熔浮酒面，香散酒中。

桂花酒发散滞气。

摘半含桂花浸生酒浆中，密封，用时量多寡滴酒内。有酒磨其饼和之，有以饼同木香酒制，密封之。

松针酒本草云：主风湿疮，生毛发，安五脏，守中，不饥延年。又治三年中风，力效。

采松青针，捣糜烂，酒薄调，每生酒一瓮，泻入二碗，密封，连瓮煮熟。

松节酒本草云：主百节久风，风虚脚痹疼痛。

取大松油节剉屑，临酿生酒时，同药匀入，每糯米一斗计，松节八斤。宜酿于冬，经春夏则味变。

万年酒本草云：主补中，安五脏，养精神，除百病。久服肥健，轻身不老。

冬至前，摘万年枝子置酒内，连瓮煮味透。或捣汁酿酒，或煎汁酿酒，或杵屑酿于酒。

长春酒贾似道曰：除湿实脾，去痰饮，行滞气，滋血脉，壮筋骨，宽中快膈，进饮食。

当归　川芎　半夏汤泡七次　青皮去瓤[2]　木瓜去瓤[3]　白芍药　黄芪蜜炙　五味子碾　肉桂去粗皮　甘草炙　熟地黄　白茯苓去皮　薏苡仁炙　白豆蔻仁碾　槟榔　白术　苍术姜制　人参　橘红　厚朴姜汁炒　沉香　木香　南香　藿香去土　丁香　神曲炒　麦蘖炒，碾去糠　枇杷叶去毛，炙　草果仁　桑白皮蜜炙　杜仲炒去丝　石斛去根

上件各剉碎，每以药三钱为绢囊盛之，浸于一斗酒内，春七日，夏三日，秋五日，冬十日用。今有五香药烧酒，药品不及此药之妙。

胡桃烧酒暖腰膝，治沉寒痼冷，补损[4]益虚。

烧酒四十斤　胡桃仁汤退皮，一百枚　红枣子二百枚　炼熟蜜四斤

上三件入酒，瘗[5]倚厉切土中七日，去火毒。

---

〔1〕縠：音 hú，带有皱纹的细纱。

〔2〕瓤：原作“囊”，据文义改。

〔3〕瓤：原作“穰”，据文义改。

〔4〕损：原作“捐”，据文义改。

〔5〕瘗：音 yì，埋。

杏仁烧酒去百病，除咳嗽，补虚，明目，除隔气，添颜色，增寿，活血，去诸风。

杏仁去皮尖，煮，五水过，一斤　艾三两　芝麻去皮，炒熟，为末，一升　荆芥穗一两　核桃仁汤退去皮，一斤　薄荷叶三两　小茴香三两　苍术米泔浸一宿，洗去黑皮，一两　白茯苓去皮，三两　铜钱五文，别入

上件为细末，炼蜜和，一处投大瓷瓮中，注烧酒三十斤，同煮一时，待药已散，用纸封口，瘗土中，七日取出。

长生酒

用细花烧酒二十斤，同清水二十斤，分析两瓮，每瓮释白糯米一升炊饭，红枣子半斤，酿之。夏置凉所，冬置温所，天寒护暖。夏二十一日，冬二十八日，自熟。更每瓮计每斤如前注水，并枣、饭置内，俟日足，亦如前分酿，源源不绝也。

腊酒糟郑氏曰：医酏，不泲[1]者也。酏，音移。

篾箄瓮底干迭之，稻秆灰覆上，沥其油入食佳。

醅子糟

酿生酒，浆方至时，即以瓻子贮其醅，有加红曲者，有加少炒盐者凡米一斗计盐八两。

酱　制

《史记》：醯酱千瓻，比千乘之家。

小麦生酱《周礼》："以酰醢谓酱。"品物非一，不若今人之造酱也，盖豉者配盐。幽菽豉干而酱湿，疑后世造豉之变者欤。

四月小麦细曲一石为率，煮黄豆三斗，去汁，以面染匀，不宜太润，幽暖室薄铺苇箔上，采楮叶覆黄，移烈日中暴。须甚燥，碎击于缸。计黄一斤，盐四两，通和。撷紫苏煎汤，待冷注之，日曝。三月后方熟。汤少，续汤；淡，续盐。计黄十斤，盐三斤止。贮之瓮中，泥纸密封其口，置天日间，胜如开暴者。久则愈佳。有自十月间幽黄，至腊时，取井水煎紫苏汤冷注之。此御厨制也。后凡幽黄，不宜太润，汤用紫苏煎汤待冷。一云：熟豆一斗，细面二斗，后仿此。

小麦酱油

黄豆一石，赤豆三斗，煮熟去汁，染小麦面二百余斤，幽室中为黄，暴燥。每黄五斤，盐二斤，紫苏汤十斤，通匀于缸。日暴成油，挹取清渌者，别贮瓮中，暴之。其味尚厚，煎盐汤，俟冷，续注之，再挹取也。余豆面暴为酱。

小麦生熟酱

凡小麦一石，以五斗磨带麸面，以五斗煮熟，去汁，煮豆和于一处，幽黄，暴燥。以水和润，泥封复，幽瓮中暴三七日。通磨，筛取细者，每十斤，盐三斤，同紫

[1] 泲：音jǐ，过滤。

苏汤十三斤，烈日中暴之，不数日酱熟。有用其筛出麸，亦复幽瓮泥封，渐取注盐水，暴熟，以渍物。谚曰：黄十盐三水十三。

麦饼熟酱

小麦细面，用水和坚饼，任意切为大片。笼中蒸熟，幽黄，暴燥，复磨筛细。每十斤，盐三斤，注紫苏汤暴之，不过五日、七日，已成美酱。

二麦熟酱

二麦炒熟，磨为面，用河水和之，幽黄，暴燥。复磨面，复用河水润，覆盐一层，幽瓮中封密，置日暴。浃旬，觉有香气，发露。计黄、盐数，作汤冷注，暴为酱。二麦，大麦、小麦也。用大豆煮熟，同溲，幽黄甚佳。

豆麦熟酱

大豆炒熟，磨细。计一斗，和小麦细面二斗，汤和，切为片，蒸熟。幽为黄，暴甚燥。每十斤，盐三斤，注紫苏汤，日暴之，遂成熟酱。

豌豆酱

豌豆水浸，煮熟，暴燥，磨去皮。计一斗，同小麦一斗，再磨为面。水和切片，蒸之。幽黄，暴燥。凡十斤，盐三斤，注水，复暴为酱。

麻莩酱

用新麻莩坊中方出芝麻油饼碎捣，甑中复蒸透。以小麦面和之，幽为黄，暴燥。计十斤，盐三斤，注水，于日中复暴为酱。

逡巡酱

每以大豆一斗为率，饧糖四两，加减随宜。盐一斤，可留十日；二斤，可留一月；三斤，可留久远。注水满锅，置甑于车上，甑底以编蒲等箄音闭之，锅口围密，甑心立通节竹一根，下抵锅底，上平甑口。别以芦一根贯竹中，与之一齐。先将豆湛洁，浸过一宿，贮甑中密盖，蒸。用竹中芦缉视水痕，稍干即注水，竹内续上。直候甑面上豆黑为度，务须过熟。即出，铺冷，置臼中捣糜烂。乃入饧、盐匀和，遂堪取用。酱面以鹅翎染熟油刷之，尤香润也。

醋　制

社醋一名酰，一名苦酒。三制。元临安路产酸角，浸水和羹，酸美过于法醋。

一春秋社[1]时，无论米秔、糯，释米蒸饭。每米一斗，曲二斤，用砻谷糠通和于缸中，立大篘[2]，泻水高及三寸。俟二七日，视醋渐成味。过四十日，煎而贮瓮。

---

〔1〕社：即社日，分春社日与秋社日，乃古代春秋祭祀土神的日子。一般为立春或立秋后的第五个戊日。

〔2〕篘：音 chōu，古代一种以竹制的滤酒器。

一六月六日造小麦曲，候八月社前二三日，先以糯粞煮粥糜[1]，匀涂缸上。社日，用糯米蒸饭，入之于缸。每米一斗，用曲三斤和之，缸底内热饭一团，泻水高三寸止。中则立篘。醋成，从篘中汲用竭则复。继以水，淡则方已。

一六月六日磨小麦麸面，河水通匀，每一升履曲一饼，纸封，风中戾之。至秋社前一日，秔、糯米各一斗，释之，渍之，正社日炊饭，俟冷。每米一斗，曲一饼细捣，匀于内，同水一斗五升入瓮。密封纸三十层，日揭一层，一月醋成，篘起。复作沸汤，俟冷，量加以曲酿二醋。三醋、四醋依二醋酿。糠宜淘洁，控干，后仿此。

腊醋二制。

一酿如社醋。米一斗，用曲三斤、四斤，置暖所，缸宜厚护，热，渐撤[2]去。俟四十日醋熟。煎时，加炒熟米。

一用酒糟一百斤，匀砻谷糠五斗，按实器中，见热而香酸，每日翻过一器，不令太热。四五日后，冷定醋成。以盐水凋泥封固，数年不败。用时渐取，加水滴出其醋，煎收。

伏醋方言七醋，酿之其数皆七。

凡白米一石，无论秔、糯，于五月内预释之，注水渍之，必足七日，更宜每日易水。蒸饭，乘温幽于瓮。有铺苇箔间，麦稍音消覆黄，临六月六日，旦暴至暮。计黄一斗，水二斗，均分于瓮，顿僻静处。上裂越布幂口，不复视动。俟七七日已足，篘起，煎熟，加花椒，贮瓶罂中，色甚鲜红。七月、八月可造，数尤以七。有不暴黄，常燃[3]红烙音落铁调一番，味亦美，色不甚鲜。

四时醋

每糙糯米一石，释之，夏秋淅半日，春冬淅一日，蒸饭。俟温，匀酒糟五斤，曲二十斤，同水，贮于瓮，以越布幂瓮口。春冬置暖所，夏秋置凉所。有十日熟，有十四日熟，四时皆可造。篘清，加花椒、甘草同煎，贮藏于器。复内水在糟，造二醋、三醋、四醋，味淡则止。

长生醋二制。

一五六月用大麦五斗，磨细，发为曲。复捣细，以良姜三两，胡椒三两，水一担，同内瓮中。封固，日暴成醋。每取醋三升，却还水三升，更内姜、椒少许。

一撷辣蓼草煎汤，滤[4]洁。入米煮半熟，漉之。待温，每米一斗，曲五两，匀，内于器，取原汤冷注之，比米高一尺。置僻处，越布幂器口。至十日，见白醭音朴消，醋已成熟。每取一升，还酒一升，用之不能尽。

须臾醋

每麦麸二斗，清酒糟七斤，半陈米三合，煮为饩记言切粥。先以麸糟匀之，次以饩

〔1〕糜：原作“縻”，据文义改。
〔2〕撤：原作“彻”，据文义改。
〔3〕燃：原作“然”，据文义改。
〔4〕滤：原作“泸”，据文义改。

粥匀之，不宜过润。用蒲篓盛贮，厚迭稻秆，深藏于中。频候，大热，再翻，再藏，翻过二宿，醋醅成矣。未熟，更炊陈米热饭一碗，团置麸糟内。或入甑蒸热为助。既熟，将小缸一口，从底侧通一小隙，取衣袽塞密，置蒲篓郎斗切于缸，作沸汤沃一宿，去衣袽女居切，取滴其醋。

神仙醋

四五月，候释米粞一斗为率。用蒲篓苴，悬西南垂堂之上，向东出日。俟四十九日，置瓶瓮中，大击曲片四两，注水渍之。已七日，燃带火薪头旋转一番，成醋则止。取醋一碗，纳水一碗，味淡不复酿也。

枣子醋

每鲜枣子百枚蒸，生酒药五丸为率，注薄酒渍投之，常置暖处。醋成，如取一碗，则还酒一碗，久则醋益香酸。

炒麦醋

陈米一斗，或糯米，水渍一宿，炊饭，稍温，取曲二十两，细捣，火焙，匀饭内，入瓮中。注水三斗，按平，用纸二三层密封瓮口，勿见风，向南方安置。四十九日开，将小麦二升炒，再投瓮中。少顷，取醋，置锅内煎沸，入瓶，上用炒麦一撮，醋久不䤔昨冉切䤒而琰切[1]。既取头醋，再泻水一斗半，酿第二醋，旬日可取食之。既取二醋，又泻水七升半，酿第三醋，更数日取食之。既取三醋，再欲食，须炒焦麦半升许，入瓮中搭色，犹可取第四醋。味尚如市口卖者，妙不可言。䤔䤒，味薄也。

大麦醋

取大麦释之，炊饭。俟冷，每斗搜白酒药三丸，入瓮中，越布幂瓮口。七日，注以水一斗。又七日，已熟。则篘起，煎，收。再入水五升，为二醋。俟熟，又入水三升，为三醋。八月可造。

小麦麸醋

凡酿醋时，用料一石二斗为率。小麦麸一石，白秔米二斗。先以小麦麸五斗，水和，停匀，不宜过润，纳甑中蒸至甚熟。布苇箔上，高厚几一寸，撷苍耳叶，履于密室中。至七日，已幽为黄。则碎击之后，以小麦麸五斗，视前和蒸。乘时，煮米二斗为饭，与前后所蒸麦麸齐乘热和，纳于大瓮中。手按平实，中开一穴，立之以篘。每料一斗计，从篘口注水一斗，瓮口用背三四层厚绵纸幂固，暴于日中。过十四日启视，醋成，则釃清泻于锅，煎沸，尽挹去其浮沫。随燃红烙铁，复于醋中调转数次，量注之以香油，加之以炒盐，再煎二三沸。热贮于瓮，瓮口用纸箬紧幂，纸箬上又用柴灰覆厚，藏久益酽而香。若十四日，醋尚未成，则再封，俟至二十一日。须自六月中，乘天日烈燥，易暴，醋熟而酿之也。

糖醋二制。

一用饧即饴或白糖即厚饧，每五斤，宜清水十五斤，细曲四两，麦蘖二两，同贮于瓮中，酿。已七日，则以柳干燃红一头，置醋中旋转一番。再七日，皆依上旋转之，

[1] 䤔䤒：音 jiànrǎn，味道变淡。

至醋成为度。五月至九月，皆可酿也。

一每饧五十斤，用水一百斤，煮糯米饭一斤四两，细曲十两，贮于瓮。冬天顿于和暖之处，夏天顿于阴凉之处。俟至四十日，醋熟香酸，入锅煎之，注瓶罂内收。

酒醋三制。

一摘糯稻穟〔1〕用水煮，其谷折裂。俟温，以生酒药和匀，置于竹器中，覆黄。七日，移置小瓮中，注薄酒渍没之，顿于灶侧。俟六七日，已酸而香，则又移置大器中，顿于凉所，渐注以薄酒，汲而用焉，不酸则已。

一以秔米铛底饭入瓮中，注薄酒浸，顿暖处，遂能成醋。

一以煮酒糟重入水中，沸其味出，又沸之，至有三次，计有五担。加以麸曲二十斤，粇米饭三斗，压没水底，器外用缠护，须密视，寒暖渐撤之。春初酿，俟五月五日或六月六日，乃篘，煎之也。

〔1〕穟：同“穗”。

竹屿山房杂部卷二

［明］宋诩　撰

养生部二

面食制

凡磨小麦，先择洁而释之，暴微，润而磨之。若太燥则面粗，太润则难磨也。面曰玉尘。

鸡面晋有“不托[1]”之名。

割取越鸡稚而肥者，挦洁，去内脏并头、足。和肤、肉、髓、骨捣糜烂，以绢囊盛，作沸汤入濯[2]。膏腴匀面中，用粰[3]音勃，轴开薄，转折，细切为缕。又作沸汤煮熟，复投冷水中，漉出，从意浇之以齑，以芥辣，《礼》曰：芥酱。或合汤以瀹之。凡面中用饽，用绿豆粉。越鸡，《庄子》注曰：小鸡也。

齑汤四制[4]。

一用切肥猪肉为脍[5]，水煮加酱、醋，施椒、葱白、缩砂仁调和。《内则》注曰：细切曰脍。本草曰：葱能杀鱼肉毒，食品所不可蠲也。又曰：施椒杀虫鱼毒。后仿此。

一用熬熟油，取鸭子调匀，细洒于内，加酱、醋，施椒、缩砂仁、葱白调和。

一用煮鸡、鹅肥汁，加胡椒，施椒、酱、油、葱白，少醋调和，切取肉为脍，置面上。

一用大蟹煮熟，取汁，加胡椒、花椒、酱、醋、葱白调和，解取黄肉置面上。凡下酱时，必俟其沸过乃动。后仿此。

虾面

取生虾捣汁，滤去滓，和面，轴开，薄折之，细切如缕。余同前制。其滓投鸡、

[1] 不托：即馎饦。
[2] 濯：音 zhuó，即洗。
[3] 粰：音 bó，原作“饽”，据文义改。即揉面、擀面皮所用的干粉。下同。
[4] 四制：原无，据全书体例加。
[5] 脍：音 kuài，细切的鱼或肉。

鹅汁中，滤洁，调和为汤。

鸡子面

取鸡子，同水调混黄白，和面，轴开薄，用折而切如细缕，余同前制。

豆面三制。

一黄豆磨细面，匀于小麦面中，凡麦面一斗，豆面二升，取清水沸汤相半和之，轴开薄，折而切为缕，余同前制。

一以豆腐揉入。

一煮黑豆取浓汁和入，曰“紫不托”。以小麦七升，小豌豆一升，同磨为面，甚滑。

莱菔面

白莱菔切片，水中煮熟，漉起。每斤洒以铅粉一钱，复煮糜烂，捣和面中，轴薄，折切之如缕。每一斤，对面一斤，余同前制。本草云：研如泥，制面作馎饦佳。馎饦，音博拓。

槐叶面杜子美、苏子瞻皆有《槐叶冷淘诗》。

取稚槐叶，捣自然汁，匀面，轴开薄，折之细切如缕，投猛火汤中煮熟，余同前制。

山药面

山药蒸，去皮，切，置日中暴干，捼为粉，筛细。每二升，加小麦面四升，调蜜[1]水和之，轴开薄，迭折而切如缕，余同前制。用蜜去葱，后仿此。以上细切者或以筒潗之。潗，子入切。

扯[2]昌也切**面**

用少盐，入水和面，一斤为率。既匀，沃香油少许。夏月以油单纸微覆一时，冬月则覆一宿余。分切如巨擘，渐以两手扯长，缠络于直指、将指、无名指间，为细条。先作沸汤，随扯随煮，视其熟而浮者，先取之，齑汤同煎制。油单纸汤泡去油气。

索面黄山谷诗云：汤饼一杯银线乱。

用面调盐水为小剂，沃之以油，缠之于架，而渐移架孔垂长细缕。先用水煮去盐，复以前制齑汤调瀹之。暴燥渐用。

细棋子面

用面取盐水和剂，轴之，开薄，切如细棋子。以筛隔之，再切、再隔之，末者簸去。汤中煮熟，连汤杓于器内，旋转，漉起。以肥鸡肉或肥猪肉切小细脍，煮，加酱、醋、胡椒、花椒、葱调和，为齑汤。暴燥，留取渐用。

玲珑面二制。

一取羊冷脂肪细切，匀于干面内，冷水和剂，轴开，薄切阔条，内汤中。加酱、醋、花椒、葱白、酸齑调和。

一取鲜乳饼切细，匀之。

---

〔1〕蜜：原作“密”，据文义改。

〔2〕扯：原作“撦”，同“扯”。

馄饨二制。

一取盐水或乳饼、鸡子匀面，轴开，薄切方小片，内之以馅，斜折为兜，抵其尖，而缄有露缘，则剪齐。汤中煮浮熟，漉起，以冷水淋清底，以油润，复蒸。有宜以甘草、葱、醋调和，汤深瀹。有宜以油煎。

一水淋清，以面片每置十数杯，杂鸡、鹅膏、盐、花椒、葱白，括其缘，复入汤煮用。

馄饨馅四制。

一用肥猪肉去肌骨，微焊，徐盐切，黄氏曰：抄云爚而未熟为焊。切醢[1]若米同。丫鲰鱼、地青鱼、鲳鱼、石首鱼或鳜鱼、鲻鱼、鲈鱼、乌鱼去骨，细切，或解熟蟹肉，或脱鲜虾肉杂之，加酱、胡椒、花椒、葱白和为馅。凡腥馅，不宜入缩砂仁。后多仿此。倪云林云：用缩砂仁作嗳气。

一用肥鸡肉去骨，微焊，兼野鸡肉，加去皮胡桃、松、榛仁，及胡椒、花椒、葱、酱和为馅。

一用鲜乳饼加罂粟、米屑、葱白坋、花椒、缩砂仁、盐，匀之为馅。

一用竹笋，毛熟，加酱、熟油、花椒、胡椒、缩砂仁、葱等，菹[2]之为馅。凡菠棱菜、荠菜、紫藤花、金雀花，宜毛熟，凡茭白、胡萝卜、藕、瓠宜生，皆用炒熟芝麻。天花菜、麻菇之属，皆宜为馅。

包子《方言》：□膪。

用面水和为小剂，轴甚薄，置之以馅，细蹙其缘，束其腰而仰露其颠底，下少沃以油，甑中蒸熟。常以水润其缘，不使面生，馅同馄饨制，宜姜醋。□膪，音脑诈，熟食之肥者。

汤角

用沸汤和面，生面为粹，匀为小剂，内馅，以缘缄密。置甑中蒸，常洒水则柔，或汤煮瀹之。馅同馄饨制。亦宜熟油和盐面为馅。

馒头《稗官小说》云：诸葛武侯杂用羊、豕之肉，裹之以面，以象人头，祀神。后人由此效而为之，有馒头之名。六制。

用醇酵和面，揉甚匀，擀[3]剂，内馅，缄密之。先用荷叶或生芭蕉叶箪笼间，蒸熟，布齐，置缓火中蒸微温，取下，俟酵肥，复置锅上，速火一蒸，视不粘已熟，遂逐枚移动也。其制作：圆而高起者曰馒头；低下者曰饼；低而切，其缘细析为小瓣者，曰菊花饼；面中以醇酵，调之以少蜜，缄而开其头曰橐驼；脐长曰茧；斜曰桃。

酵二制。

一白酒中调干面于内，俟味老烈，用之。

一煮糯米饭加白酒醅于内，俟味老烈用之。若用速，加干面少许，易于老烈。夏

---

〔1〕醢：音 hǎi，鱼肉剁细所成之酱。

〔2〕菹：音 zū，指酱，或调和成酱状。

〔3〕擀：原作“榦”，据文义改。

月易熟，不须暖处，冬月则必置煁音辰灶侧，酌量加以生酒药一二丸。此酵为胜，不宜硷水。

腥馅调和同馄饨肉，用切粗醢如大豆，二制。

一肥猪肉去肌骨，微焊。惟宜同生竹笋。

一羊，惟熟脂肪，杂以韭。绵羊尾亦宜。

素馅五制。

一菠薐菜、荠菜、竹笋，芼熟沸干，细切为菹，及炒熟芝麻、熟香油，或松仁油、杏仁油、花椒、葱白、酱、胡椒、缩砂仁少许，调和。或同馄饨后一馅。

一芥子，湛洁，碾糜烂，同盐和，芼熟，白菜菹。

一胡桃、松榛仁，退皮，细切，同白砂糖，多煮熟糯米饭少许。

一熟香油和盐面、赤砂糖。

一赤豆或豇豆，芼糜烂，入竹器中，水洗去皮，取绢囊盛砂，去水，锅中炒燥，加蜜，或赤砂糖，复炒干湿得所。视所宜加玫瑰音枚瓌膏、蔷薇膏、桂花膏、糖香，合香头少许皆妙。有广糖，有闽糖，有抚糖。

蒸卷三制。

一用酵和面，轴开薄，同花椒、盐、干面卷之，分切小段，俟酵肥，蒸。

一以酵和，赤砂糖或蜜匀面，为卷，蒸。

一用酵和面，卷甜肥枣子，蒸。

糕五经无糕字，故刘禹锡不题糕，即古饵也。乃米粉为之。二制。

一取酵和面，染五色相间迭之，上积豆砂、栗丝、姜丝、炒熟芝麻，或调绿豆粉，和馄饨馅。俟酵肥，甑蒸。每迭匀染酵水则黏。

一取酵和面，加糖或蜜，及白者相间以迭，迭中用熟栗、枣子退皮、胡桃仁，蒸，用刀界之。颜色用胭脂、红曲、姜黄、栀子、菜汁、墨。后多仿此。

薄饼二制。

一用面渐入水，旋调稠韧，热锅少滑以油，浇面为薄饼。用熟腌肥猪肉、肥鸡鸭肉切条脍，及青蒜、白萝卜、胡萝卜、胡荽、酱瓜、姜、茄、瓠切条菹，同卷之。

一用生熟水和面，擀开薄，熯熟，即以冷水淋过卷之。有以殽蔌同用。凡用生熟水，七分沸汤，三分冷水。后仿此。

蒸饼

用酵和面，擀为圆薄饼，少润以油，迭数层。俟酵肥蒸熟，层揭之，卷同薄饼。以八宝等斋加肉条脍，尤美。

春饼

用汤和面，加干面揉小剂，擀甚薄饼，鏊盘上急翻熟。盐水匀洒湿，新布覆之。卷同薄饼。

荞饼

用荞麦水渍柔，和水轻磨去壳，囊洗滓尽，以所垫音店面调小麦面少许，浇薄饼，如前卷馅。

油烙卷三制。

一用浇薄饼，或春饼，将前料物卷折，粘之，少油内烙。

一用盐、蜜、生熟水和面，擀薄饼。油中烙，涂以蜜糖，卷食。

一用鲜乳饼揉面中，和盐、生熟水，擀薄饼。油中烙，涂以蜜糖，散以细切去皮胡桃、榛、松仁卷食。酥揉面中，亦宜。

油煎卷二制。

一用春饼置馒头馅或馄饨馅，视所宜，或猪脂肪卷折，粘之，在多油内煎燥。

一用黄雀脑翅细斫，椒、酱调和，入腹染调面，油煎。羊熟肥肠、椒、酱，先煮调和，再染面煎。

新韭饼

用生熟水和面，擀开薄。取猪肉先焯，细切醢，新韭细切莨坋，花椒、胡椒屑、葱白、酱匀和入，内锁之，再余饼热锅中熯熟。

脂肪饼三制。

一用生熟水和面，擀开。取猪脂肪细切，盐少许，和，纳锁为小剂。再擀[1]成薄饼，热锅熯之。

一以脂肪、盐，同生熟水并，揉厚饼，切块，熯之。

一细切脂肪，干面为馅，将生熟水和面，锁缘为饼，熯之。后二制，以鸡鹅膏、猪脂肪，熬化，亦佳。

千层饼二制。

一用生熟水和面，擀开薄。或布鸡、鹅膏，或布细切猪脂肪，同盐、花椒少许，厚掺干面卷之，直捩数转，按平，擀为饼。

一用直捩数转，复以生熟水和面，为外皮，括于内，擀饼，俱热锅熯熟。

薄焦饼

用水和面，加生芝麻于内，揉小剂，擀甚薄饼，热锅熯燥熟。有和以花椒、盐、熟油、赤砂糖、捣去皮胡桃仁，皆宜。

回回煎饼

用面和酵，俟肥，再加酵，调成稠酱，杓入铁炉内，炼火，慢烘熟，切条段，乘热以酥蜜或松仁油、杏仁油染之。

酥皮角儿

用面以油、水、少盐和为小剂，擀开，纳前馄饨腥馅、素馅，或熟油、盐调干面，而缄其缘，油煎之。

蜜透角儿

用面以生熟水和，擀小剂，内去皮胡桃、榛松仁，或糖蜜豆沙，缄其缘，油煎，

---

〔1〕擀：原作“斡”，据文义改。

乘热以蜜染透。

熯饼三制。

一用酵和面，加油、盐为饼，先熯。再以小石在锅炒热，藏饼于中，煏熟。

一以白酒同水和面，为饼，热锅熯熟。

一用煮鹅鸡汁和面，为饼，熯熟。俱可括馅，或馄饨腥馅、素馅，或糖面、熟油盐面。

烧饼

用酵和面，缄豆沙或糖面擀饼，润以水，染以熟芝麻。俟酵肥，贴烘炉上，自熟。

糖酥饼今曰胜涿州。

凡面一斤，炒香熟。有以绵纸藉甑底蒸熟，和白砂糖三两，熬熟油、少水匀面，或加松仁油、杏仁油少许，燥湿相停，范小饼，置拖炉上爆音博至糖熔。

蜜酥饼三制。

一用绵纸藉甑底蒸面熟，和以蜜酥为皮，缄退皮胡桃仁、熟栗肉、去皮枣肉，细切，同蜜为馅，置鏊盘上烘。

一用熟香油、酥、白砂糖、熟蜜各四两，酵面四两，白面二斤，坋缩砂仁、施椒各五钱，和，范为饼，入鏊盘慢火烘。

一用油熬熟，先入蜜或赤砂糖调，又入面，慢火调韧，加松仁，干厚饼切用，即回回食。

酥油饼即髓饼。

用面五斤为则，芝麻油或菜油一斤，或加松仁油，或杏仁油少许，同水和面为外皮。纳油和面为馅。以手揉折二三转，又纳蜜和面，或糖和面为馅，锁之，干饼置拖炉上熟。

蜜和饼

用面炒香熟，罗细，乘热和蜜及少汤，同碾去皮胡桃、榛松仁，范为饼。

糖面饼三制。

一用面取燃炭灰淋热硷水，同赤砂糖和，为小剂。缄以糖面馅，范为天花饼，置拖炉上熟。

一缄油面馅，擀薄，染以熟芝麻，置拖炉上熟为薄脆。

一为饼，置拖炉上熟，糖润之，厚积糖、炒面、薄荷末、糖香为堆沙。以熟糖饼磨屑，积之味淡。

复炉饼

用胡桃仁退皮，捣糜烂，和蜜、熟酥油饼，为小团，别以油水和面，苴于外，干饼复入炉烘熟。

香露饼二制。

一用面一斤为率，以绵纸藉甑底蒸过，取油、水、蜜相停调匀，擀薄饼，取绿豆粉为粰，细攒折儿，将槌研圆，置滚油内煎，起，润蜜，碾松子仁于上。

一用水小粉再湛洁二斤，同白砂糖、熟蜜各四两，入锅，慢火调煎至浓，加香熟油四两，再调煎极稠。碾去皮胡桃松仁和之，为厚饼。冷定，切小块，掺以糖香少许，即回回曰“哈哩哇”。

一捻酥

同酥油饼油水和面，擀小剂，又以油和面，同盐、花椒末为馅，锁之，手范为一指形，置拖炉上熟。

透糖三制。

一用香油、水、赤砂糖和面，切小条块，置热油中煎熟，入糖炒面中粘之于上者。

一用锅中熬热油，调赤砂糖，炒面粘之者。

一为丸，入油煎熟，染以赤砂糖，粘以熟芝麻，曰“欢喜团”者。

香花

用面蒸熟，或炒，每一斤，坋薄荷叶三两、白砂糖三两，熟水调蜜和之，范为饼。

松花

同香花制坋，缩砂仁一两，薄荷叶一两，外掺糖香少许。

糖花

用拖炉糖饼复碾为粗末，熬赤砂糖和之，掺以糖香、薄荷坋，范为饼。

芝麻叶

用面，同生芝麻、水和，擀开，薄切小条子，中通一道，屈其头于内而伸之，投热油内煎燥。

猪耳

用水和面，擀开，薄切为三缘。以两缘总之，入热油中煎燥，润以赤砂糖，掺以熟芝麻及少薄荷坋，或炒糖面。

巧花儿

用蜜油水或糖油水和面，手范为杂花形，置沸油中煎燥。

馓子

用油水同盐少许和面，揉匀，切如棋子形，以油润浴，中开一穴，通两手搓仓何切作细条，缠络数周，取芦竹两茎贯内，置沸油中，或折之，或纽之，煎燥熟。亦有和赤砂糖者，以蜜者。有用面扯条煎。

凡制面物，须用调和折衷手法纯熟，火候缓急无不合宜，乃得精妙也。束皙《饼赋》：春用馒头，夏用薄持，秋用起溲，冬用汤饼。四时皆宜牢丸。予考，凡以面为餐具者，皆得谓之饼。故火烧而食者呼为烧饼；水瀹而食者呼为汤饼，笼蒸而食者呼为笼饼。而馒头谓之笼饼，今名之者，乃家造而方言耳。

粉食制

粉者，屑米之谓也。凡粉，皆用稻米，
而黍、稷之米虽佳，不若稻米尤精美也。

水磨丸

取精御糯米，湛洁之，水渍之，同水磨细，以绢囊取其渣滓。复以囊括其绝细粃音華，沥微干，緎为丸。馅用白砂糖、去皮胡桃、榛松仁，或蜜糖豆沙，投沸汤中熟。

水浮丸

白糯米，湛洁渍柔。又以芋魁去皮，在粗器中研糜烂。米芋相半，杂水磨细，绢囊取渣滓，复括囊沥其绝细粃至微干。捣去皮胡桃仁，溲为丸，水煮自浮，加糖或蜜。山药可依为之。

小裹金丸三制。

一淅白糯米，碓取，重筛绝细粉，水发之，为小丸。

一取干豆沙以糖蜜先发为小颗，或响糖小颗，将干粉渐加水发，积染于外为小丸。

一以板刻槽，用汤溲粉嵌于中，复緎豆沙于内，刀背切开，手规为小丸，水煮。

团《本心斋蔬食谱》曰水团。

白糯米湛洁，晾干，磨绝细，汤溲之，内馅，括其缘为团。入汤煮浮熟，或蒸熟。馅同面食制，馄饨腥素或赤砂糖。元旦、上寿、喜庆之宴，则书吉语，裁竹木小签置于中，以为利市。

糕《楚辞》曰饵。五制。

一用精御秔米一斗，有杂糯米一升，湛洁，渍肥，沥干，重磨筛绝细粉，或碓复暴之。加白砂糖，或蜜，或赤砂糖，又磨碓，又筛，濯湿布箄笼底，再轻筛于笼中，随欲大小，界为条块，蒸熟。有以颜料为五色，间之纸藉，炼火上炙燥，藏可经岁。每米一斗，糖宜四斤，蜜二斤。有和切猪脂肪，不宜炙。

一用炙燥糕再磨，筛粉，润以水蜜。视前蒸之者。

一用糖溲粉，杂退皮松仁、胡桃仁、熟栗肉、枣肉、熟赤豆，同渐轻布甑中蒸熟，衣以湿布，手揉实为垛者。

一有选颜色而压为花形，再衣湿布揉者。

一有底粉揉实，而面积糖蜜豆沙者。今皆名之曰糕，揉者宜油煎。前二制各和薄荷、缩砂仁、橙皮末、糖香、姜粉为五味。

饼形低下而平圆者，方俗曰太平圆。

湛洁白秔米五升，白糯米一升，淅肥，沥去水，碓细粉，汤溲，甑中蒸熟。锁碎碾熟芝麻、白砂糖馅，馅中或加松仁油、杏仁油少许，范为饼，热锅内熯，糖熔为度。春为绿色，捣燕麦汁加石灰少许，旋调，精沫掠热锅中，溲米粉也。

乳粉饼

凡白糯米细粉八合，白秔米细粉二合，揉匀鲜牛乳饼半斤，为小饼，内钻以白砂糖、去皮胡桃、榛松仁，或蒸或煮之。

油䭔音堆，二制。

一用碓细白糯米粉，汤溲之，锁以糖蜜豆沙为小䭔，油中煎熟。

一用山药，劘去皮，捣粉，内锁以鲜乳饼，油煎。

油虚茧《岁时杂记》：人日京师贵家造探官茧。

用白糯米细粉，汤溲之，锁熬熟猪脂、白砂糖为茧，复入猪脂中，煎燥为度。

豆裹糍

用碓白糯米粉，蜜汤溲为小饼，煮，外以蜜豆沙或糖豆沙通厚积之。

粽形制不一，古名“角黍”。

用精凿糯米，湛洁之，候微干，摘芦叶煮熟，卷米，中藏蜜糖豆沙，或猪肉醢料，或肥枣，或去皮胡桃、榛松仁、白砂糖，又转折成角，必紧束坚实，入锅煮熟。宜蜜，宜糖，茭叶同制。

糍许慎曰：糍，稻饼也。炊米，烂捣之也。《本心斋》曰：玉砖，炊饼方切也。二制。

一用白秔、糯米相半，汤中煮少熟，取起，别入锅，以钵器密覆，煮一时，就于锅中，旋调稠韧，取起，加研碎炒熟芝麻，同盐少许，掺之，擀开，界之。

一用白糯米煮饭，臼中捣烂，干则少洒以水，擀开，方切以片，粘则润以熟油，暴之使燥。复切，入锅炒，加糖或盐。

风消糖

白糯米五升为率，磨细粉。先取多半，杂糖水或饧，溲为厚饼。每饭中通一穴，入豆萁灰淋水中煮过熟，漉起后，以少半生粉渐揉和，带稍坚，擀薄小饼，暴之使燥，置沸油内，以箸挟其缘，聚而取之，用糖炒面掺。

甘露饼

用精御糯米磨绝细，以蜜水溲团，蒸熟，切小颗，生粉为粰，擀薄暴燥，置沸油中煎燥，染松仁油，或杏仁油，取白砂糖和薄荷叶坋掺之。

芙蓉叶

用白糯米磨细粉，蜜和，薄酒溲粉，蒸熟。以生粉为粰，擀薄片，折切，范芙蓉叶状，暴燥。置沸油内煎熟，掺以砂糖面、糖香少许。

玉茭白

用白糯米粉一升，干山药坋半升。芋魁劘去皮，捣糜烂，和水，滤取汁，溲二物。揉实长，若茭白，暴燥。取香油一斤，蜜一斤，同煎肥。复以蜜染，取炒熟芝麻衣之。

骨髓饼

用白糯米粉五升，牛骨髓半斤，白砂糖半斤，酥四两，沸汤溲为饼，铁锅中熯熟。

山药糕

山药蒸熟，去皮，切片，暴燥，磨纽，计六升。白糯米新起淅，碓粉，计四升。白砂糖二斤，蜜水溲之。复碓筛，甑中随界之，蒸粉熟为度，宜火炙。

莲药糕

干莲药去薏，细切，暴燥，磨末，同山药糕制。

芡糕

干芡捣去壳，磨细末，同山药糕制。其末范饼，别用蒸熟。

栗糕

栗实炒熟，去壳，捣烂，暴燥，磨细末，同山药糕制。白砂糖用半斤。

松黄糕《韵府》云：松花名松黄，服之轻身。

松黄六升，白糯米绝细粉四升，白砂糖一斤，蜜一斤，少水溲和，复碓之，复筛之，甑中界之，蒸至粉熟为度。

炒米糕南粤以方切者为糖方。

用白糯米炊饭，湛清，暴燥，干沙中炒虚圆。杂炒芝麻，以赤砂糖和饧，置热锅中溲匀，取起，揉实，俟冷，切为片，或乘热亍规之为欢喜团。煎苏木水染饭，暴燥炒，为红米。

米糷音烂。谢迭山曰米线。二制。

一秔米湛洁，碓筛绝细粉，汤溲稍坚，置锅中煮熟，杂生粉少半，擀使开薄，折切细条，暴燥，入肥汁中煮。以胡椒、施椒、酱油、葱调和。

一粉中和米浆为糰，揉如索，绿豆粉入汤釜中，取起。

二粉片

每白糯米粉一升，黄大豆粉二升，汤溲之，揉实，切为厚片，入肥肉汁中煮，加椒、酱、酸齑调和。

蓼花制

蓼花

取芋魁劘去皮，捣糜烂，七分，杂白糯米绝细粉三分，复捣一处，为厚饼数十枚。水煮过熟，置器中，调搅甚匀。先将一木板，傅粰在上，擀开，暴半燥，切片段，复暴燥。用又切小颗，同干沙炒肥，或同小石子炒，为后四制。以猪脂熬为油入煎之，尤肥而松也。

檀香球

用白砂糖水煮，加炒熟面，乘热染之，火炙燥。

七香球

用赤砂糖同炒熟面和糖香，香油煮熔，染之。

芝麻球

用先染以赤砂糖，后衣以炒熟芝麻。

薄荷球

用薄荷叶坋之，同芝麻球制。

白糖制

白糖，《楚辞[1]》曰怅惶，缅甸取贝木实汁熬为白糖。怅惶，音张皇。

白糯米每一斗蒸饭，候冷，杂以捣碎麦糵二升，再杂以砻谷糠和，汤满浸，候味甘，置淋缸中，放其水煎之。渐用锹器翻挑成糖，其柔薄者即饧。然造此火不宜息，亦视天之寒热也。秔米亦宜。糯米糖多。有揉炒芝麻切为糕者。有卷豆末而为管者。有为条、为饼之类，其制非一。

酥卷糖

先用退皮胡桃仁、炒熟芝麻，碎捣，入锅温之，置糖于内，俟和柔，取，擀薄，卷切为小块，坋花椒、薄荷叶、缩砂仁少许，掺之于上。

藕丝糖

取白糖，隔汤顿醒，就汤锅气中，以湿手抽迭之，筒而吹虚之，窍如藕，热刀随裁作长短条段，外衣以炒米花，或杂以熟芝麻、薄荷叶坋。有为球以线结。

糖缠制

糖缠

凡白砂糖一斤，入铜铁铫中，加水少许，置炼火上熔化，投以果物，和匀，速宜离火，俟其糖性少凝，则每颗碎析之，纸间火焙干。白砂糖，本草曰“石蜜”。

宜入糖物

胡桃仁去皮　榛仁去皮　松仁去皮　瓜子仁微炒　瓠子仁微炒　乌榄核仁去皮　人面果仁　杨梅核仁　莲心微炒　杏核仁水煮一过，去苦皮、尖，焙燥　梧桐子去壳　栗熟，末　莲药末　榧末　橙利刀削橙外薄皮，暴燥　香橼皮去白，方切，煮渍去苦，暴燥　芝麻炒　大豆炒，末　紫苏生撷穗，造霜，梅水中渍透，蒸，罨收，用子　白豆蔻仁末　缩砂仁末　草果仁末　细茶叶末　薄荷叶末　生姜粉　桂花末

---

〔1〕辞：原作“词”，据文义改。

蜜煎制

杨梅

择肥甘者，盐少许腌一宿，复以水洗。晴天日微暍[1]水尽，浇蜜暴之。有水泻去，复加蜜，暴至甜透，入瓮，又用蜜渍。蜜须先炼熟者。后多仿此。

橙子、佛手柑

新摘带青黄橙子，以利刀削去外粗、薄皮，周界为棱。每斤盐一两，同水渍一宿，味酸再渍。去核及水，置日中暍稍干，入银锡器，砂锣中注蜜，隔汤煮，停冷，有水泻去，复加蜜煮，日曝甜透彻。入瓮，以蜜渍，削下皮留为糖缠。有以橙去酸水及核，白酒中煮至无酸，晾干，以蜜煮甜，蜜渍之。佛手柑无囊，不用水渍，同制。凡煮，皆宜隔汤。凡有盐者，皆宜留久用，则渐以蜜煮。后多仿此。

金橘、牛乳柑、金豆闽粤有柑皮煎。

金橘新摘不伤损者，每斤盐一两，水渍之。用时以刀界棱，复渍，蜜煮。余如橙制。牛乳柑、金豆同。

梅子

小满时，摘青梅未甚酢者，调朴硝汤，待冷渍之。欲原青，加铜青同渍。视梅性柔翠，周界以棱，剔去其核，水洗洁，暍至水竭，置蜜中煮甜。又日曝透，以蜜渍。或以醋渍，止宜一昼夜。凡梅十斤，用铜青三钱。

李子南粤蜜煎李多渣。

摘青脆者，以朴硝冷汤渍无酸涩，微焊之。界小棱，去核，水洗，暍干，蜜煮甜。又日曝透，蜜渍。

林檎、频婆

林檎摘带青者，利刀劘去外皮，周界为棱，盐水渍柔，水洗暍干，蜜中煮甜，又日曝透，以蜜渍。频婆同作，四分之。

枣子

摘鲜带坚实肉厚者，同林檎制。

枇杷

摘黄者，每斤盐一两，矾六钱，同水渍之。用时，易水洗，去皮、核，蜜煮甜，日曝透，以蜜渍。

樱桃苏东坡《老饕赋》云：烂樱珠之煎蜜。

摘半熟者，盐水渍一宿，每斤计盐一两。水洗晾干，剔去核，易以响糖小颗蜜煮，日曝透彻，渍之。

〔1〕暍：同“烛”，此处用作“晒”之义，下同。

木瓜、羊桃

木瓜摘稚嫩者，铜刀劘去皮，方切片，或刻菊艾叶状。以石灰泡汤，俟冷，取绝清者，渍去酸涩味，作沸汤微焊，曬干，蜜煮甜，日曝透，又蜜渍之。羊桃同制。

橄榄、梧桐子

用粗瓷器中揉擦去皮，铜刀界之为棱，同淅米水入瓷器煮味不苦涩，核脱，晾干，蜜中煮甜透，日曝，以蜜渍。梧桐子煎去壳，惟以蜜煮透渍。

藕

劘去皮，方切片，少盐腌。顷之，作沸汤微焊，晾干，以蜜煮甜，日曝透，又蜜渍。

竹笋、诚斋诗曰：稚子玉肤新脱锦。**芦笋**

竹笋去箨，尖杪切条段，同藕制。芦笋去苞同茭白，去苞取尖杪，同藕制。

蒲蒻又曰蒲白。

去外苞，寸切条段，同藕制。

姜、秦太虚诗云：先社姜芽胜肥肉。**地姜**

姜稚芽，方切片，或刻菊艾叶状，或细丝，盐腌一宿，水洗，作沸汤少焊，晾干，以蜜煮，又日曝透彻，蜜渍之。地姜，去根须，段切同。

桑椹〔1〕音甚。

取紫熟者，去蒂，同姜制。本草云：桑椹和蜜食之，令人聪明，安魂镇神。

茄

摘甚稚小者，界其蒂为四道，去中骨，释米水渍柔，界其身为细棱，去子，肉作沸汤焊，晾干，以蒂倒结束之，蜜煮，日曝透，又以蜜渍。

冬瓜

劘去外皮及瓤，方切坚肉为片，石灰煎汤，取清冷者，渍一宿。作沸汤微焊，曬干，蜜煮，暴，复渍之。

蘘荷

同冬瓜制。

天茄

稚嫩者，刳去子，同冬瓜制。

刀豆

稚嫩者，横切为片，同冬瓜制。

豇豆

稚嫩者，寸切条，同冬瓜制。

地黄

取生嫩者，每一斤用霜梅二斤，甘草四两，同水煮去药气，以蜜煮甜透，日曝，又蜜渍之。

〔1〕椹：原作“黮”，音 shèn，据文义改。

商陆本草云：樟柳根。

取根方切片，同冬瓜制。

木通

嫩者，去皮，同冬瓜制。

天门冬

冬月取之，水煮，去皮、心，晾干，蜜煮甜透色明，日曝，复以蜜渍之。

天麻本草云：苗名赤箭。

取稚嫩色白者，水渍，去皮，方切片，曝干，蜜煮甜，日曝透，又蜜渍之。《图经》曰：山人取生者，蜜煎作果食之，甚珍。

菖蒲

采嫩根无丝筋者，劘去皮，切绝细缕，以造霜梅水渍透，洗晾，以蜜煮甜，更日曝，又以蜜渍。

蜜裹酥二制。

用梅酥同白砂糖捣，味酸甜适宜，擷新紫苏叶，汤泡柔，入梅酥，为小折包，取细篾贯之，蜜中煮，日曝透，复蜜渍。

有用杨梅干肉，再加川椒少许。

蜜霜梅

用霜梅肉厚者，同甘草煮味无酸，击去仁，曝干，蜜煮甜透，日曝，又渍之。取渍桂花，色常鲜明。

凡蜜煎，日曝胜煮干，则常渍以蜜，频抹瓮口，不令其生白醭，频见日曝，不令其有饕徒敢切餮子敢切。欲干收者，煮之，日曝之。亦常润蜜，不宜枯竭之甚也。后凡物宜蜜煎者，多仿此。饕餮，无味也。

闽广中所产者

荔枝、龙眼、余甘子、人面果、乌榄、椰子、波罗蜜、草果、豆蔻皮、缩砂仁、蒌藤叶、槟榔南粤以蒟酱为扶留藤，取叶，合槟榔食之，辛而香也，即蒌藤。蒟，音矩。之类，常润蜜，遇晏温即曝之。日出清霁，为晏温。

花香宜为膏者

桂花、兰花、玫瑰花、蔷薇花焊、茉莉花、木香花之类，用花瓣，心捣糜烂，压去水，蜜和之，日曝之，加白砂糖复捣之，收入瓷器，常以日曝。

花无毒宜煎者

木笔花、玉兰花、栀子花、棣棠花、萱花、葵花、莺花、荷花、丝瓜花之类，如味苦涩，皆作沸汤先焊，晾干，复内造霜梅水中，腌之，洗洁，晾干，蜜煮，日曝甜透，又以蜜渍。

糖剂制

上以糖蜜共烧之者，今各有制。

衣梅

用赤砂糖一斤为率，釜中再熬，乘热和新薄荷叶丝八两，鲜姜丝四两，日中曝干，置臼中捣，和丸之。有脱杨梅肉杂于内，今加白豆蔻一两，白檀香二两，末片脑一钱，坋白砂糖为珍。糖再熬，后仿此。

天鲜杨梅二制、**干杨梅**

一鲜紫肥杨梅，加赤砂糖、鲜紫苏叶、鲜薄荷叶和，一二日，去水，又入糖，日中曝甜透。

一用紫苏、薄荷各四两，杨梅一斤，糖一斤，贮瓮内，幂之。记取五方，日色移，曝干。杨梅，甘草汤煮淡，以糖渍。

糖椒梅

黄梅大者，盐腌一日，捶核去仁，内瓷瓮中。凡梅一层，生花椒、生姜丝一层，迭八分满，以赤砂糖渍没之，以新椒叶覆掩之。竹箬幂瓮口，蒸一时，取日曝，十日用。

糖紫苏梅

用青梅，盐腌柔，剖分四片，洗洁，晾干，细切鲜紫苏叶同和，赤砂糖中渍之，日中曝甜透。

糖薄荷梅

小满时，煎朴硝汤，俟冷，投青梅渍味无酸，界为周棱，洗，晾干，取薄荷叶同赤砂糖渍之，有水泻去，又易以糖，甜透为度。

糖卤梅

每青梅十斤，盐十两，赤砂糖五斤，和，入罂中，油纸幂口，日晒，梅甜柔为度，酢复加糖。

糖李

用熟者，微焯之，俟冷，干渍赤砂糖中，甜透用。

糖橙、金橘、牛乳柑、干小橘方言橘药。

同蜜煎制，和赤砂糖煮甜。干小橘，汤洗淡，糖渍。

糖木瓜

同蜜煎制，用赤砂糖。

糖冬瓜

同蜜煎制，用赤砂糖。

糖竹笋

同蜜煎制，用赤砂糖。

糖天茄

同蜜煎制，用赤砂糖。

糖蘘荷

同蜜煎制，用赤砂糖。

糖姜

同蜜煎制，用赤砂糖。

糖豇豆

同蜜煎制，用赤砂糖。

糖莱菔、茄

用白莱菔大切片，盐微腌，水洗，日[illegible]干，同赤砂糖渍，日曝甜透。茄用淅米水渍，沸汤微焯，俟冷，以赤砂糖渍，暴之。

汤水制

春月宜用，四时皆宜。

水芝汤昔仙人务光子服此汤，以致飞升去。

莲药带黑皮及薏，炒燥，通捣为细末，一斤　粉甘草剉碎，微炒，捣为末，一两

上俱罗细，每服二钱，盐少许，沸汤点服。

不老汤

乌梅去仁，焙燥，十斤　甘草炒，一斤　紫苏叶暴燥，一斤　盐炒，一斤　面炒黄色，一斤

用前二味别研，后三味匀和，再研为细末，贮瓷器，沸汤点服。

夏月宜用，早秋亦宜。

香薷汤

香薷一斤　厚朴姜制，八两　白茯苓去皮，五两　甘草四两　白扁豆炒，八两

上剉碎，每用五钱，作沸汤泡。夏宜冷，秋宜稍热服。

姜汤

生姜，碎切，作沸汤泡，去姜，加白砂糖或蜜，冷饮。

米汤

白米秔者，炒熟，作沸汤泡，去米，加白砂糖或蜜，调饮。

麦汤

大麦炒熟，磨麸下没切去糠，作沸汤泡，滤其清饮。

梅酥汤

梅酥再研，作沸汤调，加蜜，酸甜得宜，饮。

绿豆汤

绿豆水煮熟，或先炒，水煮去豆，加蜜糖调汤饮。

天香汤

桂花半含者，摘下，择去蒂，取河水同炒盐少许溲，入小罐，上以霜梅二三颗，碎击掩之，箬幂固。用以数朵置蜜汤中。

春元汤

梅花未放时，熔蜡点其瓣，候气足摘下，如天香制。用取二三朵，置蜜汤中，尽放。

凤髓汤

松仁去皮，研糜烂，入汤中，滤清，蜜调。

无尘汤

水晶糖霜二两　片脑二分

上将糖霜乳绝细，入片脑研匀，每一钱，沸汤点服。须当前烹点，久则香散。

香糖渴水

白砂糖一斤　水一盏半　藿香叶半钱　甘松一块　生姜十大片

同煎，以熟为度，滤洁，入麝香如绿豆一块，白檀香半两，末，瓷器盛，冰水中沉用之。

林檎渴水

林檎微生者，捣碎，入竹器中，以沸汤冲淋其汁，至滓无味为节。用文武火熬，常搅，勿令焦，滴入水不散，然后加脑、麝、檀香末少许，调饮。

蒲萄渴水《饮膳正要》有樱桃取汁熬之。

生蒲萄研碎，滤去滓，慢火熬浓稠为度。贮瓷器中，切勿犯铁器，太热者，不可用。加脑、麝少许，入炼蜜，点饮。

杨梅渴水《饮膳正要》有安石榴子取浆熬之。

杨梅揉搦取自然汁，滤滓须尽，入砂石器内，慢火熬浓，滴入水不散为度。若熬不到，即生白醭。瓷器贮之，加蜜、脑、麝少许，沸汤调饮，冷则不涩。

木瓜渴水

木瓜铜刀去皮、瓤、核，洁肉一斤为率。切为方寸大薄片，用蜜先熬，次入木瓜，再慢火同熬二三时，掠去上沫，尝味酸甜得宜。滤洁，先挑于瓷碟内，冷试稠硬不断为度，沸汤调饮。

五味渴水

北五味子肉一两，作沸汤渍一宿。取汁别煮，下浓黑豆汁对当，颜色恰好。用炼熟蜜对入，酸甜皆宜，慢火同熬一时许，凉热任意调用。

沉香熟水

沉香一小片，先用洁瓦一方，火燃微红，置于平处，加香在上，以瓶覆定，约香气尽，速注沸汤于瓶中，密封。《辍耕录》云：以沉香削小钉，插于林檎中，汤泡之尤佳。

丁香熟水

丁香五粒，竹叶七片，作沸汤泡，密封片时，用。

豆蔻熟水

白豆蔻仁碎击，投沸汤瓶中，密封片时，用。每次用五七枚足矣，多则香浊。

紫苏熟水

紫苏摘新叶，阴干。用时，隔纸火炙，作沸汤泡，密封。热饮，冷则伤人。

秋月宜用。

香橼汤

香橼去皮、去囊白，取肉一斤，炒盐二两，甘草末一两，迭实于罐，收之。用时，作沸汤调。有不入甘草，用以蜜糖。有取肉研，滤浆，同蜜熬成煎。

甘菊汤

黄菊花味甘者，去青苞，以霜梅去核，每枚藏一二朵于内，迭之，或入罐一层，加炒盐一层，每斤盐二两，迭实。用时，入沸汤中加蜜。

冬月宜用。

椒枣汤

北枣肥者，汤退去皮、去核，每一枚，入花椒一粒，碎切，炒盐粒米许，收瓷器中，作沸汤泡。

杏姜汤夏兰渚云一姜二杏三盐四草。

生姜一斤，捣取汁　杏仁去皮尖，二两　盐炒，三两　甘草末，四两

同捣，和入姜汁，瓷器收。旋作沸汤调，甚美风韵。

竹屿山房杂部卷三

［明］宋诩　撰

养生部三

兽属制

牛宜黄牛，角茧栗者。

屠牛，皆解剥其皮。用皮者，以温汤瀹之，去毛。其肉，不可先以水洗，洗则肉青。治胃脾析，杂石灰揉洗，白而去尽秽气。《礼》曰：脾析。注曰：百叶也。《酉阳杂俎》曰：治犊头，去月骨。舌本近喉，有骨如肉。

烹牛

铁称锤燃红，投水中，不过三次，水热易烂。不宜盖锅，每斤入朴硝少许于内，烹易糜烂。汁中入酱油、醋瀹之美。淡者，宜蒜酱。

牛修《礼》曰：妇贽脯修。曰抄曰：加姜桂曰修。

用肉轩[1]之，每二三斤，㕮咀白芷、官桂、生姜、紫苏，水烹，甜酱调和，俟汁竭，架锅中炙燥为度，宜醋。《内则》注曰：大切曰轩，凡㕮咀之物，入囊括之同烹，后多放此。

牛脯《礼》注曰：脯，干肉也。又曰：牰腴。牰，音刍。

用肉薄切为牒[2]，烹熟，压干，油中煎，再以水烹去油，漉出，以酒挼之，加地椒、花椒、莳萝、葱、盐，又投少油中炒香燥。少仪曰：聂而切之为脍。注曰：聂之言牒也，先藿叶切之，复报切之，则成脍。撒马儿罕有水晶盐，坚明如水晶，琢为盘，以水湿之，可和肉食。

生爨[3]牛二制。

一视横理薄切为牒，用酒、酱、花椒沃片时，投宽猛火汤中，速起。凡和鲜笋、

〔1〕轩：音 xiàn，较大的肉片，或把肉切成大片。

〔2〕牒：音 zhé，把肉切成薄片，或指切成薄片的肉。

〔3〕爨：音 cuán，烧火做饭做菜。

葱头之类，皆宜先烹之。

一以肉入器，调椒、酱，作沸汤淋，色故即用也。《礼》曰：薄切之，必绝其理。

熟爨牛

切细脍，冷水中烹，以胡椒、花椒、酱、醋、葱调和，有轩之和，宜酸齑、芫荽、盐。煎牛肥腯者，薄破[1]音披牒，先用盐、酒、葱、花椒沃少时，烧锅炽，遂投内速炒，色改即起。

油炒牛三制。

一用熟者，切大脔力兖切或脍，以盐、酒、花椒沃之，投油中炒干香。

一生者切脍，同制，加酱、生姜，惟宜热锅中速炒起。

一生脍，沃盐、赤砂糖，投熬油速起。

牛饼子即醢，二制。

一用肥者碎切，机音几上报斫细为醢，和胡椒、花椒、酱，浥白酒成丸饼，沸汤中烹熟浮，先起，以胡椒、花椒、酱油、醋、葱调汁，浇瀹之。

一酱油煎火牛肉轩之，每为二斤三斤计，一斤，炒盐二两，揉擦匀和，腌数日，石灰泡汤，待冷，取清者，洗洁，风戾之，悬烟突间。

熏牛肉

破为二三寸长阔薄轩，用酱揉融液，焚砻谷糠烟熏熟，即鲭鲊之熏物，仿此。

生牛腊音昔，《说文》曰干肉曰腊。《韵府》曰腊，羓[2]也。二制。

一破为二指阔薄牒，沃以香油、盐、花椒、葱，日曝之，期则蒸。

一淡暴干，日用，以水同酱油烹。

熟牛羓二制。

一用精者，视理薄切为牒，和以盐、酒、花椒，布苴压干。作沸汤，微焆，日曝之。

一用精者，切为轩，以花椒、酱沃，顷之，加酒、水、酱油、醋，宽烹至汁竭为度，俟冷，或析为细缕。

乳饼

宜入烹茶，宜热白酒浇，加葱、花椒。宜油煎，或染调面，宜醋，宜为腐入羹。

乳线

用温油煠与涉切之，洒以蜜，或掺以白砂糖。

抱螺

素酥、糖酥，有藏白砂糖者，有迭赤砂糖者。

马

取肉，冷水下，不盖锅，入酒烹，有同牛制。

驴唐李令问好珍馔，有炙驴。

同牛制，视所宜。

---

〔1〕破：音 pī，将肉切成薄片。

〔2〕羓：音 bā，干肉。

羊齐王肃曰，陆产之最，有绵羊、山羊。宜山羊。

刲音奎羊时，扪其口，不使鸣，不发膻。胃中去秽，速以石灰杂乱穰内之，揉洗，遂脱秽尽而白。其肠同用，翻其肥者在内，脂易凝结，浴以热水。挦毛，瀹汤调温，脱之易。洁血，以盐水调凝，速入温水中，慢烹熟。胸前有膻骨，刳时取去。

烹羊

取肉，烹糜烂，去骨，乘熟以布苴压实，冷而切之为糕。惟头最宜熟。肉宜烧葱白酱，或花椒油，或汁中惟加酱油，瀹之。

爊于刀切**羊**二制。

一肉烹糜烂，轩之。先合爊料，同鲜紫苏叶水煎浓汁，加酱调和，入肉。

一以爊料汁烹羊肩背，俟熟，加酱调和，捞起，架锅中炙为度。

爊料凡爊物用此佳，孩儿菊味次之。

香白芷二两　藿香二两　官桂花二两　甘草五钱

㕮咀之。

生爨羊〔1〕

与牛同制。

熟爨羊

与牛同制。

油炒羊宜羓羜。《诗》注曰羜，未成羊也。

用羊为轩，先取锅熬油，入肉，加酒、水烹之，以盐、蒜、葱、花椒调和。

酱炙羊《诗》注曰炕火曰炙，谓以物贯之而举于火上以炙之。今无此制，惟封于锅也。

用肉为轩，研酱末、缩砂仁、花椒屑、葱白、熟香油揉和，片时，架少水锅中，纸封锅盖，慢火炙熟。或熟者，复炙之。《礼》曰羊炙。

炕羊二制。前制即《饮膳正要》曰“柳蒸羊”。

一用土墼音击甃砌高直灶，下留方门，将坚薪炽火，燔使通红，方置铁锅一口，于底实以湿土，封肥稚全体羊计二十斤者，去内脏，遍涂以盐，止于一斤，掺以地椒、花椒、莳萝坋、葱屑，取小铁挛束其腹，以铁枢笼其口，以铁钩贯其脊，倒悬灶中，乘铁梁间，以大锅通调水泥墐封一宿，俟熟，或以爊料实于肠，周缠其体，炕之。有常开下方门时，以炼火续入，复闭塞。

一以两锅相合，架羊于中，蜜涂其口，炕熟。制尤简而便也。

火羊肉

用肩肘陟柳切，每斤炒盐一两，揉擦深透，迭器中三五日，取石灰泡汤，俟冷，洗洁，置于寒风中戾之，悬近烟突间。

猪宜豮猪。豮，音坟。

杀猪，瀹汤不宜太热，挦毛易脱，其肤洁。眼下有息肉，去之。其肠胃用醋盐揉，无秽气。肉之佳者，用短肋。音勒。《礼》曰豚拍。注曰，胁也。

〔1〕羊：原作“牛”，据文义改。

烹猪

宜首、宜蹄，烹糜烂，去骨，以布苴压糕。冷，宜酱盐；热肉，宜花椒油、花椒、盐蒜、醋蒜水。凡烹时，其汁中冬月加盐少许及白酒，夏月别加白矾少许。须日挹去其油并滓，而用其清，再续以水，是谓原汁，愈久愈美，烹肉益佳。苏东坡云：净洗铛，少着水，柴头罨烟焰不起。待他自热莫催他，火候足时他自美。

蒸猪

取肉方为轩，银锡砂锣中置之水和白酒，蒸至稍熟，加花椒、酱，复蒸糜烂，以汁瀹之。有水锅中慢烹，复半起，其汁渐下，养糜烂，又俯仰交翻之。

盐酒烧

猪取肥娇蹄，每一二斤，以白酒、盐、葱、花椒和浥，顷之，加少水锅中，纸封固，慢炀火俟熟。

盐酒烹猪

烹稍熟，乘热以白酒、盐、葱、花椒遍擦，架锅中，锅中少沃以熟油，蒸香，又少沃以酒，微蒸，取之。

熝猪

用首，同羊。

盐煎猪先烹肉熟而切之，亦宜。

用肉方豉膘，入锅炒色改，少加以水烹熟，汁多则杓起，渐沃之。后凡有不宜汁宽者，多仿此。同花椒、葱、盐调和，和物俟熟。宜芋魁劖去皮，先芼熟、白莱菔击碎，芼熟，去水、茄芼熟，去水，干再芼柔、山药刮去皮，先芼熟、荞头、丝瓜稚者，劖去皮，芼、瓠劖去皮、瓤，芼、胡萝卜、甘露子、秔糯米粉熟，范为茧。

酱煎猪先烹肉熟而切之，亦宜。

同盐煎，惟用酱油炒黄色，加花椒、葱。和物宜合面筋、树鸡洗去沙，即木耳。韩退之《答邓道士寄树鸡》诗云：割取乖龙左耳来。

酱烹猪二制。先烹肉熟而切之亦宜。

一同前制，甘草水烹，加酱、缩砂、花椒、葱调和，和物宜生蕈汤焆去涎，冷水再洗，沸干入之。加灯草芼，试灯草黑色则有毒。朱文公先生紫蕈诗云：风餐谢肥羜、蒟蒻音若，去粗皮，大切片，芼熟，捞起。每一枚视老稚用淋灰水二碗或三碗，捣糜烂为饼，再用水芼，色明润，碎切，和之。本草云：生戟人喉。后多仿此、芦笋去苞，肉熟入。杜工部诗云：春饭兼苞芦。注曰，芦笋也、蒲蒻生入之，即起、大口鱼洗，方切、对虾洗片。

一同生爨牛制。

酒烹猪

如前制，宽以酒水，同甘草少许，烹熟，入盐、醋、花椒、葱调和。《礼》注曰带骨醢曰臡，音泥。和物宜合生竹笋去箨，块切，同肉烹、茭白去苞，块切，俟肉熟入，即起。

酸烹猪二制

一切脍，如前制水同甘草烹熟，以酱、醋、花椒、葱调和。和物宜新韭生入即起、新蒜白生入即起、菜薹[1]芼熟入、绿豆芽少焆入、酸竹笋丝水洗入。

[1] 薹：原作“臺”，据文义改。下同。

一烹熟，惟以盐、醋调和，切丝。

猪肉饼三制。

一用肉多肥少精，或同去壳生虾，或同生黑醴鱼、鳜鱼，彭刀机上薄斫牒，又报斫为细醢，和盐少许，有杂以藕屑，浥酒为丸饼，非蒸则作沸汤烹熟，以胡椒、花椒、葱、酱油、醋与原汁调和，浇瀹之。

一取绿豆粉皮下藉上覆之，蒸，用则块切。和物宜芝麻腐、豆腐、山药、生竹笋、蒸果、蒸蔬。

一以酱油同香油煎熟。和物宜鲜菱肉去壳、藕块切、豇豆段切、鸡头茎段切。俱别用油盐炒熟。

油煎猪二制。

一用胁肋肉骨相兼者，斧为脔相如赋曰：脟割轮碎。脟，音脔。水烹，加酒、盐、花椒、葱腌，顷之，投热油中煎熟。

一用精肉切为轩，沃以蜜，投热油中煎熟。虽暑月，久留不败。暑月掺以香莱亦宜，其类仿此。宜醋。

油烧猪二制。

一用豚之肯綮弃梃切者，斧为轩。先熬油，投锅中烧熟。加酱、缩砂仁、花椒炒燥。

一用肉大切脔，浥香熟油、盐、花椒、葱，架锅中烧香熟，熟肉亦宜。宜醋。

酱烧猪二制。

一用熟肉大轩，乘热，涂研酱、坋缩砂仁、花椒屑、葱白，架锅中烧香。

一先熬油，取酱沃生肉一时，入锅中，渐浇水，以俟熟。宜蒜醋。

清烧猪二制。

一用肥精肉轩之，盐揉，取生茄，半剖，界棱，或瓠，布锅底，置肉，加葱、花椒，纸封锅，烧熟。

一不用藉，常洒以酒，慢烧熟，宜蒜醋。

蒜烧猪

用首，斧为轩。先熬油炒之，少以酒水，渐浇，烹糜烂。多加蒜囊与盐调和，即起。

藏蒸猪二制。

一用竹笋，两节间断为底，盖底，深盖浅藏肉醢料于底，裁竹针关其盖，蒸熟。

一用肥茄切下顶，剔去中瓤子，同笋制。

藏煎猪二制。

一用茄削去外滑肤片，切之，内夹调和肉醢，染水调面，油煎。

一用竹笋芼熟，碎击，同茄制，宜醋。

火猪肉即猪红。

冬至后杀猪，不宜吹气，乘热取其肩腿，每斤炒盐一两，先揉肤透，次揉肉透，平布器内，重石压四五日，复转压四五日。煎石灰汤，冷取清者，洗洁，悬寒劲风中，戾通燥。焚砻谷糠烟，高熏黄香，收置烟突间。有云涂以香油，熏以竹枝烟，不生虫。

风猪肉

视火猪肉制腌压之。用醋洗，又同醋压渍四五日。悬风中浥燥，仍置通风所，以五月五日水洗，虽久不败。《墨娥小录》云瘗灶灰中。若三伏中，视前揉压三日，每斤加盐五钱，复揉，压三日。石灰冷汤洗之，浥以香油，烈日曝燥，烟熏之，置通风所。

冻猪肉

惟用蹄爪挦洗甚洁，烹糜烂，去骨，取肤筋，复投清汁中，加甘草、花椒、盐、醋、橘皮丝调和。或和以芼熟团笋，或和以芼熟甜白莱菔，并汁冻之。

和糁蒸猪

用肉小豥牒，和杭米糁、缩砂仁、地椒、莳萝、花椒坋、盐，蒸。取饭干再炒，为坋和之，尤佳。

和粉煎猪

用绿豆湛洁，水渍，揉扬音样去皮，和水细磨，杂以肉醢料，杓入油中煎熟。今曰饼炙。惟以绿豆磨煎者，入油酱炒。

盐猪羓二制。

一取精肉片切轩，每斤盐六钱，花椒腌半日，压去水者，油浥之，蒸熟，烈日中曝燥。

一生同制，用则蒸宜。

醋糖猪羓

取肉去肤骨，切二寸长、一寸阔、半寸厚脔，以赤砂糖少许，酱、地椒、莳萝、花椒和匀，微见天日即收，或阴干。先以香油熬熟，既入肉，不宜炀火，待少顷自熟。

油爆猪

取熟肉细切脍，投热油中爆香，以少酱油、酒浇，加花椒、葱。宜和生竹笋丝、茭白丝同爆之。

火炙猪二制。

一用肉肥嫩者，薄切牒，每斤盐六钱腌之，以花椒、莳萝、大茴香和匀，微见日，置铁床中，于炼火上炙熟。

一用肉薄切而牒，粘薄瓷碗中，以纸封之，覆直炼火上烘熟。

手烦肉烦，《释文》曰挼[1]也。

取肉，水烹糜烂，去骨，和少汁，烦揉融液，加花椒、盐，俟凝，厚切用之。

生猪鲊

取肥精相半肉，豥绝薄小牒，取洁肤，切绝细脍，和匀。每斤炒盐二钱少腌，竹箬苴之，置木桶中，榨水去尽，连桶，夏月顿凉所一二日，冬月顿暖所六七日，常榨之，不令有水。用和生蒜，速用酱。

熟猪脍

熟猪肉切脍，和苦瓜薄切揉洗、生瓜、鲜藕、茭白、莴苣、同蒿、熟竹笋、绿豆粉皮、鸭子薄饼，皆切细条。熟鲜虾去壳肉、芼韭白头，俱宜。或五辛醋、芥辣浇。

---

〔1〕挼：音 ruó，即搓揉。

五辛醋

葱白五茎，川椒、胡椒共五十粒，生姜一小块，缩砂仁三颗，酱一匙，芝麻油少许，同捣糜烂，入醋少熬，用。

熟猪肤

细切同。同生瓜、黄瓜条，加蒜泥、盐、醋少许。

猪豉

先用白芷、官桂、鲜紫苏叶，同水煎汁。次投以肥猪肉，去肌骨，方切小脔，烹熟。又次投以释大黄豆，烹熟。加酱、缩砂仁坋调和，取起，沥之，日曝使燥。有用豆先炒熟，方下肉豉，仿此。

炕猪

同羊。猪惟四十斤，盐二斤。

犬

烹犬

用犬击死，挦洁，剖洗同。肝、肺水烹熟，宜葱。

酱爊犬

用肉，同白酒水、香白芷、良姜、官桂、甘草、盐、酱烹熟，复浥以香油，加花椒、缩砂仁，架锅中，烧干香甘，甚美。《内则》曰肝膋[1]，取狗肝，幪之以其膋，濡炙之。

煨犬

用肉烹糜烂，去骨，调鸡鸭子、花椒、葱、酱，烦匀，贮瓮中，泥涂其口，焚砻谷糠火煨，终一日夜，俟冷，击瓮开，取之。

腌犬

同猪火肉，每一斤盐二两。

鹿

鹿炙

用肉[illegible]二三寸长微薄轩，以葱、地椒、花椒、莳萝、盐、酒少腌，置铁床上，傅炼火中炙，再浥汁，再炙之，俟香透彻为度。

鹿脯三制。

一取肉片切轩，以花椒、酱，烦揉之，甑蒸熟，复入炼火上焙燥。

一切轩，用盐、川椒、地椒、莳萝、酒，烦揉透，停一二日，以油沃，日曝为脯，用烹。

一同熟牛羓后一制。凡煮鹿惟七八分熟，宜慢火。过煮，则干燥无味。野兽仿此。

火鹿肉

同牛。

余造皆仿羊制。

兔契丹北境有跳兔，《埤雅》曰“蹷”。

[1] 膋：音 liáo，动物肠上的脂肪，或泛指动物脂肪。

炙兔

挦洁，少盐腌，遍揉香熟油、花椒、葱，架锅中，纸封，炙熟。少以醋浇热锅中，生焦烟，烛黄香，宜蒜醋。

腌兔

同猪火肉。

油炒兔

同羊。

盐煎兔

同猪。

野马有毒。《饮膳正要》云其肉入地不沾沙。

同马。

犀牛、牦音毛**牛**、其尾可为旌旄。**犏牛、犦**步角切**牛**、即犎牛，项上有骨大如覆斗，日行三百里，出海康。**山牛、野驴**

同牛。

麃鹿，施州卫有红鹿。

同兔，炙腌余同。

獐一名麕，施州卫有花麕，王者刑罚，理则白，麕至。麕，俱伦切。

鲜宜烹炙火，余同鹿、兔。

黄羊、《饮膳正要》曰种类数等。又曰，有白黄羊。**羱羊**黑尾黄羊。《埤雅》曰角尤大。

鲜宜烹炙火，余同鹿、兔。杜子美诗曰：黄羊饮不膻。

野猪

鲜宜烹，火脯同鹿。

豪猪师古曰：豪猪，一名帚貆也。

宜腌，入土一宿去腥，收，近火。

水獭

宜胡椒、川椒、葱白、酱烹。

狼白狼乃瑞兽。

同水獭。

狐

同狼。

玉面狸狸种多，俱宜火。

银锡砂锣中，先铺白糯米，以花椒、葱、盐、酒沃狸身，置于上，蒸熟。宜蜜，慢火。宜溲小麦面苴之，蒸。

野猫

同兔。

笋雅即竹鼦。苏长公、少公皆有诗，宜火。

沃以花椒、葱、盐、酒，溲小麦面，作厚饼苴之，置银锡砂锣中蒸，宜火，宜熟。

黄鼠一种塔剌不花，又名土拨鼠。

鲜同兔、玉面狸，宜酒醅，同葱、花椒、糟蒸，宜火，宜溲小麦面苴之。

虎肉、豹肉、獾肉俱宜火。郭璞云：貒，一名獾。《图经》云：貒、獾、貉相类。貒，音湍。

鲜宜土中瘗一宿，盐腌一宿，冷水烹稍熟，易水，加花椒、葱，复烹之。

驼峰、驼蹄杜子美诗云：紫驼之峰出翠釜。苏子瞻诗云：腊糟红糁寄驼蹄。

鲜腌一宿，汤下一二沸，慢火养，肉宜火。野驼同。

熊掌《左传》曰胹，熊蹯。《埤雅》云熊冬蛰不食，饥则自舐其掌，故其美在掌。胹，音而。

用石灰汤挦洁，以帛苴而烹之。宜糟。其掌入烹猪、鹅汁中，转捞数回，絮羹珍美。其肉宜火，其白《吕氏春秋》曰肉之美者。《埤雅》云熊当心有白脂如玉，味甚佳，俗呼熊白殑小段，焬微熟，同蜜食。

凡野兽，各风土产者，视所宜，同鹿。以下制兽属通用，并脏所宜。

千里脯

诀曰：不问猪羊与太牢，一切切作十来条。一盏淡醋二盏酒，茴香花椒末分毫。白盐四钱同搅和，腌过一宿慢火熬。酒尽醋干方始晒，味罢休道孔闻韶。

香脯

用牛、猪肉微烹，冷切片轩，坋花椒、莳萝、地椒、大茴香、红曲、酱、熟油，遍揉之，炼火上烘绝燥。

糟

熟牛、羊、猪肉，牛腱渠言切。《楚辞》云肥牛之腱臑若干之，每生酒醅一斤，腊糟四两，熟油四两，盐三两，以绢蒙糟。猪、羊头蹄，同烂烹去骨，于洁布内，取意布苴，重石压经宿，糟之，即如熊掌。凡肉，须臾欲用，取糟之，之蒸片时。

焖莫贿切。

同猪冻肉，不宜橘皮。猪熟者，和宜鸡、鸭卵。羊熟者，和宜芼菜。

暴腌

牛、羊、猪皆宜，每斤盐二两。

生二制。

猪、羊、兔，殑甚薄牒，或报切甚细脍，和以草果、蒜，酒浇。惟南粤人用多，蜀人则微焬之。

熟牛胃即肚。

细切，烹，胡椒、酱、醋调和。韩昌黎诗云：早菘细切肥牛肚。

驴肠

爊汁烹熟，复沃香油，炙干。宜蒜醋。

羊肺、肠、胃、肾、血

水烹，熟胡椒、甘草、酱、醋、葱调和。《汉书·谷永传》曰浊氏以卖胃脯而连骑晋灼。曰，今太官常以十月作沸汤燖羊胃，以末椒、姜坋满烦之，暴使燥是也。肝，水烹熟，宜酱。水和蜜烹，食能明目。

猪肺、肝、肚、大肠、白肠、肾、血

肺，水煮熟，细切，宜入香油，少水，胡椒、酱和糁调和。

肺肚，水煮熟，肚以瓦器覆于锅底，或置于器上烹，皆易烂。宜甘草、花椒、葱、胡荽、盐、醋调和。

肚大肠《礼》曰腴，水烹烂用茶叶同烹不秽气，宜花椒、盐。

肚，生熟皆宜。油、盐、花椒、葱、酒浇烹。

肚用肉醢料实之，缚两端，揉长烹烂，冷切，有熟切片。两合夹肉醢料调绿豆粉，封口，蒸。

大肠，实肉醢料，缚两端，水烹熟。

大肠和牛肚，细切，胡椒、酱，水烹。

熟大肠，水烹同酱烧猪前一制。或盐酒浥之烧。

熟大肠血，宜酱、醋、胡椒、葱和汁，烹为羹。

白肠，纶丝缚两端，用酒醋水烹烂，段切，入熬油中，后以肝片切，微炒，花椒、葱、盐调和，酒浇之，即起芝麻花同白肠烹易烂。白肠用肉醢料实之，盐腌，暴燥烹。

肝，水烹，以花椒、盐、酒浥之，炙香。

肾，外白皾之善切膜、内白筋皆脱之《礼》曰除去筋膜也。薄剡牒，水洗，烦血水尽。盐、酒浥，笊篱盛，沸汤中急燖，牒色微改白。合酱、辣汁浇，芥辣浇，醋蒜和。肾脱之，块切，花椒、葱、盐浥，入熟油中速炒，酱油、酒浇，即起。

鹿肺、肝、肠、胃、血

同羊。

禽属制

鹅新生而栈者肥良。

杀鹅，先瀹冷水中，次入汤中，退毛易洁。血同羊、鸡、鸭，多仿此。

烹鹅

水烹，作沸汤时，宜提动，灌汤于腹，易熟烂。宜葱油齑，宜花椒油，宜用其汁同胡椒、花椒、葱白、酱油调和，瀹之。《内则》曰弗食舒雁翠。注曰，尾肉也。《埤雅》曰翠上肉高有穴者，名脂瓶。

葱油齑

取油熬熟，入以长葱，调酱、醋、水、缩砂仁、花椒，一沸，杓入器中。器中先屑葱白，乃注入之。

油爆鹅二制。

一用熟肉切脔，以盐、酒烦揉，加花椒、葱，投小香油中，爆干香。

一烦揉，以赤砂糖、盐、花椒，投油中爆之。

烧鹅三制，即鹅炙。

一用全体，遍挼盐、酒、缩砂仁、花椒、葱，架锅中，烧之稍熟，以香油渐浇，复烧黄香。

一涂酱、葱、椒，浇油烧。

一涂之以蜜，烧烹。熟者同制，宜蒜、醋、盐水。

蒸鹅二制。

一用全体，以碗仰锅中蒸之，锅中入水半碗，纸封锅口，慢炀火俟熟，宜五辛醋。

一同蒸猪。

盐炒鹅

用剖为轩，入锅炒肉色改白，同少酒水烹熟。以盐、生蒜头、葱头、花椒调和。和物宜慈菇芼熟，去衣顶入、山药芼熟入、水母涤去矾入、明脯须先烹，入、生茭白肉熟入之、芦笋即起生入、蒲蒻生入，全体亦宜熟。

鹅鲊

用熟肉切为脍，沃熟油、地椒、花椒、莳萝末、藕丝、熟竹笋丝、生菱白丝、炒熟芝麻、盐、醋。

生鹅鲊〔1〕

用绝肥者，去骨，方切小脔。每五斤，盐三两，酒一大盏，淹一宿，去水，坋地椒、花椒、莳萝、红曲屑、葱白、生姜，酒、酱少许和，入罐中，按实，箬幂泥封。四十日后，开用，留经岁不败。

鹅醢

取熟头、尾、翅、足筋肤，斫绝细，和酱、坋胡椒、花椒、缩砂仁，用。

火鹅即鹅□〔2〕。□，徒苓切。

同猪。

鸡骟者、稚者良。

割鸡退毛同鹅。割老鸡，瘗温灰中一时许，退毛，烹之易烂。

烹鸡

水烹熟，乘热以盐遍挼之。宜蒸熟，花椒、盐、醋、花椒油、蒜醋、糟油。

烧鸡

用熟者，以盐、酒、花椒末、葱白屑遍挼之，架锅中，以香油浇上，烧黄香。生者同制。

〔1〕鲊：原作“酢”，据文义改，下同。

〔2〕□：原书缺字。下同。参照“火鸡”“火鸭”条，当为干肉之义。

油煎鸡二制。

一用鸡全体，揉之以盐、酒、花椒葱屑，停一时，置宽熟油中煎熟。

一用鸡全体，先在热油中爁黄色，以酒、醋、水、盐、花椒慢烹，汁竭为度。

油爆鸡二制。

一用熟肉细切为脍，同酱瓜、姜丝、栗、茭白、竹笛丝，热油中爆之，加花椒、葱，起。

一用生肉细切为脍，盐、酒、醋浥少时，作沸汤焯，同前料入油炒。

蒜烧鸡

取骟鸡，挦洁，割肋间去脏，其肝、肺细切醢，同击碎蒜囊、盐、酒和之，入腹中，缄其割处。宽酒水中烹熟，手析，杂以内腹用。

酒烹鸡

取鸡，斫为轩，热锅中先炒色改，宽水、白酒、甘草烹熟，以盐、醋、花椒、葱调和。冬月多用醋，待冷，贮瓮中，密封，能致还数月不败。全体烹熟调和，亦宜。鸡轩，先以醋烦揉，入锅熟，亦色白。和物宜地栗生剑去皮。剑，音佥、鲜竹笋同烹、生菱肉、瓠干、生藕、茭白鸡熟入、白鲞同烹、河豚干同烹。

辣炒鸡

用鸡，斫为轩，投热[1]锅中炒改色，水烹熟，以酱、胡椒、花椒、葱白调和。全体烹熟，调和亦宜。和物宜熟栗、熟菱、燕窝温水洗、麻菇温水洗、鸡棕温水洗、天花菜温水洗、羊肚菜温水洗、海丝菜亦曰龙须，冷水洗，不入锅 、生蕈少芼，冷水洗、石耳温水洗、蒟蒻、卢笋、蒲蒻、竹笋干淡者同石灰少许芼之易烂，先芼，咸者水洗、黄瓜削去皮瓤、胡萝卜块切，先芼、水母、明脯须。

熏鸡二制。

用鸡背，刳之，烹微熟，少盐烦操之，盛于铁床，覆以箬盖，置焚砻谷糠烟上熏燥。

有先以油煎，熏。

烘鸡

刳鸡背，微烹，同酒、姜汁、盐、花椒、葱浥之，置炼火上烘，且浥，且烘，以熟燥为度。

鸡生二制。

一割已生卵未菢音暴鸡，挦洁，不入水，鼓刀取胸下白肉同股间肉，殗绝薄牒，以绵纸布之，收尽血水，取少油微滑锅中，炙肉色改白，报切为绝细末。杂退皮胡桃、榛松仁、栗肉、藕、蒜白、草果仁、酱瓜、姜，俱切绝细屑，与鸡末等和，醋少许，随范为形像，供延中用。

一止杂以胡桃、榛、松仁，白砂糖。

熟鸡鲊

同鹅。又宜和黄瓜、生瓜，去皮、瓤，条菹，宜芥辣。

〔1〕热：原作“熟”，据文义改。

生鸡鲊

同生鹅鲊。

冻鸡

用鸡烹熟，手析之。白鲞洗洁，手析之。同入锅，以鸡汁、生竹笋条、橘皮条、甘草、花椒、葱白、醋调和，贮瓷器，凝冻之。

藏鸡

用鸡割嗉音素尽处，去内脏，将铲去其骨，其髋苦官切髀步未切间则钳碎而取之，调和，切肉醢，实遍满，少则足以猪肉醢，割处挫针纶丝缝密，水烹熟。宜母鸡初卵而未菢者。

火鸡即鸡胎〔1〕。胎，侧究切。

同猪。

鸡豉

同猪，肌肉俱用。

鸭用种大胞雏鸭。

毙鸭退毛同鹅。

烧鸭二制。

一用全体，以熟油、盐少许，遍沃之。腹填花椒、葱，架锅中，烧熟。

一挼花椒、盐、酒，架锅中，烧熟。以油或醋浇热锅上，生烟，熏黄香，宜醋。《内则》曰弗食舒凫〔2〕翠。

炙鸭

用肥者全体，爊汁中烹熟。将熟油沃，架而炙之。

盐煎鸭

同猪。

油煎鸭

切为轩，投熬油中炒香，同少水烹熟。加花椒、葱白、盐、酒调和。

酱烹鸭

同猪。和物宜芋魁、山药、鲜竹笋、茭白、芝麻腐、豆腐。

火鸭即鸭膎〔3〕。膎，户佳切。

同猪，宜老肥者。

野鹅、野鸡、野鸭、即鹜。**蚊鸡**、色如蚊，非鹍雀也。鹍，音文。**鸠鸽之属**二制。

一皆切为轩，盐、酒浥片时，投熬油中炒香，同少水烹熟。新蒜、胡荽、花椒、葱调和，宜鲜竹笋、山药。

一用全体，以盐微腌，水烹微熟。腹实花椒、葱，沃酒烧熟，取油或醋滴入锅中发焦，触之，色黄味香为度。宜蒜醋。

---

〔1〕胎：音 zhòu，即干肉。

〔2〕凫：前文引此句，作“雁”。

〔3〕膎：音 xié，干肉。

天鹅、《饮膳正要》曰金头者为上。**鹚鸨**、**雁**、名朱鸟。**灵鸡**、即鸨。鸨，音保。**鹑**、**鹭**、**鹰**、**鹞白**、**鹇**、**锦鸡之属**二制。

一皆用全体，盐腌一日，烹微熟，屑蒜白、葱白末、川椒、缩砂仁，研浓酱，同烦揉，内外俱遍，架锅中烧熟。

一用全体，盐汤烹熟，浥少香油，置炼火上，慢烘燥。暑月久留不败。俱宜蒜醋。

黄雀中秋罗者则肥。苏东坡诗云：披绵黄雀谩多脂。《云间志》云：石首小鱼，长五寸，秋社化为黄雀。《惠州志》云：黄雀鱼，八月化为黄雀，十月后入海化为鱼。九月，候人见雀入大水，每膏一滴，为蛤一枚。

黄雀炙二制。

一黄雀微腌，薄酒涤洁，取头、颈、翅研细醢，杂鸡鸭子、花椒、葱白、酱调和，实腹中。或杂鲜花饼，倒置甑内，掺末花椒、屑葱白，蒸。

一以鲜者，同酒水、花椒、葱白、盐，布银锡砂锣内蒸。

黄雀鲊三制。

一用黄雀鲜肥者，薄酒涤洁，软帛抹干，背刳之，腹间置小麦数粒，葱屑、花椒碎颗少许，以头尾颠倒相覆，每二十头迭一小罐，调香熟油、酒浆、炒盐、花椒、葱屑浇，没一寸，取竹篾关实，封固，收藏甚久。用宜醋。

一宜方切小脔，和水调鸡鸭卵、花椒、葱白屑，入器蒸。

一宜染水调面，油煎。

竹鸡、《北梦琐言》曰：竹鸡吃半夏有毒，加姜汁，又有稻鸡、茭鸡之种。**鹖**何葛切**鴠**、**练鹊**、本草云：食槐子者治风疾。**鸙鹨**、**铁脚之属**

挦洁，用熟香油、花椒、葱、酱油，烦揉，架锅中，烧熟。滴醋熟锅中发烟，熏黄香，宜蒜醋。

山鹳鸽、**刺毛鹰**、**鹊鸰**、**秋禽**海东飞至，有画乌、红肚等禽类，非一种**之属**

视野鹅下，随宜制之。有作腥者，烹后乘热，以麦稍藉土上，器覆之一时，别制之。宝庆府有鹧鸪鲊。

凡野禽，各风土所产者，视所宜同野鹅。以下制，禽属通用，并肫音谆、卵等所宜。

暴腌

鹅、鸡、鸭皆宜，同牛、羊、猪。

焖

鹅、鸡皆宜，同猪。

糟

熟鹅、鸡，同掌、跖、翅、肝、肺，同兽属。鹅全体，剖析四轩，糟封之，能久留，宜冬月。鹅掌美，僧谦光曰：愿鹅生四掌。

生

鹅、鸭南粤皆用，为之同兽。至今存其鸡者，天下所同嗜也。

肺肝血野禽者不用。

熟肺、肝细切脍，宜新韭、瓜丝、绿豆粉、油馓，宜五辛醋。或同熟鹅鲊，宜芥辣。生肝血，宜油炒，花椒、胡荽、葱、盐、酒调和。肺，微炒，起熟。肝，细切脍，杂茭白、藕丝、乳线丝、炒熟芝麻、白砂糖、盐、姜汁和，宜辣烹和糁，宜甜酸调和，宜糟。生肝宜腌。

卵野禽者不用。

腌：先用水渍洗洁，晾干，以糜染盐，入瓮。或每千枚，取稻秆烧灰四斗，盐十五斤，或十三斤，碓通润苴之，入瓮。或贮于筐筥中，而风戾之。《碎事》曰杬子盖以杬木皮汁和盐渍之。或为混沌子，取燃炭灰一斗，石灰一升，盐水调，入锅烹一沸，俟温，苴于卵上，五七日黄白混为一处。杬，音元。

顿：每卵黄白二升，水一升，同小盐调甚匀，泻银锡器中，掺花椒、缩砂仁末、葱屑，不盖锅，隔汤慢顿熟。宜甘草、水酒，或醋、盐、葱煎汁，瀹之。宜肥辣酱之，瀹之。有调入熟鹅鸡膏，益珍。干用，或先调卵于器汤中，顿微熟，细切熟猪肉醢，铺上，又将卵泻入再顿熟。有内卵带壳烹白微坚，击颠窍，倾去黄，调猪肉醢。或细切乳饼，满实之，又顿熟滚，用甘草、水酒炊沸，以卵击裂泻入之花甲，葱白、盐调和。

煎：用熬香油，击卵泻入，或调以猪肉醢料泻入。或用摊者，块切再煎之。或水烹半熟，冷水浴，退壳，周界以棱，压低为菊花状，入煎之。有水烹熟，退壳，纶丝断为片，染水调面煎之。用醋烹，则壳柔，能揉为方。

烹：水烹，热浴冷水中，取脱去壳。欲糖心，作沸汤入卵少烹之。久烹半日余，即如抱退者。

煨：用卵微烹，击裂，酱油、盐、茶清同在，罂糠火热透，留经数月。有壳外束线，塰灰火熟，味优于烹。

摊：用卵少水调，杂猪肉醢料，泻少油锅中，摊开，沃少酒。或以锅中少滑以油，泻，调不入水，卵匀甚薄片，如春饼，卷物用。

洒：先作沸汤，卵颠开小窍，洒黄白条于汤，捞之，宜入酒、入羹。

糟：用熟卵去壳，或生卵洗洁带壳苴之，用水烹。

馔：用卵先油煎，加以葱白、花椒、酱油、酒调和之。或用洒于汤中卵条，捞入油煎，复调和之。宜和以新韭、芼熟菜薹、芼熟竹笋条索、绿豆粉条。

竹屿山房杂部卷四

〔明〕宋诩　撰

养生部四

鳞属制

身无鳞而名为鱼者皆附后。

海水江水所产

鲥鱼《尔雅》曰鳉当魱。注曰，海鱼也，似鳊而大鳞，肥美多鲠，今江中亦有之。宜日曝，宜糟，俱治不去鳞。鳉，俱救切。魱，音互。

蒸鲥鱼二制

一带鳞治，去肠胃，水涤洁，用腊酒、醋、酱和水调和，同长葱、花椒，置银锡砂锣中蒸。

一用花椒、葱、盐、香油遍沃之，蒸。有少加以酱油。

鳇鱼《诗》注曰似龙，黄色锐头，口在颔下，背上腹下皆有甲，大者千余斤，即鳣。今名鳇鱼，甲中有黄，甚肥美，亦有无者，肉皆美。此则雌雄之别，宜糟，宜日曝。鳣，张连切。

辣烹鳇鱼

剖治，破为牒，冷水同甘草烹熟，以胡椒、花椒、葱、酱、醋调和，宜芼白菜薹和之。

鳇鱼鲊《记文》曰：鲊，藏鱼也。

用鳇鱼肉方切小脔，炒盐腌之，每斤计炒盐六钱。翌日，布苴之，压干，又晾令水竭。坋花椒、地椒、莳萝、红曲匀和，以香熟油渍没瓮中，令味自透，经年不馁，宜醋。

鲟鱼《尔雅》曰：鮥鮛鲔似鳣，色青黑，无甲，有冠甚长，与身相埒，多脆骨。《埤雅》曰：江南俗云玉板，宜糟，惟脑傍眼下两直肉宜日曝蒸，析为细缕。《辍耕录》曰鹿头肉。鮥，音洛。

鯈，音叔。鮪，音伟。

烹鲟鱼

同鳣鱼，其肺肠等俱堪用。

鲟鱼鲊二制。

同鳣鱼，惟多牒其脆骨。武昌多以腊胚为之。

鲳鱼、宜为羹，宜辣烹，宜油煎，宜糟，宜日曝。**石首鱼**、宜油煎，宜钻，宜糟，宜烘，日曝燥曰白鲞。谚云：楝花开石首来。**鰳鱼**、宜油煎，宜糟。**勒鱼**、同鲥鱼宜蒸，宜烘，宜油煎，宜糟，宜窨干。窨，于禁切。**鲻鱼**、宜油煎，宜日曝，宜糟。**鲈鱼**、宜油煎，宜日曝，宜糟。**带鱼**、宜油煎，宜日曝，宜糟。**八带鱼**宜为羹**之类**

常制治而作之。《日抄》云刷其鳞也。涤之，微盐腌片时，酒水烹熟，花椒、葱、醋调和，或掺盐于鱼身，置花椒、葱于鱼腹，以麦稍藉鱼，烧熟黄。八带鱼无鳞。

鲨鱼、又名鲛，有虎头、梨头等状貌，非一。宜油煎，宜日曝。**马交鱼**、宜油煎，宜糟，宜日曝。**板鱼**、即比目鱼，宜油煎。**丫鰳鱼**、宜酒烹，宜油煎，宜糟。**乌贼鱼**日曝曰明脯。《埤雅》曰：遇风虬前一须下，矴，名缆鱼。矴，丁定切**之类**

常制治之。惟鲨鱼，汤退去皮，微腌，水烹熟，捣酱、姜、酱油、醋、花椒、葱调和。

赤鱼、本草曰：邵阳鱼。**地青鱼**俱治洁，宜日曝。

切为轩，投熬油中，酒水烹熟，以青蒜、葱白、花椒、盐调和。

大鲨鱼、《尔雅》曰：刀鱼治宜同蒸鲥。**梅鱼**、《云间志》云：石首小鱼长五寸，宜为羹，宜同蒸鲥。**黄鲫**宜鲊，俱宜油煎，宜日曝**之属**

微腌，酒水作沸，以小笪布鱼，烹熟，特起，以盐、醋、花椒、葱和汁，浇瀹之。有以胡椒、酱油和汁，浇瀹之。鱼小者、为牒者、为脔者，宜入笪烹。多仿此。

冻鱼尾宜日曝。

冬月治之，酒水烹熟，宜胡椒、醋。

凡江海鱼，宜酽醋、白酒浆、甘草，视所宜。油煎者，皆宜馔，后多仿此。

江河池湖所产

青鱼、宜火宜鲊。**鲢鱼**、即鱮。古语云：买鱼得鱮，不如啖茹。今惟腹腴，则为美，俱治作之。去鳃[1]涤洁，宜辣烹为羹，酒烹、油煎、煎馔、糟、熏、火、日曝、窨干。鱮，音序。

蒸二制。

一用全鱼，刀寸界之，内外浥酱、缩砂仁、胡椒、花椒、葱皆遍，甑蒸熟，宜去骨存肉，苴压为糕。

一用酱、胡椒、花椒、缩砂仁、葱沃全鱼，以新瓦砾藉锅，置鱼于上，浇以油，

[1] 鳃：原作“腮”，据文义改。下同。

常注以酒，俟熟。俱宜蒜醋。

鲻鱼、治肝堪用，宜油煎，宜酒烹，宜日曝，宜为羹，宜糟。**鲍**五灰切**鱼**先治之，作沸汤焊去涎水，宜油煎，宜糟。鲇鱼同制。

姜烹

微腌，作沸汤烹。用甘草，捣酱、姜、酱油、醋、花椒、葱调和之。有不用腌，与料物同入，后仿此。

鳜鱼、宜油煎，宜糟。张志和云：桃花流水鳜鱼肥。**乌鱼**即鳢，用必活者。《埤雅》曰：惟此鱼胆甘可食。宜油煎，宜为生，俱宜为羹。

汤焊

治去鳞鳃，涤洁，薄破牒，盐、酒微浥，布小笪中，甘草水作沸汤，焊熟，预以肚骨投烹，加胡椒、酱油、醋调和为汁，瀹之。和物宜山药、鲜竹笋、苇白菜、芦笋。暑月似冻去骨，熬琼枝调入，冷切，糟用。后仿此。

鳊鱼、《埤雅》曰：鲂宜风，宜糟，宜窨干。**大鲨鱼**、宜日曝，宜糟。**鲈鱼**、宜日曝，宜火，宜糟，宜生。**鲦鱼**即白鱼。宜火，宜糟、窨干，俱宜油煎，宜同蒸鲥，宜为羹。

酒烹三制。

一治去鳞、鳃，微腌，顷之涤洁。先和甘草水、熟白酒、醋、盐，投鱼齐烹熟，入花椒、葱起。

一腹实葱、椒烹，不以醋。

一烹熟，惟以醇酒浇，或加糟、油。有不用腌。

吹沙、治腹有白甚美，宜油煎，宜日曝，宜熏。**虾虎**、**针头鱼**、治宜油煎，宜酒烹，宜日曝。**子鲨鱼**、治宜油煎，宜酒烹，宜日曝，宜糟。**比目鱼**、治宜油煎。**鲂皮鱼**、治宜酒烹。**斑鱼**、腹有黄甚珍，治涤洁，或去皮，同猪肉斫为醢，宜油煎，宜糟。**箭头鱼**、有黄甚美，灰浥去涎。**玉箸鱼**、治宜酒烹，宜油煎，宜熏，俱宜为羹。皆鱼之小者，《尔雅》曰：小鱼曰鱼婢。**银鱼**一名鲙残，宜同猪肉斫为醢，宜酒烹，宜油煎，宜日曝**之类**莆田通应祠子鱼，俗误为通印。

辣烹

微腌，入肉汁，同甘草烹熟，以酱、醋、胡椒、花椒、葱白调和。有不用腌。

鲤鱼宜辣烹，先刷其鳞，囊括涤洁，入水作汤数沸去鳞，烹之。宜油煎，宜煎馔，宜窨干，宜鲊，宜火，宜料烘，宜糟，不去鳞宜为生。

酱烧鲤鱼

治不去鳞，涤洁，按以熟油、酱、缩砂仁、花椒，腹中实以花椒、葱，锅内置新瓦砾，藉鱼，再以油浇落，烧之熟，掺以葱白屑，起，宜蒜醋。

清烧鲤鱼

带鳞治涤，按盐于身，腹实猪肉醢料，或鲜乳饼，或惟以花椒、葱，架锅中烧，宜蒜醋。

鲫鱼本草曰：鲋宜酒烹，宜油煎，宜煎馔，宜风，宜糟，不去鳞宜为羹，宜料烘，宜熏，宜清烧同鲤鱼。

辣烹鲫鱼

用鱼治涤，先刷其鳞，囊括入水，作汤数沸去鳞，腹实肥猪肉醢料，同吹沙制。烹鲫用鳞，多仿此。

法制鲫鱼

用鱼治洁，布浥令干，每斤红曲坋一两，炒盐二两，胡椒、川椒、地椒、莳萝坋各一钱，和匀，实鱼腹令满，余者一重鱼，一重料物，置于新瓶内，泥封之。十二月造，正月十五后取出，翻转，以腊酒渍满，至三四月熟，留数年不馁。

河豚宜日曝，宜酱烧，清烧同鲤鱼。

烹河豚

二月用河豚剖治，去眼，去子，去尾、鬣[1]、血等，务涤甚洁。切为轩，先入少水，投鱼烹过熟，次以甘蔗、芦根制其毒，荔枝壳制其刺软。续水，又同烹过熟，胡椒、川椒、葱白、酱、醋调和，忌埃墨、荆芥。人传西施乳为珍，洪驹父诗云：蒌蒿短短荻芽肥，正是河豚欲上时。甘美远胜西子乳，吴王当日未曾知。修治不如法有大毒。谚云：眼酸，子胀，血麻人。

鳅宜日曝，宜料烘，宜熏。

炙鳅梁朱异炰鳅不辍于口。

六七月间，得肥大者，治洁，击解其骨，先熬油，杂爊汁，同鳅烹熟。为铁条架油盘中，取汁潮沃，炙透彻干香为度，宜蒜醋。

鳗鲡宜日曝，宜糟。取其鲜活者，临用剖，宜油煎。

酱沃鳗鲡

用必活者，先以灰浥去腥漦[2]里之切，治去肠，界寸脔，犹属之，取胡椒、缩砂仁、酱、赤砂糖沃一时，用冬瓜，或茄子、藕、芋魁大切片，布锅中，置鳗鲡于上，纸封锅盖，烧熟。宜蒜醋。

辣烹鳗鲡

同吹沙制，加赤砂糖。和物宜冬瓜、茄子。

鳝

蒜烧鳝

用鳝入水，锅中杂以稻秆数茎，炀火水热，令自走退外肤。别易水，烹烂，劙[3]音狸分为脍，投热油内，少以白酒浇之。以盐、花椒、葱头、蒜囊调和，或再取蒜泥醋浇。

糊鳝

用鳝同前劙脍，先熬油炒，投鸡鹅肥汁中再烹，加酱调和，取起，掺以干姜坋，和以芼熟韭。

凡江河池湖鱼，宜淡醋，多用甘草。《墨娥小录》云：凡烹河鱼，先放在冷水中，却烧火则骨软。海鱼，先调熟汁却入鱼则骨坚。又云：烹时加木香少许在内，不腥。倪云林云：治鱼无

---

〔1〕鬣：音 liè，鱼类颔旁的小鳍。

〔2〕漦：音 chí，鱼类的涎沫。

〔3〕劙：音 lí，即割。原作“𠞩”，同“劙”。

骨，将踈绢反卷鱼肉向外，就沸汤中渐摆，骨从绢眼中拔去。

油煎：治鱼微腌，熬油煎熟。有用鱼先酒烹，而后油煎；有用鱼薄㓶腜，盐酒浥少时油煎；有用鱼至小少骨者，用鸡鸭卵同淅米清水调面染之油煎。《广韵》曰：煮鱼煎食曰五侯鲭，始于娄护会。五侯竞致奇膳，护会以为鲭也。鲭，诸盈切。

煎馔：治鱼，微油煎，以酱、酒水、胡椒、川椒、葱白调和。

糟：治鱼涤洁，微暴水收，每醅子糟一斤，炒盐二两，熟油四两，川椒、长葱和鱼，入瓮封。用置器蒸，视所宜，细切脍，水调鸭卵、花椒、葱白同蒸。有覆藉以猪脂蒸，或油煎，或煮压糕。

风用鱼：带鳞，治去脏，每斤炒盐六钱腌二三宿，涤，晾去水，腹中实以猪脂肪醢、川椒、葱白、盐，挫针缝密，倒悬于寒风中戾。有用绵纸苴之而戾，用蒸。

熏：一治鱼为大轩，微腌，焚砻谷糠烟，熏熟燥。一治鱼微腌，油煎之，日曝之，始烟熏之。

鲜烘：用鲜活鱼不去鳞，从鳃间抠去肠肚，抹洁，置炼火上烘绝燥。《汉书·货殖传》曰：干不盐曰鲰。鲰皆辄。

料烘：用鱼治去鳞，坋地椒、花椒、莳萝、大茴香，每斤炒盐六钱，熟油同挼，停三四时，炼火烘燥，纸苴之收。

火：取鱼治洁，同猪油纸封酒糟于腹，用煮。

日曝：治鱼每斤盐一两或六钱，腌一日，涤，晾水收，以油、花椒、葱按，烈日中布苇箔上，曝燥。用则火炮，或蒸，或㓶腜，川椒酒浥蒸，或油煎。有乘烈日中淡鲏复州界以竹贯鱼为干曰鲏。鲏，音怯而曝之，有微腌遂曝之，有薄㓶曝之揉如擘絮。《礼》曰牗曰薧鱼。牗，音搜。

窨干：治鱼以盐迭于器内，每百斤计盐二十斤，停三四日，置日间微晒水去，收窨中，芦竹藉地，复加盐迭二三日，沥水尽，入器。用或油煎，或烹，或蒸，或糟《周礼》曰鲍，为鲊同鳙鱼。

为生：取活鱼治洁，去皮，㓶绝薄为腜，或绝细为脍，移绵纸间，收尽血水，和蒜片、橘丝，或白萝卜丝、酽醋渍用。《隋唐佳话》曰金齑玉脍。

梭鱼出六合县龙池。

同鲥鱼。

酥鱼出徽州。

干用，宜醋。

花鳅形甚小，无骨，出宁国县。

宜辣烹、料烘。

孩儿鱼出伊洛间。本草曰：儿鱼又有嘉鱼，鲤质鳟鳞，肌肉甚美，出于沔南之丙穴。

宜煎馔、辣烹。

大口鱼出朝鲜国

宜水渍柔，辣烹。

龙脯出大琉球国，体如松节，味似干虾。

宜海胆汁同食之味佳。

鱼制外有贩鬻者。

银鱼干有大小，出各湖。

宜酒、花椒、葱沃之，蒸。宜油炒，同韭。宜酒烹，同冬瓜、鲜竹笋。宜染调面油煎，宜为羹。

烘鱼出台州，多石首鱼。

宜水渍柔，辣烹，同鲜竹笋菜，宜入羹。

白鲞出宁波，健跳者上。爵溪者次，即石首鱼。

宜炮，宜烹，用醋。宜入羹，同鲜竹笋菜、豆腐。

鱼身外有别制者。

鲥鱼子、鲳鱼子、鳜鱼子《国语》曰：鱼子曰鲕。

用盐腌，烈日中布新瓦上曝燥。用蒸，宜醋。

鲨鱼子干

宜蒸，用醋。

明脯须干即矸。

宜烹熟，用熟油、醋。

鲂鱼鬐干

宜蒸，用醋。

冻鱼尾干

宜蒸，用醋。

腌鱼子鳔毗眇切。

宜醋。

凡有鳞属，皆视以上所宜制。

虫属制

《月令家语》：鳞、羽、蠃、毛、介，皆虫也。今属非特介虫，依本草皆曰虫。蠃，音裸。

鳖、《尔雅》云鳖三足者名能。能，奴来切。**鼋**同鳖制。

烹鳖至冬宜食。《庄子》曰：冬则擉鳖于江，尾短者母鳖，多卵。擉，初翔[1]切。二制。

一先取生鳖，杀出血，作沸汤微焊，涤退薄肤。易水，烹糜烂，解析其肉，投熬油中，加原烹汁清者，再烹，用酱、赤砂糖、胡椒、川椒、葱白、胡荽调和。

一先焊涤，生斫为轩，同前再烹调和。和物宜潭笋、熟栗、熟菱、绿豆粉片。

〔1〕翔：原作“翔”，同“翔”。

炰鳖二制。

同前制去肤，宽用甘草、葱、酒水烹熟，刳去肺、肠，内外烦揉以葱、川椒、胡椒、缩砂仁坋、酱、熟油、赤砂糖。锅中再熬香油，取新瓦砾，藉其甲炰之，频沃以酒，香味融液为度。

有轩之，浥盐、酒，入油炰。

鲮鲤又名川山甲。

治去皮、甲、肝、肠，盐腌二三宿，水烹之。

蛙、又名田鸡。《周礼》：蝈氏掌去蛙[1]黾，焚牡菊，以灰洒之则死。**山鸡**形甚大，性寒，同制。食宜烧酒，俱宜油煎同鱼，或先以盐酒，以酱沃之。宜糟同鱼，宜为羹。

酒烹田鸡二制。

治去首、肤、肠、爪，同前鱼辣。

烹田鸡

同前鱼，不腌，或先熬炒。

田鸡饼子

同前猪肉饼，杂以肥猪肉，机上斫细甚，为醢，或瀹以辣汁，或浇以芥辣。

熏田鸡

同前鱼。

烘田鸡

治之连肤，每斤盐四钱腌一宿，涤洁，炼火烘燥。用则温水渍润，退肤，辣烹。

腌田鸡

治洁，每斤用盐一两，腌一宿，曝日中，夜晴则露之，色白，复曝燥收。

沃田鸡

治洁，用桂皮、白芷、鲜紫苏叶为宂，同油酱沃一时，少水烹熟，暴燥。

田鸡炙

治涤俱洁，将酱、赤砂糖、胡椒、川椒、缩砂仁坋沃之，少顷，入熬油中烹熟。置炼火上，纸藉炙燥。

田鸡豉

同猪，连用其骨。

虾海丰县出土虾，肉色黑，大如小儿臂，长四五寸，有腹，无口目，有三十足，如笋簪。

青虾、海中产，今曰对虾。六制。**龙虾**出福建，同制。

一鲜者，盐水烹熟，宜醋。

一烹熟，暴燥。

一暴燥，辣烹。

一入羹。

一倪云林用瓶，川椒、盐、酒渍之，少焐。

〔1〕蛙：原作"鼃"，同"蛙"。

一为豉同田鸡。

白虾海中产。四制。

一鲜者去须，盐浥片时，涤洁，布食器中，掺末川椒，取其须等，入水同白酒烹，甘草、葱、盐、醋调和，浇一二次用。

一止煎沸，白酒浇之。

一和盐蒸熟，暴燥。

一俱入羹。

虾腐

脱大虾头，捣烂，水和，滤去滓，少入鸡鸭子，调匀，入锅烹熟，取冷水泻下，俱浮于水面，捞，苴绢布中，轻压去水，即为腐也。其脱肉，机上斫绝细醢，和盐、花椒，浥酒为丸饼，烹熟，置腐上。撷鲜紫苏叶、甘草、胡椒、酱油调和原汁，瀹之。或姜汁醋浇之，或入羹。

油炒虾二制。

一先入熬油中炒熟，酱、醋、葱调和。

一惟以盐。

盐炒虾

用虾投水中，同盐烹熟，宜醋烹熟之。取水淋洁，暴燥，挼去壳，为虾尾，色常鲜美，宜黄瓜丝，用蒜醋。宜油炒，用韭头。宜为羹，用豆腐。

生暴虾、绵虾海中产，同制。

用鲜大虾置烈日中一日，曝使燥，蒸，宜醋。

生酱虾

用鲜大虾，同末花椒、酱油中渍熟，宜醋。

生酒虾

用大虾，每斤先以盐五钱腌半日，沥干，置瓶中，每层杂川椒数颗，以醇酒化盐，每斤二两五钱，渍没之，泥涂瓶口，俟十余日熟。

生腌虾

用鲜大虾，每十斤盐一斤，腌迭之，泥封一月。俟熟，宜醋。其绝细者，今曰虾酱。

望潮即章举，一踵石距相类，同制。本草云：味珍好，食品所贵重。

鲜宜微焯，胡椒醋浇，宜辣烹。宜为羹，宜糟，用蒸。

水母即海蜇，又名蛇。谢宗可诗云：海气冻凝红玉脆，天风寒结紫云腥。蛇，徐嫁切。

治洁，入筐筥中，沥去其水，以井水复涤令洁。坋明矾同盐揉，入瓮，有宽汁令满渍之。用切脍，花椒醋浇。鲜宜用汤焯，入熟油、胡椒、醋。宜油炒，入花椒、葱。宜糟，用头，宜醋。明矾坋一斤，折鲜水母十二僋。

黄甲即蟳。宜酒烹同鱼。宜烘同鱼，不用解。宜糟同鱼。用熟者，击裂其螯。

蒸黄甲

取生者，裁竹针从脐内贯入腹，架锅中，少水蒸熟。肉始嫩，刀解去须，抹去泥沙，宜姜醋。

白蟹壳之两端皆锐。傅肱《蟹谱》谓之蚌，宜糟。

蒸白蟹

同黄甲蒸，不贯脐，宜姜醋。

螃蟹按本草以蜅即蝤蛑。《蟹图》云：蟹巨者，名曰蝤蛑，两螯有苔。今名蜅者，螯滑，非蝤蛑也。故从蟹图，霜后则肥。皮日休云：蟹因霜重金膏涩。

烹蟹

冷水烹，揭锅盖则青色。宜橘钱、姜、盐、醋。倪云林用生姜、紫苏、橘皮、盐同烹。

烧蟹蒸附。

当蟹口刀开为方穴，从腹中探去秽，满内酱、花椒、葱，口向上布锅内，筐亲于锅。炀者举火时，以油从锅口浇落少许，后以白酒薄调花椒、葱、酱，渐浇于锅，俟熟，不令有焦。有内屑猪脂肪、葱白、花椒、盐，架锅蒸。俱宜姜醋、橙醋。黄山谷诗云：忍堪支解见姜橙。

芙蓉蟹

用蟹解之筐中，去秽，布银锡砂锣中，调白酒、醋水、花椒、葱、姜、甘草，蒸熟。

玛瑙蟹三制。

一用蟹烹，解脱其黄、肉，水调绿豆粉少许，烦揉，以鲜乳饼同蒸熟，块界之，以原汁、姜汁、酒、醋、甘草、花椒、葱调和，浇用。

一倪云林惟调鸡子蜜蒸之。

一用辣糊。

五味蟹

用蟹团脐者，每六斤入瓮一层，造葱、川椒一层，取酱一斤，醋一斤，盐一斤，糟一斤，酒不拘，箄薄调渍，没蟹为度。熟，宜醋。

酒蟹三制。

一用团脐者，从脐尽实腹中，以蒜泥、盐。

一实以坋花椒屑、葱。俱以白酒酢同盐、花椒、葱渍之，宜醋。

一《蟹谱》酒蟹须十二月间作，于酒瓮间撇清酒，不得近糟，和盐，浸蟹一宿，却取出。于厣中去其粪，重入椒、盐讫，迭净器中，取前所浸酒，更入少新撇者，同煎一沸，以别器盛之，隔宿候冷，倾蟹中，须令满。

油炒蟹

用蟹解开，入熬油中炒熟，盐、花椒、葱调和。

糟蟹二制。

一取熟蟹去脐，过冷，入糟，宜酯糟同鱼。

一用生蟹团脐者，每斤先以炒盐四两腌之，次以白酒醅沸稍干，每蟹一层，醅一层，入瓮，泥涂其口，勿见火，藏可数月。

酱蟹二制。

一熟蟹去脐，以原汁俟冷，调酱渍之。

一生蟹团脐者，惟以酱油渍之，可留经年，宜醋。《墨娥小录》云：熬香油入酱中，可久留不沙涩。

蟹胥《礼》注曰胥，醢也。二制。

用蟹，去筐、脐、秽，捣糜烂，同酱、胡椒、花椒、缩砂仁坋和熟，用裁绢为小囊括之，宜醋。

有和酒、醋、盐。

螃蜞二种沙蟹，亦滑螯，一大一小，体性柔和，味甚甘肥。又非拥剑，《蟹图》未及之也。

宜生糟，用醋。宜捣胥，同蟹，用醋。宜同《蟹谱》酒蟹制。

涩蟹至小而色白，性柔而肥。本草曰：蟹奴。陶谷谓：螃蜞，一蟹不如一蟹，未尝见此也。

宜生糟，用醋。

鲎小者为鬼鲎，宜用大者。韩文公诗曰：鲎实如惠文，骨眼相负行。

用刀当其背刳之，取足内向者，去其肠，甚臭恶，不可伤动。切为轩，以胡椒、川椒、葱、酱、酒浥，藉以原壳，入甑蒸，其水别入锅，烹如腐，宜浇以胡椒醋。腌《酉阳杂俎》曰鲎酱，宜醋。

蛎房《本草图经》云：海族之最可贵者，名蚝。杨诚斋诗云：怀玉深藏万壑间。

烈火熇开，挑其肉，浇以川椒、醋，腌，宜醋。

蚶本草曰：瓦垄宜酱油渍，同蟹，宜为羹。垄，刀竦切。

烹蚶

先作沸汤，入酱油、胡椒调和，涤蚶，投下，不停手调旋之，可拆，遂起，则肉鲜满，和宜潭笋。

酒蚶

涤洁，入瓮，调生酒浆、熟油、炒盐、川椒、葱白，渍之。

蛤蜊、宜烹，方张口，内熟油、酱、花椒，烧。**蛏**、**石决明**、又名鳆鱼。鳆，音伏。**白蚬**、**白蛤**苏东坡松醪赋曰：蛤半熟以含酒。

清烹

先养释米水中一二日，令吐尽沙泥，作沸汤，调白酒、川椒、葱白，投下，旋动不停手，方张口，即取起，剥肉鲜嫩而满。

为鲊

投沸汤中调，旋张口，取以剥肉。用原汁濯去泥沙，沸去水。以熟油、盐、醋、碾炒熟芝麻和之。宜取肉辣烹同鱼，和以面糁。宜取肉，油盐炒，酒浇。宜取肉为羹。宜生者，以冷盐汤渍其张口，取肉，濯去泥沙，沸去水，酒浆、熟油、川椒、葱白再渍之，用醋。宜生者，涤洁，以酱油渍，用醋。

咸蛏

作沸汤投之，滴香油数点，肉自脱下。宜和猪肉醢料为汤饼馅，宜入羹，宜酒渍同蚶，宜酱油渍，宜为鲊同蛤蜊。

淡菜牛翰林曰：君子安知淡菜非雅物也。

涤洁，作沸汤微焊，剖其肉，除边锁及毛，调和胡椒、川椒、葱、酱油、醋为汁，用之。干者，宜入羹。

龟脚[1] 即蜐。蜐，音劫。

鲜宜辣烹，宜入羹。腌宜醋。

将军帽

鲜宜辣烹。腌宜醋糟，宜醋。

江瑶柱即马甲柱。郭景纯赋：海月如镜，其柱如搔。头大，一名江珧柱。二制。

一取生肉，酒涤洁，细丝如箸头，大沸热酒烹食之。

一细作缕，生和胡椒、醋、盐、赤砂糖，冷食之。倪云林作假江瑶柱，用江鱼背肉作长条子，每个取六块，如江瑶柱状，盐酒浥蒸，以鱼余肉熬汁，用鱼头去骨，取口颊金红色并尾煮。

泥螺又名土铁。

腌，宜醋。腌者复糟，宜醋。

□音速。

腌，宜醋。

蚌步项切。《尔雅》云：蜃，登州有海市，云蜃吐气成楼台也。蜃，市刃切。

预以释米水养之，吐出泥沙，生瘃，油、酱、胡椒烹。

螺蛳、田螺、蓼螺

俱养释米水中，去泥沙。螺蛳烹取肉，辣烹，用糁。宜盐水烹，取肉，用胡椒醋。倪云林：取田螺生瘃，砂糖浓浥饭顷，洗洁，以花椒、葱、酒，再腌鸡汁中爨。本草曰：蓼螺，辣如蓼，生食，以姜醋。

黄蚬宜为鲊，同蛤蜊。宜为羹。海出者，宜酱同蛤蜊。

预养释米水中，去土气，取水烹，宜油、盐、酒、花椒、葱头调和。

海蛳

盐水烹熟，宜醋。

蛏鼻子出扬州，蛏有长鼻，能自截如刀。切小方脔。

腌，宜醋。

虾子

盐水渍，炒干，宜醋。

蟹子

同虾子，宜醋。

鲎子

腌，宜醋。

凡有虫属，皆视上所宜制。

〔1〕龟脚："龟"原书缺字，"脚"在小字注后。《本草纲目》记载石蜐"即龟脚"，据改。

竹屿山房杂部卷五

[明]宋诩　撰

养生部五

菜果制

齑二十二制。

酸齑：一用老白菜在半沸汤中微芼，入瓮，以菜汤同少醋浇菜上，重压垫之。用切菹，宜和炒熟芝麻、芫荽、生姜。芹菜、鲜竹笋皆可为之。

一用菜细切菹，并白、胡萝卜条，米汤中同微芼，浸压。凡微芼，用筐筥盛入汤，后多仿此。杨廷秀《芹齑》诗曰：蟹眼嫩汤微熟了。

油泼齑：用芥菜稚心洗，日晒干，入瓶，煎香油，研酱末、红豆蔻、缩砂仁，乘热泼于菜上。俟一二日熟。瓶外以水遂浸寒之，不能作酸也。

揉齑：用芥菜心，同熟油、盐、莳萝末烦揉，入瓶，以冷水浸瓶寒之。

折齑：一用芥菜稚心洗，日晒干，入器。熬香油、醋、酱、缩砂仁、红豆蔻、莳萝末浇菜上，摇一番，倾汁，入锅再熬，再倾二三次，半日已熟。

一用芥菜心洗，晒干，入半沸汤微芼，起，速以熟油、盐、地椒、莳萝末和，入瓮，密封，连瓮冷水浸寒。

一用夏菁菜稚心头，入半沸汤中微芼，起，用少盐、熟油、醋，乘热和，入瓶，密封之。此凡佳菜稚心，皆可造。

香齑：用白莱菔、胡莱菔、豆腐面、酱瓜、姜、橘皮少许，细切条菹，熬油炒熟，入川椒，取起。

相公齑：用白莱菔、胡莱菔、莴苣、菜心、蔓青菜根，细切条菹，各以盐腌良久，用汤微芼，水洗，压干，熬香油，加酱、醋煎沸，浇，覆之俟熟。

八宝齑：用面筋、熟笋、干木耳、豆腐面、乳线、酱姜、酱瓜、栗，细切条菹，油炒，入花椒起。

五味瓜齑：用稚瓜，方切小菹，少盐腌一宿，日晒微干，熬熟油，加赤砂糖、醋、鲜紫苏叶丝、生姜丝，入热锅中和匀，瓷罐收。

冷齑：用菜心百斤，盐二斤，腌三七日。以生姜碎切，同油、酱、醋熬熟，和之，迭入小瓮中收藏。

杂和齑：茭白、竹笋、藕、生姜、菠棱菜、青菜、胡莱菔、瓜、豆腐面、面筋、绿豆粉片，随时细切条菹，未熟者，先芼。以香油、酱油、醋、花椒，入锅熬熟，和之。

菜豆齑：取绿豆芽择洁，同菜茎条菹，作沸汤微芼，以甘草煎汤，入少醋，俟寒，浸没之。

茄豆齑：取干熟茄，切小菹，同煮干盐豆匀和，煎甘草汤，入少醋，俟寒，浸没之。

笋齑：用竹笋稚肥者，寸切菹。又剖切小片菹，沸汤微芼，沸干，用熟油、炒盐、生姜丝、橘皮丝、川椒、莳萝、地椒末、醋和匀，入瓷器一宿，味透。

藕齑：同竹笋。

茭白齑：同竹笋。

葱芽齑：取葱置阴室中，从根畔迸出嫩芽，摘取寸截，盛于瓶钵中，以小器覆之，令可透水，将沸汤从小器上浇落，急漉起，以肥肉汁、醋、酱、胡椒浇之。

韭黄齑：韭黄，即新韭之在稿下者也。同葱制。

蒲蒻齑：同葱制。《周礼》五齑，深蒲一齑也。

淡齑：用冬菜揉熟，以冷水满浸，压之，用则芼。有温豆腐泔浸没老菜，遂作酸味，可食，不须芼。

沃十二制。

萝卜卷：用肥白萝卜，薄切片菹，日晒微干，每片置川椒二粒，新紫苏叶丝、乳线丝、鲜姜丝，多寡量之，卷实，裁竹针，贯五卷为一处，熬酱油醋浸，一二日熟。

豆腐皮卷：用豆腐皮洗润，切为二寸阔长片，每片置川椒三粒，生姜丝、乳线丝、腌肉丝、莴苣笋丝、蔓菁根丝、胡桃仁退皮碎切，实卷之，裁竹针，贯二三卷为一处，以酱油炙香。

菾菜：芼熟，晒微干，寸切菹，用熟油、酱、缩砂仁和之，蒸透，晾干，入瓮。

冬瓜：用冬瓜去皮、瓤，方切小菹，加葱白屑、盐，腌一宿，沛水去尽。以熟香油、酒、红曲、地椒、莳萝、大茴香、花椒坋匀和，入瓮，能久留。

瓠子：去皮、瓤，同冬瓜。

豇豆：用稚嫩肉肥者，同菾菜。

菜白头：一先熬香油，入酱、醋、花椒、姜、葱再熬，入菜，少芼即漉起，用器覆之，俟味足。用惟夏菁菜、芥蓝菜为宜。

一倪云林用春菜心，先芼沛干，入器，切乳饼盖上，加花椒、姜、盐、酒洗之，蒸熟烂，为雪盦安盍切菜。

茄：用稚嫩者，方切小菹，同菜白头前制，加赤砂糖少许。

黄瓜：去皮、瓤，同茄。

白萝卜：方切菹，同茄。

胡萝卜：同白萝卜。

油酱炒三十五制。

天花菜：先熬油熟，加水，同入芼之，用酱醋。有先熬油，加酱醋水再熬，始入之。皆以葱白、胡椒、花椒、松仁油，或杏仁油少许调和，俱可和诸鲜菜，视所宜。下仿此。

鸡宗、燕窝、羊肚菜、麻菇、海丝菜连起之、蕈鲜者先芼，洗，入。干者渍润、竹笋蔹者先芼，过干者先芼烂。蔹，虚严切、山药、茭白、芦笋、老藕干、红花子膏、莼菜灰浥去涎，根最美，故曰莼，□可和米为饭。谢宗可诗曰：冰縠冷缠青缕滑，翠钿清缀玉丝香、蒟蒻、树鸡加姜、石耳加姜、蒲蒻、胡萝卜、白萝卜击块碎、诸肥菜心、鸡脚菜温水洗、菘菜、水芋、茄干者先芼、瓠干者水洗、冬瓜、丝瓜、荼菜干、菱腐、藕腐、芝麻腐和菠薐菜、豆腐或先油煎，和瓢儿菜、西洋菜干而同、面筋和瓮菜，干者水浸、饼炙。

油醋和十八制。

发豆芽：采去根叶，沸汤微芼之，以熟油、酱油、醋、姜和。后仿此。

鲜竹笋切缕菹，微芼、茭白切缕菹，微芼、芥菜根切缕菹，微芼、黄花菜水洗，不用姜、瓮菜芼熟、菠薐菜微芼、芥蓝菜微芼，不用姜。苏东坡诗云：芥蓝如菌蕈，脆美牙颊响、菱、藕、鸡头茎芼熟、豇[1]豆芼熟、刀豆稚嫩未子者，芼熟、天茄稚嫩者，芼熟、蔊菜南方造蔊菜，薄去皮，切如缕，每两用生姜五钱，盐一钱，川椒、熟香油少许，煎沸，醋和之，密封瓮中，勿令泄气。杨诚斋诗曰：齑臼文辞粲受辛，姜芽为祖芥为孙、葵菜微芼，冷水洗去涎、面筋手折之，沸汤洗、豆腐大块再芼熟。

酱渍三十制。

闭瓮瓜：每稚嫩瓜十斤，盐二斤，腌一宿。先用酵发蒸熟面饼切开，乘热幽黄，晒磨。用十斤腌瓜一层，黄一层，迭瓮中。以瓜汁注之，封密。六七月造，至来春开。若入茄，只可十分之二。

实香瓜：先用瓜切下蒂，去中瓤、子，俱以盐腌揉，每斤盐一两。实以下菹：瓜丝，如水在苦卤内浸二三时；茄丝，盐水微浸；瓠丝，盐微腌；杏仁去皮、尖，易水芼六七次，去味苦；青椒子、鲜姜丝、新紫苏叶丝、青橘皮丝，皆洗洁，微日暴。取原蒂盖上，纶丝束之，渍于酱中。

生瓜稚而坚者，抹去毛，微腌、西瓜外刮去皮，内剔去瓤、黄瓜坚嫩者、丝瓜削去粗皮、苦瓜青稚者，剖去子，盐汤微芼，晒微干、瓠子全者，抹去毛，有去皮犀，切片，晒水干、茄用盐烦揉皮薄，水洗，晾干、稚茄每茄刺二三窍，窍实胡椒一粒，同洗晾嫩韭白头，酱油渍之、天茄稚嫩者、姜稚嫩者，采，洁汤芼，晾干用，或切方菹，实以花椒红、茭白不剖、白莱菔不剖、青椒子稚嫩者，带枝，囊刮之、杏仁囊括之、柑皮去苦膜，芼，晾干。橘皮同、莴苣笋削去皮，晒微干、夏菁菜采去叶，洗，晾干，束之、芥菜同夏菁菜、瓮菜用茎、刀豆稚嫩者、龙爪豆稚嫩者、穞豆稚嫩者、豇豆稚嫩肥长者、豆腐干温水浸柔，大切片，油煎、面筋油煎、琼枝煮熟，大切块、梯子将熟者、竹笋去箨。

---

〔1〕豇：原作“工熟豆”，据文义改。

醋浸十八制。

新蒲萄：先入罂，用薄米醋同甘草作沸汤，俟寒，调炒盐，注入之。后仿此。

新枣、樱桃、金橘、金豆、李子未熟者、梅子用稚嫩未酢者，同稚嫩蒜头，《礼》曰梅诸。诸，音菹、桃子用未熟者，切四分之，汤芼，晾干。《礼》曰桃诸、梧桐子嫩者、鲜竹笋微芼，生者切绝细缕，即酸笋，本出闽粤、新大豆带壳芼，晾干、新姜、甘露子采，洁洗去土、胡萝卜块切菹，不用盐、荞头密封，焚麦糠火煨过熟、白菜头、葱白头根须同、芥根切丝，微芼。

油炒四十二制。

同蒿：用油熬熟，入之，加少水芼熟，以少盐、川椒、葱头，或少醋调和。下仿此。

瓮菜、龙须菜少芼、鹳嘴菜少芼、羊角黄矮瓢儿菜、菜薹、韭少芼、竹笋干先芼熟、荠菜苏东坡尺牍云：患疮疥者宜食荠，用淅米水芼，及生姜，不用盐醋、丝瓜、丝瓜蕊、冬瓜、菠棱菜、苋、新瓠、瓠干、扁豆、新茄水浸、茄干先芼、地姜根、豆腐加酒、面筋加赤砂糖，去葱、紫藤花、金雀花、萱花、花椒芽干汤泡，宜熟芝麻、槐芽干再芼去苦，宜熟芝麻、香椿芽、椿芽干汤泡，宜熟芝麻、木蓼干再芼去苦，宜熟芝麻、马齿苋干汤泡，又曰五行菜、蒜苗、蒜苗干、紫菜、蕨菜干多芼去苦。《诗》注曰蕨，鳖也。初生无叶时可食、薇菜干同蕨。《诗》注曰：薇似蕨而差大，有芒而味苦、芍药菜干多芼去苦。《霏雪录》云：枪竿岭多芍药苗，土人撷以为蔬、芹菜去叶、蒲蒻、西洋菜先焊、恶实稚者、商陆稚者。

油煎十六制。

茄：削去外滑皮，条切，染花椒酱水调面、糯米粉，煎。下仿此。

鲜竹笋击碎、胡萝卜切丝、瓠切丝、菜薹段切菹、荠、椿芽干不用面粉 、槐芽先芼，不用面粉、藕片切、菱片切、藜芽即落帚，本草曰：地肤子、莙菜染蜜，不用面粉、生面筋不用面粉，食用蜜，熟者片切开半，夹调面粉煎、豆腐面先煎，染蜜、赤砂糖、熟芝麻，豆腐先以大块水煮，再切片，油煎、枣肉去皮核、栗肉片切。

糖醋十制。

鲜竹笋：用肥者剖之，寸切菹，每斤用盐一两，腌过一宿，以淡醋煎沸，微芼。再同醛醋熬赤砂糖一二沸，俟寒，入器浸没。下仿此。

甘露子加青茄头、银条菜即藕下发嫩长条，切、茭白切、荞头、天茄、黄瓜切、稚蒜头以上皆不用芼、菜薹采去叶，微腌，晒干，细切菹，入瓮，以沸醋熬赤砂糖、蒔萝、川椒和，俟寒浸之、白萝卜用肥大者，薄切片，微腌，晒柔，卷生姜丝、鲜紫苏叶丝、熬赤砂糖醋浸之。

醋烧十四制。

大麦白头菜：洁，以潭笋丝、胡荽头，水中同甘草芼熟，盐、醋调和，冷用。即石崇家之假韭也。崇家有韭根汁加酱油，煮鸡、鹅、猪汁皆宜。下仿此。

鲜竹笋、芹白同新蒜白头，至夏不宜食芹、蕈、地笋、菘菜、菰薹先作汁投之，不宜熟、茭芽、蒜苗、瓠、羊角菜、黄矮菜薹、芦笋、蒲蒻、荠陆放翁诗云：小着盐醯助滋味。或同白萝卜方切菹。

盐腌十六制。

柿子：石灰汤滥者，用冷盐汤浸之，久则色亦红鲜。

木瓜：劘去皮，方切小菹，同盐幽瓮中。

夏菁菜：洗晾过干，入红菜一层，盐一层，满迭，石压垫之。每菜一百二十斤，盐四斤，间一二日翻倒一次，再间一二日又翻倒一次，熟以二三本共纽束之，置瓮中，煮原汁过冷，浸没，泥封。芥菜、白菜、菜台同制。或久留，每百斤，盐四斤，熟腌菜用。已熟腌菜，清水芼熟，沸干，甑蒸一宿，晒三五时，又蒸三次，俟干醒贮，瓮收。色黑味甜，如以油和，蒸之则柔。

闭瓮腌菜：先用芥菜或夏菁菜，采去叶，洗洁，晾干性柔，每两茎宽束一结，瓮底先置香油一碗，始迭菜，取篾关实。每菜一百二十斤，计盐四斤，汤调化，冷注下，和以莳萝、地椒坋。一日倾出盐水一次，复倾入之，经数次，菜熟则止。有不用油，炒熟芝麻碾末同入，如菜油熬过用。

白萝卜：洗洁晾干，盐同菜斤，加甘草一两，捶碎，同释米水清者浇，没三寸浸之。

茄：切丝迭实，盐水浸者，止可渐为用。有同熟腌菜制，芹去叶、新姜、葱采去黄叶。

韭：先用矾水洗洁，采整，晾干，每把平铺之，洒盐于上，层迭于器，俟柔，每盈把为一束，移入瓶中，压实，浇以原卤。花同。

新蒜：用头，从心中去苗，以炒盐实满，觉咸味，泡甘草汤，俟冷浸。根须洗晾同，瓠大切片、荠、蒲蒻寸切、萱芽。

控干七制

白菜薹：每一百斤，细切菹，微日曬之，以盐二斤，烦揉须透，榨绝干，用熟油、莳萝、缩砂仁、大茴香、姜和匀，实迭小瓶中，篾关口，倒置架上，用醋。下仿此。《墨娥小录》云：用菜汤内微芼，晾微干，碎切，入瓶，筑实，黄草布幂口，倒覆地上。虽一二年不坏。芥菜或用心，汤芼微熟，和、生瓜切为丝、白萝卜切为丝。

晒炙四十八制。

淡豆豉：三月中，先用黑豆芼烂，控干，布苇箔上幽为黄，熟退，晒一二日，务燥。停七日，释去黄，按实筐筥中半日，干湿得所。又幽瓮中，泥固。俟二七日开出，又晒使燥，入瓮。遇三五六月，常出晒之，数年不坏，宜研以絮羹。

香豆豉：作新甜酱，漉出豆一斗，同淡生瓜菹五两，淡冬瓜菹五两，去苦皮尖杏仁五两，榛仁退皮五两，川椒三两，生姜丝四两，紫苏新叶丝半斤，盐半斤，坋莳萝三两，缩砂仁二两，红豆蔻二两，地椒一两，通幽瓮中，泥封，日易五方日色，晒四十九日用。

杏仁豆豉：先用大黄豆四升，芼熟，晾去水，盐四两和之。以杏仁去皮尖二升，同生姜、桂皮、白芷、紫苏茎碎切，囊括，入水芼去苦味，晾干。通和豆，晒燥，复囊括，甑蒸透彻，俟寒，贮瓷器。

缩砂仁豆豉：用大豆，杂桂皮、白芷、紫苏、生姜，同水芼熟，晒干，和赤砂糖、坋缩砂仁、川椒、地椒、莳萝为衣，再晒干收用，取熟芝麻洒之。

竹笋豆豉：用鲜竹笋，大切块，先芼熟，入盐少许，晒燥。以笋汁芼大豆至熟，入盐少许，纸藉炼火中焙，切笋为方菹，复同焙燥。

茄豆豉：先用盐水浸茄，小片菹，晒干。释大豆，同桂皮、白芷、紫苏、生姜，入水芼熟。调和甜酱，再芼。复加赤砂糖，又芼。移日中晒燥。

青豆：用大豆壳中取出青肉，汤芼熟，纸藉炼火上炙燥。

糖豆：用大豆湛洁烧灰，苋菜灰淋汁，芼烂漉起，别用清水浸去灰气，调赤砂糖，加糖香少许，均和，晒燥。

霜梅：取半青熟梅子，煎过咸盐汤，冷浸梅柔，漉起，日晒，夜入原卤，经五六次，复晒干收。卤煎过，澄清，为浸蔬蔌所须。

杨梅、盐腌晒干。小橘盐腌蒸晒。

莴苣笋：削去厚皮，卧置长板上，盐烦揉须透，迭器中。天阴停下，晴日用其卤煎沸，加石灰少许，一染即起，纶丝每条系其头，悬晒之。常以手挼直，俟起盐霜，卷束收瓮。

竹笋：去箨，作沸盐芼熟，晒干。

菘菜：盐水芼熟，晒干，蒸一时，再晒燥收。

芋茎：去外皮，段切菹，少洒以盐，晒干，蒸之，再晒。

鸡头茎同芋茎、茭白切条菹，和少盐晒干、胡萝卜同茭白、白萝卜同茭白、藕老者切片菹，晒燥。

生瓜：一切丝，先以盐水浸片时，漉起，和以生姜丝、新紫苏叶丝，晒燥，少用赤砂糖醋润，或切小片菹，瓮迭须实。

一切大条或华之《尔雅》疏曰半破也，以盐腌，满其腹，俟柔，晒一日，厚卤浸一日，三次，须晒有盐霜，乘热以酽醋染之，入瓮，麦稍塞口。

冬瓜：切小片菹，不宜以盐，烈日中晒燥，收入瓮。

黄瓜：去皮，方切小菹，灰溲之，晒燥，同灰瓮收。用则水洗。

瓠：轮长薄条，和灰，压去水，晒干。

茄：一薄削去外滑皮，细切条菹，以释米水同盐少许浸一时，漉出，取鲜紫苏叶丝、生姜丝匀和，晒燥，入罂。用加赤砂糖醋。

一带蒂四分之，芼熟烂，压令绝干，洒以花椒、少盐，晒燥，瓮收。再用芼，或切条菹亦宜。

姜：肥实者，洗洁，盐腌三五宿，晒绝干。火焙燥，即火姜，甚祛寒秽之气。

苋茎：老者，削去皮，盐汤浸，晒之，再浸，再晒，以咸为度。又以水洗去盐，晒燥收。

荼菜芼熟晒燥、马齿苋芼熟晒燥、葱叶寸断腌一二日，水洗晒干，乘热收入瓮、蒜苗盐汤芼熟，晒干蒸，再晒收、香椿芽盐汤微芼，晒干、花椒芽同香椿、槐芽同香椿、金雀花盐汤微芼，炙燥、萱花同金雀花、紫藤花同金雀花，或用糖醋和之、豇豆盐汤芼熟，炙燥、木蓼三月摘嫩芽，芼熟，炙绝燥、蕨蒸熟，以干灰浥，晒燥，濯去灰，又晒干、蒌蒿盐水芼，火炙、同蒿盐水芼，火炙、商陆稚苗去肤叶，盐水芼，晒蒸、恶实同商陆、豆腐老者不入水，盐抹，晒炙之、面筋细析，晒炙。

煮二十八制。

红枣子：水煮。

莲药：水煮。

鸡头：鲜者，和石灰加厉石擦洗，入锅煮熟，取起，以冷水少释之，再入锅炒干，入罐热用。干者，用锥挑破其眼，水浸一宿煮。

慈菇：宜铁锅水煮，用盐。

地栗：宜铁锅水煮，轮去皮。

菱：老者、风戾者，水煮。

藕实、白糯米、赤豆：于窍水煮，用宜蜜。

琼枝：洗甚洁，用水煮调，化胶，加退皮胡桃仁，或赤砂糖和，内盛盆器，冷定，切用。又名石花菜。

大豆：鲜者煮大熟，去壳，宜五辛醋。干者，淅之入锅，铺平，中为一窝，置盐在内，用水绕锅泻下，平豆为度。炀火水干豆熟，其盐自散入四向豆上，并不粘锅。欲不见盐，未干时常抄动之。如欲色红，加苏木、白矾少许。

杏仁：去皮、尖，煮去苦味，入盐煮燥。

老刀豆：去内外壳，宜盐。

龙爪豆：去内外壳，宜盐。

扁豆：去内外壳，宜盐。

大豌豆：鲜者和壳煮。干者以河水入灰浸一宿，洗洁，煮熟，用熟油、盐、花椒、葱炒。小豌豆，鲜者和壳煮。

竹笋：带箨煮大熟，脱之，宜五辛醋、熟油、酱。

茄：一覆碗于锅，入水少许，置茄于上，煮太熟，去皮，宜姜、盐、醋。宜熟油蒸酱，加罂粟米。

一煮茄熟，压去水，热油中染起，宜蒜醋。

一以茄半剖，界棱，覆锅上，熟油浇之，盐洒之，俟熟。

胡萝卜：煮大熟，宜胡椒盐醋。

白萝卜：煮过熟，压去水，宜熟油盐醋。

茭白：煮太熟，宜五辛醋。

韭：微芼，宜姜盐醋。

莕菜：煮太熟，沸去水，宜蒜酱醋。

冬瓜：用坚肉，切大块，煮熟烂，界棱，浇熟油姜醋。瓠同冬瓜。

生瓜：华之，去瓤，煮过熟，切小条菹，晒干。

苋：煮太熟，沸去水，宜蒜醋。

糁六制。

果糁：先熬油，入退皮胡桃仁、榛仁、熟莲药、熟栗肉、熟菱肉、去皮地栗、藕大切之，少水烹，加酱油、胡椒、花椒，以面或米粉为糁。后仿此。

佳蔬糁熟山药、熟香芋、熟旱芋、熟落花生，皆去皮，熟慈菰去衣顶，绿豆粉皮，皆块切、佳蔌糁麻菰、蕈、竹笋、茭白、蒟蒻、胡萝卜、丝瓜，皆条切、大豌豆新稚者，剥取肉，先芼熟，同芼熟菜、大黄豆同猪肉切小方脔，先煮熟、豆腐切块。

蒸十一制。

桃：轮去皮，同蜜入器，甑蒸。下仿此。

赤梨轮去皮，宜赤砂糖、**芋魁**水生考，去皮，片切，锅中入水半杓，以盘碗覆之，上铺以芋，蒸易烂。旱生者，以顶抵锅，入小水蒸，不复动，熟，复火煨干。水生者，亦宜全蒸，宜白砂糖、盐、**山药**宜盐、**香芋**宜盐、**落花生**宜盐、**葛**宜盐、**黄独**宜盐，以上皆用退皮、**莼**用灰浥半日，洗去滑，和以盐、赤砂糖、醋，蒸过熟、**荇须**米去苦心，晒燥，蒸过熟，或入瓮同水，火煨、**黄精**《本草图经》云：九蒸九暴，作糗甚甘美。

熏八制。

熏橘：熟橘汤中芼过，焚砻谷糠烟，熏和柔，渐按匾，复熏干。

熏枣：生枣甑中蒸过，同熏橘。

熏柿：生柿去皮，切片，同熏橘。

熏桃：生桃以柔铁围之，击匾，汤中芼过，同熏橘。

熏梅：今曰乌梅。大青梅，作沸汤芼过，以稻秆一层，梅一层，焚砻谷糠烟，熏黑熟。

熏杨梅：采杨梅完全纯紫肥甘者，取小麦秆焚烟，熏十余日，入罐，又取罐身半瘗火中，再蒸熟透。

熏豆腐：乘热点入箱，压一日，以刀界开，焚砻谷糠烟熏。煎盐汤，寒，取鹅翎渐浥扫之，熏绝干燥，悬当风处。

熏竹笋：去箨，盐汤芼熟，焚砻谷糠烟熏之。

蒜醋和六制。

箭干菜：肥嫩者截白茎为二寸条菹，洗洁，入瓶。先用捣大蒜泥和炒盐少许，覆上，作甘草沸汤，入醋再沸，候冷，浸没之。下仿此。

鸡头茎去皮，寸切条菹、杨梅、蒲萄带枝、胡荽头、蔓菁根切条菹。

蒜盐和六制。

茄：稚而小者，芼烂，压去水，捣蒜泥，炒盐和匀，实迭于罂。下仿此。

冬瓜切条菹，炒盐腌一宿，沸绝干，用蒜泥、茭白同冬瓜、竹笋带箨芼熟，切为条，沸去水、菜茎同冬瓜、胡萝卜切丝同冬瓜。

芥辣和五制。

稚茄：芼烂，压干。以芥子湛洁，研细，同盐醋少许，和匀，入器。下仿此。

韭头、白菜嫩头、竹笋带箨芼，切条、芥菜嫩心俱同茄。

酒糟三十四制。

梅：青者，同苦卤浸过，用腊酒糟和盐，迭之，每斤糟计炒盐三两为率。下仿此。

李同梅、桃同梅、枇杷青熟者、橄榄、枣鲜甜者、柿滥过者、茄寒露摘嫩者，瘗灰中三四日，取糟。诀曰：五茄六糟盐十七，三碗河水甜如蜜。五六言斤，十七言两，盐用炒，久藏者不用水、箭干菜采去叶，洗洁晒干，作束，凡菜仿此、菜台、菘菜、芥菜、瓮菜一作蕻、莴苣笋去皮晾干、芹白、竹笋熟者晾干，生者去箨，洗晾，留可久、茭白以红苋叶苴而糟之即鲜红、新姜宜醅子糟同茭白。白者加白矾少许，经岁不黑、地姜取须，洗洁晾干、白萝卜半切，晒微干、生瓜、丝瓜削去皮、青豆芼熟去壳、豇豆、刀豆、扁豆、琼枝生熟皆宜、山花稚苗、干豆腐宜醅子糟、面筋宜醅子糟、蒜嫩头，石灰清汤微芼、阳和菜出金陵。

炒七制。

栗子：一先炒锅热，少滑以油，投栗烧常炒之。加盐少许，甚酥香。

一择二栗平底者，以一用香油涂，一用水涂，为一合，置锅底，以众栗旋覆二栗之上，盖锅密封，烧一饭顷，则颗颗有油，不粘壳而更酥烂。

银杏同栗。

榧子：一白酒浸透，炼火焙干，去壳。

一豆腐熟泔浸半日，炒干，肉上皮脱尽。

糯米：一糙者淘净，汤浇，新布苴，瘗砻谷糠中一日，慢火锅中炒熟。

一用糯谷，锅中炒自爆，出花。

大黄豆：用糟水浸，同干沙炒。

芝麻：浸捣去皮，炒。

小豌豆：以河水中加灰同浸柔，释洁，炒熟。

脯二制。

芭蕉根：黏糯者，截厚大片，灰汁芼令熟，又易清水芼无灰气。压干，以花椒、胡椒、莳萝、地椒、缩砂仁、姜、熟油、酱研，浥一两宿，出，焙，槌软用。

牛蒡子：即恶实，又名鼠黏子。十月已后，取根硬者，先捶软，同芭蕉根料物制。

生二十八制。

紫菜井水洗，宜姜醋，宜入热油中、鹿角菜同紫菜、绿苔宜醋、裙带菜井水洗，宜醋、莴苣笋削去皮，切片菹，宜胡椒、盐、醋、莼冻摘莼头以管器盛，入汤中微芼，置于涧水中，浸一二宿，结莼冻用之，宜姜醋、荠菜盐腌，顷之加熟油、醋、熟芝麻、蔊菜宜醋、苦荬菜和水烦揉，易水，苦味去，宜酱醋，或加以熟油、生菜味苦者同苦荬、蒲蒻宜盐醋、同蒿宜盐醋，或加熟油、新韭宜酱醋、香椿芽、木莲子去壳取瓤，每计一枚水二酒盏，挼汁，绢縠滤其清者，自成为腐，宜姜醋、石耳洗，宜胡椒醋、木耳宜藕、茭白、瓜丝、竹笋丝，宜姜醋、冬瓜削去外皮，用盐水洗、西瓜用坚肉，宜酱、醋、生瓜削去皮，宜姜、盐、醋、黄瓜削去皮，宜蒜醋、茭白宜炒芝麻、胡荽、盐、醋、茄宜盐醋、银条菜宜胡椒醋、白莱菔同胡莱菔、胡荽、炒芝麻，宜熟油、盐、醋，或击碎以酱油、石花菜宜胡椒、姜、盐、醋、山花去皮，其茎宜盐腌，顷之水洗，加姜、醋、熟油、地姜取须条切，盐腌顷之，宜醋。

草之生于野而无毒者，皆可用。

水苹油炒、水藻油炒、佛耳草头芼烂，揉入米粉为饵、苎头同佛耳草、天菜即地踏菜，宜油炒，宜日晒、盘棋菜油炒，不宜盖锅，熟，晒干、苦菜芼去苦水，宜油醋、蒲公英芼去苦水，宜油醋、凤仙茎去皮芼，宜酱、糟、山慈菇芼、马兰头宜油炒、红蓝头宜油炒、百合根蒸、甘菊头刘禹锡有菊苗齑醒酒、蜀葵蕊宜油炒、苜蓿油炒，子可蒸饼、芭蕉露、芸薹、鲜白芷宜蜜渍糟、防风芽油炒、阿蓝菜出金陵，腌久用、白菜花出金陵，腌久用、□菜出潞州，宜晒干，捶软，油酱炒、菝葜《琐碎录》曰：田舍贫家取以酿酒。张文潜诗曰：烹之芼姜揉，尽取无可掇。菝，蒲八切。葜，叶八切、阳菜出金陵。腌此类亦多。

木之初发芽等，无毒者皆可用。

桄榔面出南粤，作饼、桫木面出南粤，作饼、枸杞头油炒或盐汤芼，晒干、木鱼即棕榈新生子，未出木者。苏东坡云：用蜜煮醋浸，可致千里、楮木子可为腐，可炒、斋木子可为腐、松露珠、牡丹花李昊以牛酥煎食、茅母本草入果部。此类亦多。有各地产，皆宜识其性类，视前制。

羹胾侧吏切**制**

凡絮腥羹，先作沸汤，始少调以焊竹笋、瓜、瓠、菜等清汁，后少调以烹鸡、鹅、猪等清汁，再少调以烹鲜虾清汁，炀火多烹，挹尽羹面之油，滤尽羹下之滓，其熔化血水，水和鸭卵入羹，皆能取清。下酱油，下胡椒、川椒坋各少许，复挹油滓须尽。视咸淡絮之，欲酸加醋，欲甜加寸草泡汤，渐尝滋味，渐以续入。若絮素羹，始用甘蔗煎汤，后用焊竹笋、菜、瓜、瓠汁入汤，欲味鲜甘，则再调以蜜水，余如腥羹调和。淡豆豉研以入羹，可以代酱，前后必须滤去其豉。

羹中事件，视所宜入。每羹入一件，惟胡荽、葱可并入之。

乳腐、红花子膏、芝麻腐、豆腐、天花菜、羊肚菜、鸡㙡、燕窝、海丝菜、蒟蒻、麻菇、蕈、石耳、桑鹅即树鸡桑之所产、胡桃仁、生栗、生菱、菱腐、地栗、藕、藕腐、竹笋、鸡脚菜、芦笋、蒲蒻、茭白、茭芽、山药、土瓜、丝瓜、瓠、茄、冬瓜、豇豆、刀豆、龙须菜、笔管菜、莼菜、瓮菜、同蒿、莴苣笋、羊角菜、黄矮菜、瓢儿菜、菘菜、莱薹、酸齑、绿豆芽、韭、胡荽、葱白头、椿芽、槐芽、蒸果、蒸蔬、缨络米囊括煮之入羹。

羹中之胾，牛、羊、猪鲜肥者为最，或薄殑牒，用盐水浸，作沸汤微焊者，或煮糜烂者。鸡、鹅亦可斫为轩，烹熟鱼、虾、蟹等。宜焊熟鸠鸽，皆鹿、兔、獐、麂、野猪、黄羊皆宜。《饮膳正要》云黄羊煮汤无味。

日月肠

封羊血不入水，置葱数茎，顿暖处，自溶为水，以水调鸡卵黄，灌入羊肠，烹熟，为日肠。以水调鸡卵白，灌入羊肠，烹熟，为月肠。宜入羹。

胜鲟鱼

用大鱼薄切阔牒，以猪肥精肉杂乳饼，机上斫细醢，和胡桃、松仁，细切，胡椒酱茸之水调绿豆粉粘，蒸之，入羹。

一捻珍

用猪肥精肉杂鳜鱼、鳢鱼，俱殑为牒，机上报斫细为醢，以生栗丝、风菱丝、藕丝、生笋丝、麻姑丝、胡桃仁细切、胡椒、花椒、酱调和，手捻为一脂形，蒸之入羹。

隽永脔隽，音俊。

乳饼、鳜鱼肉、熟蟹肉、熟猪蹄筋，俱作细醢，鸡子同胡椒、花椒、酱调和，为片，蒸熟，方切脔，入羹。

水陆珍

黄甲蒸取肉，大银鱼、鸡胸肉、田鸡腿肉、白虾肉，斫细醢，鸡鸭子白、花椒坋、盐和一处，浥白酒为丸饼，蒸熟入羹。

酥果膏

用腌乳饼加绿豆粉、白糯米粉、切碎退皮胡桃仁，揉和为丸饼，甑蒸，或锅汤中煮熟，入羹。

筋肤髓

猪肤挦洁，烹糜烂，其蹄筋亦烹糜烂，猪脊髓、牛腱、羊肤皆宜烹糜烂，入羹。

舌掌跖翅肠胃肝肺肾子

猪、羊舌，鹅舌、掌，鸡跖，鹅、鸡翅，鸡肾，鹅、鸡肝、肺，猪、羊肠胃，鱼虾子，俱处置得宜，入羹。

肥瀹粉、荸荠粉荡索者、绿豆软粉、索粉

俱宜肥，用胡桃、松子仁、鲜竹笋，用猪肉细切，兼乳饼、熟山药匀和为小丸，用鸡子黄调绿豆粉为小丸，通加肥汁烹，以胡椒、花椒、缩砂仁、葱白、酱调和如冻，先置粉上，絮羹瀹之。

竹屿山房杂部卷六

[明] 宋诩　撰

养生部六

杂造制

造茶《三制学林新编》云：茶之佳者，造在社前。其次火前，谓寒食前。其下则雨前，谓谷雨前。此建安之造茶。然气有先后，地有寒热，茶有早晚。惟取萌蘖为上，不得泥此以论茶也。

一摘茶萌心为上，作沸汤微焊之，晾干，绵纸藉炼火上焙燥。

一摘叶于锅中焙柔，以手烦揉之，焙燥。

一以叶蒸过，晒干，再以火焙燥。俱以竹箬厚藉筐筥收。

水木犀

半含桂花，摘采甚洁，入绢囊，置清水中，烦揉去苦，重压令干。迭入瓷罐，竹箬覆掩之，遂以长篾重重侧围箬上，篾心留通一穴。泻清水满渍，须每日易水，永不蔫烂。炙燥能久藏。

柿饼俗作柹，非柹，芳味切。削木片也。

柿霜后半熟者，摘之，轮去外皮，日中晒柔，渐以手按抑为饼，再晒起霜，收。

南枣《一统志》曰膏枣。

南地鲜甜肥枣，汤中微煮，入稻秆藉筐筥中，覆盖一宿，晒干，复蒸之，红而肉厚。小甜枣，藉桑叶蒸熟，晒干，纹细而红。

北枣、牙枣、红枣、圈枣

北地鲜枣，在锅煮熟，急入冷水中，漉起，晒干。火炕焙者，曰北枣。煮熟，手捻退皮晒干者，曰牙枣。生而晒干者，曰红枣。生而轮去皮，锅中藉以厚布，慢火炙干者，曰圈枣。

蒲萄干凡果干者曰藤。《礼》曰：其实干藤。

取熟甘者，甑蒸柔，日中晒干，复火中焙之。

梨干

赤梨片切，窨稍干，甑蒸，再晒之。

桃干

生桃切，去核，汤中芼，洒小盐，晒干，用加赤砂糖。

李干

大鲜李，汤中芼之，日晒干。

巴思把饼儿

采花红周正，而生坚者，殑去皮，周遭界棱，如橘囊状，连晒二日，用手轻轻挼扁。再晒半日，蒸熟，复晒干。其形制气味与本土出产者无异。

蜜瓤瓜

生甜瓜，去皮、瓤，华之四分。先以熟水洗过，沸干，用蜜汤煎，去其水。又入熟水内，漉出，拭干。再以蜜慢火煎，令甜透如琥珀色，取出。仍以热水浴之，取起拭干，即以布藉压令坚实。日晒或火焙，新瓷器收，与真蕉黄无异也。

梅酥二制。《内则》曰水醷。醷，音亿。

一用熟梅蒸烂，布绢中沸去皮核，调炒盐、鲜紫苏叶丝，日中晒干，每梅浆百斤，盐十五斤。

一取霜梅连仁核、鲜紫苏叶丝，再熬，赤砂糖同捣糜烂，日中晒干。

果单

先以漆先平之器，少以蜜润使滑，用桃、李、杏等果甘熟者，蒸柔，取绢滤其浆，洗于蜜上，置烈日中，常摇振，晒使匀薄，俟干，揭用。林檎、柰子、楸子等果，则生取浆，熬稠浇晒。

细酸

切青梅细丝、茭白细丝，同紫苏新叶浸造霜梅水中，色味俱美，晒绝干，加青橘皮丝，以蜜润用。

风栗《食疗》云：如肾气虚弱，每日空心细嚼之。

霜后摘之，投水中试去浮者。以洁布抹干，日晒醒，用越布囊括于中而风戾，常摇动，则令均透。

风菱、菱粉

采取鲜者，晒干，悬筐中风戾，煮去壳，再晒，罗粉。

风藕、藕粉

嫩藕头悬筥中风戾，老藕捣汁，加水，帛澄粉，晒。

风地栗

取绝甘嫩多浆者，带土悬筐中而风戾之。

细糖

用赤砂糖加广糖，入锅熬热，冷定，以炒热面溲熟芝麻，或薄荷叶、缩砂仁末少许，加糖香，揉块，随意片切，或纽索，或范为花形，取火焙干。

杂果糕

炒熟栗去壳斤半，柿饼去蒂核、煮熟红枣、胡桃仁去皮核各一斤，莲药末半斤，一处舂碓糜烂，揉匀，刀裁片子，日中晒干。有加荔枝、龙眼肉各四两。

五美姜、姜粉

鲜嫩姜采抹去皮，每块裁分四处。每斤用白梅半斤，槌碎去仁，同炒盐一两和，晒三日，入甘草末五钱，甘松末三钱，白檀末二钱，晒一日，收入瓷器中。生姜烂捣，滤汁，晒粉。

松黄饼

用熟蜜、白砂糖，隔汤顿热，渐和松黄，范为小饼。

蒲黄饼本草云：市廛[1]间以蜜溲作果食货卖，甚益小儿。

摘新蒲黄，同松黄、山药、莲药、芡、栗、菱、藕、荸荠等粉，宜同制，范之为饼。

雪花饼

用绿豆粉炒熟二斤，柿霜八两，薄荷坋四两，缩砂仁坋一两，炼蜜和之，范为小饼。

绿豆粉糕

先用水作沸汤，下熟蜜，下绿豆粉，下姜粉，调适均，滑器润酥油盛之，脱下，刀裁开，以酥油浇。

赤砂糖

甘蔗捣浆，入锅慢火煎，少续水，不令作焦，以石灰少许投调，遂凝厚为糖。

白砂糖二制。

每赤砂糖百斤，水百斤匀和，先以竹器盛山白土，用糖水淋下，滤洁，入锅煎凝。

白砂糖闽土则宜用水调匀，复煎入模，则脱为猊糖之类，今曰响糖。

糖霜、又曰糖冰。黄涪翁《答雍熙长老》诗云：远寄蔗霜知有味，胜如崔子水晶盐。杨廷秀诗云：亦非崖蜜亦非饧，青女吹霜冻作冰。透骨清寒轻着齿，嚼成人迹板桥声。**皮糖**

每上等白砂糖十斤，用水五斤，慢火煎熬，以滴水成珠，再候坚柔，停匀。为则先取瓷罐，截小竹板二十余枝，纵横置其腹间。乃入以所煎之余，过一宿，以罐覆碗上，令其滴尽糖水，半月、两旬视罐中糖霜凝结竹板之上，则击罐而取之。滴下者再煎，得所置新瓦上，以两杖鼓臂抽击，遂为皮糖也。皮糖以粹，致远不黏。

蕨粉、葛粉

蕨粉作沸汤溲之，缄糖蜜豆沙，或猪鱼肉醢，为饼蒸熟。葛粉同。

面筋

用小麦白面十六斤，盐四两，温水和带软，候水脉停当，少时，入冷水一桶，从慢至紧揣洗，浊则易水，已成面筋，苴箬中，置笼上蒸。有用麦面同制，惟先宜揉韧，水中停面，绢滤洁，即小粉也。

---

〔1〕廛：音 chán，古代市中储存或出售货物的房屋。原作“壥”，同“廛”。

红花子膏

释去浮者，臼内捣碎，入汤浥汁，更捣，更煎汁，锅内沸，入醋点，绢挹之，似肥肉，入素食极珍美。

绿豆粉

绿豆湛洁之，渍接去皮，同水磨细，以绢囊洗去。但取细者，加原粉，酸浆点定成粉。又以囊沥水干，用豌豆亦可为。有三制。作如索粉，则加调原糯揉匀，两手并搓，入沸汤，漉于冷水中。汤粉，则加水调入汤锣，沸汤中旋没之，脱于冷水中。软粉，则水调入锅煮，杓于小滑器，脱下，以冷水渍。索汤者，皆宜油煎。

芝麻腐

芝麻湛洁，水渍磨糜烂，囊滤去滓。煎沸，渐加绿豆粉调旋，再煎，视老嫩得宜，入器待冷。用有少加以赤砂糖，每计芝麻一升，清水二升，干绿豆粉八两。

豆腐二制。朱文公先生诗云：种豆豆苗稀，力竭心已腐。早知淮南术，安坐获泉布。

黄豆二斗，绿豆二升，同水渍之，候豆肥满，带水磨细，调以油滓，用绢囊尽取其查，置锅中速火煎熟，翻入一器，将苦卤加水渐滴之，见下凝成小颗，挹入布，藉器中，沥出水，为腐，渍冷水内。面衣未点时，宜揭用。渍豆过，则少腐，宜次序渍。欲熏晒，惟压实，以充所须。

有磨炒豆筛细三升面，和渍生豆二升浆，煮熟，置器压实，甚宜熏晒。

乳饼乳浆曰酪。

取下牛乳入锅煎熟，就以其酸泔渐渐滴下，成聚，布苴为饼。

乳线

用初煎淡乳饼入汤锅内，隔器汤中捻绢片形上，竹木棍卷扯，仍下汤锅内，再汤卷扯三五次，上挣床晒干。入少熟油捻，更滑润也。

酥、浓而凝者为酥，清而少凝者为醍醐。醍醐，音提胡。**抱螺**

取下牛湩贮于一瓮，造十字一木，鑚立于其中，令两人对持纠缠，牵发其精。液在面者杓之，复定垫其浓者煎，撇去焦沫，遂凝为酥。有苴白砂糖模为饼，有迭白砂糖切为糕。清者加少羊脂肪烘熔，和以蜜，滴旋水中而若螺抱者，曰抱螺。皆至寒月可造。凡煎，每斤加切白萝卜一二片，去其膻尽。乳汁曰湩，今人有以牛羊骨髓煎之者，亦曰酥。

乳腐

乳饼烦揉真绿豆粉中，水调，入锅煎，视老嫩适宜，取贮于器，候冷切用。

羊羔酒

每白糯米一石，炊作白酒浆，至时以肥羊肉七斤切块，杏仁煮去皮尖苦味一斤，同水煮糜烂，留汁共六七斗，加木香末一两，俟寒，倾入浆中，冬酿十日，酒熟取之。

蜜酒

白沙蜜三斤，水一斗，同煎，入瓶内，候温，加细曲末二两，酒酵二两，纸幂口，置僻所。春秋十日，夏七日，冬十五日，成美酒一斗。

赛葡萄酒

用银石器，将磨碎去皮黑豆入水，加乌梅数个，明矾少许，熬色黑，滤洁，调以酒蜜得所，盛瓶中，密封一宿，饮之，与真者同。

荸荠粉

老荸荠捣取汁，汤锣汤之成粉皮，同藕，成干粉。

菱腐、藕腐

鲜菱老者，捣滤取汁，加真绿豆粉、蜜、白砂糖熬成腐。藕同。

蒸果蔬荀家曰闷子。

同枣、栗、菱肉，胡桃、榛、松仁，皆退皮，俱碎切，以绿豆粉调糨，杂糯米粉，和蜜、赤砂糖、缩砂仁、川椒，揉和，甑中蒸粉熟为度，切条段，油煎，或和猪肉醢，或入于羹瀹之。

蒸蔬

用麻菇、蕈、竹笋、木耳、面筋、乳饼、茭白、菱、藕，碎切，加香油。余同蒸果。

绿豆芽、赤豆芽

取绿豆水渍二宿，候甲拆，轻释之。内有窍缸中，以编蒲等覆盖，蔀屋下，勿见风。常将水灌至湿透，缸窍令放去其水，俟芽长二三寸用。赤豆同。

芥辣

芥菜子湛洁，入器，乘湿时，研不停手，绢布泲其浆，贮瓷注中，水沉冷，加盐少许，或以醋。

松仁油宁夏有核桃仁压为油。

松子去皮、壳，捣糜烂，水绞汁，熬取浮清油，绵滤洁，再熬之，或研压取油。

杏仁油

杏仁捣糜烂，和水煮，取浮油，绵滤洁，再熬成油。

大麻子油麻子，《尔雅》曰黂，《诗》曰苴。黂，扶沸切。

麻子碾碎，入汤中煮，渐杓取油，藏之。

芝麻油

芝麻炒熟，研碎，入汤内煮数沸，壳沉于底，油浮于面，杓取去水，收之。较车坊者，更新香也。

花椒子油

摘新花椒子，入菜油锅中煎透，笊起，研糜烂，以绢泲，其香味仍调油中。

糖香

零陵香一斤，甘松四两，藿香一两，丁皮二两，官桂花四两，甘草半斤，荔枝壳半斤，松子仁一斤，俱为细末，和匀。

合香头

麝香一钱，生姜汁四两，赤砂糖一斤，先将麝香乳细，渐入姜汁，乳令如胶，入糖再乳，停匀，盛瓷罐内，取绵纸油纸幂口甚密，置饭上蒸透。下于食物，香最酝藉。

红曲

用秔米煮熟烂饭，煎赤灵芝草汁，溲为团，中穿一穴，上下撷辣蓼叶覆藉。三五日未红，再煎赤灵芝草汁，常灌之，常浴之，仍以蓼覆，红为度。晒干收，七月八月可造，汤浸研之，为染食物所须。

浆水

炊熟粟米，乘热投冷水中，浸五七日用。夏月易酸。稻米饭亦宜。

齑水

松菜，作沸汤焯之，入煮面绝清汤中，用小缸盛菜，不必多酸即用。冬宜近热，易酸。

熟果品等物宜生宜干宜制用未尽者

荔枝鲜干去壳　龙眼鲜干去壳　梅子青宜糖，黄宜去皮糖蜜　杏子　杏梅　桃子《礼》曰胆之，《日抄》云去其毛也。《家语》曰哀公以黍雪桃，孔子对曰，不闻以贵雪贱也。　王桃　樱桃　李子干或再蒸　柰子　林檎　频婆出南粤者核可煮　枇杷去皮宜蜜　杨梅用盐　梨子轮去皮　沙橘皮囊皆美　衢橘　早黄橘　蜜橘　小橘　穿橘　糖南橘　匾橘青胜于黄　绿橘以上皆去皮　金橘用皮，有皮肉皆甘者　蜜柑皮甘于肉　香柑　干柑　蜜昙柑　脱花甜柑生熟皆美，以上皆去皮　牛乳柑用皮　波斯柑去皮　青柑熟酸去皮　酒柑切宜酒　柚食皮　石榴剖用子　羊枣干　蒲萄有干者或再蒸　蒲萄煎酒调用　菱米　鲜枣　红枣　南枣　圈枣　牙枣　木蜜　木瓜宜霜后　无花果　郁李　鲜栗去壳衣　马槟榔去壳，取肉食之，饮冷水少许，共咽如蜜

楸子　果单　枝头干　蕉黄去壳　柿子秋分时滥用，每儋先入器，作沸汤二儋，投石灰一升，搅匀，浸没其柿，草覆一宿，起。惟铜盆则宜寒露时热用，以桶底及四周布以荷叶，中入寒梨三四枚，或木瓜麸团，内柿侧之，蒂相向上，又以荷叶覆满，一二日皆熟。绿柿百枚中，置肥皂二梃，覆之一二宿，自熟。柿饼宜中藏胡桃仁　西瓜削去皮华之，或取汁加蜜，隔汤顿，再以冰沉冷用　熟甜瓜削去皮，华之　甘蔗榨浆用　糖霜宜胡桃仁　响糖　皮糖　那合豆煮熟炒干用　雪蛆蒸宜花椒、盐、蜜、烧酒。《杂志》云：蛾眉[1]雪蛆消内热。

凡禽兽鱼虫烧腌糟干者俱宜醋；凡禽兽鱼等熏晒干甚者用槌软，洗洁烹，如咸更调盐水浸一宿，洗烹，烹必易水；凡酱渍、盐腌、控干、晒干等长久之菜宜洗淡，用油炒，同花椒、葱白、生姜；凡食油酪物必用烹茶饮之。

食盐物必用温酒饮之；食荤必用北枣食之。

远方一时难制之物

巴旦杏　槤棠果　八檐仁　余甘子　必思荅仁　羊桃剖　榅桲去浮毛。榅，乌没切。桲，蒲没切　波罗蜜剖　大药剖　优昙钵　鲜子　黄弹　君迁子　鹦哥舌　庵罗果　宜母子　卢都子　卢橘　米豆　回回豆　茄莲　根子菜　藤菜苏东坡云：丰湖有藤菜可以敌莼　高河菜　罗汉菜　绰菜　蕺菜

---

〔1〕眉：原作“眉”，同“眉”。

食药制

桂花饼三制。

一摘桂花，采去蒂，磨至二三次，通细，沸去苦水，范脱小饼，布纸中，又以纸覆密，置炼火上，一时炙燥之。常亲烟突间收贮。

一取饼复磨为坋，同白砂糖、梅酥捣，范小饼。

一用鲜花三升，碓磨绝细，去苦水，孩儿茶五钱，诃子去核四钱，甘草五分，俱磨细坋，捣匀，以银范或象牙范，为小饼，晒干，再火炙。范中常滑以苏合香油，或松仁油，则光润，花形见也。瓷罐收。常食开胃散积滞。用花入囊，置水中烦揉，去苦，制饼佳。

香茶饼

孩儿茶四钱，芽茶四钱，六安州产者，白檀香一钱二分，白豆蔻仁一钱五分，缩砂仁五分，沉香二分半，片脑四分，麝香二分，俱为细坋，煎甘草膏，同白糯米细粉为糊，溲匀，银范为小饼，或小条，晒干。常噙化，清心化气。煎甘草膏方：粉甘草一斤，剉碎，沸汤一锅，浸一宿，煎减至一半，去渣，滤洁，取汁，复入锅，慢火熬至二碗，易入砂锅中，炼火上再慢熬至一大碗，以成膏为度，渣可再煎。

橙糕本出处州。

用黄橙皮去筋衣，作沸汤焊之，晾干，磨绝细，绢囊盛括，入水中洗出坋，定浓，晒干。每十斤，熟蜜四斤，揉和，置瓷盘内晒露，至于坚柔，停匀，裁为糕片，剪竹箬藉收。酒饭后食，散肠胃恶气，消食醒酒，有委顿亦能发汗。

查糕本出汀州。

用查梨去皮核，大切片，蒸过熟，磨糜烂，滤洁，晒之。和赤砂糖，复晒坚柔适宜，或范为饼，或裁为片，剪竹箬藉之收。食后甚益脾胃，消化宿积。

紫苏糕

紫苏叶晒干，一斤，薄荷叶晒干，八两，杏仁煮去皮、尖、苦味，炒，四两，白豆蔻仁四两，缩砂仁四两，干姜四两，乌梅肉焙干，四两，俱为末，每斤计熟蜜六两，和匀，裁为片用。食之下气开胃。

苏梅膏饼

用鲜紫苏叶，盐腌二三宿，以梅酥调白砂糖染之，再晒，再染，干细研膏，入模为饼。食之能下气，生津液。梅酥用前一制者。

甘露膏饼

用乌梅一两，蒸取肉，白砂糖四两，薄荷叶为粉，四钱，三味捣为膏，模为小饼，噙化，生津止渴。

法制陈皮

陈皮去白，一斤，青盐四两，甘草四两，剉碎，用水同入锅，高三味三寸许，煎水竭为度。惟取陈皮碎剉，晒干。治风热痰，能醒酒。

法制半夏

半夏一斤，朴硝四两，用水浸一月余，干只加水，试其味至不麻为度。别取水湛洁，复以清水浸一二日，漉起，晒微干，剉薄片，加生甘草四两，薄荷叶四两，俱剉碎，和匀，晒燥收。治风湿痰，止恶心。

法制缩砂仁

缩砂仁去皮，十两，以朴硝水浸一宿，水洗，晾干，少入麻油炒香燥，官桂花一钱，甘草炙，一钱，俱为末。遇酒食后细嚼之，消化水谷，温暖脾胃。

法制草豆蔻

草豆蔻仁三两，生姜五两，切片，同草豆蔻仁炒过，又以水二升，慢火同煮水竭为度，取出，俱焙干，白豆蔻仁五钱，益智仁五钱，莪术煨，五钱，粉甘草炙，一两五钱，盐炒，一两五钱。上为末，每用细嚼，去胃寒，消宿食。

法制槟榔

槟榔鸡心者一两，切作细块，缩砂仁一两，白豆蔻仁一两，丁香切作细条，一两，粉甘草切细块，一两，橘皮去白，切作细条，八两，生姜切作细条，八两，盐二两。上件用河水两碗浸一宿，次日用慢火于银石器中煮干，焙干，入瓷瓶收。每用细嚼。治酒食过度，胸膈膨满，口吐清水，一切积聚。今南粤有瘴气，以槟榔杂扶留藤、瓦屋子灰，食之。

法制杏仁

五月采取杏仁三斗，去双仁，去尖，汤退皮。早朝蒸至午时，更慢火微烘之，至七日止。每日空心随意服食，驻颜延寿。

法制生姜

生姜十两，切作片子，用青盐掺过，再以小麦面和，停，焙干，官桂去皮、青皮去白、陈皮、半夏姜制、白术以上各一两，荜澄茄、丁香、木香以上各二两五钱，白豆蔻仁、白茯苓去皮、缩砂仁以上各一两五钱，葛根、甘草炙，各五钱。上为末，随意服食。治饮食过多，或生冷停滞，呕逆恶心，不欲饮食。

法制糖球子

鲜糖球子从顶中去核一斤，盐二两，腌三宿，压干，草果仁一两，缩砂仁一两，槟榔三钱，诃梨勒调面苴之煨，去核，三钱，甘草炙，三钱，干姜炮，五钱，丁皮五钱，陈皮四钱，青皮四钱，大麦芽炒去糖，一两，赤砂糖再熬不拘。上取草果仁以下十味，碾为绝细末，用糖和，糖球子腹中实满，多则掺于其上，迭瓷器内，或通捣糜烂为饼。凡酒饭后嚼之，大能消食，不损脾胃。

丁香饼子

半夏汤炮七次，二两，白茯苓去皮，一两，丁香五钱，白术炒，一两，白姜炮，一两，甘草炙，一两，白扁豆姜汁浸，蒸熟，焙，一两，橘红去白，二两。上为细末，生姜汁煮薄面糊为饼，如棋子大。酒饭后嚼一饼，生姜汤下，温胃去痰，解酒进食，宽中和气。

丁沉煎丸

白豆蔻五分，缩砂仁、荜澄茄、木香、白檀香、薄荷叶、甘松、陈皮、官桂花各五钱，丁香、沉香各五分，白茯苓去皮，二两，百药煎一两，片脑二分，蓬砂三分。俱为细末，甘草膏和匀，为丸如绿豆大。酒饭后，白汤送上十丸，消酒化食。

姜附丸

香附子炒去毛，一片用河水浸，秋冬二日，春夏一日一夜，漉出，新水洗，入银石器中，加水浸香附子上寸余，次取大蒜三十个，去皮捣，铺香附子上，慢火熬之，候蒜如糊，即用银匙不住手搅二三百转，以蒜不见，汁干为度，候冷，每香附子一个，切作四五段，慢火焙干，神曲炒黄，六两，干姜炮，四两，荜拨、丁皮、缩砂仁炒、胡椒各二两，陈皮用盐水浸，焙干，二两。有寒加附子炮，去皮、脐，二两，桂一两。俱待冷，为细末，用蒸饼汤浸一宿，取布苴捩去水，和药丸如梧桐子大，每服五十丸，不拘时，白汤送下。治脾胃虚弱。壮人服之，一生无疾，又能引年。

曲蘖枳术丸

神曲炒、麦芽炒去糠、枳实同麸炒，去麸，各一两，白术二两。俱为细末，荷叶苴饭，烧捣为丸如梧桐子大。强食过饱，温水下五十丸。

八仙散铁翁张居士采药华山遇八道人，各赐一药与之，故其名曰八仙散。

干葛纹细嫩有粉、白豆蔻仁去皮壳、缩砂仁实者、丁香大者，已上各半两，甘草粉者一分，百药煎一分，木瓜盐窨加倍用，烧盐一两。上件八味，共细剉。人不能饮酒者，只抄一钱，细嚼，温酒下。能饮酒不醉，亦治酒病。《寿亲养老书》云：醉乡宝屑无如此方之妙。

醍醐汤

乌梅一斤，槌碎，甜水四大碗，煎至一碗，滤滓，白砂蜜五斤，缩砂仁为末，五钱。入银石器中，慢火熬成赤色膏为度。取下，放冷，加白檀香为末，三钱，麝香一字，搅匀，于瓷石器内盛顿，封口一宿。夏月冷水调，冬月沸汤调服。歌曰：乌梅化痰止烦渴，蜜生津液润心肺。白檀大能消暑毒，麝香通窍辟邪气。

寇相入朝汤

沉香、木香、人参、肉豆蔻调面苴煨、大茴香调面苴煨、草豆蔻仁、荜澄茄、甘草各等分，俱为细末，以沸汤入盐少许，空心点服二三钱。冲胃雾气，春冬不可无。

厚朴汤宋朝士俟朝于文德殿，守堂卒每以厚朴汤进。

厚朴去粗皮，剉片，用生姜汁三染三焙之，一斤，桂心三两。上和一处。心下痞闷不下饮食，沸汤泡服。

草果汤

草果仁剉微，焙一斤，官桂去粗皮，剉微焙，四两五钱，甘草粉者炙剉，二两。上和一处。肉食过多，心中嫌恶，每用二钱，加炒盐少许，沸汤泡服，亦治食疟。

收藏制

日常收藏[1]

茶：常近火气，味不变。又忌烟埃霉明饥切黰之忍切。

茶蒼：同茶。

酒：先用瓮汤泡涤洁，又无损，沁入热酒封后，只以石灰薄调，染瓮下一半，上架收。不宜亲湿地及日照，并咸瓮。沁，七鸩切。

糟：同酒。

酱：常用日晒，不宜于日中动。忌着雨水，则生虫。有虫则加热油，或盐中苦卤。

醋：用好瓮架于凉室中，不宜亲湿，不宜动。

油：宜漆桶瓷缸收。上虽用盖，亦为一窍通气。不宜泥封。尽能作臭。《博物志》云：积油满万石，自然生火。

盐：床上以竹器盛，床下甃以浅池，池外辅之以缸令流苦卤，贮之白。

砂糖：入桶中封固。

响糖：宜火炙日晒，畏南风。

糖霜：入新瓮，以箬封之，悬火侧，虽久不熔。

生熟蜜：皆宜陶瓮。蜜未煎者曰白砂蜜，已煎者曰紫蜜。

禽兽鱼腊腌者：皆宜近火气。

烘鱼：纸苴之，再烘藏晒热小麦中，不生毛蛀。

乳饼：用灰和盐腌藏，可久。

酥：用瓷罐收，熔则至冬再煎。

窨鱼：收瓷缸中不枯。

白鲞：苴以麦稍不红馁，藉以日晒常白。

银鱼干：晒，茭叶蕰藻苴之，不黄。

干对虾：虾尾皆杂蒜囊，用蒲蒌苴之，置通风处。

黄甲：畏蚊虫嘬楚怪切畜之，则穿土作浅坑，筑实四周，涂以秕谷和泥，纳于内，上用芦簟等盖覆，又掩以土，留窍通气，永不瘦。有以蒲蒌水湿苴之，实压，常以水洒润，则可久留。有以酒坛，封口土少盐水调，薄散纳缸中，置蔀屋下，瘦者亦肥。

蟹：畏火明，畏雾笼。冬月以蒲蒌苴之，置诸糠稳中，可久留。《蟹谱》曰：凡糟蟹，用吴茱萸一粒置厣中，经岁不沙。《归田录》曰：糟蟹者，瓮底加皂荚半挺，经岁不沙。

蚶蛤、蚬类：畏雷声，苴以蒲蒌，压以重物则生。

芋魁：切片或全枚晒干，收干糠稳、干土中。

土瓜、山药、香芋、落花生等：皆全枚同芋魁。

茄：取新瓮，于六月中晒三五日，又取茭叶，截寸许晒十分干，安茄之日，瓮与茭叶晴日早晒至亭午，摘茄叶带无伤者，先铺茭叶在瓮，铺茄一层，层迭之，幂以箬

[1] 日常收藏：原无此四字，校点时据内容所加。

叶，涂以泥，置空板上，至春亦如新。或瘗于水淋淡晒干灰中。

黄瓜：瘗水淋淡晒干灰中，能留于冬。

西瓜：圃中摘下，露过一宿，绳络之高悬通风处，可以经冬。

晒腌瓜、茄：用麦稍藉则洁白。

天花菜、羊肚菜、鸡棕、燕窝菜、干蕈、石耳、木耳、干竹笋、干麻菇等：俱宜近火气。

鲜麻菇：藏麸面中能留二三月。

海丝菜、紫菜、鹿角菜、裙带菜、苔菜等：常日晒，置通风处。

栗：春半时火烙其芽，入沙瓮瘗之。有十月间晒二三日，汤中煎熟，晒干，入新瓮中，可留一二年。干甚，用则再煮。有以调泥涂干壁间，久则如风栗。

北枣、南枣、牙枣、圈枣等：肥者清明前晒过，收新瓮中，闭口藏之。过夏如新。

红枣、李干、梨子干、楸子干、羊枣干：俱火焙日晒。

荔枝、龙眼：火焙，纸封竹器中，悬近火处。

榛子、胡桃：火焙，悬通风处。

乌榄仁、人面果仁：火焙，杂小腐炭，收近火处。

杨梅仁：带核收。

莲心、西瓜子仁：俱带壳收。

榧子、银杏：俱火焙。

柿子：经霜后日深，摘下不损者，取柿叶藉入新瓮中，上令通气，可留至春。

蒲萄：取带枝颗全者，熔蜡固其折尽处，轻置新瓮中，密封之，可过冬。

柿饼、蒲萄干：宜火焙日晒。

马槟榔：宜火焙，收近火处。

菱：取风者，至春前去壳，火烘干熟。

菱米：宜火焙日晒。

橄榄：以有盖好锡瓶贮之，密封、置间洁地，可留至五六月。

梨子：绵着苴之，有取一枚，以数枚插于中。

莲药干：宜火焙日晒。

石榴：藏干麦中。

沙橘、干柑、蜜柑、香柑：采不损者，收大口新瓷，瓮中上令通气，可交春经夏。

蜜橘、金橘、牛乳柑之类：霜后二三朝采不击损者，收大口新瓷，瓮中上轻覆以杭稻秆。有取竹作大眼筐，贯杭稻秆收，置高处。最畏糯稻秆米与酒。《归田录》云：藏绿豆中，可经时不变。

地栗：带土在地。

甘蔗、藕：以草荐藉地卧之，又覆以荐，常用水湿。

松子：火焙，同防风悬通风处，不油，防风亦不坏。

鸡头：天雨水浸，有雨则易。或入瓶以篾簟掩口，浸清水池中，虽经年不坏，晒干者，亦可久留。

熏果：宜火焙。

凡人面果、乌榄、白梅等之盐腌者，皆宜常日晒入罐。

远藏新果

用新瓷瓶入新果，如杨梅、樱桃之类，杂薄荷、盐、矾水浸，以油纸数层同木盖，竹箬紧幂其口，置之清冷泉内，虽久而色如新。必立夏时，置井中，至立冬时置地间。每斤果，盐一两，明矾六钱，水用满。六月六日储水浸桃、李、梅、杏、枇杷、林檎鲜果之类，不易坏，须入新瓮中，密封之。

藏五谷

糙杭米：用齐整稻秆干者积之仓下，布板上，令通气，苇箔卷者，上必以乱稻秆苫热，则可收，其湿而不红腐。江古人以水浸壳二三日，沥于甑中，蒸米涨出为度，晒至绝干，取而砻米散收，数十年既无红腐，亦不蛀食。

黄杭米：须自冬春者佳，入仓必用齐整稻秆积之。欲黄，取水溲糠，籺[1]以稻秆苴，置米底中。每米一百石止可二三苴。范至能有冬春行。

糯米：不宜热黄，则用凉篾篅市缘切囷丘伦切积之。内立以竹笼通气，而无热黄之患。

白杭米：同糯米。凡米舂疏者为粝刀葛切，微舂者曰脱粟，每一石舂得九斗为粺蒲卖切，得八斗为凿，得七斗为侍御。

谷：散收在仓，冬则以乱稻秆覆上，至春动收其热气，则无气秡蒲活切壳。

大麦、小麦：经湿则化为蝶，须初伏内烈日晒甚燥，乘热密封积音渍之，或杂苍耳、辣蓼同收。

小麦面：置铁于中不馊[2]色求切。

豆、大豆、赤豆、绿豆之属：皆晒干，散仓通气。大豆肥满时，连科本晒至叶干，积于稻秆中，至春时欲用，先以水浸煮，如新摘。

芝麻：晒散仓收干。

白菜子：晒干散仓收。

凡米谷又有为露积者，下用砖石甃砌须高，又用稻秆覆藉，周密四围，又立石柱辅之，始能悠久。然在露积者，米谷之色尤更鲜明于仓室中收藏者也。《诗》曰：我仓既盈，我庾维亿。若营州辽阳之地宜为土窖，亦能久藏。

宜禁制

宜制

医学曰：五谷为养谓杭米、小豆、麦、大豆、黄黍也，五果为助谓桃、李、杏、栗、枣

〔1〕籺：音 hé，米麦的碎屑。原作“麧”，同“籺”。

〔2〕馊：原作“餿”，同“馊”。

也，五畜为益谓牛、羊、豕、犬、鸡也，豆菜为充谓葵、藿、薤、葱、韭也。

又曰：肝宜食甘秔米、牛肉、枣、葵皆甘，心宜食酸小豆、犬肉、李、韭皆酸，肺宜食苦小麦、羊肉、杏、薤皆苦，脾宜食咸大豆、豕肉、栗、藿皆咸，肾宜食辛黄黍、鸡肉、桃、葱皆辛。辛散，酸收，甘缓，苦坚，咸软。

《周礼·食医》云：食齐眂音视春时，羹齐眂夏时，酱齐眂秋时，饮齐眂冬时。

春多酸，夏多苦，秋多辛，冬多咸，调以滑甘。

牛宜稌音杜，羊宜黍，豕宜稷，犬宜粱，雁宜麦，鱼宜苽音孤。凡君子之食恒放[1]焉。

春宜羔豚膳膏芗音香，夏宜腒音渠鱐音搜膳膏臊音搔，秋宜犊麛音迷膳膏腥，冬宜鲜羽膳膏膻。

王氏曰：饮食，人之本也。本得其养，无物不长；本失其养，无物不消。于无事之时而顺适之有道，疾病何自至哉？杨龟山曰：所以养阴阳之气，不可偏胜，凡此皆卫生之道也。先王于食有医，所以治未病也。凡百君子所以自养者，常放先王如此。至疾而后用医，则末矣。是故周官疾医施于万民，而君子不与焉。

禁制

医学曰：五味有禁。辛走气，气病无多食辛。苦走骨，骨病无多食苦。甘走肉，肉病无多食甘。酸走筋，筋病无多食酸。咸走血，血病无多食咸。

《饮膳正要》本《内经·素问》言曰：五味偏走。多食酸，肝气以津，脾气乃绝，则肉胝竹尼切䏝而唇揭。多食咸，骨气劳短，肥气折，则脉凝泣音涩而变色。多食甘，心气喘满，色黑，肾气不平，则骨痛而发落。多食苦，脾气不滞，胃气乃厚，则皮槁而毛拔。多食辛，筋脉沮弛，精神乃央，则筋急而爪枯。

《礼记》曰：九物，雏鳖伏乳者、狼肠、狗肾、狸正脊、兔尻苦刀切、狐首、豚脑、鱼乙骨如篆乙之形、鳖丑窍又颈下有骨能毒人。

《内则》曰：牛夜鸣者□音由臭也。羊泠毛而毳者膻毛本稀泠而毛聚如结。泠，音零。毳，昌锐切。狗赤股而躁者臊股里无毛而举动急躁。鸟□色而沙鸣者郁色变而无润泽，鸣而其声沙嘶。郁，臭腐也。□，滂表切。豕望视而交睫者腥望见，举目高也。交睫，目睫毛交也。腥，肉中生小息肉如米者。睫，音接。马黑脊而般臂者漏般，臂前胫毛斑也。漏，肉如蝼蛄臭也。般，音斑。漏，音娄。

《论语》曰：食饐于冀切而餲乌迈切，鱼馁而肉败不食，色恶不食，臭恶不食，失饪不食，不时不食，割不正不食，不得其酱不食。

酒不宜久贮于锡器中，亦忌铜器。酱内有盐，畏贮铜器，作腥。醋忌贮铜器，味涩。油贮铜锡器，发腻。凡铜，盐、醋、油经之皆能生铁音生也。

禽兽肝青者有毒。马肉自死者杀人，其肝尤毒。羊肝有孔者有毒，不可食。诸物心能损心。诸物血能损血。诸物脑，死时怒气所藏，有毒，不可食。禽鸟自死口不闭，有毒。熟鸡肉过宿，藏不密，蜈蚣来集，须再煮。鸳鸯肉食之患大风。鳖与苋菜同食，生鳖症。蟹目相向者有毒。鲇鱼赤目赤须者杀人。河豚有大毒，中之者其害甚速，用炒槐花、芦根汁、橄榄、白砂糖皆解。仓卒无药，急以清油灌之，吐出。李子

[1] 放：通“仿”。

不沉者有毒。杏子双仁者杀人。梅子藏铜器能发腥。甜瓜沉水及双蒂者杀人。果有双蒂而大者下必有毒。蛇葱不与蜜同食。檐滴水生菜有大毒。蕈下无纹者有毒。

治挑生[1]毒：妖术以鱼肉害人。在胸膈，则服升麻吐之，在腹服，郁金下之。黄氏《日抄》云：李寿侍郎为雷州推官，鞫狱得此方。

〔1〕挑生：一种邪术。

校后记

《竹屿山房杂部·养生部》共六卷，乃《竹屿山房杂部》的前六卷，这是一部食养专书。

一、作者与成书

《竹屿山房杂部》是一部关于田居杂事的著作，故称之为“杂部”。全书36卷，为宋诩、宋公望父子二人分头完成。而《养生部》六卷由宋诩所撰。

宋诩，字久夫。据日本公文书馆内阁文库所藏的明版《宋氏尊生部》，即宋诩子公望所撰之《竹屿山房杂部·尊生部》书首载“华亭宋公望”，则华亭当为宋氏里籍。明代华亭，即今上海市松江县。宋诩生卒年及其生平事迹无考。据日本学者篠田统先生考证，《竹屿山房杂部》的成书年代大约在明弘治（1488—1505年）、正德（1506—1521年）期间。宋诩在《养生部》中，引经据典，远涉文、史、医、杂家各方面文献，所引书名人名近70家，尤其对《诗经》《周礼》《礼记》等引用为多，对杜甫及苏轼的诗词也非常熟悉。在书中，他还做了许多考证，并对书中的难字、僻字均做了反切法或直音法的注音。

虽然，终其一生，可能宋诩并未能够考取功名，但其著作却充分体现了他的学问渊博，是个地道的读书人。正如《四库总目提要》所云：“其书于田居杂事最为详悉，而亦间附考证……所解甚确，则犹读书考古者所为，非仅山人墨客语也。”

二、主要内容与特点

此书的内容十分丰富。全书六卷分为茶制、酒制、酱制、醋制、面食制、粉食制、蓼花制、白糖制、糖缠制、蜜煎制、糖剂制、汤水制、兽属制、禽属制、鳞属制、虫属制、菜果制、杂造制、食药制、收藏制、宜禁制等21个部分。其分类与各食养食物书有较大的不同，在以制作方法、食品原料分类的基础上，吸收了本草著作的分类方法，以禽属、兽属、鳞属、虫属，将一般食养食物著作归于肉食类的原料进行再次分类，并因此而收入了大量的鱼肉类食谱。

书中引入大量其他文献的内容，包括文史及食物类著作。其食养功效方面的内容，主要引自被宋诩统称作“本草”及“医学”的中医药学著作，例如在“地黄酒”条下，有“本草云：凉血生血，补肾水真阴不足，泻脾中湿热。”在“禁制”条下，有“医学曰：五味有禁。辛走气，气病无多食辛。苦走骨，骨病无多食苦。甘走肉，肉病无多食甘。酸走筋，筋病无多食酸。咸走血，血病无多食咸。”

其中著录了书名有《寿亲养老书》《饮膳正要》《本草图经》《食疗本草》等。例如“菖蒲酒”条下，有“《寿亲养老书》云：通血脉，调荣卫，主风痹，治骨立痿黄，医所不治者，服一剂，经百日，颜色丰足，气力倍常，耳目聪明，行及奔马，发白更黑，齿落再生，昼夜有光，延年益寿，久服之得与神通。”“禁制”条下，有“《饮膳正要》本《内经·素问》言曰：五味偏走。多食酸，肝气以津，脾气乃绝，则肉胝䐢而唇揭。多食咸，骨气劳短，肥气折，则脉凝泣而变色。多食甘，心气喘满，色黑，肾气不平，则骨痛而发落。多食苦，脾气不滞，胃气乃厚，则皮槁而毛拔。多食辛，筋脉沮弛，精神乃央，则筋急而爪枯”。“菜果制·蒸”条下，有“黄精，《本草图经》云：九蒸九暴，作果甚甘美”。“风栗”条下，有：“《食疗》云：如肾气虚弱，每日空心细嚼之”。

此书中，始将面食与粉食分开，前者以麦粉为原料，后者以米粉为原料。值得注意的是，此书提出了“食药制”一类，既收入像桂花饼、橙糕、查糕、紫苏糕这样具有药效作用的食物，认为“桂花饼……常食开胃散积滞”，“橙糕……酒饭后食，散肠胃恶气，消食醒酒，有委顿亦能发汗”。又收入像法制陈皮、法制生姜这样可供食用的药物，认为“法制陈皮……治风热痰，能醒酒”，“法制生姜……治饮食过多，或生冷停滞，呕逆恶心，不欲饮食”。还收入像丁香饼子、曲蘖枳术丸这样具有化食消酒，和胃导气而药性平和的常有药方。

三、本次校点的相关说明

《中国中医古籍总目》未收宋氏父子的《竹屿山房杂部·养生部》与《竹屿山房杂部·尊生部》。本次校点以文渊阁四库全书本《竹屿山房杂部》为底本。此本无目录，校点时根据正文补出目录。

原书各食物品名后，多有小字注者，且有多处数种食物名连排共述者，因此，食物品名与小字注之间不易断开，校点仍保留接排方式。

张志斌